精编护理学

理论基础与护理实践

JINGBIAN HULIXUE

LILUN JICHU YU HULI SHIJIAN

主编　赵　红　商春燕　马爱萍　徐保海
　　　李晓霞　刘　伟　徐文博

黑龙江科学技术出版社

图书在版编目 (CIP) 数据

精编护理学理论基础与护理实践 / 赵红等主编. --
哈尔滨：黑龙江科学技术出版社，2022.7
ISBN 978-7-5719-1500-1

Ⅰ．①精… Ⅱ．①赵… Ⅲ．①护理学 Ⅳ．①R47

中国版本图书馆CIP数据核字（2022）第121702号

精编护理学理论基础与护理实践

JINGBIAN HULIXUE LILUN JICHU YU HULI SHIJIAN

主　　编　赵　红　商春燕　马爱萍　徐保海　李晓霞　刘　伟　徐文博
责任编辑　包金丹
封面设计　宗　宁
出　　版　黑龙江科学技术出版社
　　　　　地址：哈尔滨市南岗区公安街70-2号　　邮编：150007
　　　　　电话：（0451）53642106　传真：（0451）53642143
　　　　　网址：www.1kcbs.cn
发　　行　全国新华书店
印　　刷　哈尔滨双华印刷有限公司
开　　本　787 mm×1092 mm　1/16
印　　张　31
字　　数　787千字
版　　次　2022年7月第1版
印　　次　2023年1月第1次印刷
书　　号　ISBN 978-7-5719-1500-1
定　　价　198.00元

前言

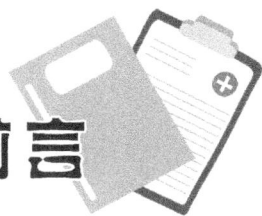

护理人员并不是只简单地负责打针、发药,他们在病情观察、危重症患者的救治、并发症的预防,以及健康教育、心理支持等方面也都发挥着重要的作用。护理人员的工作注重细节,成也细节,败也细节,若干个 1％ 的细节组成了 100％ 的护理工作。因此,我们应该始终把握护理工作的细节,认真求实,从而保证各项医疗工作的正常、顺利进行。

细致的护理工作要求护理人员具备扎实的理论基础和丰富的实践经验,只有兼备这两方面,护理人员才能针对每一个患者提供个性化的整体护理服务,即从基础到专科的全方位、精细化、高质量的护理服务。为此,我们特邀请具有丰富临床经验的护理专家编写了这本《精编护理学理论基础与护理实践》。

本书包含护理学理论基础与临床实践两方面,首先简要介绍了基础护理技术与常见症状的护理等知识;然后具体讲解了心内科、消化内科、神经外科和产科等多科室常见疾病的护理操作,突出了各疾病护理过程中需要注意的关键问题。本书的优点是着眼于临床护理的实际需要,与其他护理图书相比,条理清晰、实用性强,使读者既能学到整体护理相关的理论知识,又能掌握护理的技术要领。

各位专家不辞辛苦,夜以继日,查阅了大量权威文献资料,结合了多年临床护理实践经验,进行了反复地讨论和修改。但由于编写时间仓促,书中难免存在疏漏,望读者给予指正,不胜感谢。

《精编护理学理论基础与护理实践》编委会
2022 年 6 月

目录

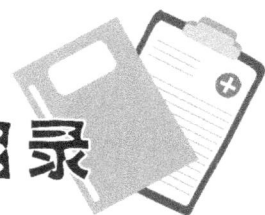

第一章　护理学概论 ……………………………………………………………………… (1)

　　第一节　护理学的概念 ……………………………………………………………… (1)

　　第二节　护理学的性质、任务和范畴 …………………………………………… (4)

　　第三节　护理人员的职业道德 …………………………………………………… (9)

　　第四节　护理工作模式 …………………………………………………………… (14)

第二章　基础护理技术 ……………………………………………………………… (16)

　　第一节　铺床法 …………………………………………………………………… (16)

　　第二节　清洁护理 ………………………………………………………………… (21)

　　第三节　氧疗法 …………………………………………………………………… (26)

　　第四节　雾化吸入 ………………………………………………………………… (28)

　　第五节　机械吸痰法 ……………………………………………………………… (30)

　　第六节　静脉输液 ………………………………………………………………… (31)

　　第七节　导尿术 …………………………………………………………………… (33)

　　第八节　膀胱冲洗术 ……………………………………………………………… (36)

　　第九节　灌肠术 …………………………………………………………………… (37)

第三章　常见症状的护理 …………………………………………………………… (40)

　　第一节　呼吸困难 ………………………………………………………………… (40)

　　第二节　发热 ……………………………………………………………………… (45)

　　第三节　腹泻 ……………………………………………………………………… (47)

　　第四节　疼痛 ……………………………………………………………………… (50)

第四章　心内科护理 ………………………………………………………………… (62)

　　第一节　心肌炎 …………………………………………………………………… (62)

第二节　心律失常 ……………………………………………………… (66)

第三节　原发性高血压 …………………………………………………… (78)

第四节　冠状动脉粥样硬化性心脏病 …………………………………… (83)

第五章　消化内科护理 ……………………………………………………… (91)

第一节　反流性食管炎 …………………………………………………… (91)

第二节　胃炎 ……………………………………………………………… (94)

第三节　消化性溃疡 ……………………………………………………… (97)

第四节　上消化道出血 …………………………………………………… (111)

第五节　下消化道出血 …………………………………………………… (119)

第六节　炎症性肠病 ……………………………………………………… (123)

第七节　急性胰腺炎 ……………………………………………………… (128)

第六章　神经外科护理 ……………………………………………………… (134)

第一节　面肌痉挛 ………………………………………………………… (134)

第二节　脑出血 …………………………………………………………… (135)

第三节　颅内肿瘤 ………………………………………………………… (137)

第四节　脑动脉瘤 ………………………………………………………… (144)

第五节　椎管内肿瘤 ……………………………………………………… (145)

第七章　心胸外科护理 ……………………………………………………… (150)

第一节　气道异物阻塞 …………………………………………………… (150)

第二节　食管异物 ………………………………………………………… (153)

第三节　房间隔缺损 ……………………………………………………… (156)

第四节　室间隔缺损 ……………………………………………………… (159)

第八章　普外科护理 ………………………………………………………… (164)

第一节　单纯性甲状腺肿 ………………………………………………… (164)

第二节　甲状腺肿瘤 ……………………………………………………… (169)

第三节　甲状腺功能亢进症 ……………………………………………… (174)

第四节　原发性甲状旁腺功能亢进症 …………………………………… (179)

第五节　乳腺增生症 ……………………………………………………… (185)

第六节　急性乳腺炎 ……………………………………………………… (191)

第七节　乳腺纤维腺瘤 …………………………………………………… (195)

第八节　胃癌 ……………………………………………………………… (197)

第九节　胆囊结石 ………………………………………………………… (199)

第十节　胆囊炎 …………………………………………………………… (203)

第十一节　肝脓肿 ……………………………………………（205）

第十二节　小肠破裂 …………………………………………（208）

第十三节　肠梗阻 ……………………………………………（211）

第十四节　大肠癌 ……………………………………………（215）

第十五节　结直肠息肉 ………………………………………（221）

第十六节　直肠脱垂 …………………………………………（224）

第十七节　先天性直肠肛门畸形 ……………………………（227）

第十八节　直肠肛管周围脓肿 ………………………………（229）

第十九节　肛门失禁 …………………………………………（232）

第九章　泌尿外科护理 …………………………………………（236）

第一节　肾脏损伤 ……………………………………………（236）

第二节　输尿管损伤 …………………………………………（241）

第三节　膀胱损伤 ……………………………………………（244）

第四节　上尿路结石 …………………………………………（248）

第五节　下尿路结石 …………………………………………（254）

第十章　产科护理 ………………………………………………（258）

第一节　妊娠剧吐 ……………………………………………（258）

第二节　异位妊娠 ……………………………………………（261）

第三节　过期妊娠 ……………………………………………（266）

第四节　前置胎盘 ……………………………………………（269）

第五节　胎盘早剥 ……………………………………………（273）

第六节　胎儿窘迫 ……………………………………………（276）

第十一章　新生儿科护理 ………………………………………（280）

第一节　新生儿的皮肤护理 …………………………………（280）

第二节　新生儿的脐部护理 …………………………………（283）

第三节　新生儿的家庭护理 …………………………………（286）

第四节　新生儿窒息与复苏 …………………………………（287）

第五节　新生儿颅内出血 ……………………………………（292）

第六节　新生儿缺血缺氧性脑病 ……………………………（294）

第七节　新生儿肺炎 …………………………………………（296）

第八节　新生儿肺出血 ………………………………………（299）

第九节　新生儿黄疸 …………………………………………（301）

第十节　新生儿溶血病 ………………………………………（306）

第十一节　新生儿败血症 ……………………………………………………（308）

第十二章　风湿免疫科护理 ………………………………………………（312）

第一节　系统性红斑狼疮 ……………………………………………………（312）

第二节　类风湿关节炎 ………………………………………………………（320）

第三节　成人斯蒂尔病 ………………………………………………………（325）

第四节　系统性硬化症 ………………………………………………………（328）

第五节　干燥综合征 …………………………………………………………（332）

第六节　大动脉炎 ……………………………………………………………（336）

第十三章　感染科护理 ……………………………………………………（340）

第一节　流行性乙型脑炎 ……………………………………………………（340）

第二节　流行性腮腺炎 ………………………………………………………（344）

第三节　流行性出血热 ………………………………………………………（348）

第十四章　中医骨伤科护理 ………………………………………………（353）

第一节　骨伤常用护理技术 …………………………………………………（353）

第二节　颈椎病 ………………………………………………………………（358）

第三节　肩周炎 ………………………………………………………………（361）

第四节　肩袖损伤 ……………………………………………………………（362）

第五节　急性腰扭伤 …………………………………………………………（364）

第六节　腰肌劳损 ……………………………………………………………（365）

第七节　腰椎间盘突出症 ……………………………………………………（366）

第十五章　手术室护理 ……………………………………………………（368）

第一节　手术室常用消毒灭菌方法 …………………………………………（368）

第二节　手术室应急情况处理 ………………………………………………（375）

第三节　安排手术与人员 ……………………………………………………（382）

第四节　转运和交换 …………………………………………………………（383）

第五节　核对手术患者 ………………………………………………………（384）

第六节　摆放手术体位 ………………………………………………………（385）

第七节　妇科手术的护理 ……………………………………………………（390）

第八节　产科手术的护理 ……………………………………………………（400）

第九节　神经外科手术的护理 ………………………………………………（405）

第十节　心胸外科手术的护理 ………………………………………………（410）

第十一节　普外科手术的护理 ………………………………………………（416）

第十二节　泌尿外科手术的护理 ……………………………………………（422）

第十六章　内镜护理 ·· （428）

第一节　患者安全的管理 ·· （428）

第二节　患者麻醉的管理 ·· （429）

第三节　危化品的管理 ··· （430）

第四节　无痛内镜技术及护理 ··· （431）

第五节　染色内镜技术及护理 ··· （435）

第六节　放大内镜技术及护理 ··· （439）

第七节　超声内镜技术及护理 ··· （441）

第八节　食管镜技术及护理 ·· （446）

第九节　电子胃镜技术及护理 ··· （450）

第十节　十二指肠镜技术及护理 ·· （458）

第十一节　结肠镜技术及护理 ··· （463）

第十二节　经口胆道镜技术及护理 ··· （469）

第十三节　消化道异物取出术的护理 ·· （472）

第十四节　内镜下十二指肠乳头括约肌切开术的护理 ·· （476）

第十五节　内镜下息肉切除术的护理 ·· （479）

第十六节　内镜下黏膜肿块切除术的护理 ··· （480）

参考文献 ··· （483）

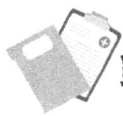

第/一/章

护理学概论

第一节 护理学的概念

护理学是一门以自然科学和社会科学为理论基础的综合性应用科学,它从出现到发展成为一个独立学科走过了一百多年的历程,也就是英国人弗罗伦斯·南丁格尔创建护理教育、开办护理事业以来的历史过程。在这较长的历史进程中,随着医学科学与相关科学的发展和在某个特定时期人们对健康定义的认识和需求的不断提高,护理概念的演变大致经历了以疾病护理为中心、以患者护理为中心、以人的健康护理为中心的三个历史阶段。这些理论认识的进步,是在护理实践的积累和对护理学总体研究的基础上发展形成的。

一、以疾病护理为中心阶段

这个阶段的初期护理,仅作为一种劳务为患者提供一些生活、卫生处置方面的服务。随着护理教育的开展,护理人员能将简单的护理知识与技术应用于临床,如为患者进行口腔护理、皮肤护理等。在人们心目中,护理只是一种操作或一种技艺,是医疗工作中的辅助性劳动。随着自然科学的不断发展及各种科学学说的创立,医学科学理论和临床实践逐渐摆脱了宗教和神学的束缚,人们开始用生物医学模式的观点来解释疾病,即疾病是由细菌感染或外来因素袭击导致的损伤和/或脏器与组织功能障碍,此阶段,人们仅以机体是否有损伤作为健康与不健康的界定标准。在这种健康概念的指导下,医疗行为着眼于对躯体或患病部位疾病的诊断和治疗,从而形成了以疾病为中心的指导思想。在这种思想的影响下,人们认为护理是依附于医疗的,因此,护士扮演着医嘱执行人的角色,把协助医师对疾病进行检查、诊断、治疗看成是护理工作的主要内容;把认真执行医疗计划、协助医师除去患者躯体上的"病灶"和修复脏器、组织功能作为护理工作的根本任务、目标和职责。护理工作处在附属、被动的地位,这在相当程度上影响了护理学的理论发展,护理学没有自己完整的理论体系,护理学教程基本上是套用医疗专业基础医学、临床医学理论外加疾病护理常规和技术操作规程的内容。因此,以疾病护理为中心的护理模式,决定了护理人员是医师助手的附属地位,造成了护理人员被动执行医嘱的局面。

事物都是在不断实践中发展,又在发展中加以验证的。以疾病为中心的护理模式是护理学发展过程的第一个历史阶段,这一时期的护理实践及其发挥的作用具有以下特点:①护理工作虽处于从属地位,但与医疗工作分工比较明确,责任界定比较清楚,护理工作在整个生命科学中占有重要的地位;②在一个较长时期的护理实践中,经过前辈们的努力,总结、建立了一整套护理制度、疾病护理常规、技术操作规程等,为护理学的发展提供了理论依据和实践基础;③以基础医学、临床医学、疾病护理为主的课程的开办,为完善现代护理学科的理论体系奠定了良好的基础;④以疾病为中心的护理,因对疾病的发生、发展、转归与患者的心理、情绪、精神,以及社会等因素的关系不了解,使护理过程只局限在患者躯体、局部病灶上,而忽略了对患者心理及其他因素的护理。这个阶段延续到了 20 世纪 60 年代。

二、以患者护理为中心阶段

一般认为,以患者护理为中心的理论来源于美国籍奥地利理论生物学家贝塔朗菲的系统论、玛莎·罗杰斯的护理概念理论、美国心理学家马斯洛的需求层次论、生态学家纽曼的人和环境的相互关系的学说等。这些学说的研究和确立,为人们提供了重新认识健康与心理、情绪、精神、社会环境几者关系的理论依据。例如,马斯洛认为,对人合理的基本需要的满足可以预防疾病,不能满足需要就孕育着疾病,而恢复这些需要可以治疗疾病。也就是根据人体的整体系统性和需要层次性来对患者进行身心护理,就能更好地帮助患者提高健康水平。1948 年,世界卫生组织(WHO)对人的健康作出了新的定义,"健康不仅仅是没有躯体上的疾病和缺陷,还要有完整的心理和社会适应状态",这一健康观念的更新,使护理内容、护理范畴得到了充实和延伸,为护理学的研究开辟了新领域。1955 年,美国的莉迪亚·霍尔提出在护理工作中应用护理程序这一概念。程序是事物向一定目标进行的系列活动,护理程序则是以恢复或促进人的健康为目标,进行的一系列前后连贯、相互影响的护理活动。护理程序的提出,是第一次将系统的、科学的方法具体用于护理实践,使护理工作有了转折性的发展。随着高等教育的设立及一些护理理论的相继问世,护理专业跨入了一个新的高度。

20 世纪 60 年代,美国护士玛莎·罗杰斯首次提出:"应重视人是一个整体,除生物因素外,心理、精神、社会、经济等方面的因素都会影响人的健康状态和康复程度。"70 年代,美国罗彻斯特大学医学家恩格尔提出了生物、心理社会这一新的模式,引起了健康科学领域认识观的根本改变,在护理学领域产生了深刻的影响。这一模式强化了身心是一元的,形神是合一的,两者是不可分割的整体,身心疾病和心身疾病是交互的,既可"因病致郁"又可"因郁致病",只不过主次、先后转化不同而已,进一步阐明了人是一个整体的概念。在这种新要领的指导下,护理工作由对疾病护理为中心转向了以患者护理为中心的护理方式。应用护理程序全面收集患者生理、心理、社会等方面的资料,制订相应的护理计划,实施身心整体护理。新的医学模式给护理学注入了新的活力,使护理理论、护理内容、活动领域拓宽到了心理、行为、社会、环境、伦理等范畴。护理概念、护理研究任务和研究内容、学科知识体系等发生了根本性变化,并肩负起了着特定的任务和目标,护理学得到了充实和发展。这一阶段是护理学开始形成独立的、较完整的理论体系和实践内容的重要历史时期,对未来护理事业的发展产生了深远的影响,给现实护理工作带来了诸多变化。

(一)护理内容、护理范畴的转化和延伸

(1)从单纯的医院内床边护理转向医院外为社区、家庭提供多种服务。

(2)从单纯的治疗疾病护理转向对一个完整人的护理,也就是根据人的整体系统性和需要层次性来满足患者各种合理的需要,并进行健康咨询、保健指导。

（3）护士由单纯执行医嘱、实施医疗措施转向卫生宣教、心理护理、改变环境条件等,独立完成诸多促进、维护患者康复、战胜病痛、减轻痛苦的护理工作。

（二）护患关系由主动和被动向指导合作及共同参与的方向转化

以疾病护理为中心阶段,由于生物医学模式观念的影响,护士主动做的是协助医师解决患者躯体上的病,而不是护理患病的人,在这种情况下,患者也只能被动地接受治疗和护理。其心理、精神、情绪、家庭等方面的问题,得不到护理人员的帮助和照顾,更不可能参与疾病治疗、护理方案的决策。由于护患之间缺乏交流和沟通,导致彼此关系冷漠,患者无法起到在恢复健康、预防疾病方面的主观能动作用。在以患者护理为中心阶段,由于健康概念的更新,医护人员认识到患者是一个系统的整体,故在护理过程中除完成一般诊疗护理计划,更多的是对患者进行心理疏导、康复教育,以及满足患者的需求。在制订医疗护理计划时,重视对患者的意见和要求的采纳,这样可以提高患者的参与意识,取得更好的治疗效果。

（三）护理人员的知识结构发生了根本性变化

随着医学模式的转变、健康定义的更新和护理学的自成体系,护理人员所掌握的知识内容必须发生相应的变化,否则就不能适应新的护理模式的要求。如护理学教育的课程设置由原来单纯以疾病为中心的医学知识,转向以医学知识为基础,增加了一些自然科学、心理学、人际关系学、行为学、伦理学、美学、管理学等知识,开始建立起以人的健康为中心的护理学教育模式,并为护理学的进一步发展奠定了理论基础。

（四）护理管理指导思想的转变

以疾病护理为中心阶段,护理管理尤其病房管理多以方便护理工作为出发点。因此,规章制度限制患者这样、那样活动的内容占有一定的比重,给患者带来诸多不便;而在以患者护理为中心阶段,制定的护理制度、护理措施是以把患者看成一个统一的整体为出发点,处处以患者需要为准则,重视患者的个体差异,因人施护。在病房管理工作中,积极争取患者的参与并尊重他（她）们的意见。对护理人员工作质量的评价中,除了需要具有娴熟的专业知识和技术,还要考查其对患者的服务是否具有系统性和全面性。

（五）护理学的研究方向、研究范围、研究内容发生了很大变化

随着医学模式的转变、健康定义的更新,护理学的功能面临新的挑战,为完成新时期的护理任务,促进护理学科的发展,除需对基础护理、专科护理、新业务、新技术的理论进行研究,还要开展对人整体系统性的研究,如人的心理、精神、情绪、社会状况与健康的关系;医院环境对患者康复的影响,以及护理过程中人际关系的研究,如医师与护士、护士与患者之间的关系,这是护理过程中基本的人际关系;未来社会人们的健康状况及对护理学的要求,疾病谱的变化给护理学带来的影响等。

三、以整体人的健康保健为中心阶段

随着健康定义的更新,人们的保健意识也发生了相应的变化,健康保健已成为每个公民的迫切需求。在以疾病护理为中心阶段,人们在患病后才感到健康受到损害并寻求治疗,在局部病灶治愈后则认为自己完全恢复了健康。在这种观念的影响下,医疗保健的重点是面向急、危、重症的少数患者。另外,随着医学科学的进步和新药物的问世,传统的疾病谱发生了很大的变化,由细菌所致的疾病得到了很好的控制,但与心理、情绪、行为、环境等因素有关的疾病却大为增加,如心脑血管病、恶性肿瘤、糖尿病等,这再次说明了疾病具有整体性。

1978 年,世界卫生组织正式公布了在人类健康保健方面的战略目标,即"2000 年人人享有卫生保健"。这一目标的提出,促使世界各国政府不得不重新考虑本国的卫生工作方向,以及将财政开支、人力资源转移至农村、社区、家庭的问题。1980 年,美国护士协会(AMA)根据护理学的发展和人类对健康保健的需求,对护理实践的性质、任务和范畴下了一个科学性的定义,即"护理是诊断和治疗人类对现存的和潜在的健康问题的反应",这一定义再次反映了护理的整体概念。从定义中可以看出护理的着重点是人类对健康问题的"反应",而不是健康问题和疾病本身,这就限定了护理是为人类健康服务的专业,也是与医疗专业相区别之处。

定义指出,护理是诊断和治疗人类对健康问题反应的活动过程。"诊断"是找出问题或确定问题的过程;"治疗"是解决问题的过程;"反应"是多方面的,如生理的、病理的、心理的、行为的反应等,这些反应均发生在整体的人身上。因此,护理的对象是整体的人,而不是单纯某局部的病,定义还提到护理对象是有"现存的和潜存的健康问题"的人,"健康问题"是指与人类健康有关的各种问题,也就是对维持或恢复人类健康状态有损害作用的各种因素,这些因素或问题现存于或潜在于人们的机体、生理、心理、自然环境及社会环境中。这就意味着,护理对象不仅是已经生病的患者,还包括尚未生病但有潜在致病因素或存在健康问题的人。定义中指出的"人类对健康问题的反应",是针对健康问题的,即患者在康复过程中也会存在影响健康的问题,这就不难看出"问题"和"疾病"是两个不同的概念。因此,护士比医师需要解决的问题更多。定义中的"健康问题"及"人类对健康问题的反应",适应了新的健康定义和医学模式的转变,护理学开始涉及人类学、哲学、心理学、自然科学等学科领域。这不仅有助于护理学成为一门专业,延伸了护理学的活动范畴,提高护理实践的深度,还在理论上使护理人员获得了前所未有的自主决策权。护理学在理论和实践的发展中又进入了一个新的历史时期。这一时期的护理任务是促进健康、预防疾病、帮助康复、减轻痛苦,提高全人类的健康水平。为此,要加强护理学教育,调整护理学教育,调整护理人员的知识结构,提高护理队伍的整体素质,使护理人员能更好地完成时代赋予的护理任务。

AMA 对护理的定义对护理工作的影响是广泛的、深刻的,它使护理学成为了现代科学体系中一门综合自然科学、社会科学知识体系,为人类健康服务的应用科学;使护理工作任务由原来对患者的护理,拓宽了到从人类健康至疾病护理的全过程;使工作范畴从医院延伸到了社区、家庭,从个体延伸到了群体。护理的工作方法是通过收集资料、制定护理方案、落实护理计划、评价护理效果。进行护理诊断和治疗是一个自主性、独立性很强的活动过程,与传统的被动执行医嘱形成了明显的反差。这种护理模式解决了以往传统护理中被忽略却又客观存在的大量健康问题,使护理成为人类健康有力的科学保证。

(赵　红)

第二节　护理学的性质、任务和范畴

一、护理学的性质

护理学是一种什么性质的科学,不同的护理概念会有不同的解释。随着护理概念的更新,护理学有了新的内涵。我国著名研究者周培源认为,"护理学是社会科学、自然科学理论指导下的一门综合性的应用科学","护理学是医学科学中分出来的一个独立学科,它不仅有自己完整的理论体系,而且在应用新技术方面有许多新的发展。护理学在医学中越来越占有重要地位"。我国护理专家林菊英认为,"护理学是一门新兴的独立学科","护理理论逐渐自成体系,有其独立的学说与理论,有明确的为人民保健服务的职责"。顾英奇曾说过,"护理学是一门独立的学科,它在整个生命科学中占有重要的地位"。著名护理专家安之璧也曾对护理的性质下过定义,"护理学是医学科学领域中的一项专门的学科,是医学科学的重要组成部分,又是临床医学的一个重要方面(因为它属于医学领域中的一门学科,涉及临床医学内容较多,但又不完全属于临床医学的内容)。正因为它与其他科学有一定的横向联系,因此,它又是社会科学、自然科学相互渗透的一门综合性的应用科学"。

国外护理界一些知名人士对护理学的性质也有各种各样的见解。伊莫金·金认为,"护理是行动、反应、相互作用和处理的过程,护士帮助各种年龄和社会经济地位的人在日常生活中满足他们的基本需要,并在生命的某些特殊时期应付健康和疾病的问题"。美国《Journal of Aduanced Nursing》的一篇《关于四种护理理论的提法的比较》,认为护理是一门科学,它可帮助人们达到最完善的健康状态。英国人弗罗伦斯·南丁格尔对护理学虽未予以明确定义,但她认为,"人是各种各样的,由于社会、职业、地位、民族、信仰、生活习惯、文化程度的不同,所得的疾病和病情也不同,要使千差万别的人都能达到治疗和康复所需要的最佳身心状态,本身就是一项最精细的艺术"。

虽然国内外研究者对护理学的性质看法不一,概括词句和角度不尽相同,但均涉及关于护理学性质的三个问题:护理学是不是一门科学?护理学是不是一门独立的学科?护理学是不是一门自然科学、社会科学的综合性应用科学?

(一)护理学是一门科学

在说明护理学是一门科学之前,首先要明确什么是科学。概括地讲,科学是自然、社会和思维的知识体系,它是通过人们的生产、社会实践发展起来的。科学的任务是揭示事物发展的规律,是对实践经验的总结和升华,是实践经验的结晶。每一门科学都只是研究客观世界发展过程中的某一阶段或某种运动方式。这就说明科学有经验科学与理论科学的区别,科学与科学理论有密切的联系,有内涵的重叠。护理学是一个实践性、技术性很强的专业,是以一定的科学原理为依据,又在活动中不断总结经验,促进理论升华的。如以疾病护理为中心、以患者护理为中心、以整体人的健康保健为中心的护理模式的演变,是在新的护理理论指导下完成,又在实践中不断总结经验,不断完善的。这就是说明在护理学的整体活动中,既要有理论科学又要有经验科学,才能完成护理任务。

鉴于以上客观现实和理论,护理学就是一门科学。但由于护理学尚属一门新兴科学,它的兴起与发展只经历了一百余年的历史,前八九十年的发展比较缓慢,后四五十年发展虽较快,但它的理论才刚刚形成,学科建设还在起步中,大量的护理实践还未能被更好地总结,护理模式尚需要进一步验证。尽管如此,护理学是一门科学的信念是不可动摇的。只有树立护理学是一门科学的观念,才能振奋护理人员的精神,推动护理事业的发展。

(二)护理学是一门独立学科

在论证护理学是一门科学的同时,还应讨论护理学是不是一门独立学科,这对确定护理学的性质是至关重要的。护理学是不是一门独立学科,不同的研究者持有不同的理论和观点。有人认为护理学既不完全依赖其他学科,也不是完全独立的学科;有人则认定根据护理学的知识体系、服务对象和任务,可以说护理学是一门独立的学科。我们认为后一种说法是有道理的。论证护理学是不是独立学科,首先要对"独立"有个正确的概念。所谓"独立",其含义只能是相对的,而不是绝对的。在新发明、新发现并应用到实际工作中去的周期日益缩短,科学知识急剧增加的今天,学科相互渗透是必然的。不与其他学科不发生任何关系、不借用其他学科的成就来充实自己的情况是不存在的。把护理学理解为如此的"独立"是不恰当的,对任何一个独立学科采取如此的看法,也是不符合客观现实的。

那么为什么有的人对护理学是不是一门独立学科会产生疑问呢?原因首先是将"独立"理解得太绝对,没有认真地分析"独立"的含义;其次是因为临床护理和预防保健工作的理论支持多以医学的若干学科为基础。因此,有人认为护理学既然运用的是医学理论,就应该是附属于医学的,而不是独立的。诚然,护理工作中的基础护理、专业护理等,这是根据基础医学和有关临床医学的理论延伸、发展而来的,但在运用过程中不是简单的重复,而是在护理学领域中通过实践形成了自身的特定内容、目标和任务,旨在为治疗患者的身心疾病、减轻患者的痛苦、满足患者的需要、促进人类的健康创造优良的环境和条件。由此看来,护理学要完成本学科的既定任务,除了需要医学理论外还要借助自然科学、社会科学、行为科学及心理学等理论的支持,这些理论既丰富了护理学的知识体系,又构成了护理学的特定内容体系。这就说明,护理学有自己的理论与观点,有自己的活动领域与活动范围,有自己的研究任务与研究内容,因此护理学已自成体系,完全有理由认定护理学是一门独立学科。

在论证护理学是一门独立学科的同时,还应明确其属性问题,这对确定护理学的性质是有意义的。要认识护理学的属性,必须对其承担的任务和达到目标所采取的手段进行分析。前面已经讲过"护理是诊断和治疗人类对现存的和潜在的健康问题的反应",这是护理与医疗专业相区别之处。但是在完成本学科任务时,除了需要借助社会学、心理学、行为学等理论外,在很大程度上还要以医学理论和方法为基础,来满足患者恢复健康和帮助健康人提高健康水平的各种需求。另外,为做好上述工作,护理人员须为患者创造良好的心理环境和周围环境,也就是说护理任务的完成不仅需要运用医学知识提供的手段,而且需要运用心理学、社会学和行为学方面的知识提供的手段。再有,从"人是一个整体"这一观念出发,护理的对象不仅是生病的人,还包括尚未生病但有潜在致病因素或存在健康问题的人。这就说明健康不仅意味着人体生物学变量的偏离被纠正,而且也包括建立心理和社会状态的平衡。综上所述,护理学是自然科学、社会科学理论指导下的综合性应用科学,它具有自然科学和社会科学的双重性。

二、护理学的任务和范畴

(一)护理学的任务

随着护理事业的发展,护理概念的更新,护理的任务和职能正经历着深刻的变化。如美国研究者卡伦·克瑞桑·索伦森和茹安·拉克曼合著的《基础护理》一书,在"护士作用的变化"一节中提到:"早在1948年,护士埃丝特·露西尔·布朗(Esther Lncille Brown)就告诉护士们要把她们的作用看成是变化的,是朝气蓬勃的,而不是固定不变的。当代护理正处在变化和适应时期,对扩大或护士作用扩大这种词正开展着讨论"。国内外研究者对护理学的任务给予了充分的关注,纷纷阐述了各自的看法和观点。1965年,德国法兰克福会议上讨论修订的《护士伦理学国际法》规定,护理学任务是"护士护理患者,担负着建立有助康复的、物理的、社会的和精神的环境,并着重用教授和示范的方法预防疾病,促进健康。他们为个人、家庭和居民提供保健服务,并与其他行业合作"。1978 年,世界卫生组织在德国斯图加特召开的关于护理服务、提高护理学理论水准的专题讨论会上议定:"护士作为护理学这门学科的专业工作者的唯一任务就是帮助患者恢复健康,并帮助健康人提高健康水平"。1980 年,美国护士协会提出了现代护理学定义,"护理是诊断和治疗人类对现存的和潜在的健康问题的反应"。1986 年,我国在南京召开的全国首届护理工作会议上,原卫生部副部长顾英奇在讲话口指出,"护理工作除配合医疗执行医嘱外,更多更主要的是对患者的全面照顾,促进其身心恢复健康……护理学就是要研究社会条件、环境变化、情绪影响与疾病发生、发展的关系,对每个患者的具体情况进行具体分析,寻求正确的护理方式,消除各种不利的社会、家庭、环境、心理等因素,以促进患者康复……随着科学技术的进步,社会的发展,人民生活水平的提高,护士将逐步由医院走向社会,更多地参与防病保健。因此护理学有其明确的研究目标和领域,在卫生保健事业中与医疗有着同等重要的地位"。

以上这些论述表明,随着时代的进步和在某个特定时期人们对健康定义的认识和对保健需求的提高,护理学的任务、功能、作用和服务对象发生了很大的变化。这些变化是传统护理学向现代护理学过渡的重要标志,是护理概念更新的重要依据。主要变化有以下几个方面:①护理不再是一项附属于医疗的、技术性的职业,而是独立、平等地与医师共同为人类健康服务的专业。美国研究者卡伦·克瑞桑·索伦森和茹安·拉克曼认为:"护士的独特作用是帮助患者或健康人进行有益于健康的活动或使之恢复健康"。②新的护理的任务,已经不只是对患者的护理,而是扩展到了对人的保健服务。护理人员除了需要完成对疾病的护理,还担负着心理、社会方面的治疗任务。护理的目标除了谋求纠正患者局部或脏器功能变异外,还要致力于保证患者心理的平衡。这就说明护理对象既包括在生理方面有疾病的人,也包括未患疾病但有健康问题的人或既有现存的也有潜在的健康问题的人。这就使得护理任务由对患者的护理扩展到了从健康到疾病的全过程。③由于护理学是为人类健康服务的专业,就要设法消除各种不利健康的社会、家庭、心理等因素,创造一个使人愉快和有利于治疗疾病及恢复健康的环境。这就说明,护理工作的场所不再限定在医院床边,而要拓宽至社会、家庭和所有有人群的地方,开展卫生教育,进行健康咨询和防病治病。

(二)护理学的范畴

随着护理观念的更新,护理任务及作用的改变,护理学的研究方向、研究任务、研究内容也发生了相应的转变。在以疾病护理为中心阶段,护理学的研究主要围绕疾病护理和技术护理开展,因此,在疾病专科护理、常规护理、技术操作方面积累了较丰富的经验,形成了较系统的内容,为现代护理学研究奠定了理论和实践的基础。随着健康定义的更新,为更好地实现人类健康这一总目标,护理任务、活动领域、服务对象都在发生着相应的变化。因此,护理学的研究方向、研究内容必须发生改变,人们需要用科学的理论、实践适应和促进护理学的发展。护理学研究应充实以下主要方面。

(1)更新传统的研究内容。疾病护理、护理技术等方面的研究,过去有较好的基础,现今面临的任务是进一步总结、创新、引进各种先进的经验和方法,使之更加科学、严谨和规范,引导护理技术现代化。不断发现各新病种的护理理论和护理技术并应用于临床,特别是与心理、行为、精神、环境密切相关的疾病,如心脑血管病、恶性肿瘤、糖尿病及老年病等,应加强研究,攻克护理中的难点。

(2)充实关于人的研究。人是生理、心理、精神、文化的统一体,是动态的,又是独特的。随着健康观念的更新,如何开展人的心理(包括患者心理)、精神、社会状况、医院环境(包括护患关系)对疾病发生、发展、转归,以及对健康影响的研究,是现代护理学研究的核心问题。只有对这些问题进行深入的研究,才能引导护理人员全面地为整体的动态的健康人、有潜在健康问题的人和患者提供高质量的护理。

(3)新的护理定义决定了护理学是为人的健康服务的专业。因此,以患者护理为中心必须向以整体人健康护理为中心的方向转化。这就要求护理人员在工作中既要重视人类现存的健康问题,还要顾及潜在的影响健康的因素,更要做好预防保健和卫生宣教工作。这就不难看出,护理工作的对象不仅是患者,还有存在致病因素的人和健康的人;护理工作的活动领域从医院延伸至社区、家庭和有人群的地方。这就很自然地改变了传统的工作程序、内容和模式。为使护理工作适应变化的情况,面对新问题提出的挑战,护理人员必须履行新的职责,进行新的研究和探索。①成立什么样的管理机构,组织协调财政开支、转移人力资源,使护理人员从医院走向社区、家庭和有人群的地方;用什么方法激励护理人员自身的积极性,培养其责任心,使其能主动开展卫生教育,做好健康咨询和防病治病工作;根据人群的文化素养、生活条件、地理条件和周围环境的不同应制订些什么计划和措施,怎样组织实施。②要使护理人员适应变化的工作环境和内容,更好地承担起为人类健康服务的职责,必须进行专业培训或护理学继续教育。对于采取什么方式和进行哪些教育,应进行研究和探索。在这方面不仅需要理论研究,还要在实践中不断探索,尽快总结出一套符合中国国情的护理模式。③对一些特殊领域的人群,如长时间位于水下和地层深处作业、宇航人员等,健康保健怎样开展?由于环境特殊,对护理提出哪些新的要求?这些都是需要研究的新领域、新课题。

(4)新的护理定义反映了护理的整体观念。在实施中遇到的具体问题,如医疗诊断与护理诊断是一种什么关系、护理诊断与护理问题是一个什么概念、护理程序与护理过程有什么区别、整体护理与心身疾病护理有什么差异,这些均属概念性问题。只有概念明确了,才能做好工作。因此,必须进行理论和实践方面的研究,求得正确的答案。

(5)护理学是医学领域里的一门独立学科,已被社会所承认,其任务和服务范围在不断向纵深延伸,传统的知识体系(学科群)不再适应新形势的要求,因此,必须加以充实、补充和调整。从我国护理教育现状来看,虽然一些护理专家努力进行了探索和改革的尝试,护理学发生了一些可喜的变化,但仍未完全摆脱传统的知识体系模式。设置一个什么样的学科群才能适应现代护理学的要求,是值得大家思考的问题。著名护理专家林菊英认为:"在各类护士学校的课程内,既有加强护士基本素质的人文科学,如文学、美学、音乐、伦理学科,也有社会科学,如社会学、行为科学等,还有为护理学提供基础的医学基础课。但这些课的安排不是按医学生需要的内容和学时,而是按护理学的要求,从人的生老病死全过程讲起。同时结合社会保健组织中护士的作用、对不同人群所需的护理保健知识,其中包括对患者的护理技术"。正确认识这些问题并解决这些问题,对建设护理学科、开拓护理事业、培养护理人才是十分重要的。

(赵　红)

第三节　护理人员的职业道德

一、护理职业道德的概念

道德是一种社会意识形态,属上层建筑的范畴。它是依靠社会舆论、内心信念和传统习惯力量,来调整人们相互之间关系的行为规范的总和,作为一种精神力量,调动着人们生产或工作的积极性,影响着人们之间的关系。

职业道德是从事一定职业的人,在特定的工作或劳动中的行为规范,是一般社会道德在职业生活中的特殊表现。职业道德主要包括对职业价值的认识、职业情感的培养、敬业精神的树立、职业意志的锻炼,以及良好职业行为的形成。职业道德是促进人们自我修养、自我完善的重要保证,它可影响从事这一职业的人的道德理想、道德行为和职业的发展方向,影响和促进整个社会道德的进步。我国广泛开展的精神文明建设,实际上就是对各行各业的工作者或劳动者进行的职业道德教育。职业道德可影响和决定本职业对社会的作用。

职业道德是人类社会所特有的道德现象,这种现象包括两方面的内容,即职业道德意识和职业道德行为。职业道德意识是职业道德的主要方面,包括职业道德的观念、态度、情感、信念、意志、理想及善恶概念等。职业道德行为是在道德意识指导下进行的职业活动。护理人员的职业道德是一种特殊的意识形式,是护理人员在履行自己职责的过程中,调整个人与他人、个人与社会之间关系的行为准则和规范的总和。在护理实践中,这些行为标准和规范又可作为对护理人员及其行为进行评价的一种标准存在,影响着护理人员的心理意识,以至形成护理人员独特的、与职业相关的内心信念,从而构成护理人员的个人品质和职业道德境界。因此,也可以说,护理职业道德是护理人员在实施护理工作中,以好坏进行评价的原则规范、心理意识和行为活动的总和。

随着医学模式的转变,护理概念和健康定义的更新,以及护理学作为独立学科的确立(原为附属专业),规定了护理学是为人的健康服务的专业。护理工作任务和目标发生了根本性转变,由单纯以疾病护理、以患者护理为中心,转变为以整体人的健康护理为中心。护理对象既包括有心理又有生理问题的人,还有未患疾病但有潜在健康问题的人。护理工作范畴由单纯的医院内护理,拓宽至社区、家庭和有人群地方的防病治病和卫生保健。为更好地适应这些转变,完成护理任务,护理人员的职业道德也应从调整个体人际关系,扩大到包括调整护理事业与社会关系在内的更广阔的领域。因此,护理人员职业道德的内涵和外延,正在向着更深入更广泛的范畴发展。

强调护理人员的职业道德是事业的需要,是促进人类健康的需要。其意义体现在预防和治疗患者的疾病,以及促进人类健康。根据"护理是诊断和治疗人类对现存的和潜在的健康问题的反应"的定义,不难看出现代护理学的根本任务有着新的内涵和外延,由此,也决定了新的护理内容和方法。基于这种情况,护理已不再是一种单纯的应用性操作技术,而是一门完整独立的科学体系。护理也绝非生物医学护理与心理医学护理的简单相加,而是要做到心身是一元的、形神是合一的,两者必须有机结合形成系统的整体护理,因此,护理必须具有更高的要求和囊括更丰富的内容。为此,护理人员必须有独特的角色、责任和任务,而这角色、责任的体现和任务的完成,直接取决于护理人员的专业能力和道德水平。也就要求护理人员既要有高深的专业知识和技术,又要有高度的责任心、同情心、事业心和使命感,才能不断提高护理质量,满足患者不同层次的需求。为促进人类健康提供专科护理、健康咨询、膳食营养,以及安全舒适环境等,这些工作的完成质量都与护理人员的道德水准有关,而道德水准差、对人类健康事业漠不关心、缺乏敬业精神和责任感、工作马虎、作风懒散的护理人员,护理质量自然下降,甚至会因为工作失误给患者造成严重后果。衡量护理人员职业道德水准的标准,就是护理质量和效果,就是在护理全过程中能否尽职尽责地履行职业道德责任,达到保护生命、减轻痛苦、促进人类健康的目的。

二、护理人员的职业道德要求

护理工作的服务对象是人,包括患者、有潜在健康问题的人和健康人。要最大限度地满足这些人的卫生保健需要,主要限制因素是护理人员的专业理论、专业技术和道德水平,这些因素是相互促进、相互转化的。其中护士的道德理想、道德信念和道德品行,影响和决定着护士对待服务对象的根本态度,促进着护士的护理行为。通过护理人员的自觉意识,并借助社会舆论的支持,促进护士业务技能的发挥和对服务对象的同情心和责任感,使护理工作得以正常进行并能保持优良的质量。另外,护理工作的全过程充分体现着科学性和服务性的特点,科学性表现在护理学已形成了理论体系和新概念,每项专业护理、基础护理、技术操作均有理论依据,每项措施均有严格的时间性、连续性、准确性,而且有规范的工作程序和标准要求。服务性表现在对服务对象全面的照顾,包括提供理想的生活、治疗、休养环境、膳食营养、防病治病知识、临终关怀等。在完成上述任务的过程中,往往会发生患者病情危重、昏迷和无人监督的情况,因此,只有靠护理人员高尚的职业良心,牢固树立社会主义的人道主义思想,遵循全心全意为人类健康服务的宗旨,才能做好护理工作。

(一)热爱护理事业

热爱护理事业要求护士有敬业精神,具有一生献身护理事业的愿望和情感,树立在护理岗位上全心全意为促进人类健康贡献毕生的决心。热爱护理事业来源于对护理工作正确与深刻的认识,来源于对护理工作价值与作用的体验。护理是促进人类健康的专业,保护劳动力重要因素的医学科学的组成部分,通过保护生命、减轻痛苦、预防疾病、促进健康的间接形式促进社会的发展,护士是不可缺少的社会角色。在我们国家,在现实生活中,人人都是被服务对象,人人又都为他人服务,而且每个人只有在为他人、为社会服务中才能实现个人的价值,才能取得生存的物质基础。护理工作虽然具体而又繁忙,但正是这种平凡的工作在为社会做贡献,为人类谋幸福。在中外护理史上有不少护理工作者,由于热爱护理事业,在自己的工作岗位上留下了可歌可泣的事迹,受到了人们的颂扬和爱戴。

(二)热爱服务对象

护理服务对象是有生理功能、思维能力和情感的人。不仅有健康人,更有躯体上、精神上、心理上受疾病折磨的人,甚至有在死亡线上挣扎的人。这些人寄希望于医护人员,护士的职业行为直接关系到人们的生老病死,关系到千家万户的悲欢离合。因此,护理人员一定要满腔热忱地关心患者的疾苦,爱护患者,把患者利益放在第一位。要做到这一点,必须树立高度的同情心和责任感。同情心、责任感是护理人员的一种道德感情,是心灵的表露,是护理人员必须具备的道德品行。对患者深切的同情和认真负责的精神是一切高尚行为的基础,同情患者就要设身处地体察患者的痛苦,帮助患者;同情患者就不能对患者的痛苦麻木不仁,司空见惯,习以为常;同情患者就应该以患者为中心,就应该认真负责地做好患者的整体护理。

热爱服务对象,就应该与服务对象心心相印,对他们不能待答不理,不能嫌烦怕乱,更不能不尊重他们,应做到有问必答,有事必帮,尊重他们维护健康的权利,采纳他们的建议,欢迎他们积极参与防病治病和卫生宣教工作,以提高全民族的健康水平,这些都是护理人员应遵守的职业道德规范。

(三)严格遵守护理制度

护理制度是护理人员在长期的护理实践中,根据护理工作的性质、任务、特点、工作程序、技术标准、信息传递,以及与这些内容有关的人力、物力、设备、人际关系等的管理,经过反复实践与验证制定出来的确保患者安全和护理质量的有关规定,经卫生行政部门按照组织程序确定下来的制度。

由此可见,护理制度是护理工作规律的客观反映,是各项护理工作的保证。因为护理工作除了具有分工细、内容多、范围广、人际接触广的特点,全程护理工作还要严格遵循科学性、技术性、服务性的要求。如何使护理工作正常运转,做到护理人员坚守岗位、忠于职守,确保医疗、护理计划准确,保证患者在接受治疗、检查、护理过程中的安全,以及更好地为患者提供生活、心理、休养环境和膳食营养护理等,必须有一套完整、系统、科学、有效的制度作保证。例如,交接班制度、查对制度、分级护理制度、岗位责任制度、预防院内感染制度、差错事故管理制度、膳食管理制度,以及物品管理制度等。有了护理制度才能保证护理教学、护理科研和继续护理学教育等的贯彻执行。因此,护理人员必须严格遵守各项护理制度,这不仅是护士的基本职业要求,也是制约护理人员履行职责的重要保证。

1.严密细致地观察患者病情变化

观察患者病情变化,是护理人员的一项重要职责,是护理人员必须具备的道德要求。护理人员必须以高度的责任感,耐心细致地观察病情,及时准确地捕捉每一个瞬息变化。观察病情及时准确对患者的康复是至关重要的,可根据病情制定有针对性的医疗、护理计划,可为危重患者赢得抢救时间,挽救生命,还可发现和预防并发症的发生。观察病情时,夜班护理人员更要加强责任心,因为病情变化发生在夜间的机会相对较多,但夜班人员少,工作忙,容易忽略病情变化,再加上夜间缺乏监督,思想容易松懈,护理人员如不保持警惕,可能会忽略患者的病情变化,在这种情况下,道德责任、道德信念、道德良心就会起着主导作用。

2.严格遵守操作规程

护理工作是为人类健康服务的,要求护理人员对每项操作都持审慎的态度。"审",即详细、周密、明查;"慎",即小心、谨慎、精确。"审慎"就是要求护理人员对操作认真负责,一丝不苟,严查细对,并以这种严肃认真的负责态度,给患者以安全感,保证操作质量,取得患者的信任。"审慎"是护士责任的一个重要心理素质,也是高尚道德的一种表现。哲学家伊壁鸠鲁认为:"最大的善乃是审慎,一切美德乃由它产生"。这就说明,一个人对待工作持审慎态度是重要的,护理工作更是如此。在医院里,绝大部分的医疗、护理措施都要护理人员执行,如口服给药、肌内给药、静脉给药、灌肠、导尿、气管插管、人工呼吸、心外按压、呼吸机应用、正压给氧、心脏电击复律等,这些操作均有严格的规程要求。护理工作中出现的打错针、服错药、输错血、灌错肠、插错胃管等,无一不是违反操作规程造成的。就查对程序来说,操作中如不按程序查对,或不按要求全部查对,或不认真查对,就可发生差错事故,就可给患者造成痛苦、残疾甚至死亡,这方面的教训是极其深刻的。因此,护理人员在进行工作时必须严格执行操作规程,实行医疗、护理措施时,必须做到严禁工作马虎、草率从事,对患者要有高度的同情心、责任心、细心和耐心,才能做到一丝不苟地遵守操作规程,这也是职业道德的要求。

(四)努力钻研专业理论和技术,提高自身专业水平

一个职业道德良好的护理人员,不仅要有热爱护理事业、忠于患者利益、自觉遵守各项护理制度的优秀品质,还必须具有扎实的护理医学理论基础、精湛的护理技术水平和解决护理疑难问题的能力,才能很好地完成工作任务。现代科学技术发展迅速,不断出现新学科、新理论、新技术、新领域。据有关资料介绍,近年来科学技术的新发明、新发现比过去两千多年的总和还要多,而且科学技术的发明、发现被应用至实际工作中的周期日趋缩短。有人分析医学知识量大约每10年翻一番,这样,知识更新的周期必然缩短。18世纪,科学技术更新的周期约为80年,而现代只有5~10年,自然,知识废旧率相应提高。一个人一生的工龄为30~40年,在这漫长的时间里,仅靠在学校学习的知识,不进行知识更新、不钻研专业知识显然跟不上科学技术发展的步伐,适应不了工作的需要。有人统计,一个人在工作岗位上获得的知识占全部知识的80%~90%,这就说明护理人员在职钻研业务知识对提高自身素质是何等重要。随着护理观念的更新、独立学科的建立、服务领域的拓宽,以及健康教育的开展等,不提高自身的专业水平,就不可能更好地完成保护生命、减轻痛苦、促进健康的任务。

(五)认真做好心理护理

随着医学模式的转变,人们逐渐认识到疾病和健康不仅与先天因素、理化因素及生物因素有关,与社会环境、地理因素、工作条件、人际关系、心境状态有密切关系。因此,不仅通过药物和医疗手段能治病,健康的情绪和良好的心境更有利于健康和疾病的康复。有些疾病需要心理和药物治疗同时进行才能痊愈,甚至在某些情况下心理治疗可起到药物治疗所起不到的作用。因此,护理人员要从"人是一元的""形神是合一的"观念出发,认真、细致地做好心理护理。弗罗伦斯·南丁格尔认为:"护理工作的对象不是冷冰冰的石块、木头和纸片,而是有热血和生命的人类。"因此,护理人员在进行心理护理时,必须以高度的同情心、责任感,从心理学的角度了解、分析患者的综合情况,在制订心理护理计划时应掌握以下原则。

1.对患者的心理需求要有预见性

这就是要求护理人员全面了解患者所受社会、心理、生理因素的相互影响,以敏锐的观察力发现患者情绪的波动、语言语调的变化、饭量的增减、睡眠的好坏,预测每个患者可能出现的心理问题和心理需求,以便及时、准确地为患者解除痛苦,满足需求。

2.心理护理要体现个体差异

由于服务对象的年龄、性格特征、文化修养、民族习惯、社会地位、经济状况、所患疾病种类等的不同,所产生的心理问题或心理需求亦不一样,故在进行心理护理时一定要有针对性,充分体现个体差异,对患者进行区别对待,才能获得好的效果。

3.心理护理要着眼于消除患者的消极情绪和有碍健康的心境

通过对患者进行心理疏导、安慰、解释、鼓励、启发、劝解,以及努力创造良好的治疗、休养环境(柔和充足的光线、适宜的温湿度、清新的空气、和谐的色彩、悦耳的音响等)和膳食条件,提高患者生活质量、树立其信心,使其主动配合治疗。临床实践证明,情绪能影响机体的免疫功能,恐惧、紧张、抑郁、悲观等情绪可使机体免疫功能低下,而欢快、乐观等情绪可提高机体的免疫功能,起到防病治病的作用。进行心理护理,就是使患者能够保持最佳心理状态,起到保持健康、预防疾病和治疗疾病的目的。

4.心理护理需要良好的语言修养

语言不仅是表达思维、表达感情的工具,也是交流思想、传递意志的工具。语言疏导是护理人员做好心理护理的重要手段,护理人员必须加强语言修养,亲切的语言可给服务对象以安慰、鼓舞和信任;能调动患者战胜自身疾病的勇气和信心;能给同事间以协调、合作、和谐的感受,增强友善、团结和理解。职业语言应有以下原则和要求。

(1)说话要文明礼貌。说话文明礼貌能给服务对象以信任感和安全感。询问病情、解答问题、卫生宣教、指导自我护理及进行某些检查时,说话要耐心、诚恳、准确,且忌粗犷。对患者要有称呼,如同志、大爷、大娘、先生、小姐等,患者配合检查、治疗后应道声谢谢。

(2)说话语调要温和,避免生硬。护理艺术也和其他艺术一样,有情才能感人。护理人员对服务对象要有高度的同情心,说话自然就会有感情,就能做到说话亲切、语调温和,患者愿意与之交流。一个好的护理人员应该通过语言激励患者振奋精神,坚定其与病魔做斗争的信心,切忌生硬的刺激性语言,任何缺乏感情的语言都会使患者感到伤心、不安和丧失战胜疾病的信心。

(3)要注意保守秘密。患者是带着痛苦和期望来医院就诊的,为了解除身心的痛苦,因为信任医护人员,会把不给父母、亲人说的话或隐私都给医护人员倾吐,如生理上的缺陷、心理上的痛苦等。医护人员应怀着高度的同情心和责任感,帮助患者解除身心的痛苦,不应任意传播,对一些预后不良的患者,应根据其心理承受能力,与医师共同协商如何对其作恰如其分的解释,必要时需保守秘密。

(4)说话要看对象,不能千篇一律。患者来自四面八方,他们所受的教育、文化素养、社会地位、民族习惯、经济状况、性格特征、病情轻重,均有一定差异。因此,为使心理护理能有针对性,说话方式和分寸不能千篇一律,用什么词、什么口气说话需要斟酌。对性格豁达、开朗的患者就可以随便一点,甚至幽默一点;对性格内向的人,说话就要谨慎,避免发生误会;对农民或文化水平低的患者,特别是老年人,说话要通俗易懂或用方言;对病情重或预后不好的患者,视具体情况而定。

总之,护理人员在运用语言进行护理时,要坚持保护性、科学性、艺术性、灵活性相统一的原则,根据不同对象和具体情况灵活运用语言,表达意志要清楚贴切,防止恶性、刺激性语言,以获得理想的心理护理效果。

(六)团结友善通力合作

护理工作任务重、内容多、分工细,活动领域宽,独立性小,适应性大。在对服务对象实施医疗、护理计划,进行系统性整体护理时,不是孤立、封闭的,而是要与多方面相互联系、相互制约、相互支持才能完成。特别是在当今社会,医院由传统的管理转入经济核算,所提供的服务和应用的卫生材料,均向着以质论价或以价论质的方向进行转变,这本身就增加了护理工作的复杂性,而且在完成护理任务的全过程中,要与医疗、医技、总务后勤、器械设备、行政、财会等部门发生联系,需要得到他们的帮助和支持。为做好护理工作,最大限度地满足患者身心的需求,应主动与有关部门联系,调节关系,形成团结协作、相互理解、共同促进的工作气氛,使得大家都能心情舒畅地完成各自的任务,这也是职业道德的重要标志。

(赵　红)

第四节　护理工作模式

护理工作模式是指为了满足患者的护理要求,提高护理工作的质量和效率,根据护理人员的数量和工作能力,设计出各种结构的工作分配方式。同时,应根据不同的工作环境、工作条件、工作量等因素来选择适合本院、本地区,符合国情的护理工作制度。随着时代的变迁、人类文明程度的提高,以及医学科学的发展,医学经历了由神灵医学模式、自然哲学医学模式、生物医学模式,到 20 世纪 70 年代以来的生物-心理、社会医学模式的漫长发展历程。而在这个漫长的过程中,对医学科学影响较大的模式为生物医学模式和生物-心理、社会医学模式,护理学科深受其影响,相应出现了个案护理、功能制护理、责任制护理和现代的系统化整体护理等一系列工作模式。

一、护理模式与护理工作模式

(一)模式、护理模式与护理工作模式

模式是一组关于陈述概念之间关系的语言,说明各概念间的关联性,初步提出如何应用这些内容解释、预测和评价各种不同行为的后果;模式被认为是理论的雏形,因此,护理学中有关的"护理模式"是指用一组概念或假设来阐述与护理活动有关的现象,以及护理的目标和工作范围。而"护理工作模式"是指为了满足患者的护理要求,提高护理工作的质量和效率,根据护理人员的数量和工作能力,设计出的各种结构的工作分配方式。

模式有两种含义:一种是作为抽象的概念,指对事物简化与抽象的描述,对一类事物总的看法,具有对这类事物的指导作用,是一种思想,如自理模式、系统模式及人际关系模式等都属于此类;另一种含义是指某种事物的标准形式或样式,如模板病房、试点病房。在一个时期一般只有一种指导思想,而其形式可以有许多种,例如,功能制护理不是理论,也不是指导思想,只是一种临床护理工作的组织形式,而整体护理是一种理论,是一种指导思想。因此,功能制护理就属于护理工作模式,与它处于同一水平的概念还有责任制护理、小组制护理等。明确护理工作模式这一概念利于护理学的发展。

(二)护理模式与护理工作模式间的关系

护理模式与护理工作模式间存在的关系:护理模式是护理工作模式的核心,是护理理论,对护理工作模式起指导作用;护理工作模式是为实现护理模式所采取的一种组织管理形式,是方法论,只有通过一定的护理工作模式,护理模式才能得以实现,且护理工作模式能直接影响护理模式的实现程度。合理、适当的护理工作模式可以使护理模式得以有效地实现,反之则会阻碍它的完成。

护理工作模式的提出与应用不仅可以解释在护理学中存在的关于护理模式的一些模糊认识,而且有利于临床整体护理的实施。护理模式属于纯理论研究范畴,是院校护理教育人员研究的重点;而护理工作模式则属于方法论,当新的护理模式理论出现后,临床就应该有相应的护理工作模式与之相对应,这是临床护理管理者研究的重点。这样既澄清了概念又丰富了护理学理论,同时也利于消除目前临床工作中出现的形式主义导向,使临床护理管理者能更加有的放矢地开展工作。

二、护理工作模式转变的背景

护理工作模式的转变主要受护理人员护理观的影响。护理观是护理人员在护理实践中应确立的指导思想、价值观和信念。保护患者的合法权益已成为护理人员帮助他们维护生命的重要内容。自第二次世界大战以来,随着医学模式的转变,护理学科受到了来自各方面的冲击,逐步形成了当代的护理观,即以患者为中心的护理理念,由此带来了护理工作模式的一系列改革。

(一)护士角色的转变

无论是融资、支付、医疗技术、住院时间、老年慢性疾病的发病率,还是卫生保健等各方面正经历着急剧的变化,由此所导致的健康保健管理和实施系统也经历了一系列的改革。卫生专业委员会指出"在过去的50年中,护士在卫生保健实施系统中,已逐渐从一个支持性群体转变了一个承担许多独立、复杂责任的角色"。由于卫生保健人员(包括护士)的不足、医疗资源的短缺及对医疗护理质量的关注,使得护士的角色转变更加复杂。的确,经济的发展驱使着医疗护理的改变,比如,由以往的"健康照护"转变为现今的"健康管理",护理人员的工作实践内容大大增加,然而患者对于护理服务及安全的需求才是医疗护理改革的关键。

(二)护理价值的转变

健康保健领域的领导者们越发觉得真正的改革应加强患者的安全。2006 年,亨里克森(Henricksen)等人将卫生保健方面的改革定义为组成或完善一个组织或工作单元的过程,并根据外界环境的改变不断改变自身,使之成为更完善的整体。可以发现,一些新的技术和设备都要求临床护士能熟练掌握其使用方法,另外还包括临床护理质量的持续改进,护士们需要参与患者护理计划的制定与实施等,这些已变得日益重要。以往,医院提供的医疗照护通常是为了方便自己的员工,每位员工都有不同的分工,实施功能制的照护,比如,门诊和住院部是合并在一起的,如果一位患者需要到门诊看病,必须走过许多个住院病房。为了满足患者不断变化的需求、护士自身及医院对护理事业的要求,护理经历了极大的改变,其中,护士角色的重新定义是针对护士短缺、其他医疗专业改革及护理人员薪金所制定的最普遍的措施。

(三)以患者为中心的理念

根据以患者为中心的理念,护理工作的计划和实施应以患者的需求为主要出发点,实施健康照护。作为健康照护者,护士和其他医务人员认为有必要制定一个照护系统,并保证这一系统以患者、家庭和社区为中心运作。护理人员可以针对每一位患者制定一个跨学科的护理计划,并与患者共同探讨计划的合理性和可行性,最后根据此计划实施护理措施,使患者满意。护理过程中,以患者为中心、安全和质量三者达到了空前的一致。

(四)不同护理工作模式的产生

20 世纪 50 年代以后的短短几十年中,一批护理理论家们通过积极尝试和不断探索,相继建立了许多护理模式/理论,如奥瑞姆的自理理论、罗伊的适应模式、纽曼的健康系统模式、华生的关怀照护理论、金的达标理论、佩皮劳的人际关系模式、莱宁格的多元文化护理模式等。随着护理概念由以疾病护理为中心向以人的健康为中心演变,以上护理理论/模式也不断完善,以人为中心的护理,由这些理论/模式指导的护理工作模式的发展也经历了同样的变化,即由功能制护理过渡至小组制护理,并进一步向责任制护理及整体护理过渡,并依次出现了个案护理、功能制护理、小组制护理、责任制护理、"按职称上岗-责任制-学分制"三位一体的护理综合护理模式,以及适应整体护理为指导思想的各种护理工作模式等。

(李晓霞)

第/二/章

基础护理技术

第一节　铺　床　法

病床是病室的主要设备，是患者睡眠与休息的必须用具。患者，尤其是卧床患者与病床朝夕相伴，因此，床铺的清洁、平整和舒适，可使患者心情舒畅，增强治愈疾病的自信心，并可预防并发症的发生。

铺床总的要求为舒适、平整、安全、实用、节时、节力。常用的病床有 3 种。①钢丝床：有的可通过支起床头、床尾（二截或三截摇床）而调节体位，有的床脚下装有小轮，便于移动。②木板床：为骨科患者所用。③电动控制多功能床：患者可自己控制升降或改变体位。

病床及被服类规格要求具体为以下几点。①一般病床：高 60 cm，长 200 cm，宽 90 cm。②床垫：长宽与床规格同，厚 9 cm。以棕丝制作垫芯为好，也可用橡胶泡沫、塑料泡沫制作垫芯；垫面选帆布制作。③床褥：长宽同床垫，一般以棉花制作褥芯，棉布制作褥面。④棉胎：长 210 cm，宽 160 cm。⑤大单：长 250 cm，宽 180 cm。⑥被套：长 230 cm，宽 170 cm，尾端开口缝四对带。⑦枕芯：长 60 cm，宽 40 cm，内装木棉或高弹棉、锦纶丝绵，以棉布制作枕面。⑧枕套：长 65 cm，宽 45 cm。⑨橡胶单：长 85 cm，宽 65 cm，两端各加白布 40 cm。⑩中单：长 85 cm，宽 170 cm。以上各类被服均以棉布制作。

一、备用床

（一）目的
铺备用床为准备接受新患者和保持病室整洁美观。

（二）用物准备
床、床垫、床褥、枕芯、棉胎或毛毯、大单、被套或衬单及罩单、枕套。

（三）操作方法
1.被套法

（1）将上述物品置于护理车上，推至床前。

（2）移开床旁桌，距床 20 cm，并移开床旁椅置床尾正中，距床 15 cm。

（3）将用物按铺床操作的顺序放于椅上。

（4）翻床垫，自床尾翻向床头或反之，上缘紧靠床头。床褥铺于床垫上。

（5）铺大单，取折叠好的大单放于床褥上，使中线与床的中线对齐，并展开拉平，先铺床头后铺床尾。①铺床头：一手托起床头的床垫，一手伸过床的中线将大单塞于床垫下，将大单边缘向上提起呈等边三角形，下半三角平整塞于床垫下，再将上半三角翻下塞于床垫下。②铺床尾：至床尾拉紧大单，一手托起床垫，一手握住大单，同法铺好床角。③铺中段：沿床沿边拉紧大单中部边沿，然后，双手掌心向上，将大单塞于床垫下。④至对侧：同法铺大单。

（6）套被套。①S形式套被套法（图2-1）：被套正面向外使被套中线与床中线对齐，平铺于床上，开口端的被套上层倒转向上约1/3。棉胎或毛毯竖向三折，再按S形横向三折。将折好的棉胎置于被套开口处，底边与被套开口边平齐。拉棉胎上边至被套封口处，并将竖折的棉胎两边展开与被套平齐（先近侧后对侧）。盖被上缘距床头15 cm，至床尾逐层拉平盖被，系好带子。边缘向内折叠与床沿平齐，尾端掖于床垫下。同上法将另一侧盖被理好。②卷筒式套被套法（图2-2）：被套正面向内平铺于床上，开口端向床尾，棉胎或毛毯平铺在被套上，上缘与被套封口边齐，将棉胎与被套上层一并由床尾卷至床头（也可由床头卷向床尾），自开口处翻转，拉平各层，系带，余同S形式。

（7）套枕套，于椅上套枕套，使四角充实，系带子，平放于床头，开口背门。

（8）移回桌椅，检查床单，保持整洁。

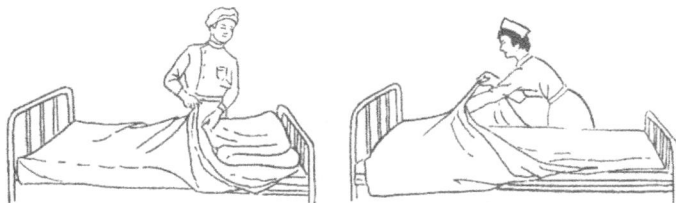

图2-1　S形式套被套法

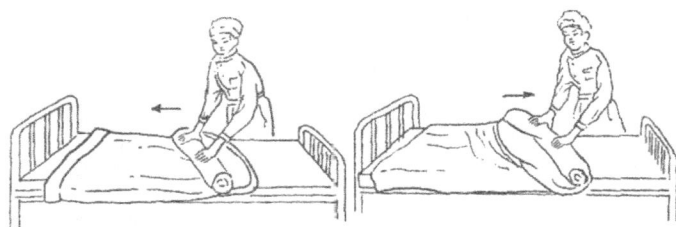

图2-2　卷筒式套被套法

2.被单法

（1）移开床旁桌、椅，翻转床垫，铺大单，同被套法。

（2）将反折的大单（衬单）铺于床上，上端反折10 cm，与床头齐，床尾按铺大单法铺好。

（3）棉胎或毛毯平铺于衬单上，上端距床头15 cm，将床头衬单反折于棉胎或毛毯上，床尾同大单铺法。

（4）铺罩单，正面向上对准床中线，上端与床头齐，床尾处则折成斜45°，沿床边垂下。转至对侧，先后将衬单、棉胎及罩单同上法铺好。

（5）余同被套法。

（四）注意事项

（1）铺床前先了解病室情况，若患者进餐或做无菌治疗时暂不铺床。

（2）铺床前要检查床各部分有无损坏,若有则修理后再用。

（3）操作中要使身体靠近床边,上身保持直立,两腿前后分开稍屈膝以扩大支持面增加身体稳定性,既省力又能适应不同方向操作。同时手和臂的动作要协调配合,尽量用连续动作,以节省体力消耗,并缩短铺床时间。

（4）铺床后应整理床单及周围环境,以保持病室整齐。

二、暂空床

（一）目的
铺暂空床供新入院的患者或暂离床活动的患者使用,保持病室整洁美观。

（二）用物准备
同备用床,必要时备橡胶中单、中单。

（三）操作方法
（1）将备用床的盖被四折叠于床尾。若被单式,在床头将罩单向下包过棉胎上端,再翻上衬单做 25 cm 的反折,包在棉胎及罩单外面。然后将罩单、棉胎、衬单一并四折,叠于床尾。

（2）根据病情需要铺橡胶中单、中单。中单上缘距床头 50 cm,中线与床中线对齐,床沿的下垂部分一并塞床垫下。至对侧同上法铺好。

三、麻醉床

（一）目的
（1）铺麻醉床便于接受和护理手术后患者。

（2）使患者安全、舒适和预防并发症。

（3）防止被褥被污染,并便于更换。

（二）用物准备
1.被服类

同备用床,另加橡胶中单、中单两条。弯盘、纱布数块、血压计、听诊器、护理记录单、笔。根据手术情况备麻醉护理盘或急救车上备麻醉护理用物。

2.麻醉护理盘用物

治疗巾内置张口器、压舌板、舌钳、牙垫、通气导管、治疗碗、镊子、输氧导管、吸痰导管、纱布数块。治疗巾外放电筒、胶布等。必要时备输液架、吸痰器、氧气筒、胃肠减压器等。天冷时无空调设备应备热水袋及布套各 2 只、毯子。

（三）操作方法
（1）拆去原有枕套、被套、大单等。

（2）按使用顺序备齐用物至床边,放于床尾。

（3）移开床旁桌椅等同备用床。

（4）同暂空床铺好一侧大单、中段橡胶中单、中单及上段橡胶中单、中单,上段中单与床头齐。转至对侧,按上法铺大单、橡胶中单、中单。

（5）铺盖被。①被套式:盖被头端两侧同备用床,尾端系带后向内或向上折叠与床尾齐,将向门口一侧的盖被三折叠于对侧床边。②被单式:头端铺法同暂空床,下端向上反折和床尾齐,两侧边缘向上反折同床沿齐,然后将盖被折叠于一侧床边。

(6)套枕套后将枕头横立于床头,以防患者躁动时头部碰撞床栏而受伤(图 2-3)。

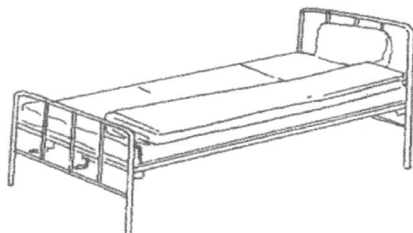

图 2-3 麻醉床

(7)移回床旁桌,椅子放于接受患者对侧床尾。

(8)麻醉护理盘置于床旁桌上,其他用物放于妥善处。

(四)注意事项

(1)铺麻醉床时,必须更换各类清洁被服。

(2)床头一块橡胶中单、中单可根据病情和手术部位需要铺于床头或床尾。若下肢手术者将床单铺于床尾,头胸部手术者铺于床头。全麻手术者为防止呕吐物污染床单则铺于床头。一般手术者,只铺床中部中单即可。

(3)患者的盖被根据医院条件增减。冬季必要时可置热水袋两只加布套,分别放于床中部及床尾的盖被内。

(4)输液架、胃肠减压器等物放于妥善处。

四、卧有患者床

(一)扫床法

1.目的

(1)使病床平整无皱褶,患者睡卧舒适,保持病室整洁美观。

(2)随扫床操作协助患者变换卧位,又可预防压疮及坠积性肺炎。

2.用物准备

护理车上置浸有消毒液的半湿扫床巾的盆,扫床巾每床一块。

3.操作方法

(1)备齐用物,推护理车至患者床旁,向患者解释,以取得合作。

(2)移开床旁桌椅,半卧位患者,若病情许可,暂将床头、床尾支架放平,以便操作。若床垫已下滑,须上移与床头齐。

(3)松开床尾盖被,助患者翻身侧卧背向护士,枕头随患者翻身移向对侧。松开近侧各层被单,取扫床巾分别扫净中单、橡胶中单后搭在患者身上。然后自床头至床尾扫净大单上碎屑,注意枕下及患者身下部分各层应彻底扫净,最后将各单逐层拉平铺好。

(4)助患者翻身侧卧于扫净一侧,枕头也随之移向近侧。转至对侧,以上法逐层扫净拉平铺好。

(5)助患者平卧,整理盖被,将棉胎与被套拉平,掖成被筒,为患者盖好。

(6)取出枕头,揉松,放于患者头下,支起床上支架。

(7)移回床旁桌椅,整理床单位,保持病室整洁美观,向患者致谢意。

(8)清理用物,归回原处。

(二)更换床单法

1.目的

(1)使病床平整无皱褶,患者睡卧舒适,保持病室整洁美观。

(2)随扫床操作协助患者变换卧位,又可预防压疮及坠积性肺炎。

2.用物准备

清洁的大单、中单、被套、枕套,需要时备患者衣裤。护理车上置浸有消毒液的半湿扫床巾的盆,扫床巾每床一块。

3.操作方法

(1)适用于卧床不起,病情允许翻身者(图2-4)。①备齐用物推护理车至患者床旁,向患者解释,以取得合作。移开床旁桌椅,半卧位患者,若病情许可,暂将床头、床尾支架放平,以便操作。若床垫已下滑,须上移与床头齐。清洁的被服按更换顺序放于床尾椅上。②松开床尾盖被,助患者侧卧,背向护士,枕头随之移向对侧。③松开近侧各单,将中单卷入患者身下,用扫床巾扫净橡胶中单上的碎屑,搭在患者身上再将大单卷入患者身下,扫净床上碎屑。④取清洁大单,使中线与床中线对齐。将对侧半幅卷紧塞于患者身近侧,半幅自床头、床尾、中部先后展平拉紧铺好,放下橡胶中单,铺上中单(另一半卷紧塞于患者身下),两层一并塞入床垫下铺平。移枕头并助患者翻身面向护士。转至对侧,松开各单,将中单卷至床尾大单上,扫净橡胶中单上的碎屑后搭于患者身上,然后将污大单从床头卷至床尾与污中单一并丢入护理车污衣袋或护理车下层。⑤扫净床上碎屑,依次将清洁大单、橡胶中单、中单逐层拉平,同上法铺好。助患者平卧。⑥解开污被套尾端带子,取出棉胎盖在污被套上,并展平。将清洁被套铺于棉胎上(反面在外),两手伸入清洁被套内,抓住棉胎上端两角,翻转清洁被套,整理床头棉被,一手抓棉被下端,一手将清洁被套往下拉平,同时顺手将污棉套撤出放入护理车污衣袋或护理车下层。棉被上端可压在枕下或请患者抓住,然后至床尾逐层拉平后系好带子,掖成被筒为患者盖好。⑦一手托起头颈部,一手迅速取出枕头,更换枕套,助患者枕好枕头。⑧清理用物,归回原处。

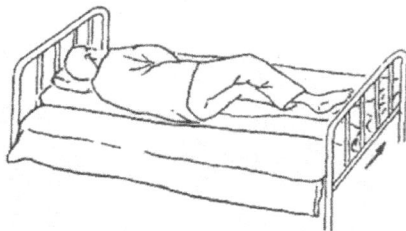

图2-4 卧有允许翻身患者床换单法

(2)适用于病情不允许翻身的侧卧患者(图2-5)。①备齐用物推护理车至患者床旁,向患者解释,以取得合作。移开床旁桌椅,半卧位患者,若病情许可,暂将床头、床尾支架放平,以便操作。若床垫已下滑,需上移与床头齐。清洁的被服按更换顺序放于床尾椅上。②2人操作。一人一手托起患者头颈部,另一人一手迅速取出枕头,放于床尾椅上。松开床尾盖被,大单、中单及橡胶中单。从床头将大单横卷成筒式至肩部。③将清洁大单横卷成筒式铺于床头,大单中线与床中线对齐,铺好床头大单。一人抬起患者上半身(骨科患者可利用牵引架上拉手,自己抬起身躯),将污大单、橡胶中单、中单一起从床头卷至患者臀下,同时另一人将清洁大单也随着污单拉至臀部。④放下上半身,一人托起臀部,一人迅速撤出污单,同时将清洁大单拉至床尾,橡胶中单放在床尾椅背上,污单丢入护理车污衣袋或护理车下层,展平大单铺好。⑤一人套枕套为患者枕好。一人备橡胶中单、中单,并先铺好一侧,余半幅塞患者身下至对侧,另一人展平铺好。⑥更换被套、枕套同方法一,两人合作更换。

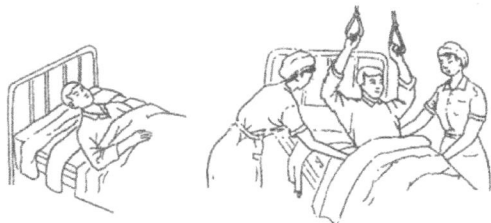

图 2-5 卧有不允许翻身患者床换单法

(3)盖被为被单式更换衬单和罩单的方法:①将床头污衬单反折部分翻至被下,取下污罩单丢入污衣袋或护理车下层。②铺大单(衬单)于棉胎上,反面向上,上端反折 10 cm,与床头齐。③将棉胎在衬单下由床尾退出,铺于衬单上,上端距床头 15 cm。④铺罩单,正面向上,对准中线,上端和床头齐。⑤在床头将罩单向下包过棉胎上端,再翻上衬单做 25 cm 的反折,包在棉胎和罩单的外面。⑥盖被上缘压于枕下或请患者抓住,在床尾撤出衬单,并逐层拉平铺好床尾,注意松紧,以防压迫足趾。

4.注意事项

(1)更换床单或扫床前,应先评估患者及病室环境是否适宜操作。需要时应关闭门窗。

(2)更换床单时注意保暖,动作敏捷,勿过多翻动和暴露患者,以免患者过劳和受凉。

(3)操作时要随时注意观察病情。

(4)患者若有输液管或引流管,更换床单时可从无管一侧开始,操作较为方便。

(5)撤下的污单切勿丢在地上或他人床上。

(徐文博)

第二节 清 洁 护 理

清洁是患者的基本需求之一,是维持和获得健康的重要保证。清洁可以清除微生物及污垢,防止细菌繁殖,促进血液循环,有利于体内废物排泄,同时清洁使人感到愉快、舒适。

一、口腔护理

口腔护理的目的有以下几方面。

(1)保持口腔的清洁、湿润,使患者舒适,预防口腔感染等并发症。

(2)防止口臭、口垢,促进食欲,保持口腔的正常功能。

(3)观察口腔黏膜和舌苔的变化、特殊的口腔气味,可提供病情的动态信息,如肝功能不全患者出现肝臭,常是肝昏迷的先兆。

21

常用的漱口液有生理盐水、朵贝尔溶液(复方硼酸溶液)、1%～3%过氧化氢溶液、2%～3%硼酸溶液、1%～4%碳酸氢钠溶液、0.02%呋喃西林溶液、0.1%醋酸溶液。

(一)协助口腔冲洗

1.目的

协助口腔手术后使用固定器,或对有口腔病变的患者清洁口腔。

2.用物准备

治疗碗、治疗巾、弯盘、生理盐水、朵贝尔溶液、口镜、抽吸设备、压舌板、手电筒、20 mL空针及冲洗针头。

3.操作步骤

(1)洗手。

(2)准备用物携至患者床旁。

(3)向患者解释。协助患者采取半坐位式,并于胸前铺治疗巾及放置弯盘。①装生理盐水及朵贝尔溶液于溶液盘内,并接上,用20 mL注射器抽吸并连接针头。②协助医师冲洗。③冲洗毕,擦干患者嘴巴。④整理用物后洗手。⑤记录。

4.注意事项

为了避免冲洗中弄湿患者,必要时给予手电筒照光,冲洗时须特别注意齿缝、前庭外,若有舌苔,可用压舌板外包纱布予以机械性刮除,冲洗中予以持续性的低压抽吸,必要时协助更换湿衣服。

(二)特殊口腔冲洗

1.用物准备

(1)治疗盘:治疗碗(内盛含有漱口液的棉球12～16个,棉球湿度以不能挤出液体为宜;弯血管钳、镊子)、压舌板、弯盘、吸水管、杯子、治疗巾、手电筒,需要时备张口器。

(2)外用药:按需准备,如液状石蜡、冰硼散、西瓜霜、金霉素甘油、制霉菌素甘油等,酌情使用。

2.操作步骤

(1)将用物携至床旁,向患者解释以取得合作。

(2)协助患者侧卧,面向护士,取治疗巾,围于颌下,置弯盘于口角边。

(3)先湿润口唇、口角,观察口腔黏膜有无出血、溃疡等现象。对长期应用抗生素、激素者应注意观察有无真菌感染。有活动义齿者,应取下,一般先取上面义齿,后取下面义齿,并放置容器内,用冷开水冲洗刷净,待患者漱口后戴上或浸入清水中备用(昏迷患者的义齿应浸于清水中保存)。浸义齿的清水应每天更换。义齿不可浸在乙醇或热水中,以免变色、变形和老化。

(4)协助患者用温开水漱口后,嘱患者咬合上下齿,用压舌板轻轻撑开一侧颊部,以弯血管钳夹有漱口液的棉球由内向门齿纵向擦洗。同法擦洗对侧。

(5)嘱患者张口,依次擦洗一侧牙齿内侧面、上颌面、下内侧面、下颌面,再弧形擦洗一侧颊部。同法擦洗另一侧。洗舌面及硬腭部(勿触及咽部,以免引起恶心)。

(6)擦洗完毕,帮助患者用洗水管以漱口水漱口,漱口后用治疗巾拭去患者口角处水。

(7)口腔黏膜如有溃疡,酌情涂药于溃疡处。口唇干裂可涂擦液状石蜡。

(8)撤去治疗巾,清理用物,整理床单。

3.注意事项

(1)擦洗时动作要轻,特别是对凝血功能差的患者要防止碰伤黏膜及牙龈。

(2)昏迷患者禁忌漱口,需用张口器时,应从臼齿放入(牙关紧闭者不可用暴力张口),擦洗时须用血管钳夹紧棉球,每次一个,防止棉球遗留在口腔内,棉球蘸漱口水不可过湿,以防患者将溶液吸入呼吸道。

(3)传染病患者的用物按隔离消毒原则处理。

二、头发护理

(一)床上梳发

1.目的

梳发、按摩头皮,可促进血液循环,除去污垢和脱落的头发、头屑,使患者清洁舒适和美观。

2.用物准备

治疗巾、梳子、30%乙醇溶液、纸袋(放脱落头发)。

3.操作步骤

(1)铺治疗巾于枕头上,协助患者把头转向一侧。

(2)将头发从中间梳向两边,左手握住一股头发,由发梢逐渐梳到发根。长发或遇有打结时,可将头发绕在示指上慢慢梳理。避免强行梳拉,造成患者疼痛。如头发纠集成团,可用30%乙醇湿润后,再小心梳理,同法梳理另一边。

(3)长发酌情编辫或扎成束,发型尽可能符合患者所好。

(4)将脱落头发置于纸袋中,撤下治疗巾。

(5)整理床单,清理用物。

(二)床上洗发(橡胶马蹄形垫法)

1.目的

同床上梳发、预防头虱及头皮感染。

2.用物准备

治疗车上备一只橡胶马蹄形垫,治疗盘内放小橡胶单,大、中毛巾各一条,眼罩或纱布,别针,棉球两只(以不吸水棉花为宜),纸袋,洗发液或肥皂,梳子,小镜子,护肤霜,水壶内盛40~45 ℃热水,水桶(接污水)。必要时备电吹风。

3.操作步骤

(1)备齐用物携至床旁,向患者解释,以取得合作,根据季节关窗或开窗,室温以24 ℃为宜。按需要给予便盆。移开床旁桌椅。

(2)垫小橡胶单及大毛巾于枕上,松开患者衣领向内反折,将中毛巾围于颈部,以别针固定。

(3)协助患者斜角仰卧,移枕于肩下,患者屈膝,可垫膝枕于两膝下,使患者体位安全舒适。

(4)置马蹄形垫垫于患者后颈部,使患者颈部枕于突起处,头在槽中,槽形下部接污水桶。

(5)用棉球塞两耳,用眼罩或纱布遮盖双眼或嘱患者闭上眼。

(6)洗发时先用两手掬少许水于患者头部试温,询问患者感觉,以确定水温是否合适;然后用水壶倒热水充分湿润头发,倒洗发液于手掌上,涂遍头发,用指尖揉搓头皮和头发。用力要适中,揉搓方向由发际向头顶部,使用梳子除去落发,置于纸袋中,用热水冲洗头发,直到冲净为止。观察患者的一般情况,注意保暖,洗发完毕,解下颈部毛巾,包住头发,一手托头,一手撤去橡胶马蹄垫。除去耳内棉球及眼罩,用患者自备的毛巾擦干脸部,酌情使用护肤霜。

(7)帮助患者卧于床正中,将枕、橡胶单、浴巾一起自肩下移至头部,用包头的毛巾揉搓头发,再用大毛巾擦干或电风吹干。梳理成患者习惯的发型,撤去上述用物。

(8)整理床单,清理用物。

4.注意事项

(1)要随时观察患者的病情变化,如脉搏、呼吸、血压有异常时应立即停止操作。

(2)注意室温和水温,及时擦干头发,防止患者受凉。

(3)防止水流入眼及耳内,避免沾湿衣服和床单。

(4)衰弱患者不宜洗发。

三、皮肤清洁与护理

(一)床上擦浴

1.用物准备

治疗车上备:面盆两只、水桶两只(一桶盛热水,水温在50～52 ℃,并按年龄、季节、习惯,增减水温,另一桶接污水)、治疗盘(内置小毛巾两条、大毛巾、浴皂、梳子、小剪刀、50%乙醇、爽身粉)、清洁衣裤、被服。另备便盆、便盆布和屏风。

2.操作步骤

(1)推治疗车至床边,向患者解释,以取得合作。

(2)将用物放在便于操作处,关好门窗调节室温,用屏风或拉布遮挡患者,按需给予便盆。

(3)将脸盆放于床边桌上,倒入热水2/3满,测试水温。根据病情放平床头及床尾支架,松开床尾盖被。

(4)将微湿小毛巾包在右手上,为患者洗脸及颈部,左手扶患者头顶部,先擦眼,然后像写"3"字样,依次擦洗一侧额部、颊部、鼻翼部、人中、耳后下颌,直至颈部。另一侧同法。用较干毛巾依次擦洗一遍,注意擦净耳郭,耳后及颈部皮肤。

(5)为患者脱下衣服,在擦洗部位下面铺上浴巾,按顺序擦洗两上肢、胸腹部。协助患者侧卧,背向护士依次擦洗后颈部、背臀部,为患者换上清洁裤子。擦洗中,根据情况更换热水,注意擦净腋窝及腹股沟等处。

(6)擦洗的方法为先用涂肥皂的小毛巾擦洗,再用湿毛巾擦去皂液,清洗毛巾后再擦洗,最后用浴巾边按摩边擦干。动作要敏捷,为取得按摩效果,可适当用力。

(7)擦洗过程中,如患者出现寒战、面色苍白等病情变化时,应立即停止擦浴,给予适当的处理,同时注意观察皮肤有无异常。擦洗毕,可在骨突处用50%乙醇做按摩,扑上爽身粉。

(8)整理床单,必要时梳发、剪指甲及更换床单。

(9)如有特殊情况,需做记录。

3.注意事项

护士操作时,要站在擦浴的一边,擦洗完一边后再转至另一边。站立时两脚要分开,重心应在身体中央或稍低处,拿水盆时,盆要靠近身边,减少体力消耗。操作时要体贴患者,保护患者自尊,动作要敏捷、轻柔,减少翻动和暴露,防止受凉。

(二)压疮的预防及护理

压疮是指机体局部组织由于长期受压,血液循环障碍,造成组织缺氧、缺血、营养不良而致的溃烂和坏死。导致活动受限的因素一般都会增加压疮的发生。常见的因素有压力、剪力、摩擦力、潮湿等。好发部位为枕部、耳郭、肩胛部、肘部、骶尾部、髋部、膝关节内外侧、外踝、足跟。

1.预防措施

预防压疮在于消除其发生的原因。因此,要求做到勤翻身、勤按摩、勤整理、勤更换。交班时要严格细致地交接局部皮肤情况及护理措施。

(1)避免局部长期受压:①鼓励和协助卧床患者经常更换卧位,使骨骼突出部位交替地受压,翻身间隔时间应根据病情及局部受压情况而定。一般 2 小时翻身 1 次,必要时 1 小时翻身 1 次,建立床头翻身记录卡。②保护骨隆突处和支持身体空隙处,将患者体位安置妥当后,可在身体空隙处垫软枕、海绵垫。需要时可垫海绵垫、气垫褥、水褥等,使支持体重的面积宽而均匀,使作用于患者身上的正压及作用力分布在一个较大的面积上,从而降低在隆突部位皮肤上所受的压强。③对使用石膏、夹板、牵引的患者,衬垫应平整、松软适度,尤其要注意骨骼突起部位的衬垫,要仔细观察局部皮肤和肢端皮肤颜色改变的情况,认真听取患者反映,适当给予调节,如发现石膏绷带凹凸不平,应立即报告医师,及时纠正。

(2)避免潮湿、摩擦及排泄物的刺激:①保持皮肤清洁、干燥。大小便失禁、出汗及分泌物多的患者应及时擦干,以保护皮肤免受刺激,床铺要经常保持清洁、干燥、平整无碎屑,被服污染要随时更换。不可让患者直接卧于橡胶单上。小儿要勤换尿布;②不可使用破损的便盆,以防擦伤皮肤。

(3)增进局部血液循环:对易发生压疮的患者,要常检查,用温水擦澡、擦背或用湿毛巾行局部按摩。

手法按摩。①全背按摩:协助患者俯卧或侧卧,露出背部,先以热水进行擦洗,再以两手或一手沾上少许 50％乙醇按摩。按摩者斜站在患者右侧,左腿弯曲在前,右腿伸直在后,从患者骶尾部开始,沿脊柱两侧边缘向上按摩(力量要能够刺激肌肉组织)至肩部时用环状动作。按摩后,手再轻轻滑至尾骨处。此时,左腿伸直,右腿弯曲,如此有节奏地按摩数次,再用拇指指腹由骶尾部开始沿脊柱按摩至第 7 颈椎。②受压处局部按摩:沾少许 50％乙醇,以手掌大、小鱼际紧贴皮肤,压力均匀向心方向按摩,由轻至重,由重至轻,每次 3～5 分钟。

电动按摩器按摩:电动按摩器是依靠电磁作用,引导治疗器头震动,以代替各种手法按摩。操作者持按摩器根据不同部位选择合适的按摩头,紧贴皮肤,进行按摩。

(4)增进营养的摄入:营养不良是导致压疮的内因之一,又可影响压疮的愈合。蛋白质是身体修补组织所必需的物质,维生素也可促进伤口愈合,因此在病情允许时可给予高蛋白、高维生素膳食,以增进机体抵抗力和组织修复能力。此外,适当补充矿物质,可促进慢性溃疡的愈合。

2.压疮的分期及护理

(1)淤血红润期:为压疮初期,局部皮肤受压或受到潮湿刺激后,开始出现红、肿、热、麻木或有触痛。此期要及时除去致病原因,加强预防措施,如增加翻身次数以及防止局部继续受压、受潮。

(2)炎性浸润期:红肿部位如果继续受压,血液循环仍得不到改善,静脉回流受阻,局部静脉淤血,受压表面呈紫红色,皮下产生硬结,表面有水疱形成。对未破小水泡要减少摩擦,防破裂感染,让其自行吸收,大水疱用无菌注射器抽出泡内液体,涂以消毒液,用无菌敷料包扎。

(3)溃疡期:静脉血液回流受到严重障碍,局部淤血致血栓形成,组织缺血缺氧。轻者,浅层组织感染,脓液流出,溃疡形成;重者,坏死组织发黑,脓性分泌物增多,有臭味,感染向周围及深部扩展,可达骨骼,甚至可引起败血症。

四、会阴部清洁卫生的实施

(一)目的

保持清洁,清除异味,预防或减轻感染、增进舒适、促进伤口愈合。

(二)用物准备

便盆、屏风、橡胶单、中单、清洁棉球、大量杯、镊子、浴巾、毛巾、水壶(内盛 50～52 ℃ 的温水)、清洁剂或呋喃西林棉球。

(三)操作方法

1.男患者会阴的护理

(1)携用物至患者床旁,核对后解释。

(2)患者取仰卧位,为遮挡患者可将浴巾折成扇形盖在患者的会阴部及腿部。

(3)带上清洁手套,一手提起阴茎,一手取毛巾或用呋喃西林棉球擦洗阴茎头部、下部和阴囊。擦洗肛门时,患者可取侧卧位,护士一手将臀部分开,一手用浴巾将肛门擦洗干净。

(4)为患者穿好衣裤,根据情况更换衣、裤、床单。整理床单,患者取舒适卧位。

(5)整理用物,清洁整齐,记录。

2.女患者会阴部护理

(1)携用物至患者床旁,核对后解释。

(2)患者取仰卧位,为遮挡患者可将浴巾折成扇形盖在患者的会阴部及腿部。

(3)先将橡胶单及中单置于患者臀下,再置便盆于患者臀下。

(4)护士一手持装有温水的大量杯,一手持夹有棉球的大镊子,边冲水边用棉球擦洗。

(5)冲洗后擦干各部位。撤去便盆及橡胶单和中单。

(6)为患者穿好衣裤,根据情况更换衣、裤、床单。整理床单,患者取舒适卧位。

(7)整理用物,清洁整齐,记录。

(四)注意事项

(1)操作前应向患者说明目的,以取得患者的合作。

(2)在执行操作的原则上,尽可能尊重患者习惯。

(3)注意遮挡患者,保护患者隐私。

(4)冲洗时从上至下。

(5)操作完毕应及时记录所观察到的情况。

(赵　红)

第三节　氧　疗　法

一、目的

提高动脉血氧分压和动脉血氧饱和度,增加动脉血氧含量,纠正各种因素导致的缺氧状态,促进组织的新陈代谢,维持机体正常生命活动。

根据呼吸衰竭的类型及缺氧的严重程度,选择给氧方法和吸入氧分数。Ⅰ型呼吸衰竭:PaO_2 在 6.7～8.0 kPa,$PaCO_2$<6.7 kPa,应给予中流量(2～4 L/min)吸氧,吸入氧浓度>35%。Ⅱ型呼吸衰竭:PaO_2 在 5.3～6.7 kPa,$PaCO_2$ 正常,间断给予高流量(4～6 L/min)高浓度(>50%),若 PaO_2>9.3 kPa,应逐渐降低吸氧浓度,防止长期吸入高浓度氧引起中毒。

供氧装置分氧气筒和管道氧气装置两种。

给氧方法分鼻导管给氧、氧气面罩给氧及高压给氧。

氧气面罩给氧适于长期使用氧气,患者严重缺氧、神志不清,病情较重者,氧气面罩吸入氧分数最高可达90%,但由于气流及无法及时喝水,常会造成口腔干燥、沟通及谈话受限。而鼻导管给氧则没有这些问题。鼻导管给氧方法又分单侧鼻导管给氧法和双侧鼻导管给氧法。

吸氧方式的选择:严重缺氧但无二氧化碳潴留者,宜采用面罩吸氧(吸入氧分数最高可达90%);缺氧伴有二氧化碳潴留者可用双侧鼻导管吸氧方法。

二、准备

(一)用物准备

1.治疗盘外

氧气装置一套包括氧气筒(管道氧气装置无)、氧气流量表装置、扳手、用氧记录单、笔、安全别针。

2.治疗盘内

橡胶管、湿化瓶、无菌容器内盛一次性双侧鼻导管或一次性吸氧面罩、消毒玻璃接管、无菌持物镊、无菌纱布缸、治疗碗内盛蒸馏水、弯盘、棉签、胶布、松节油。

3.氧气筒

氧气筒顶部有一总开关,控制氧气的进出。氧气筒颈部的侧面,有一气门与氧气表相连,是氧气自氧气瓶中输出的途径。

4.氧气流量表装置

由压力表、减压阀、安全阀、流量表和湿化瓶组成。压力表测量氧气筒内的压力。减压阀是一种自动弹簧装置,将氧气筒流出的氧压力减至 2～3 kg/cm²(0.2～0.3 MPa),使流量平稳安全。当氧流量过大、压力过高时,安全阀内部活塞自行上推,过多的氧气由四周小孔流出,确保安全。流量表是测量每分钟氧气的流量,流量表内有浮标上端平面所指的刻度,可知氧气每分钟的流出量。湿化瓶内盛 1/3～1/2 蒸馏水或 20%～30%乙醇(急性肺水肿患者吸氧时用,可降低肺泡内泡沫的表面张力,使泡沫破裂,扩大气体和肺泡壁接触面积使气体易于弥散,改善气体交换功能),通气管浸入水中,湿化瓶出口与鼻导管或面罩相连,湿化氧气。

5.装表

把氧气放在氧气架上,打开总开关放出少量氧气,快速关上总开关,此为吹尘(为防止氧气瓶上灰尘吹入氧气表内)。然后将氧气表向后稍微倾斜置于气阀上,用手初步旋紧固定然后再用扳手旋紧螺帽,使氧气表立于氧气筒旁,按湿化瓶,打开氧气检查氧气装置是否漏气,氧气输出是否通畅后,关闭流量表开关,推至病床旁备用。

(二)患者、护理人员及环境准备

患者了解吸氧目的、方法、注意事项及配合要点。取舒适体位,调整情绪。护理人员应衣帽整齐,修剪指甲,洗手,戴口罩。环境安静、整洁、光线、温湿度适宜,远离火源。

三、操作步骤

(1)携用物至病床旁,再次核对患者。

(2)用湿棉签清洁患者双侧鼻腔,清除鼻腔分泌物。

(3)连接鼻导管及湿化瓶的出口。调节氧流量,轻度缺氧1~2 L/min,中度缺氧2~4 L/min,重度缺氧4~6 L/min,氧气筒内的氧气流量=氧气筒容积(L)×压力表指示的压力(kg/cm)。

(4)鼻导管插入患者双侧鼻腔约1 cm,鼻导管环绕患者耳部向下放置,动作要轻柔,避免损伤黏膜、根据情况调整长度。

(5)停止用氧时,首先取下鼻导管(避免误操作引起肺组织损伤),安置患者于舒适体位。

(6)关流量表开关,关氧气筒总阀,再开流量表开关,放出余气,再关流量表开关,最后卸表(中心供氧装置,取下鼻导管后,直接关闭流量表开关)。

(7)处理用物,预防交叉感染。

(8)记录停止用氧时间及效果。

四、注意事项

(1)用氧时认真做好四防:防火、防震、防热、防油。

(2)禁用带油的手进行操作,氧气和螺旋口禁止上油。

(3)氧气筒内氧气不能用完,压力表指针应>5 kg/cm²(0.5 MPa)。

(4)防止灰尘进入氧气瓶,避免充氧时引起爆炸。

(5)长期、高浓度吸氧者观察患者有无胸骨后烧热感、干咳、恶心呕吐、烦躁及进行性呼吸困难加重等氧中毒现象。

(6)长期吸氧,吸氧浓度应<40%。氧气浓度与氧流量的关系:吸氧浓度(%)=21+4×氧气流量(L/min)。

(齐　霞)

第四节　雾 化 吸 入

一、操作目的

(1)用于止咳平喘,帮助患者解除支气管痉挛。

(2)改善肺通气功能。

(3)湿化气道。

(4)预防和控制呼吸道感染。

二、操作流程

(一)评估

(1)患者的心理状态,合作程度。

(2)对氧气雾化吸入法的认识。

(3)环境整齐、安静,用氧安全的认识。

(二)准备

(1)按需备齐用物,根据医嘱备药。

(2)环境:四防(火、油、热、震)。

(3)查对、解释。

(三)雾化实施

(1)取坐位、半坐卧位。

(2)将氧气雾化吸入器与氧气连接,调节氧气流量(8～10 L/min),检查出雾情况。

(3)协助患者将喷气管含入口中并嘱其紧闭双唇作深慢呼吸。

(四)处理

(1)吸毕,取下雾化器,关闭氧气开关,擦净面部,询问感觉,采取舒适卧位。

(2)观察记录:雾化吸入的情况。

(3)用物:妥善清理,归原位。

三、操作关键环节提示

(1)每次雾化吸入时间不应超过 20 分钟,如用液体过多应计入液体总入量内。若盲目用量过大有引起肺水肿或水中毒的可能。

(2)有增加呼吸道阻力的可能。当雾化吸入完几小时后,呼吸困难反而加重,除警惕肺水肿外,还可能是由于气道分泌物液化膨胀阻塞加重的原因。

(3)预防呼吸道再感染。由于雾滴可带细菌入肺泡,故有可能继发革兰氏阴性杆菌感染,不但要加强口、鼻、咽的卫生护理,还要注意雾化器、室内空气和各种医疗器械的消毒。

(4)长期雾化吸入治疗的患者,所用雾化量必须适中。如果湿化过度,可致痰液增多,对危重患者神志不清或咳嗽反射减弱时,常可因痰不能及时咳出而使病情恶化甚至死亡。如果湿化不够,则很难达到治疗目的。

(5)注意防止药物吸收后引起的不良反应。

(6)过多长期使用生理盐水雾化吸入,会因过多的钠吸收而诱发或加重心力衰竭。

(7)雾化器应垂直拿,用面罩罩住口鼻或用口含嘴,在吸入的同时应作深吸气,使药液充分到达支气管和肺内。

(8)氧流量调至 4～5 L/min,请不要擅自调节氧流量,禁止在有氧环境附近吸烟或燃明火。

(9)雾化前半小时尽量不进食,避免雾化吸入过程中气雾刺激,引起呕吐。

(10)每次雾化完后要及时洗脸或用湿毛巾抹干净口鼻部留下的雾珠,防止残留雾滴刺激口鼻皮肤,以免引起皮肤过敏或受损。

(11)每次雾化完后要协助患者饮水或漱口,防止口腔黏膜二重感染。

(齐　霞)

第五节　机械吸痰法

一、目的

清除呼吸道分泌物,保持呼吸道通畅,预防并发症发生。适用于排痰无力、痰液黏稠、意识不清、危重、老年体弱及身体各脏器衰竭者。可通过患者口腔、鼻腔、气管插管或气管切开处进行负压吸引。

二、准备

(一)用物准备

治疗盘外:电动吸引器或中心吸引器包括马达、偏心轮、气体过滤器、压力表、安全瓶、贮液瓶、开口器、舌钳、压舌板、电源插座等。

治疗盘内:带盖缸 2 只(1 只盛消毒一次性吸痰管若干根、1 只盛有消毒液的盐水瓶)、消毒玻璃接管、治疗碗 2 个(1 只内盛无菌生理盐水、1 只内盛消毒液用于消毒玻璃接管)、弯盘、消毒纱布、无菌弯血管钳 1 把、消毒镊子 1 把、棉签 1 包、液状石蜡、冰硼散等,急救箱 1 个备用。

(二)患者、护理人员及环境准备

患者取舒适体位,稳定情绪,了解吸痰目的、方法、注意事项及配合要点。护理人员应衣帽整齐,修剪指甲,洗手,戴口罩。环境安静、整洁、光线、温湿度适宜。

三、操作步骤

(1)携用物至病床旁,接通电源,打开开关,调节负压,检查吸引器性能。

(2)检查患者口腔(昏迷患者可借助压舌板及开口器)、鼻腔,有无义齿,如有应先取下活动义齿,患者头部转向一侧,面向操作者。

(3)连接吸痰管,先吸少量生理盐水。用于检查吸痰管是否通畅,并润滑吸痰管前端。

(4)一手反折吸痰管末端,另一手持无菌弯血管钳或无菌镊子夹取吸痰管前端,插入口咽部 10～15 cm(过深可触及支气管处,易堵塞呼吸道)后,放松吸痰管末端,先吸口咽部分泌物,再吸气管内分泌物。吸痰时采上下左右旋转向上提吸痰管的方法,有利于呼吸道分泌物吸出,避免损伤呼吸道黏膜。每次吸引时间少于 15 秒,防止缺氧。

(5)吸痰管拔出后,用生理盐水抽吸。防止分泌物堵塞吸痰管。

(6)观察患者呼吸道是否畅通及面部、呼吸、心率、血压等情况及吸出液的色、质、量。

(7)协助患者擦净面部分泌物,整理床单位,取舒适体位。

(8)处理用物,吸痰管玻璃接头清洁后,放入盛有消毒液的治疗碗中浸泡,或清洁后,置低温消毒箱内消毒备用。

(9)洗手,观察并记录治疗效果与反应。

四、注意事项

(1)严格无菌操作,吸痰管应即吸即弃。

（2）吸痰动作应轻柔，以防呼吸道黏膜损伤。

（3）痰液黏稠者可配合叩击、雾化吸入，提高治疗效果。

（4）储液瓶内的液体不得超过 2/3。

（5）每次吸痰时间不超过 15 秒，以免缺氧。

（6）两次吸痰间隔不少于 30 分钟。

（7）气管隆崤处不宜反复刺激，避免引起咳嗽反射。

（赵　红）

第六节　静　脉　输　液

一、准备

（一）仪表

着装整洁，佩戴胸牌，洗手、戴口罩。

（二）用物

注射盘内放干棉球缸、一次性输液器、网套、止血带、橡皮小枕及一次性垫巾、弯盘、0.75％碘酊、棉签、胶布、启盖器、药液瓶外贴输液标签（上写患者姓名、床号、输液药品、剂量、用法、日期、时间、输液架）。

二、操作步骤

（1）根据医嘱备齐用物，携至床旁查对床号、姓名、剂量、用法、时间、药液瓶和面貌，并摇动药瓶对光检查。

（2）做好解释工作，询问大小便，备胶布。

（3）开启铝盖中心部分（如备物时加完药可省去）套网套，消毒瓶塞中心及瓶颈，挂于输液架上，检查输液器并打开，插入瓶塞至针头根部。

（4）排气，排液 3～5 mL 至弯盘内。

（5）选择血管，置小枕及垫巾，扎止血带，消毒皮肤，待干。

（6）再次查对床号、姓名、剂量、用法、时间、药液瓶和面貌。

（7）再次检查空气是否排尽，夹紧，穿刺时左手绷紧皮肤并用拇指固定静脉，见回血，松止血带及螺旋夹。

（8）胶布固定，干棉球遮盖针眼，调节滴速。开始 15 分钟应慢，无异常调节至正常速度。

（9）交代注意事项，整理床及用物。

（10）爱护体贴患者，协助卧舒适体位。

（11）洗手、消毒用物。

三、临床应用

(一)静脉输液注意事项

(1)严格执行无菌操作和查对制度。

(2)根据病情需要,有计划地安排轮流顺序,如需加入药物,应合理安排,以尽快达到输液目的,注意配伍禁忌。

(3)需长期输液者,要注意保护和合理使用静脉,一般从远端小静脉开始。

(4)输液前应排尽输液管及针头内空气,药液滴尽前要按需及时更换溶液瓶或拔针,严防造成空气栓塞。

(5)输液过程中应加强巡视,耐心听取患者的主诉,严密观察注射部位皮肤有无肿胀,针头有无脱出,阻塞或移位,针头和输液器衔接是否紧密,输液管有无扭曲受压,输液滴速是否适宜及输液瓶内溶液量等,及时记录在输液卡或护理记录单上。

(6)需24小时连续输液者,应每天更换输液器。

(7)颈外静脉穿刺置管,如硅胶管内有回血,须及时用稀释肝素溶液冲注,以免硅胶管被血块堵塞;如遇输液不畅,须注意是否存在硅胶管弯曲或滑出血管外等情况。

(二)常见输液反应及防治

1.发热反应

(1)减慢滴注速度或停止输液,及时与医师联系。

(2)对症处理,寒战时适当增加盖被或用热水袋保暖,高热时给予物理降温。

(3)按医嘱给抗过敏药物或激素治疗。

(4)保留余液和输液器,必要时送检验室做细菌培养。

(5)严格检查药液质量、输液用具的包装及灭菌有效期等,防止致热物质进入体内。

2.循环负荷过重(肺水肿)

(1)立即停止输液,及时与医师联系,积极配合抢救,安慰患者,使患者有安全感和信任感。

(2)为患者安置端坐位,使其两腿下垂,以减少静脉回流,减轻心脏负担。

(3)加压给氧,可使肺泡内压力升高,减少肺泡内毛细血管渗出液的产生,同时给予20%～30%乙醇湿化吸氧。因乙醇能降低肺泡内泡沫的表面张力,使泡沫破裂消散,从而改善肺部气体交换,迅速缓解缺氧症状。

(4)按医嘱给用镇静剂、扩血管药物和强心剂如洋地黄等。

(5)必要时进行四肢轮流结扎,即用止血带或血压计袖带做适当加压,以阻断静脉血流,但动脉血流仍通畅。每隔5～10分钟轮流放松一侧肢体的止血带,可有效地减少静脉回心血量,待症状缓解后,逐步解除止血带。

(6)严格控制输液滴速和输液量,对心、肺疾病患者及老年人、儿童尤应慎重。

3.静脉炎

(1)严格执行无菌操作,对血管壁有刺激性的药物应充分稀释后应用,并防止药物溢出血管外。同时,要有计划地更换注射部位,以保护静脉。

(2)患肢抬高并制动,局部用95%乙醇或50%硫酸镁行热湿敷。

(3)理疗。

(4)如合并感染,根据医嘱给予抗生素治疗。

4.空气栓塞

(1)立即停止输液,及时通知医师,积极配合抢救,安慰患者,以减轻恐惧感。

(2)立即为患者置左侧卧位(可使肺的位置低于右心室,气泡侧向上漂移到右心室,避开肺动脉口)和头低足高位(在吸气时可增加胸内压力,以减少空气进入静脉。由于心脏搏动将空气混成泡沫,分次小量进入肺动脉内)。

(3)氧气吸入。

(4)输液前排尽输液管内空气,输液过程中密切观察,加压输液或输血时应专人守护,以防止空气栓塞发生。

（刘　伟）

第七节　导　尿　术

一、目的

(1)为尿潴留患者解除痛苦;使尿失禁患者保持会阴清洁、干燥。

(2)收集无菌尿标本,做细菌培养。

(3)避免盆腔手术时误伤膀胱,为危重、休克患者正确记录尿量,测尿比重提供依据。

(4)检查膀胱功能,测膀胱容量、压力及残余尿量。

(5)鉴别尿闭和尿潴留,以明确肾功能不全或排尿功能障碍。

(6)诊断及治疗膀胱和尿道的疾病,如进行膀胱造影或对膀胱肿瘤患者进行化学治疗(简称化疗)等。

二、准备

(一)物品准备

治疗盘内:橡皮圈1个,别针1枚,备皮用物1套,一次性无菌导尿包1套(治疗碗2个、弯盘、双腔气囊导尿管根据年龄选不同型号尿管,弯血管钳1把、镊子1把、小药杯内置棉球若干个,液状石蜡棉球瓶1个,洞巾1块),弯盘1个,一次性手套1双,治疗碗1个(内盛棉球若干个),弯血管钳1把、镊子2把、无菌手套1双,常用消毒溶液如0.1%苯扎溴铵(新洁尔灭)、0.1%氯己定等,无菌持物钳及容器1套,男患者导尿另备无菌纱布2块。

治疗盘外:小橡胶单和治疗巾1套(或一次性治疗巾),便盆及便盆巾。

(二)患者、护理人员及环境准备

患者了解导尿目的、方法、注意事项及配合要点。取仰卧屈膝位,调整情绪,指导或协助患者清洗外阴,备便盆。护理人员应衣帽整齐,修剪指甲,洗手,戴口罩。环境安静、整洁、光线、温湿度适宜,关闭门窗,备屏风或隔帘。

三、评估

(1)评估患者病情、治疗情况、意识、心理状态及合作度。

（2）患者排尿功能异常的程度,膀胱充盈度及会阴部皮肤、黏膜的完整性。

（3）向患者解释导尿的目的、方法、注意事项及配合要点。

四、操作步骤

将用物推至患者处,核对患者床号、姓名,向患者解释导尿的目的、方法、注意事项及配合要点。消除患者紧张和窘迫的心理,以取得合作。

（1）用屏风或隔帘遮挡患者,保护患者的隐私,使患者精神放松。

（2）帮助患者清洗外阴部,减少逆行尿路感染的机会。

（3）检查导尿包的日期,是否严密干燥,确保物品无菌性,防止尿路感染。

（4）根据男女性尿道解剖特点执行不同的导尿术。

（一）男性患者导尿术操作步骤

（1）操作者位于患者右侧,帮助患者取仰卧屈膝位,脱去对侧裤腿,盖在近侧腿上,对侧下肢和上身用盖被盖好,两腿略外展,暴露外阴部。

（2）将一次性橡胶单和治疗巾垫于患者臀下,弯盘放于患者臀部,治疗碗内盛棉球若干个。

（3）左手戴手套,用纱布裹住阴茎前1/3,将阴茎提起,另一手持镊子夹消毒棉球按顺序消毒,阴茎后2/3部－阴阜－阴囊暴露面。

（4）用无菌纱布包裹消毒过的阴茎后2/3部－阴阜－阴囊暴露面,消毒阴茎前1/3,并将包皮向后推,换另一把镊子夹消毒棉球消毒尿道口,向外螺旋式擦拭龟头－冠状沟－尿道口数次,包皮和冠状沟易藏污,应彻底消毒,预防感染。污棉球置于弯盘内移至床尾。

（5）在患者两腿间打开无菌导尿包,用持物钳夹浸消毒液的棉球于药杯内。

（6）戴无菌手套,铺洞巾,使洞巾与包布内面形成无菌区域。嘱患者勿移动肢体保持体位,以免污染无菌区。

（7）按操作顺序排列好用物,用镊子取液状石蜡棉球,润滑导尿管前端。

（8）左手用纱布裹住阴茎并提起,使之与腹壁呈60°,使耻骨前弯消失,便于插管。将包皮向后推,右手用镊子夹取浸消毒液的棉球,按顺序消毒尿道口、螺旋消毒龟头、冠状沟、尿道口数遍,每个棉球只可用一次,禁止重复使用,确保消毒部位不受污染,污棉球置于弯盘内,右手将弯盘移至靠近床尾无菌区域边沿,便于操作。

（9）左手固定阴茎,右手将治疗碗置于洞巾口旁,男性尿道长而且又有3个狭窄处,当插管受阻时,应稍停片刻嘱患者深呼吸,减轻尿道括约肌紧张,再徐徐插入导尿管,切忌用力过猛而损伤尿道。

（10）用另一只血管钳夹持导尿管前端,对准尿道口轻轻插入20～22 cm,见尿液流出后,再插入约2 cm,将尿液引流入治疗碗（第一次放尿不超过1 000 mL,防止大量放尿,腹腔内压力急剧下降,血液大量滞留腹腔血管内,血压下降虚脱及膀胱内压突然降低,导致膀胱黏膜急剧充血,发生血尿）。

（11）治疗碗内尿液盛2/3满后,可用血管钳夹住导尿管末端,将尿液导入便器内,再打开导尿管继续放尿。注意询问患者的感觉,观察患者的反应。

（12）导尿毕,夹住导尿管末端,轻轻拔出导尿管,避免损伤尿道黏膜。撤下洞巾,擦净外阴,脱去手套置弯盘内,撤出臀部一次性橡胶单和治疗巾置治疗车下层。协助患者穿好裤子,整理床单位。

（13）整理用物。

（14）洗手，记录。

(二)女性患者导尿术操作步骤

（1）操作者位于患者右侧，帮助患者取仰卧屈膝位，脱去对侧裤腿，盖在近侧腿上，对侧下肢和上身用盖被盖好，两腿略外展，暴露外阴部。

（2）将一次性橡胶单和治疗巾垫于患者臀下，弯盘放于患者臀部，治疗碗内盛棉球若干个。

（3）左手戴手套，右手持血管钳夹取消毒棉球做外阴初步消毒，按由外向内，自上而下，依次消毒阴阜、两侧大阴唇。

（4）左手分开大阴唇，换另一把镊子按顺予消毒大小阴唇之间—小阴唇—尿道口—自尿道口至肛门，减少逆行感染的机会。污棉球置于弯盘内，消毒完毕，脱下手套置于治疗碗内，污物放置治疗车下层。

（5）在患者两腿间打开无菌导尿包，用持物钳夹浸消毒液的棉球于药杯内。

（6）戴无菌手套，铺洞巾，使洞巾与包布内面形成无菌区域。嘱患者勿移动肢体保持体位，以免污染无菌区。

（7）按操作顺序排列好用物，用镊子取液状石蜡棉球，润滑导尿管前端。

（8）左手拇指、食指分开并固定小阴唇，右手持弯持物钳夹取消毒棉球，按由内向外，自上而下顺序消毒尿道口、两侧小阴唇、尿道口，尿道口处要重复消毒一次，污棉球及弯血管钳置于弯盘内，右手将弯盘移至靠近床尾无菌区域边沿，便于操作。

（9）右手将无菌治疗碗移至洞巾旁，嘱患者张口呼吸，用另一只弯血管钳夹持导尿管对准导尿口轻轻插入尿道 4～6 cm，见尿液后再插入 1～2 cm。

（10）左手松开小阴唇，下移固定导尿管，将尿液引入治疗碗。注意询问患者的感觉，观察患者的反应。

（11）导尿毕，夹住导管末端，轻轻拔出导尿管，避免损伤尿道黏膜。撤下洞巾，擦净外阴，脱去手套置弯盘内，撤出臀部一次性橡胶单和治疗巾置治疗车下层。协助患者穿好裤子，整理床单位。

（12）整理用物。

（13）洗手，记录。

五、注意事项

（1）向患者及其家属解释留置导尿管的目的和护理方法，使其认识到预防泌尿道感染的重要性，并主动参与护理。

（2）保持引流通畅，避免导尿管扭曲堵塞，造成引流不畅。

（3）防止泌尿系统逆行感染。

（4）患者每天摄入足够的液体，每天尿量维持在 2 000 mL 以上，达到自然冲洗尿路的目的，以减少尿路感染和结石的发生。

（5）保持尿道口清洁，女患者用消毒棉球擦拭外阴及尿道口，如分泌物过多，可用0.02％高锰酸钾溶液冲洗，再用消毒棉球擦拭外阴及尿道口。男患者用消毒棉球擦拭尿道口、阴茎头及包皮，1～2次/天。

（6）每周定时更换集尿袋1次，定时排空集尿袋，并记录尿量。

（7）每月定时更换导尿管1次。

（8）采用间歇性夹管方式,训练膀胱反射功能。关闭导尿管,每4小时开放1次,使膀胱定时充盈和排空,促进膀胱功能的回复。

（9）离床活动时,应用胶布将导尿管远端固定在大腿上,集尿袋不得超过膀胱高度,防止尿液逆流。

（10）协助患者更换体位,倾听患者主诉,并观察尿液性状、颜色和量,尿常规每周检查一次,若发现尿液混浊、沉淀、有结晶,应做膀胱冲洗。

（齐　霞）

第八节　膀胱冲洗术

一、目的

（1）对留置导尿管的患者,保持其尿液引流通畅。

（2）清除膀胱内的血凝块、黏液、细菌等异物,预防感染的发生。

（3）治疗某些膀胱疾病,如膀胱炎、膀胱肿瘤。

二、准备

（一）用物准备

治疗盘(消毒物品)1套、无菌膀胱冲洗装置1套、冲洗液按医嘱备、弯血管钳1把、输液调节器1个、必要时备启瓶器、输液架各1个。

（二）患者、护理人员及环境准备

患者了解膀胱冲洗目的、方法、注意事项及配合要点。护理人员应衣帽整齐,修剪指甲,洗手,戴口罩。环境安静、整洁、光线、温湿度适宜,关闭门窗。

三、操作步骤

（1）准备物品和冲洗溶液(生理盐水、0.02%呋喃西林溶液、3%硼酸溶液、0.2%氯己定溶液、0.1%新霉素溶液、0.1%雷夫奴尔溶液、2.5%醋酸等),仔细检查冲洗液有无浑浊、沉淀或絮状物;备齐用物,携至患者床边。

（2）核对患者床号、姓名,向患者解释操作目的和过程。

（3）按医嘱取冲洗液,冬季冲洗液应加温至38～40 ℃,以防低温刺激膀胱,常规消毒瓶塞,打开膀胱冲洗装置,将冲洗导管针头插入瓶塞,严格执行无菌操作技术,将冲洗液瓶倒挂于输液架上,瓶内液面距床面60 cm,以便产生一定的压力使液体能够顺利滴入膀胱,排气后用弯血管钳夹导管。

（4）打开引流管夹子,排空膀胱,降低膀胱内压,便于冲洗液顺利滴入膀胱。

（5）夹毕引流管,开放冲洗管,使溶液滴入膀胱,调节滴速,滴速一般为60～80滴/分,以免患者尿意强烈,膀胱收缩,迫使冲洗液从导尿管侧溢出尿道外。

(6)待患者有尿意或滴入溶液200～300 mL后,夹毕冲洗管,放开引流管,将冲洗液全部引流出来后,再夹毕引流管。

(7)按需要量,如此反复冲洗,一般每天冲洗2次,每次500～1 000 mL,冲洗过程中,经常询问患者感受,观察患者反应及引流液性状。

(8)冲洗完毕,取下冲洗管,清洁外阴部,固定好导尿管。

(9)协助患者取舒适卧位,整理床单位,清理物品。

(10)洗手记录冲洗液名称、冲洗量、引流量、引流液性质,冲洗过程中患者的反应。

四、注意事项

(1)严格遵医嘱并根据病情准备冲洗液。

(2)根据膀胱冲洗"微温、低压、少量、多次"的原则进行冲洗。

(3)保持冲洗管及引流管的无菌,冲洗过程中注意无菌原则。

(4)冲洗过程若患者出现不适或有出血情况,应立即停止冲洗,并与医师联系。

(5)如滴入治疗用药,须在膀胱内保留30分钟后再引流出体外,有利于药液与膀胱内液充分接触,并保持有效浓度。

(6)冲洗时不宜按压膀胱。

（商春燕）

第九节 灌 肠 术

一、目的

(1)刺激肠蠕动,软化和清除粪便,排出肠内积气,减轻腹胀。

(2)清洁肠道,为手术、检查和分娩做准备。

(3)稀释和清除肠道内有害物质,减轻中毒。

(4)为高热患者降温。

根据灌肠的目的不同分为保留灌肠和不保留灌肠。不保留灌肠按灌入液体量不同,分大量不保留灌肠和小量不保留灌肠(小量不保留灌肠适用于危重患者、老年体弱、小儿、孕妇等)。

二、准备

(一)物品准备

治疗盘内备:通便剂按医嘱备、一次性手套1双、剪刀(用开塞露时)1把,弯盘1个,卫生纸、纱布1块。

治疗盘外备:温开水(用肥皂栓时)适量、屏风、便盆、便盆布1个。

(二)患者、护理人员及环境准备

患者了解通便目的、方法、注意事项及配合要点。取侧卧屈膝位,调整情绪,指导或协助患者清洗肛周,备便盆。护理人员应衣帽整齐,修剪指甲,洗手,戴口罩。环境安静、整洁、光线、温湿度适宜,关闭门窗,备屏风或隔帘,保护患者隐私,消除紧张、恐惧心理,取得合作。

三、评估

(1)评估患者病情、治疗情况、意识、心理状态及合作度。

(2)评估患者的腹胀情况,肛周皮肤和黏膜的完整性。

四、操作步骤

(1)关闭门窗,用屏风遮挡患者,保护患者隐私。

(2)条件许可患者可帮助其取左侧卧位,双腿屈曲,背向操作者,暴露肛门,便于操作。

(3)患者臀部移至床沿,臀下铺一次性尿垫,保持床单位清洁,便器放置在床旁。

(4)将弯盘置于臀部旁,用血管钳关闭灌肠筒胶管倒灌肠液于筒内,悬挂灌肠筒于输液架上,灌肠筒内液面与肛门距离不超过 30 cm。

(5)将玻璃接头一头连接肛管,另一头连接灌肠筒胶管。

(6)戴一次性手套,一手分开肛门,暴露肛门口,嘱患者张口呼吸,使患者放松便于插管,另一手将肛管轻轻旋转插入肛门,沿着直肠壁进入直肠 7～10 cm。

(7)固定肛管,打开血管钳,缓缓注入灌肠液,速度不可过快过猛,以防刺激肠黏膜,出现排便。

(8)用血管钳关闭灌肠筒胶管,一手持卫生纸紧贴肛周下沿,防止灌肠液流出,另一手将肛管轻轻拔出,置弯盘内。

(9)擦净肛周,协助患者取舒适卧位,灌肠液在体内保留 10～20 分钟后再排便。充分软化粪便,提高灌肠效果。

(10)清理用物。

(11)协助患者排便,整理床单位。洗手、记录。

五、注意事项

(1)灌肠液温度控制在 38 ℃,温度过高损伤肠黏膜,温度过低可引起肠痉挛。

(2)灌肠如遇患者有便意、腹胀时,嘱患者做深呼吸,让灌肠液在体内尽量保留 10～20 分钟后再排便。

(3)消化道出血、急腹症、妊娠、严重心血管疾病患者禁忌灌肠。

六、相关护理方法

(一)人工取便术

(1)条件许可患者可帮助其取左侧卧位,双腿屈曲,背向操作者,暴露肛门,便于操作。

(2)患者臀下铺一次性尿垫保持床单位清洁,便器放置在床旁。

(3)戴一次性手套,在右手示指端倒 1～2 mL 的 2％利多卡因,插入肛门停留 5 分钟,利多卡因对肛管和直肠起麻醉作用,能减少刺激,减轻疼痛。

(4)嘱患者张口呼吸,轻轻旋转插入肛门,沿着直肠壁进入直肠。

(5)手指轻轻摩擦,松弛粪块,取出粪块,放入便器,重复数次,直至取净,动作轻柔,避免损伤肠黏膜或引起肛周水肿。

（6）取便过程中注意观察患者的生命体征和反应，如发现面色苍白、出汗、疲惫等表现，应暂停，休息片刻，若患者心率明显改变，应立即停止操作。

（7）操作结束，清洗肛门和臀部并擦干，病情许可时可行热水坐浴，促进局部血液循环，减轻疼痛防止病原微生物传播。

（8）整理消毒用物，洗手并做记录。

（9）注意事项：有肛门黏膜溃疡、肛裂及肛门剧烈疼痛者禁用此法。

（二）便秘的护理

（1）正确引导，安排合理膳食结构。

（2）协助患者适当增加运动量。

（3）养成良好的排便习惯。

（4）腹部进行环形按摩，通过按摩腹部，刺激肠蠕动，促进排便。方法：用右手或双手叠压稍微按压腹部，自右下腹盲肠部开始，依结肠蠕动方向，经升结肠、横结肠、降结肠、乙状结肠做环形按摩，或在乙状结肠部，由近心端向远心端做环形按摩，每次5～10分钟，每天2次。可由护士操作或指导患者自己进行。

（5）遵医嘱给予口服缓泻药物，禁忌长期使用，产生依赖性而失去正常的排便功能。

（6）简便通便术包括通便剂通便术和人工取便术。是患者及家属经过护士指导，可自行完成的一种简单易行、经济有效的护理技术。常用剂通便剂有开塞露（由50%的甘油或少量山梨醇制成，装于塑料胶壳内一种溶剂）、甘油栓（由甘油和硬脂酸制成，为无色透明或半透明栓剂，呈圆锥形，密封于塑料袋内一种溶剂，需冷藏储存）、肥皂栓（将普通肥皂削成底部直径1 cm，长3～4 cm圆锥形栓剂）。具有吸收水分、软化粪便、润滑肠壁刺激肠蠕动的作用。人工取便术是用手指插入直肠，破碎并取出嵌顿粪便的方法。常用于粪便嵌塞的患者采用灌肠等通便术无效时，以解除患者痛苦的方法。

（徐文博）

第/三/章

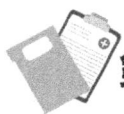

常见症状的护理

第一节 呼 吸 困 难

呼吸困难是指患者呼吸时主观上自觉空气不足或呼吸急促,客观上可看到患者呼吸活动费力、辅助呼吸肌参与呼吸运动,以增加通气量。呼吸频率、深度与节律发生异常,严重时可出现张口、抬肩、鼻翼翕动、发绀甚至端坐呼吸,而引起严重不适的异常呼吸。正常人在安静状态下,因年龄不同,呼吸次数有很大的差异,一般情况下,呼吸频率随年龄的增长而减慢,但当从事运动或情绪波动时,呼吸次数也会有明显的变化。

一、病因与发病机制

(一)病因

呼吸困难的发生与呼吸运动密切相关,调节呼吸运动的机制:①神经调节,包括各种反射系统和高级中枢神经系统。②呼吸力学,主要为弹性阻力与非弹性阻力。③气体交换,通过气体交换,机体吸入氧,呼出二氧化碳。

一般来说,呼吸运动受很多因素的影响,如年龄、运动、睡眠、精神兴奋、剧痛等均可使呼吸频率减慢或增快。临床上当人体呼吸不能适应机体的需要时,则发生呼吸困难,呼吸困难常见于呼吸、循环、神经、血液系统疾病及中毒患者。

1.呼吸系统疾病

(1)喉部疾病:主要是因为肺外的通气路径即上呼吸道阻塞,如吞入异物、喉头血管性水肿、白喉等。

(2)气管、支气管疾病:支气管哮喘、毛细支气管炎、异物、肿瘤、气管或支气管受压(如甲状腺肿大、主动脉瘤、纵隔肿瘤)。

(3)肺部疾病:肺炎、肺脓肿、肺不张、肺梗死、弥漫性肺结核、肺动脉栓塞等。

(4)胸膜疾病:胸膜炎、胸腔积液、自发性气胸、血胸等。

(5)胸壁改变:多源于胸廓畸形,如漏斗胸、鸡胸,脊柱侧弯或后侧弯、后弯、前弯及脊柱炎等。

(6)呼吸肌病变:呼吸肌麻痹是由于横膈神经受损或吉兰-巴雷综合征造成支配呼吸肌的运动神经元损害。

2.心脏疾病

充血性心力衰竭,心包大量快速积液等。

3.血液变化

重度贫血,失血,一氧化碳中毒,糖尿病,尿毒症等。

4.神经精神性疾病

脊髓灰质炎,吉兰-巴雷综合征所致的肋间肌或膈肌麻痹,脑出血,癔症,重症肌无力等。

5.其他

大量腹水,气腹,腹腔内巨大肿瘤,怀孕后期等。

(二)发病机制

造成呼吸困难的机制大致分为以下几个方面。

1.通气不足

(1)呼吸道阻力增加。

(2)呼吸运动受限,胸肺顺应性降低,顺应性由弹性决定,弹性丧失,则由不顺应变为僵硬。

(3)呼吸肌的神经调节或胸廓功能障碍。

2.弥散功能障碍

肺泡中的氧透过气-血间的一切屏障进入血液并与血红蛋白结合的量下降。肺泡-毛细血管膜面积减少或肺泡-毛细血管膜增厚,均会影响换气功能而导致呼吸困难。

3.肺泡通气与血流比例失调

肺泡通气与血流比值大于或小于 0.8 时,分别造成无效通气与生理性动静脉分流,导致缺氧。

4.吸入的氧气不足

空气中的氧含量较低或组织无法利用氧,如氰化物中毒,不正常的血红蛋白无法携带氧气,虽有足够的氧气到达组织,但是却无法为组织所利用等。

由于以上因素刺激延髓呼吸中枢,增加呼吸肌的工作量,企图增加氧的供给量,从而造成呼吸困难的症状。

二、分类

(1)按其病因可分为呼吸源性、心源性、血源性、中毒性、神经精神性呼吸困难。

(2)按其发病急缓可分为突发性、阵发性和慢性呼吸困难。

(3)按其程度可分为轻度呼吸困难,即指运动时出现呼吸困难;中度呼吸困难,指安静状态下无症状,但稍微运动即造成呼吸困难;重度呼吸困难,指安静状态下也出现明显的呼吸困难。

(4)按呼吸周期可分为吸气性呼吸困难,指吸气时出现显著的呼吸困难,有明显的三凹征,即吸气时胸骨上窝、锁骨上窝、肋间隙出现凹陷;呼气性呼吸困难,指呼气费力,呼气时间延长;混合性呼吸困难,指吸气与呼气均费力。

三、临床表现

(一)呼吸困难会导致呼吸频率、节律及深度的变化

1.潮式呼吸

潮式呼吸指呼吸由浅慢至深快,再由深快至浅慢直至暂停数秒,再开始如上的周期性呼吸。

2.间停呼吸

间停呼吸即毕奥呼吸,指在有规律地呼吸几次后,突然停止呼吸,间隔一个短的时期后,又开始呼吸,如此周而复始。

3.叹息样呼吸及点头呼吸

叹息样呼吸及点头呼吸是临终性呼吸。

4.呼吸频率异常

呼吸频率异常指呼吸过快或过慢。

5.呼吸深度异常

呼吸深度异常指呼吸深大或呼吸微弱而呼吸频率不变,也可为频率、深度均异常。

（二）循环系统反应

呼吸困难刺激心脏使心率加快,心搏出量增加,血压上升。但严重呼吸困难可导致血压、脉率和搏出量下降,而发生心肌缺氧、坏死、心律失常,甚至心搏骤停。表现为出冷汗、发绀、胸部压迫感、杵状指等。

（三）中枢神经系统反应

呼吸困难可致低氧血症和高碳酸血症,神经细胞对低氧极为敏感。一般说来,轻度低氧血症时,最早出现的功能紊乱表现在智力、视觉方面,短暂或轻微的缺氧后功能可迅速恢复,重而持久的缺氧则导致神经细胞死亡。严重时,可出现脑皮质功能紊乱而发生一系列功能障碍,直接威胁生命。中枢神经系统功能障碍表现为头痛、不安、空白与记忆障碍、计算障碍、精神紊乱、嗜睡、惊厥、昏迷等。

（四）泌尿系统反应

呼吸困难引起轻度缺氧时,尿中可出现蛋白、红细胞、白细胞与管型,严重时可发生急性肾衰竭,出现少尿、氮质血症和代谢性酸中毒,甚至无尿。

（五）消化系统反应

呼吸困难致严重缺氧时,可使胃壁血管收缩,降低胃黏膜的屏障作用,出现消化道出血;另外,二氧化碳潴留可增强胃壁细胞的碳酸酐酶活性,而使胃酸分泌增加。

（六）酸碱度与电解质变化反应

呼吸困难可致呼吸性酸中毒、代谢性酸中毒或呼吸性酸中毒合并代谢性酸中毒、呼吸性碱中毒。

（七）耐力反应

严重的呼吸困难致患者能量消耗增加和缺氧,故感胸闷、气急、耐力下降,而使活动量减少。

（八）心理反应

呼吸困难与心理反应是相互作用、相互影响的关系。呼吸困难的心理反应受个性、人群关系、情绪及既往经验等影响。如极度紧张会导致呼吸困难,激怒、焦虑或挫折等易加剧哮喘者的呼吸困难,惊吓、疼痛等易发生过度换气的呼吸困难。呼吸困难一般可导致表情痛苦、紧张、疲劳、失眠;严重时会有恐惧、惊慌、濒死感;慢性呼吸困难患者自觉预后差,另外,家庭经济不宽裕、家属或人群缺乏同情心也可使患者悲观、失望甚至厌世。呼吸困难的病因是否明确、其性质和发作持续时间也会使患者产生不良的心理反应。

四、治疗

(一)药物治疗

常用药物有肾上腺素,为治疗支气管哮喘药,禁用于高血压及心脏病患者,且注射时要测量患者的脉搏、血压等生命体征;异丙肾上腺素,禁用于伴冠状动脉粥样硬化性心脏病(简称冠心病)、心动过速、甲亢的支气管哮喘者,且用量不宜过大,并应舌下含服;氨茶碱,禁用于伴严重心血管病、肾脏病的呼吸困难患者,静脉注射液的配制一般为氨茶碱 0.25 g＋25％葡萄糖 20 mL,缓慢推注,同时应严密观察患者,静脉注射后至少 4 小时再开始口服治疗。本品不宜与麻黄碱或其他拟肾上腺素药同时注射,否则会增加氨茶碱的毒性作用。

(二)氧疗法

氧疗法指用提高吸入气中氧浓度的方法增加肺泡中的氧分压、提高动脉血氧分压和氧含量、改善或消除低氧血症的治疗方法。氧疗吸入气的氧浓度,低的可只稍高于空气,如 24％～28％,高的可达 100％,即"纯氧",应根据呼吸困难的程度而定。氧疗法一般包括使用鼻导管、面罩、气管插管等给氧方式。在氧疗过程中,会因使用不当而出现如下危险。

1.慢性气道阻塞患者

用氧之初,若氧的浓度太高,则有导致二氧化碳积聚的危险,因为这些病的呼吸运动是由低的血氧分压刺激外周感受器所驱动的,一旦用过高浓度氧,则消除了这种刺激,引起通气减少甚至暂停,反而导致更严重的二氧化碳积聚。

2.氧中毒

长时间使用高浓度氧将发生氧中毒。持续用氧 24 小时,胸骨会产生难受的感觉,用 36 小时则发生血氧分压下降,连续用 2 天 50％浓度的氧,则可产生氧中毒的反应。

(三)人工机械通气法

人工机械通气是帮助重度呼吸困难者度过危险期的重要手段。使用人工通气,须用气管内插管或气管切开。机械通气类型有间歇正压通气(IPPV)、呼气末正压通气(PEEP)、连续气道正压通气(CPAP)等。

五、护理

(一)护理目标

(1)呼吸困难的程度及伴随症状减轻或消失。

(2)患者舒适感增加。

(3)患者及家属配合治疗的自我管理能力提高。

(二)护理措施

1.减轻呼吸困难

(1)维持患者呼吸道通畅:①对意识清醒、能自行咳嗽、咳痰者,应协助其翻身、叩背,指导其有效咳嗽、排痰的动作。②痰液多且黏稠时,可服祛痰药或行雾化吸入。③对于咳痰无力、痰不易咳出者,应及时给予吸痰。④对于气道部分或完全堵塞、神志不清者,应及时建立人工气道,如行气管切开或气管内插管,进行吸痰。

(2)维持患者的舒适体位:①根据病情,可借助枕头、靠背椅或床旁桌,采取半坐卧或坐位身体前倾的体位,并维持患者舒适。②若无法躺下或坐下,则可采取背靠墙、重心放于双脚、上半身前倾的姿势,使胸廓和横膈放松,以利呼吸。③少数患者也可采取特殊卧位,如自发性气胸者应取健侧卧位,大量胸腔积液患者取患侧卧位,严重堵塞性肺气肿患者应静坐,缓慢呼吸。

(3)保证休息:减少活动量,可减少氧及能量的消耗,减轻缺氧,改善心、肺功能。

(4)穿着适当:避免穿紧身衣物和盖厚重被子,以减轻胸部压迫感。

(5)提供舒适环境:保持环境安静,避免噪音,调整室内温度、相对湿度,保持空气流通、清新。

(6)稳定情绪:必要时限制探视者,并避免谈及引起患者情绪波动的事件,使患者心情平静。

(7)指导患者采取放松技巧:①吸气动作应缓慢,尽量能保持 5 秒以上,直至无法再吸气后,再缓慢吐气。②噘嘴呼吸以减慢呼吸速率,增加气道压力,减轻肺塌陷,缓解呼吸异常现象。

2.指导患者日常生活方式

(1)禁烟、酒,以减轻对呼吸道黏膜的刺激。

(2)进易消化、不易发酵的食物,控制体重,避免便秘、腹部胀气及肥胖,因为肥胖时代谢增加,氧耗量增加,而使呼吸困难加重。

(3)根据自我呼吸情况,随时调整运动类型及次数。

(4)避免接触可能的变应原,减少呼吸困难的诱因。

(5)保持口腔、鼻腔清洁,预防感染。

3.严密观察病情并记录

(1)观察呼吸频率、节律、形态的改变及伴随症状的严重程度等。

(2)及时分析血气结果,以判断呼吸困难的程度。

(3)记录出入水量,如心源性呼吸困难者,应准确记录出入水量,以了解液体平衡情况;哮喘引起的呼吸困难者,在不加重心脏负担的前提下,应适当进水。

4.提高患者自我管理能力

(1)指导患者掌握各种药物的正确使用方法,尤其是呼吸道喷雾剂的使用,并给予反复示教,以确定患者能正确使用。

(2)指导患者及家属执行胸部物理治疗,如呼吸锻炼、有效咳嗽、背部叩击、体位引流等,使之能早日自行照顾。

(3)向患者解释饮食的重要性,使之了解饮食习惯与呼吸困难的利害关系。

(4)教会患者观察呼吸困难的各种表现,严重时应及时就医。

(5)保持心情愉快,适当休息,避免劳累,减少谈话。

(6)向患者解释氧疗及建立人工气道的重要性,使之能理解与配合。

5.氧疗护理

正确的氧疗可缓解缺氧引起的全身各器官系统生理学改变,提高患者的活动耐力和信心。鼻导管氧气吸入较为普遍,一般流量为 2~4 L/min。

(1)轻度呼吸困难伴轻度发绀,$PaO_2 > 34.6$ kPa(260 mmHg),$PaCO_2 < 6.7$ kPa(50 mmHg),可给低流量鼻导管吸氧。

(2)中度呼吸困难伴明显发绀,PaO_2 为 4.7~6.7 kPa(35~50 mmHg),可给低流量吸氧,必要时也可加大氧流量,氧浓度为 25%~40%。

(3)重度呼吸困难伴明显发绀,$PaO_2 < 4.0$ kPa(30 mmHg),$PaCO_2 > 9.3$ kPa(70 mmHg),可给持续低流量吸氧,氧浓度为 25%~40%,并间断加压给氧或人工呼吸给氧。

6.加强用药管理

用药期间应密切监测呼吸情况、伴随症状及体征,以判断疗效,注意药物不良反应,掌握药物配伍禁忌。

（商春燕）

第二节　发　热

发热是人体对于致病因子的一种全身性反应。正常人在体温调节中枢的调控下,机体的产热和散热过程保持相对平衡,当机体在致热源的作用下或体温调节中枢的功能发生障碍时,使产热过程增加,而散热不能相应地随之增加,散热减少,体温升高超过正常范围,称为发热。当腋下温度高于37 ℃,口腔温度高于37.2 ℃,或直肠温度高于37.6 ℃,一昼夜间波动在1 ℃以上时,可认作发热。按发热的高低可分为:低热(37.3~38.0 ℃)、中等度热(38.1~39.0 ℃)、高热(39.1~40.0 ℃)、超高热(40 ℃以上)。

一、常见病因

发热是由于各种原因引起的机体散热减少、产热增多或体温调节中枢功能障碍所致。发热的原因可分为感染性和非感染性两类,其中以感染性最为常见。

(一)感染性发热

各种病原体,如病毒、细菌、支原体、立克次体、螺旋体、真菌、寄生虫等所引起的感染。由于病原体的代谢产物或毒素作用于单核细胞-巨噬细胞系统而释放出致热源,从而导致发热。

(二)非感染性发热

(1)结缔组织与变态反应性疾病,如风湿热、类风湿病、系统性红斑狼疮、结节性多动脉炎、血清病、药物热等。

(2)组织坏死与细胞破坏,如白血病、各种恶性肿瘤、大手术后、大面积烧伤、重度外伤、急性溶血、急性心肌梗死、血管栓塞等。

(3)产热过多或散热减少,如甲状腺功能亢进(产热过多)、重度脱水(散热减少)等。

(4)体温调节中枢功能障碍失常,如中暑、颅脑损伤、颅内肿瘤等。

(5)自主神经功能紊乱,如功能性低热、感染后低热等。

二、热型及临床意义

(一)稽留热

体温恒定地维持在39~40 ℃的高水平,达数天或数周。24小时内体温波动范围不超过1 ℃。常见于大叶性肺炎、斑疹伤寒及伤寒高热期。

(二)弛张热

体温常在39 ℃以上,波动幅度大,24小时内波动范围超过2 ℃,但都在正常水平以上。常见于败血症、风湿热、重症肺结核及化脓性炎症等。

45

（三）间歇热

体温骤升达高峰后持续数小时，又迅速降至正常水平，无热期（间歇期）可持续1天至数天。如此高热期与无热期反复交替出现，见于疟疾、急性肾盂肾炎等。

（四）波状热

体温逐渐上升达39℃或更高，数天又逐渐下降至正常水平，持续数天后又逐渐升高，如此反复多次。常见于布鲁菌病。

（五）回归热

体温急剧上升至39℃或更高，数天后又骤然下降至正常水平。高热期与无热期各持续若干天后规律交替一次。可见于回归热、霍奇金病、周期热等。

（六）不规则热

发热的体温曲线无一定规律，可见于结核病、风湿热、支气管肺炎、渗出性胸膜炎等。

三、护理

（一）护理要点

体温反映机体调节产热和散热的情况。

（1）急性病期以感染性发热为多见，对发热患者应注意热型及发热前有无寒战，发热时伴随症状，有无持续高热或高热骤退现象。

（2）高热患者应卧床休息，给予易消化、高热量、高维生素流质或半流质饮食，鼓励多饮水，保持环境安静，有寒战时注意保暖。

（3）体温超过39℃需进行物理降温，如头部冷敷、冰袋置于大血管部位、冰水或酒精擦浴、4℃冷盐水灌肠、吲哚美辛栓塞肛。

（4）按医嘱应用药物（如布洛芬、吲哚美辛、柴胡注射液、清开灵）降温，但年老体弱者不宜连续使用退热剂。

（5）加强口腔护理，发热患者唾液分泌减少，机体抵抗力下降，易引起口腔黏膜损害或口腔感染，因此，应按时做好口腔护理。

（6）退热时患者常大汗淋漓，应及时补充液体，并擦身换衣，防止虚脱和受凉。

（7）如有中枢性高热服用解热剂效果较差时，可给予物理降温，以减少脑细胞耗氧量，包括盖薄被、酒精擦浴、头置冰袋或冰帽，对不宜降温者可行人工冬眠，高热惊厥者应按医嘱给抗惊厥药。

（8）重症结核伴高热者，可按医嘱在有效抗结核药治疗的同时，加用糖皮质激素，并按高热护理处理。

（二）用药及注意事项

（1）一般处理：卧床休息，补充能量，纠正水与电解质平衡。

（2）在发热的病因诊断过程中，若体温低于39℃且诊断尚未明确，可暂不用退热药物，观察体温变化曲线，以明确病因。若体温高于39℃，不管什么情况均需立即降温治疗（物理或药物方法）至39℃以下（尤其是小儿），以防高热惊厥发生。必要时可考虑转上级医院。

（3）对疑诊感染性疾病，经病原学检查后可针对性地给予敏感的抗生素、抗结核药、抗真菌及抗原虫药物等。

（4）物理降温：见"护理要点"。

(5)药物降温:对高热惊厥者,除物理降温外,应配合药物降温。①小儿可使用亚冬眠疗法。②成人可用吲哚美辛、布洛芬、柴胡及复方奎宁等解热剂,亦可用激素类药物如地塞米松5~10 mg,静脉推注或静脉滴注等。③针灸疗法:针刺合谷、曲池、太冲、大椎等穴,必要时针刺少商、委中穴出血。

(商春燕)

第三节 腹 泻

腹泻是指排便次数较平时增加,且粪质稀薄、容量及水分增加,并含有异常成分,如未消化的食物、黏液、脓血及脱落的肠黏膜等。腹泻时常伴有腹痛及里急后重。

正常排便次数因人而异,每天2~3次或2~3天一次。但每天排出水量不应超过200 mL,粪便成形,不含有异常成分。病程不足2个月者为急性腹泻,超过2个月者为慢性腹泻。

一、病因与发病机制

每天进入肠道的水分有两个来源:其一为体外摄入,共约2 500 mL(包括饮水1 500 mL及食物中含水约1 000 mL);另一来源为消化器官分泌进入肠道的消化液,共约7 000 mL(包括唾液1 000 mL、胃液2 000 mL、胆汁1 000 mL、胰液2 000 mL、小肠液1 000 mL、大肠液60 mL),二者合计约9 000 mL。其中绝大部分被重吸收,空肠每天吸收水分约4 500 mL,回肠吸收约3 500 mL,结肠吸收约900 mL。因此,每天从粪便排出的水分为100~200 mL。当某些原因造成肠道分泌增加、吸收障碍或肠蠕动过快时,即可造成腹泻。但腹泻的发生常不是单一因素所致,有些腹泻是通过几种机制共同作用而产生的,根据发病机制可分为以下几种。

(一)感染性腹泻

造成的机制有二:①毒素,主要由于细菌毒素与肠黏膜上皮细胞的受体结合,使腺苷环化酶活力增强,细胞内cAMP增加,使肠黏膜细胞分泌的电解质和水增加。②由于细菌直接侵犯造成肠黏膜的破坏,使黏膜无法吸收而造成腹泻,如霍乱、沙门氏菌属感染及葡萄球菌毒素中毒。

(二)渗透性腹泻

由于水溶性物质吸收障碍,使肠腔内渗透压增加,影响水的吸收,肠内容积增大,肠管扩张,肠蠕动加速,从而发生腹泻。引起渗透性腹泻的原因如下。

1.消化不良

消化不良可因胃、胰腺、肝胆系统疾病引起。

(1)胃原性腹泻:如胃大部分切除、空肠吻合术后,食物到达胃内未经充分消化即进入空肠,肠蠕动加快,引起腹泻。其次还可见于萎缩性胃炎等。

(2)胰原性腹泻:见于慢性胰腺炎、胰腺癌等,由于胰腺分泌胰酶减少,食物中蛋白质、脂肪及淀粉的消化发生障碍,未经消化的营养物质不能被吸收而产生腹泻。

(3)肝、胆原性腹泻:常见于肝脏疾病、胆管梗阻等。因胆汁中含有胆盐和胆汁酸,对脂肪的消化和吸收具有重要作用。肝脏疾病时胆盐产生减少,胆管梗阻时胆汁不能进入肠道,皆可导致肠道胆盐缺乏,使脂肪的消化和吸收不良而发生腹泻。

2.吸收不良

吸收不良见于吸收不良综合征,是由于肠道吸收功能障碍所致,口服不易吸收的药物,如硫酸镁、甘露醇、山梨醇等引起的腹泻亦为渗透性腹泻。

(三)分泌性腹泻

此类腹泻乃因肠黏膜不但无法吸收水及电解质,反而不断地分泌水及电解质进入肠道内,这种腹泻即使在没有吃东西时也会发生。例如,心力衰竭、肝硬化门脉高压等,由于肠道静脉压升高,细胞外液容量增大,影响水分吸收也增加水的分泌,因而造成腹泻。另外还有内分泌因素,如类癌瘤释放出的血清素及组胺、儿茶酚胺、前列腺素等物质,亦可造成肠局部血管扩张及肠黏膜的分泌作用。其他胃肠道肿瘤如佐林格-埃利森综合征(分泌胃泌素的肿瘤)等也会有此类腹泻。另肠道切除后,尤其是末端回肠切除 100 cm 以上时,会造成原本应在该处吸收的盐类进入大肠,刺激大肠的分泌作用而造成腹泻。

(四)肠运动速度改变造成的腹泻

此类腹泻最常见的是肠敏感综合征,这是因为食物由口至形成粪便需要一定的时间,假使肠道运动速度太快,则水分还未在大肠吸收足够便由肛门排出而形成腹泻。最需注意的是某些时候有肿瘤或粪便堵住直肠时,如未完全堵塞反而会出现腹泻的症状,主要是因为只有水分可由堵住处通过而排出体外。此时给予止泻药物是其禁忌。

(五)假造的腹泻

假造的腹泻指本来无病,却为了逃学、休假等而吃泻药或是在正常大便中加水混合,以达到其特殊目的。

二、临床表现

腹泻可造成脱水、电解质不平衡,如低血钾、低血钠等。低血钾可造成肌肉无力、心律不齐,甚至可因心律失常而死亡。长期腹泻可造成营养不良,血中清蛋白降低,使血中渗透压不足而造成全身性水肿,肛门局部出现溃烂、疼痛。患者感觉食欲缺乏、腹鸣、呃逆、腹痛,可合并发热(感染或脱水热)、失眠、头晕、全身倦怠。腹泻可产生低渗性脱水,即细胞外渗透压低于细胞内,引起细胞外液的水分移向细胞内,严重时导致脑细胞水肿,产生颅高压,表现为头痛、视物模糊、神志不清,甚至抽搐、惊厥、昏迷。

三、护理

(一)护理目标

(1)腹泻所带来的症状减轻或消除。

(2)患者的排便次数及大便性状恢复正常。

(3)维持水、电解质平衡和良好的营养。

(4)药物治疗次数及剂量减少或停止使用。

(5)患者能说出日常生活中导致腹泻的原因、诱因及预防方法。

(6)患者能够描述腹泻时的自我照顾方法,如饮食、饮水、药物等。

(二)护理措施

1.休息

创造舒适安静的环境,避免紧张性刺激,保持身体用物及床单位的整洁、舒适,频繁腹泻、全身症状明显者应卧床休息,腹部应予保暖,以使肠蠕动减少。腹泻症状减轻后可适当运动。

2.病情观察与标本采集

严密观察生命体征变化,注意皮肤弹性、排便情况如大便次数、间隔时间、量、气味、性状等,及伴随症状如发热、恶心、呕吐、腹痛、腹胀等情况,以提供病情依据。及时采集各项检验标本如大便标本做常规、潜血及培养,采集标本时应注意不要放过那些有追踪病原菌价值的脓血便、红白冻状便等,并注意及时送检。

3.补液治疗

遵医嘱给予补液治疗和药物治疗,并观察排便情况,评估药物治疗效果。

4.肛门周围皮肤的护理

频繁的排便易造成肛门周围的皮肤擦伤而引起感染,应指导患者及家属便后用软纸轻拭并用温水清洗。有脱肛者可用手隔以消毒纱布轻揉局部,以助肠管还纳。每天用 1：5 000 PP 粉水坐浴,肛周局部涂以无菌凡士林或其他无菌油膏,保持清洁,保护局部皮肤。

5.饮食护理

(1)严重腹泻者应禁食,以后按医嘱做渐进式饮食治疗(禁食→流质饮食→半流质饮食→普通饮食)。

(2)轻症者宜摄取高蛋白、高热量、低脂、少纤维素、易消化的流质、半流质饮食,如能适应可逐渐增加食量,对食欲差者应鼓励进食。

(3)避免过冷、过热及易产气的食物。

6.心理护理

避免精神紧张、烦躁,耐心细致地给患者讲述疾病的发展、治疗及转归过程,以减轻患者的思想负担,对假造腹泻者予以疏导并矫正其行为。

7.穴位按压

取内关、公孙做穴位按压 30～50 次(2～3 分钟),通常可协助改善症状。内关位于前臂掌侧桡尺骨之间腕关节以上 2 寸,公孙位于第一跖骨基底部前下缘处。

8.健康教育

告诉患者饮食水不洁、机体抵抗力低下等都是导致腹泻的原因和诱因。指导患者及家属注意饮食卫生,如食物要洗净、煮熟;在夏秋季节,煮熟的食物不宜放置过久,食用前要再加热,生、熟食分开加工。便后及进食前要洗手等。同时,要注意吃易消化、少渣、少纤维素、低油脂的食物,如稀饭、牛奶、豆浆、豆腐等,多饮水。腹泻时暂不吃冷食、冷饮、水果。禁食酒类、油炸食物及刺激性调料等。

指导患者遵医嘱按时、按量用药,疗程足够,治疗彻底,并说明中断治疗的危害,治疗不彻底或转变成慢性腹泻,会影响今后的工作、学习和生活。只有当患者具备了有关知识才能提高自我护理能力,有利于腹泻的治愈。

（商春燕）

第四节 疼 痛

疼痛是临床上一些疾病常见的症状或一种综合征,是患者就医的主要原因之一。据某医院对 550 名普通综合门诊连续就诊的患者统计,有 40%患者主诉是疼痛。除不可测定疼痛的疾病外,美国每年有 8 800 万人患急、慢性疼痛,其中 7 700 万是慢性疼痛,每年用于这方面的花费约 60 亿美元。20 世纪 70 年代以来,对疼痛的理论研究使人们对疼痛产生的机制和疼痛的治疗、护理有了许多新的认识。

一、概述

疼痛是一种复杂的病理生理活动,是人体对有害刺激的一种保护性防御反应。1979 年国际疼痛研究会(international association of studying pain,IASP)对疼痛的定义是"疼痛是一种令人不快的感觉和情绪上的感受,伴随着现有的或潜在的组织损伤,疼痛经常是主观的,每个人在生命的早期就通过损伤的经历学会了表达疼痛的确切词汇。无疑这是身体局部状态或整体的感觉,而且也总是令人不愉快的一种情绪上的感受"。简而言之,疼痛是由于现有的或潜在的组织损伤而产生的一种令人不快的感觉和情绪上的感受。这种感受是一个广泛涉及社会心理因素的问题,受个性、社会文化、宗教信仰及个人经历等因素的影响。疼痛感觉和反应因人而异,因时而异。所以每个人对疼痛的表达形式也不同。若严重的持续性疼痛,会使患者身心健康受到极大影响,因此,帮助患者避免疼痛、适应疼痛、解除疼痛,详细观察疼痛的性质和特点,有助医师正确地诊断和治疗,这是护理工作中的一项重要内容。提高疼痛护理的效果,与护士所具备的镇痛的知识、技能及对患者的态度密切相关。提高护士教育质量、加强职业培训,尤其是使护士掌握控制疼痛的有效方法,是改善疼痛护理的关键。

(一)疼痛的临床分类

临床上可以根据疼痛的病因、发病机制、病程、疼痛的程度及部位等进行不同的分类。疼痛的分类对于诊断、治疗有一定帮助,同时对于总结分析病例及治疗效果有一定参考价值。常用分类方法如下。

1.按病情缓急分类

急性和慢性痛。

2.按疼痛轻重分类

轻度痛(微痛、隐痛、触痛)、中度痛(切割痛、烧灼痛)、重度痛(疝痛、绞痛)、极度痛(剧痛、惨痛)。

3.按时间分类

一过性、间断性、周期性、持续性疼痛等。

4.按机体部位分类

躯体性痛(表面痛)、内脏痛(深部痛)。

5.按疼痛的表现形式分类

原位痛、牵涉痛、反射痛、转移性痛。

临床上可以根据以上不同的角度,作出各种疼痛的分类,但由于疼痛包含许多复杂因素,不是一种分类方式可以概括的。因此,临床上要结合具体患者,根据病因、病情的主要特点进行分类。

(二)常见疼痛的病理生理变化

1.急性疼痛

急性疼痛常有明确的病因,由疾病或损伤所致单独的或多种的急性症状,严重者伴有休克、虚脱、高热等全身症状。患者的精神和情绪常表现为处于兴奋焦虑状态,进行有防御的反应。疼痛程度较重,为锐痛、快痛,一般发病及持续时间较短,临床上见于急性炎症、心肌梗死、脏器穿孔、创伤、手术等。

2.慢性疼痛

慢性疼痛的病因可以是明确的或不明确的。患者常有复杂的精神、心理变化,常表现为精神抑郁,久病则可能出现厌世、悲观情绪。疼痛程度为轻、中度,发病慢,病程较长,常伴有自主神经功能紊乱,如表现为食欲缺乏,心动过缓,低血压等。临床上见于慢性腰腿痛、神经血管疾病性疼痛、晚期癌痛等。

3.表面疼痛

表面疼痛又称浅表痛,是指体表如皮肤、黏膜等处所感受的疼痛,如穿刺、压迫、捻挫、冷热、酸碱等物理性、化学性刺激所引起的疼痛。性质多为锐痛、快痛,比较局限,有防御反应,严重者可以产生休克等全身症状。

4.深部疼痛

肌腱、韧带、关节、骨膜、内脏、浆膜等部位的疼痛,性质一般为钝痛,不局限,患者只能笼统地申诉疼痛部位,严重者常伴有呕吐、出汗、脉缓、低血压等症状。

5.内脏疼痛

内脏疼痛是深部疼痛的一部分,疼痛刺激多由于无髓纤维传入,痛阈较高。一般由挤压、切割、烧灼等引起,并伴有自主神经症状。由于其传入通路不集中,并涉及几个节段的脊神经,故疼痛定位不精确。内脏疼痛可以产生牵涉性,因为该脏器传入纤维进入脊髓神经后根后,和躯体传入纤维在同节脊髓后角细胞水平发生聚合,从而在远距离脏器的体表皮肤发生牵涉性疼痛。

(三)疼痛对全身各系统的影响

1.精神心理状态

急性剧痛的疼痛可以引起患者精神兴奋、烦躁不安甚至强烈的反应,如大哭大喊。长时间的慢性疼痛使大部分患者呈抑制状态,情绪低落,表情淡漠。

2.神经内分泌系统

急剧强烈的刺激,中枢神经系统表现为兴奋状态,疼痛刺激兴奋了交感神经和肾上腺髓质,使儿茶酚胺和肾上腺素分泌增多;肾上腺素抑制胰岛素分泌,促进胰血糖素分泌,增强糖原分解和异生,导致血糖升高,同时出现负氮平衡;皮质醇、醛固酮、抗利尿激素、甲状腺素和三碘塞罗宁都增加。

3.循环系统

剧烈疼痛可引起心电图 T 波变化,特别是冠状动脉病变患者。在浅表痛时脉搏增快,深部痛时减慢,变化与疼痛程度有关,强烈的内脏痛甚至可以引起心搏骤停。血压一般与脉搏变化一致,高血压病患者因疼痛而促使血压升高。而剧烈的深部疼痛会引起血压下降,发生休克。

4.呼吸系统

强烈疼痛时呼吸快而浅,尤其是发生胸壁或腹壁痛时表现得更明显,而每分钟通气量通常无变化。但是与呼吸系统无关部位的疼痛,患者由于精神紧张、兴奋不安,也可产生过度换气。

5.消化系统

强烈的深部疼痛引起恶心、呕吐,一般多伴有其他自主神经症状,表现为消化功能障碍,消化腺分泌停止或被抑制。

6.泌尿系统

疼痛可引起反射性肾血管收缩及垂体抗利尿激素分泌增加,导致尿量减少。

二、疼痛的护理评估

在某些国家,学者们已经把疼痛的控制作为一门学科来研究。研究人员包括医师、护士及其他辅助治疗人员。疼痛控制是广义的概念,包括一切解除、减轻和预防疼痛的方法及措施。在对疼痛控制的过程中,疼痛的评估是一个重要环节。要选择合适的护理措施,护士不仅要客观地判断疼痛是否存在,还要确定疼痛的强度。因此,评估疼痛的强度,分析采集到的信息及选择合适的护理措施都是护士的责任。

对疼痛的反应和描述,个体差异很大,很难作为疼痛的客观指标。评估疼痛的目的:①提供疼痛的正式记录。②提供有价值的主观经历的记录。③监测缓解疼痛措施的效果。④监测治疗的不良反应。⑤认识病情进展的体征。⑥促进交流。

(一)影响疼痛表达的因素

1.主观因素

主观因素包括人的性格、精神心理状态等。

(1)个性因素:从生理和心理两方面来考虑患者的疼痛十分重要。通常,内向性格的人对疼痛的耐受性大于外向性格的人,主诉较少。

(2)注意力的集中或分散、转移:在日常生活中疼痛可以因为从事注意力集中的工作而忘却,事实表明痛冲动可以由于应用其他刺激而改变或减弱。

(3)对疼痛的态度:Beecher曾比较了战伤士兵与一般创伤患者对麻醉药的需要量,发现前者虽然创伤范围大,但所需麻醉药量却相对的少,认为这与对待创伤疼痛的不同态度有关。

(4)情绪的影响:Bronzo用辐射热法研究情绪与痛阈的关系,发现焦虑不安使痛阈降低。

(5)既往经验:对疼痛的感受,除了极少数先天性痛觉缺失患者外,过去的生活经历、疼痛的经验及对疼痛的理解都与疼痛的感受和反应有关。

(6)精神异常与疼痛:精神分裂症、神经官能症、精神抑郁症等患者,常伴有疼痛症状。据某疼痛治疗中心分析,精神抑郁症患者主诉头痛占40%,腰背痛62.5%,四肢关节痛56%,胃痛6.3%。有人认为这种没有躯体器质性损伤或病变的心因性疼痛,不是一种感觉体验而是一种复杂的心理状态。

2.客观因素

(1)环境的变化:昼夜不同的时间内疼痛的感受不同,如夜间疼痛常加重。充满噪音或强烈的光线照射可以影响患者疼痛的感受和反应。

(2)社会文化背景:每个人所受的教育程度和文化水平不同,对疼痛的耐受性和反应也不同。生活在一个推崇勇敢和忍耐精神的文化背景之中,往往更善于耐受疼痛。

(3)性别：一般认为男性的耐受性大于女性，女性比男性更易表达疼痛。

(4)年龄：一般老年患者较年轻患者主诉疼痛机会少、程度低，这可能是由于老年患者感觉降低及过去有较多的疼痛经历，因而对疼痛的耐受性增高。

3.护理人员的因素

护理人员的因素：①对患者的类比心理往往导致主观偏差，如认为同一种肿瘤患者的疼痛程度应该类似。②凭一般经验将患者的疼痛与某些疾病种类相联系。③缺乏有关疼痛的理论、实践知识。④过分担心药物不良反应和成瘾性，使患者得不到必要的药物治疗。⑤与患者缺乏思想交流，仅依据主诉来判断疼痛的存在与程度。以上这些因素往往使一部分患者的疼痛得不到及时处理。

(二)疼痛的护理评估

正确评估疼痛便于选择治疗方式和评价治疗效果。由于痛觉是主观的精神活动，旁观者无法直接察觉到，所以只能依赖间接方法的综合分析，做动态观察和多方位间接评估。

以往通常用简单的方法测量疼痛的次数和程度，或是简单地问："你还疼吗？疼痛减轻了吗？"近年来，许多学者从多方面进行研究，试图找到测量疼痛的理想方法。目前常用的方法有以下几种。

1.详细询问病史

(1)初次疼痛的表现：出现时间，整个过程疼痛特征的变化，痛的部位、分布、强度、性质、时间特性，持续性或周期性等。

(2)相差的感觉现象：如感觉异常、感觉障碍及麻木。伴随症状常见肌萎缩、消瘦、乏力、出汗、流泪、鼻塞、头晕、眼花、视力障碍、恶心、呕吐、内脏功能障碍等。

(3)激化或触发疼痛的因素：不同体位对疼痛的影响。体力活动、社交活动、情绪、药物等对疼痛的影响。

(4)用药史：包括止痛和其他治疗史。

(5)癌性疼痛：若是癌症患者，应知道癌肿的病理诊断、手术、转移和扩散、化疗和放射治疗(简称放疗)的剂量和疗程、计算机断层扫描或磁共振扫描检查结果等。

2.视觉模拟评分测量法(VAS)

此法由日本学者发明。具体方法：在白纸上画一条粗直线，通常为 10 cm，一端为"0"，表示"无痛"，另一端为"10"，表示"最剧烈的疼痛"(图 3-1)。患者根据自己所感受的疼痛程度，在直线上某一点作一记号，以表示疼痛的强度及心理上的冲击。从起点至记号处的距离就是疼痛的量。此评分法较多地用于衡量疼痛强度，也可作多方位的疼痛评估。它的优点是简单明白，易行易评，对疼痛强度有量的表达。此法的灵敏度较高，微细的变化均可以表示出来，可让 7 岁以上意识正常的患者自己填写疼痛的等级。

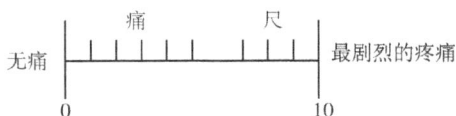

图 3-1　疼痛视觉模拟评分法(VAS)

3.马克盖尔疼痛调查表(MPQ)

这是由疼痛闸门学说的提出者 Melzack 以他所在的大学名称命名的疼痛调查表，他是在 Dallenbach 于 1939 年列出的 44 个形容疼痛性质的词的基础上，广泛地从书刊上收集有关疼痛的词汇达 102 个之多,如轻度、重度疼痛,可怕的疼痛及无法忍受的疼痛等来帮助描述自己的疼痛,使患者更好地表达疼痛。它是目前被英语国家最为广泛应用的评估疼痛的工具。由于它的合理性,已被翻制成法语、德语、芬兰语、意大利语、西班牙语及阿拉伯语等多种版本。

这些疼痛描绘词汇分散在三个大组中:感觉的、情感的和评价的。感觉组又分为 10 个亚小组,分别代表不同性质的疼痛,包括时间性疼痛(如搏动性痛)、空间性疼痛(如穿透样痛)、点样压力、切样压力、收缩压力、牵引压力、热感、钝性、明快性和杂类感觉。情感分为 5 个亚小组,包括紧张、油然自发的情绪、恐惧性、惩罚性、情绪-评估-感觉的杂类。评价不分类,共 16 个亚小组,61 个字。由于以上范围内的描述字汇不敷应用,故又补充 4 个亚小组,共 17 个字,供患者选择合适的描绘字(表 3-1,表 3-2)。

表 3-1 马克盖尔疼痛调查表

```
病人姓名_____  日期_____  时间_____  AM/PM
PRI:S_____  A_____  E_____  M_____  PRI(T)_____  PPI_____
     (1~10)    (1~15)    (16)       (17~20)      (1~20)

  1.闪烁性      11.劳  累    短暂     节律性        持续性
    颤抖性        精疲力竭    片刻     周期性        稳定性
    悸动性      12.病  恹    瞬变     间歇性        经常性
    搏动性        气  闷
    鞭打性      13.胆  怯    疼痛在何处?
    猛捶性        惊  骇
  2.奔跳性        吓坏了
    电掣性      11.惩罚 的
    闪射性        虐 待 的
  3.针刺性        残暴 的
    锥入性        恶毒 的
    钻通性        宰杀 的
    戳刺性      15.苦恼 的
    刀搅性        眩目 的
  4.锐利性      16.烦扰 的
    切割性        忧虑 的
    撕裂性        悲伤 的
  5.拧捏性        渴望 的
    掀压性        受不了的
    咬  样      17.播散 的
    绞  样        放射 的
    碾  样        穿入 的
  6.扯  样        刻骨 的
    拉  样      18.箍紧 的
    扭  样        麻木 的
  7.热辣样        拉割 的
    灼  样        挤压 的
    烫  样        撕碎 的
    烙焦样      19.凉  的
  8.麻刺感        冰  的
    痒  感        冰结 的
    烈  痛      20.烦恼不已
    蛊伤痛        厌  恶
  9.钝  痛        抖  扎
    疮疡痛        遭  透
    伤  痛        折  磨
    酸  痛         P P I
    深重痛      0.无  痛
 10.触  痛      1.轻  微
    绷紧痛      2.不  适
    锉  痛      3.痛  苦
    开裂痛      4.可  怕
               5.极  度

                            I=内部        F=外部

                            评述
```

1~10 为感觉,11~15 为情感,16 为评估,17~20 为杂类,PRI 为疼痛分级指数,PPI 为目前疼痛强度

表 3-2 马克盖尔疼痛调查表的总体评级法的举例

	感觉	指数	情绪	指数	评估	指数
	1.闪烁性	1	11.劳累*	1	16.烦忧的*	1
	颤抖性	2	精疲力竭	2	忧虑的	2
	悸动性*	3			悲伤的	3
	搏动性	4			渴望的	4
	鞭打性	5			受不了的	5
	猛锤性	6				
亚小组评级		3/6=0.50		1/2=0.50		1/5=0.20
	4.锐利性	1	14.惩罚的	1		
	切割性	2	虐待的*	2		
	撕裂性*	3	残暴的	3		
	恶毒的	4				
	宰杀的	5				
亚小组评级		3/3=1.00		2/5=0.40		
	7.热辣样*	1				
	灼样	2				
	烫样	3				
	烙焦样	4				
亚小组评级		1/4=0.25				
亚小组总分		1.75		0.90		0.20
小组 PRI		$\frac{1.75}{10}=0.175$		$\frac{0.90}{5}=0.18$		$\frac{0.20}{1}=0.20$
总评级			$\frac{0.175+0.18+0.20}{3}=0.185$			

注：* 选中的字；PRI 疼痛分级指数

此调查表应用时费时 15～20 分钟,随着经验的增加,时间可缩短至 5～10 分钟。MPQ 的结果可靠有效,重复性好,而且可多方面地反映疼痛的情况。

MPQ 虽然是目前较为合理的测痛手段,但由于语言文字结构学上的问题,不能将英语的描绘字简单地直译而全盘照搬过来,在英语国家旦,不少人对某些词汇也不是轻易能理解的。其他国家首先收集有关疼痛的词汇,如阿拉伯语的痛词汇为 100 个,意大利语为 203 个,然后在大批群众中进行每个字评级,如德国将 122 人分三批,意大利将 160 人分两批对痛的词汇评级。可见这是非常艰巨的工作。美国的Memillan设计了一份短期形式的 MPQ 疼痛估计表(SFM.P.Q),该表简化了 MPQ 调查表的内容,缩短了填写时间。由 15 个描述信息组成,11 个感觉(跳痛、针刺样痛、刀割样痛、刺骨痛、痉挛性痛、咬痛、烧灼痛、剧烈痛、触痛、痛苦的痛、撕裂样痛),4 个情感(疲劳、厌倦、恐惧、痛苦的折磨)。将每一个信息从 0～3 分为 4 个等级。我们只能采用 MPQ 的原理,制作我国自己的中文版 MPQ。

4.上海医科大学华山医院的疼痛评估表

参照 Karnofsky 的 100 等分法和 Keele 的 24 小时记录的方法,设计了疼痛缓解程度评价表。这是疼痛缓解百分制评分法,把患者在治疗前所感受到的最痛的程度假定为 100 分,不管患者的疼痛程度如何。在 100 分以下表示疼痛减轻,超过 100 分表示疼痛加重。记录的次数由患者自己掌握,并不严格要求患者必须每小时记录一次,但必须记录最痛和最轻的时间和程度,以免患者把注意力终日集中在疼痛上。此法的优点是,100 分法比较符合中国人的习惯,可以看到动态变化和药物治疗的关系。缺点是不能反映疼痛的程度和性质。这方面只能依靠详细的病史记录来补充。从我国人群的总体文化水平考虑,此方法是切实可行的(表 3-3)。

表 3-3　上海医科大学华山医院麻醉科所设计的疼痛缓解程度评价表

姓名____　性别:男、女　年龄____　日期____年____月____日　编号____

病员同志:

　　下表是请你对自己的疼痛作一评价,横线表示时间,从早上 6 点到第 2 天早晨 6 点,每格代表 1 小时,纵线表示疼痛程度,以原来疼痛作为 100%,将现在的疼痛与其作比较,如增加则为大于 100%,如减轻 20%,则为 80%,依次类推,每小时记录 1 次,并且,请把用药情况记录下来。

5.疼痛的监护

疼痛的监护包括心跳、呼吸、局部肌肉紧张度、掌心出汗、血浆皮质醇水平等指标,其他如表情、体位、儿童哭闹等也可间接了解疼痛的程度。

另外,学者们还研制了评估疼痛的仪器,以记录疼痛的感觉和情感的尺度及对生活的影响。尽管方法很多,但至今仍未找到理想的客观评估疼痛的仪器和方法。

护士对疼痛患者管理的重要步骤是对病史的收集,其主要内容如下:①疼痛的部位。②疼痛的程度,让患者自己描述。③疼痛的性质,即疼痛感觉像什么。④疼痛的频率和持续的时间。⑤加重或缓解的有关因素。⑥疼痛对生活的影响。⑦以前和现在缓解疼痛的方法。⑧当前患者的期望是什么。通过以上诸项调查,可较全面了解疼痛的原因,从而正确评估疼痛的程度,制定控制疼痛的措施。

(三)小儿疼痛的评估

对小儿疼痛性质和强度的客观评估是一个难题。婴儿尚未有直接表达疼痛的能力,较大儿童有口述表达的能力,但他们的词汇量是随着年龄增长而积累的。由于背景不同,所用的词汇也不同,所以医护人员一般并不信赖儿童的口述,而依赖小儿行为的表现。

1.行为评估法

对婴儿疼痛的评估,目前只限于急性疼痛,如声音的表达包括尖叫声,哭声的强度、时间,哭的周期数目、频率、音调、曲调等作为疼痛程度的标志。婴儿哭声的 11 个声学特性可被鉴别出来。哭声的长度及发音可用于预测哭的类型,如冷热、饥饿、疼痛。面部表情是婴儿对伤害性刺激的先天性反应,"鉴别面部活动的系统"将面部分为三个区域,即前额及眉头、眼及鼻脊、嘴等;有 9 种面部表情,即眉收紧、鼻唇沟加深、双唇张开、嘴垂直拉开(唇角拉紧、下巴明显下拉)、嘴水平拉大、嗷嘴、舌拉紧(舌呈高耸的杯状,舌边紧锐)及下巴抖动。身体部位分为上身、手臂及双腿。疼痛动作如上身的僵硬、回缩、四肢的猛烈移动和护卫。

2.生理学的痛测试

疼痛时呼吸频率及心率增加,手掌出汗被看作焦虑的标志。

3.疼痛评估法

(1)推测式方法:此法特别适合于年龄较小的儿童。①颜色选择法。Stewart 最初让小儿从 7 种颜色中选择一种代表疼痛,红、黑、紫等被选为疼痛的标志,以后采用很多组的不同直径的同心圆,以红色代表疼痛、黑色代表情绪,直径长度代表强度。②Hester 的扑克牌方法。0~4 选择的扑克牌以代表不同程度的疼痛,让小儿选择以表示所受痛苦的程度。

(2)直接自报法:包括口述自报、面谈、视觉模拟评分法及各种间距度量法,如表达情绪的面部变化。①口头描述法。儿童的口述难免带有偏见,或夸张,或缩小,应配合仔细观察。根据口述,了解疼痛性质、强度、部位、高峰期、持续时间等。②面谈。面谈有独特的作用,可以了解很多信息,包括疼痛原因,环境的或内源性的疼痛激化因素,家庭成员或朋友的反应,患儿对治疗的态度和祈求。③Jeans 及 Gorden 的画图法。要求 54 名 3~13 岁的健康儿童画出他们自己想象中和经历中的关于疼痛的图画。画后,和儿童们面谈,了解他们以往的疼痛经历、痛的字汇、痛的言语及应付痛的能力。根据图的内容、所用的颜色、类型、痛的来源(自伤或他伤)及意向(意外的或意料的),将图画编码。患儿画出一人或身体的一部分,选择红色或黑色代表疼痛程度,然后根据编码评分。

三、疼痛的护理措施

控制疼痛的方法很多,归纳起来主要是药物治疗、手术治疗及心理行为的治疗。

(一)疼痛护理的要点

(1)护士首先要有同情心,用亲切和蔼的态度对待患者,表现出对患者痛苦的充分理解。国外曾报道一组癌症患者通过护士及家属的鼓励,96%获得止痛效果,一般的止痛方法可能产生 80%以上的效果。

(2)保持病室环境安静,尽量减少噪音,使患者充分休息。避免对患者的一切恶性刺激。在进行护理工作时,动作要轻柔,避免粗暴操作,减少疼痛刺激。

(二)药物止痛

1.常用的止痛药物

(1)抗胆碱能药:用以解痉止痛,对各种平滑肌痉挛如肠绞痛有明显效果,常用药有颠茄片、颠茄合剂、溴苯胺太林、阿托品等,服后可出现口干舌燥。

(2)解热镇痛药:用以抗风湿性解热镇痛药治疗头痛、风湿性神经痛等,常用药有阿司匹林、水杨酸钠等。

(3)镇痛药:如阿片、吗啡、可卡因、哌替啶等为全身性止痛剂,有镇痛、镇静、解痉作用,多用于严重疼痛患者,但有成瘾性。

(4)非麻醉性镇痛药:这类药物对肌肉、韧带、骨关节的疼痛有效,对内脏疼痛则无效。

(5)麻醉性镇痛药:此类药物对癌症性疼痛最有效,由于会产生耐药性与成瘾性,故倾向于作为最后的治疗手段。但深部的绞痛和胀痛,任何部位剧烈的锐痛,有时必须注射麻醉性镇痛药。针对晚期癌症患者的剧烈疼痛使用麻醉性镇痛药缓解疼痛时,不宜迟延,因为药物成瘾并不重要,最后阶段应尽一切可能让患者感到舒适。

只有依据疼痛的不同原因,选用恰当的止痛药物,采用适当的给药途径,才能获得止痛效果。

2. 给药方法

(1)经口给药:口服止痛药是最常见的方法,患者也易接受。如阿司匹林、吲哚美辛等,由于对胃肠道黏膜有一定的损伤,临床应用受到一定限制。近年来,文献报道了对慢性癌痛采用布洛芬与美沙酮痛合用取得了良好效果。

口服吗啡制剂控制癌痛已沿用多年,过去每4小时给药一次较为麻烦。多年来研究者们试图研制长效口服吗啡制剂,以克服上述剂型的缺点。近来应用控制释放硫酸吗啡片剂治疗晚期癌痛取得了较好的临床效果。

关于给药时间,以往习惯于疼痛时给药,近来研究发现,定时给药血清中浓度较稳定,止痛效果较好,同时用药总量还会减少。但不能千篇一律,如病情加重超出定时给药控制疼痛的效力时,则按需要给药更为适宜。也有一些人喜欢疼痛开始时给药。制定治疗方案时,要依据患者的意愿及影响止痛成败的各种因素做出选择。

(2)经胃肠外给药:当大量口服止痛药不能控制疼痛,或有严重的胃肠道反应如恶心、呕吐等不良反应时,需采用胃肠道外给药途径。①连续皮下输入麻醉剂。安全性和效果较好,深受患者欢迎,现已为普遍采用。②静脉给药患者自控镇痛(PCA)。用一个计数电子仪控制的注药泵——微泵,由患者或患者家属控制,在患者疼痛时给予一定剂量的止痛药物。可以提供麻醉剂的剂量、增减范围和估计两剂量的间隔最短时间及提供一个稳定的注药间隔周期。优点是能较好地控制疼痛,减少止痛药用量及不良反应,并提供患者独立地管理止痛药的机会,对改善肺功能和减少术后并发症也有帮助。适用于不同的临床病例,包括7岁以上的儿童,已日趋广泛地应用于临床。早年用于手术后止痛,近来,这一技术广泛用于意识正常而没有阿片类药物成瘾的各种癌痛患者,其安全性和止痛效果是可靠的,在使用PCA泵时应注意要有完整的医疗记录:医嘱记录、护理计划、疼痛管理计划、护理记录和医疗记录等。此外,所有医护人员都要知道患者正在实施的疼痛管理情况,有的医院是在患者的门上或病历上贴上带有PCA标志的标签,提示护理人员做好患者的疼痛管理工作。③硬膜外镇痛法(epidural inducing analgesia,EIA)。经硬膜外导管通过人工或可控性微泵持续给小剂量止痛药,方法简便有效,尤其适用于长期疼痛患者。a.特点:提供持久的止痛效果,降低麻醉镇痛剂用量。b.不良反应:呼吸抑制、血压降低及小腿水肿,一般呼吸抑制的危险性存在于中断给药后6~24小时。c.减少呼吸抑制发生率可采用以下措施:高龄全身情况差者减量;避免与其他镇痛方法联合使用;注意呼吸类型。据报道,通过静脉、肌肉、吸入等途径的中枢性镇痛与通过硬膜外腔等途径的局部镇痛比较,后者效果更佳,不影响意识,无成瘾。

(三)针刺和刺激镇痛

1.针刺

这是一种值得推广的安全、简便、经济、有效的止痛方法。针刺镇痛是用特制的不锈钢针刺入机体一定的穴位来解除疼痛的一种方法。有时也采用电针刺激。经大量的临床试验和观察研究表明,针刺利用可控制的低振幅频率的电流刺激局部组织,或兴奋深部组织包括肌肉在内的牵张、压力等多种感受器,通过各种传入神经纤维将信息传入中枢神经系统,在中枢神经系统的各级水平阻遏或调制伤害性信号的传递和感受。电针的传入冲动主要进入中枢神经系统,激活内源性阿片肽镇痛系统、非阿片肽镇痛系统和经典递质系统而达到镇痛效果。

2.经皮肤电刺激神经

这是根据痛觉产生的闸门控制学说和电针镇痛而发展起来的一种方法。这种方法常被用于慢性疼痛,刺激电极可放在某些穴位、疼痛部位或邻近关节。其镇痛范围限于同一脊髓节段或同神经支配区。根据刺激脉冲的频率及强度不同,其作用机制也不尽相同,低频低强度刺激可兴奋神经干中粗的神经纤维。在脊髓水平,粗神经纤维的冲动可抑制细神经纤维或中间神经元对痛觉信号的向上传递。如果刺激较强,则可激活脑内源性镇痛系统,通过下行抑制作用抑制痛觉信息在脊髓的传递。

3.表皮刺激止痛法

冷、温湿敷法,可使神经末梢的敏感性降低而减轻疼痛。

涂薄荷脑软膏止痛法止痛的原理尚不清楚。用法:取薄荷脑软膏(如清凉油)涂在疼痛部位附近。对疼痛不易触及的"内在疼"可用以上方法或用按摩七星针敲打刺激对侧皮肤以达到止痛的目的。

4.脑刺激镇痛

在脑内某些核团如中脑水管周围灰质、下丘脑、尾核等埋藏电极,电刺激这些部位可控制癌症患者的顽痛。

(四)常用的疼痛护理措施

1.松弛

这种方法是通过各种放松训练,使患者在精神上和肉体上从应激中释放出来。放松训练包括生物反馈,进行性肌肉松弛、深呼吸等。最简单的松弛性动作,如叹气、打呵欠、腹式呼吸等。

2.想象

想象是现实和幻想在精神上的表现。它不仅包括精神上的画面,而且也包括听觉、触觉、嗅觉、味觉及运动的再现。想象包括会话式的、简单的症状替换、标准想象技术、系统的个体想象技术等。

3.分散注意力

引导患者注意其他事物,"忽视"疼痛感觉,从而提高患者疼痛阈值以减轻疼痛。这种方法能提高对痛的耐受力,但不能去除疼痛,只可短期应用。分散注意力,采用的方法:当患者疼痛很轻时,可讲述患者感兴趣的故事;选放患者喜欢的音乐,播放快速高音调的音乐,嘱患者边听边随节奏打拍并闭目,疼痛减轻时音量放小;缓慢有节奏的呼吸,嘱患者眼睛注意室内前方物体,进行深慢吸气与缓慢呼出,继续慢吸慢呼并数数,闭目想象空气缓慢进肺或意想眼前是海滨和绿色原野。

4.催眠

这是在有意识的状态下,由催眠师所执行的通过强化暗示改变意识状态而使行为改变的一种方法。

催眠状态是一种注意力或精神高度集中的状态,可产生多种效果。许多研究都证实催眠术对抑制疼痛十分有效,但其神经生理学基础尚不清楚。

5.音乐

选择适当的音乐,使患者放松,不仅能改善患者的疼痛,而且对克服焦虑也有效。

6.幽默

有人报道,对某些患者来说,大笑10分钟后,患者的疼痛可缓解2小时。

7.按摩

皮肤和皮下组织施以不同程度的按压,能松弛肌肉,改善循环,以减轻疼痛。

8.气功

剧烈疼痛时可先用镇痛剂,待疼痛缓解后再练功。练功可使镇痛时间延长,防止疼痛再发生。众所周知,应用药物止痛,与病因治疗无关。而气功止痛通过唤起机体的自然治愈能力,有可能达到病因治疗,使机体处于良好的内环境状态,这是气功控制疼痛的优点所在。目前,气功止痛的机制尚不清楚。

9.心理疗法

(1)生物反馈疗法:通过机器让患者本人感觉到自主神经系统反应(血压、脉搏、体温、肌电图),通过附加自发反应条件用意志控制这些功能。自我催眠疗法可减轻疼痛的感觉和苦恼,其内容是同疼痛作斗争,好像疼痛从伤口出来而消失。

(2)图像法:通过交谈制成图像以提供患者控制疼痛的感觉。Doake初次报道了图像法可减少止痛药的使用剂量并减轻疼痛。

四、癌症疼痛的护理

疼痛是癌症患者最主要的症状之一。世界上每天有350万例以上的癌症患者忍受着疼痛的折磨。一般癌症的疼痛率占53%,晚期癌症则高达91%。根据研究,疼痛发生率最高的是骨癌和口腔癌,为80%~90%;其次是肝癌、泌尿系统癌肿、乳腺癌、肺癌等;发生最低的是白血病,仅占5%。老年患者癌症出现的疼痛在程度上可能稍轻,但疼痛仍是晚期癌症患者护理的一项重要内容。世界卫生组织(WHO)近来公布了治疗癌痛的指导原则,强调用药的三个步骤:首先用非麻醉药,如非甾体抗炎药物(NSAIDs);然后用弱麻醉镇痛剂如可卡因;最后选用强麻醉镇痛剂与复合止痛药联用,如吗啡制剂等。

(一)癌性疼痛的护理原则

1.变按需给药为按时给药

对癌性疼痛的治疗,传统的做法多以患者超过忍耐力为给药标准,并有意识地尽可能延长给药间隔时间,以减少止痛药用量,这样不仅不能使患者摆脱疼痛的痛苦,还会提高对疼痛的警觉和恐惧,甚至形成索取更多、更强的止痛药愿望,造成对止痛药的"心理性成瘾"。因此,最好根据药物半衰期按时给药,一般在前次服药效果消失1小时前给药为宜。尽可能口服,其次直肠给药,最后才考虑注射。

2.分阶梯复合用药

WHO建议癌性痛治疗选用镇痛剂必须从弱到强按三个阶梯进行。首选第1类非阿片镇痛剂,代表药是阿司匹林,代替药是氨基比林,对于轻、中度疼痛有效。如果止痛不满意,可选用第

2 类阿片镇痛剂,代表药是可待因,代替药是右旋丙氧酚。只有效果仍不满意时才选用第 3 类强阿片镇痛剂,代表药是吗啡,代替药有美沙酮、哌替啶等。由于癌性疼痛具有急性和慢性疼痛两种特点,用止痛药可长期安排应付持续性疼痛,并应根据疼痛程度经常变换止痛药,在充分缓解的前提下尽可能减少止痛药用量。实践表明,合理的间隔时间、充足的剂量、科学的搭配药物,应用非麻醉性止痛药可使大多数癌性疼痛缓解。

3.注重心理护理

疼痛患者极为敏感,需要格外关注,不仅需要技术上治疗,也需要情感上的照料。给予疼痛患者心理安慰、鼓励,使其精神上摆脱恐惧感,并教育患者及家属改变对药物不良反应及耐受性的错误认识,使广大的癌症患者从疼痛的痛苦中解脱出来。

(二)麻醉技术控制癌痛

1.神经阻滞

神经阻滞是经皮将局麻药或神经破坏药直接注入神经节、神经干或神经丛及其周围,阻断疼痛传导的一类方法,在晚期癌痛患者中已应用了多年。近年来提倡给早期癌痛患者应用。治疗性神经阻滞常用破坏神经的不可逆的药物,如酚、酒精等。

2.椎管内应用麻醉剂

椎管内应用麻醉剂已有十余年的历史。这项技术是通过导管或泵,连续或间断将药物输入硬膜外或鞘内。这种方法避免了口服给药法和其他方法给药的不良反应,同时还减少了辅助药物的应用。然而,耐药性是影响止痛效果的一个因素。

(三)神经外科技术控制癌痛

神经外科手术已广泛用于治疗癌痛。这些技术近期才应用于临床,手术治疗的目的是在周围神经与中枢神经之间某一点切断传导疼痛的途径。如周围神经切断术、脊髓前侧切断术、脑回切断术等。

（商春燕）

心内科护理

第一节 心 肌 炎

心肌炎常为全身性疾病在心肌上的炎症性表现,由于心肌病变范围大小及病变程度不同,轻者可无临床症状,严重者可致猝死,诊断及时并经适当治疗者,可完全治愈,迁延不愈者,可发成慢性心肌炎或心肌病。

一、病因与发病机制

(一)病因

细菌如白喉杆菌、溶血性链球菌、肺炎双球菌、伤寒杆菌等,病毒如柯萨奇病毒、艾柯病毒、肝炎病毒、流行性出血热病毒、流感病毒、腺病毒等,其他如真菌、原虫等均可致心肌炎。但目前以病毒性心肌炎较为常见。

致病因素包括以下几点。①过度运动:运动可致病毒在心肌内繁殖速度加剧,加重心肌炎症和坏死。②细菌感染:细菌和病毒混合感染时,可能起协同致病作用。③妊娠:妊娠可以增强病毒在心肌内的繁殖,所谓围生期心肌病,可能是病毒感染所致。④其他:营养不良、高热寒冷、缺氧、过度饮酒等,均可诱发病毒性心肌炎。

(二)发病机制

根据动物实验、临床与病毒学、病理学观察,有以下两种机制。

1.病毒直接作用

实验中将病毒注入血循环后可致心肌炎,在急性期,主要在起病 9 天以内,患者或动物的心肌中可分离出病毒,病毒荧光抗体检查结果为阳性,或在电镜检查时发现病毒颗粒。病毒感染心肌细胞后产生溶细胞物质,使细胞溶解,心肌间质增生、水肿及充血。

2.免疫反应

病毒性心肌炎起病 9 天后,心肌内已找不到病毒,但心肌炎病变仍在发生;有些患者病毒感染的其他症状轻微,而心肌炎表现颇为严重;还有些患者心肌炎的症状在病毒感染其他症状发生一段时间以后才出现;有些患者的心肌中可能发现抗原抗体复合体。以上都证明了心肌炎过程中免疫机制的存在。

（三）病理改变

病变范围大小不一，可为弥漫性或局限性，随病程发展可为急性或慢性。病变较重者肉眼见心肌非常松弛，呈灰色或黄色，心腔扩大。病变较轻者在大体检查时可无发现，仅可在显微镜下有所发现，而病理学检查必须在多个部位切片，方使病变免于遗漏。在显微镜下，心肌纤维之间与血管四周的结缔组织中可发现细胞浸润，以单核细胞为主，心肌细胞可有变性、溶解或坏死。病变如在心包下区则可合并心包炎，成为病毒性心包心肌炎。病变可涉及心肌与间质，也可涉及心脏的起搏与传导系统，如窦房结、房室结、房室束和束支，成为心律失常的发病基础。病毒的毒力越强，病变范围越广。在实验性心肌炎中，可见到心肌坏死之后被纤维组织替代。

二、临床表现

临床表现取决于病变的广泛程度与部位，重者可致猝死，轻者几无症状。心肌炎老幼均可发病，但年轻人较易发病，且男多于女。

（一）症状

心肌炎的症状可出现于原发病的症状期或恢复期。如在原发病的症状期出现，其表现可被原发病掩盖。多数患者在发病前有发热、全身酸痛、咽痛、腹泻等症状，反映发生全身性病毒感染，但也有部分患者原发病症状轻，而心肌炎症状则比较显著。心肌炎患者常诉胸闷、心前区隐痛、心悸、乏力、恶心、头晕。临床上诊断的心肌炎中，90%左右以心律失常为主诉或首见症状，其中少数患者可因此而发生昏厥或阿-斯综合征。极少数患者起病后发展迅速，出现心力衰竭或心源性休克。

（二）体征

1.心脏扩大

症状轻者心脏不扩大，一般有暂时性扩大，不久即恢复。心脏扩大显著反映心肌炎广泛而严重。

2.心率改变

心率增速与体温不相称，或心率异常缓慢，均为心肌炎的可疑征象。

3.心音改变

心尖区第一音可减低或分裂，心音可呈胎心样，心包摩擦音的出现反映有心包炎存在。

4.杂音

查体可见与发热程度不平行的心动过速，心尖区可能有收缩期吹风样杂音或舒张期杂音，前者为发热、贫血、心腔扩大所致，后者为左室扩大造成的相对性左房室瓣狭窄所致。杂音响度都不超过三级，心肌炎好转后即消失。

5.心律失常

心律失常极常见，各种心律失常都可出现，以房性与室性期前收缩最为常见，其次为房室传导阻滞；此外，心房颤动（简称房颤）、病态窦房结综合征均可出现。心律失常是造成猝死的原因之一。

6.心力衰竭

重症弥漫性心肌炎患者可出现急性心力衰竭，属于心肌泵血功能衰竭，左右心同时发生衰竭，引起心排血量过低，故除一般心力衰竭表现外，易合并心源性休克。

三、辅助检查

(一)心电图

心电图异常的阳性率高,且为诊断心肌炎的重要依据,起病后心电图可突然由正常变为异常,但异常可随感染的消退而消失。主要表现有 ST 段下移,T 波低平或倒置,特别是室性心律失常和房室传导阻滞等。

(二)X 线检查

由于病变范围及病变严重程度不同,放射线检查亦有较大差别。1/3~1/2 的患者有心脏扩大,多为轻中度扩大,明显扩大者多伴有心包积液,心影呈球形或烧瓶状,心搏动减弱。局限性心肌炎或病变较轻者,心界可完全正常。

(三)血液检查

白细胞计数在病毒性心肌炎发生时可保持正常、偏高或降低,血沉大多正常,亦可稍增快,C 反应蛋白含量大多增高,尿谷草转氨酶(GOT)、谷丙转氨酶(GPT)、乳酸脱氢酶(LDH)、肌酸磷酸激酶(CPK)正常或升高,慢性心肌炎多在正常范围。有条件者可做病毒分离或抗体测定。

四、诊断

病毒性心肌炎的诊断必须建立在有心肌炎和病毒感染证据的基础上。胸闷、心悸常可提示心脏被波及,心脏扩大、心律失常或心力衰竭为心脏明显受损的表现,心电图上出现 ST-T 改变与异位心律或传导障碍反映心肌病变的存在。病毒感染的证据有以下各点:①有发热、腹泻或流感症状,发生后不久出现心脏症状或心电图变化。②血清病毒中和抗体测定结果为阳性,由于柯萨奇 A、B 病毒最为常见,通常检测此组病毒的中和抗体,在起病早期和 2~4 周各取血标本 1 次,如两次抗体效价示 4 倍上升,可作为近期感染该病毒的依据。③咽、肛拭病毒分离,结果若为阳性则有辅助意义。有些正常人也可为阳性,阳性结果须与阳性中和抗体测定结果相结合。④用聚合酶链反应法从粪便、血清或心肌组织中检出病毒 RNA。⑤心肌活检,从取得的活组织做病毒检测,病毒学检查对心肌炎的诊断有帮助。

五、治疗

应卧床休息,以减轻组织损伤,加速病变恢复。若伴有心律失常,应卧床休息 2~4 周,然后逐渐增加活动量,严重心肌炎伴有心脏扩大者,应休息 6 个月至 1 年,直到临床症状完全消失,心脏大小恢复正常。应用免疫抑制剂。激素的应用尚有争论,但重症心肌炎伴有房室传导阻滞、心源性休克、心功能不全者均可应用激素。常用激素为泼的松 40~60 mg/d,病情好转后逐渐减量,6 周 1 个疗程。必要时亦可用氢化可的松或地塞米松,静脉给药。心肌炎对洋地黄耐受性差、填用。心力衰竭者可用强心、利尿、血管扩张剂。心律失常者的治疗方法与一般心律失常的治疗相同。

六、病情观察

(1)定时测量体温、脉搏,判断体温与脉率增速是否成正比。
(2)密切观察患者呼吸频率、节律的变化,及早发现是否存在心功能不全的症状。
(3)定时测量血压,观察记录尿量,以及早判断有无心源性休克的发生。

(4)急性期密切观察心率与心律,及早发现有无心律失常,如室性期前收缩、不同程度的房室传导阻滞等,严重者可出现急性心力衰竭、心律失常等。

七、对症护理

(一)心悸、胸闷

保证患者休息,急性期应卧床。按医嘱及时使用改善心肌营养与代谢的药物。

(二)心律失常

对于急性病毒性心肌炎引起高度房室传导阻滞或窦房结病变引起窦房传导阻滞、窦房停搏而致阿-斯综合征的患者,应就地进行心肺复苏,并积极配合医师进行药物治疗或紧急做临时心脏起搏处理。

(三)心力衰竭

对于心力衰竭患者,按心力衰竭护理常规护理。

八、护理措施

(1)遵医嘱给予氧气吸入,药物治疗。发生心肌炎时,心肌细胞对洋地黄的耐受性较差,应用洋地黄时应特别注意其毒性反应。

(2)休息与活动:反复向患者解释急性期卧床休息可减轻心脏负荷,减少心肌耗氧量,有利于心功能的恢复,防止病情恶化或转为慢性病程;患者在急性期常需卧床 2~3 个月,待症状、体征和实验室检查结果恢复后,方可逐渐增加活动量。

(3)心理护理:告诉患者体力恢复需要一段时间,不要急于求成;当患者活动耐力有所增加时,应及时给予鼓励;对不愿意活动或害怕活动的患者,应给予心理疏导,督促患者完成能力范围内的活动量,恢复期仍应限制活动 3~6 个月。

(4)病情观察:急性期严密监测患者的体温、心率、心律、血压的变化。若发现心率突然变慢、血压偏低、频发期前收缩、房室传导阻滞,应及时报告;观察患者有无脉速、易疲劳、呼吸困难、烦躁及肺水肿的表现。

(5)活动中监测:病情稳定后,与患者及家属一起制订并实施每天活动计划,严密监测活动时心率、心律、血压变化。若活动后出现胸闷、心悸、呼吸困难、心律失常等,应停止活动,以此作为限制最大活动量的指征。

九、健康教育

(1)向患者讲解充分休息的必要性及心肌营养药物的作用。指导患者进食高蛋白、高维生素、易消化的食物,尤其是补充富含维生素 C 的食物,如新鲜蔬菜、水果,以促进心肌代谢与修复,戒烟酒。

(2)告诉患者经积极治疗后多数患者可以痊愈,少数可留有心律失常后遗症,极少数患者在急性期因严重心律失常、急性心力衰竭和心源性休克而死亡,有部分患者会演变成慢性心肌炎。

(3)积极预防感冒,避免受凉及接触传染源,恢复期每天有一定时间的户外活动但不宜过多,以适应环境,增强体质。

(4)积极治疗和消除细菌感染灶,如慢性扁桃体炎、慢性鼻窦炎、中耳炎等。

(5)遵医嘱按时服药,定期复查。

(6)教会患者及家属测脉搏、节律,发现异常或有胸闷、心悸等不适应症状及时复诊。

（马爱萍）

第二节 心 律 失 常

正常心律起源于窦房结,并沿正常房室传导系统顺序激动心房和心室,频率为 60 ~ 100 次/分(成人)。心律失常是指心脏冲动的起源、频率、节律、传导速度和传导顺序等异常。

一、分类

心律失常按其发生机制可分为冲动形成异常和冲动传导异常两大类。

(一)冲动形成异常

1.窦性心律失常

(1)窦性心动过速。

(2)窦性心动过缓。

(3)窦性心律不齐。

(4)窦性停搏等。

2.异位心律

(1)主动性异位心律:①期前收缩(房性、房室交界区性、室性);②阵发性心动过速(房性、房室交界区性、室性);③心房扑动、心房颤动;④心室扑动、心室颤动(简称室颤)。

(2)被动性异位心律:①逸搏(房性、房室交界区性、室性);②逸搏心律(房性、房室交界区性、室性)。

(二)冲动传导异常

1.生理性

干扰及房室分离。

2.病理性

(1)窦房传导阻滞。

(2)房内传导阻滞。

(3)房室传导阻滞。

(4)室内传导阻滞(左、右束支及左束支分支传导阻滞)。

此外,临床上根据心律失常发作时心率的快慢又将心律失常分为快速性心律失常和缓慢性心律失常。

二、病因及发病机制

(一)生理因素

健康人均可发生心律失常,特别是窦性心律失常和期前收缩等。情绪激动、精神紧张、过度疲劳、大量吸烟、饮酒、喝浓茶或咖啡等常为诱发因素。

(二)器质性心脏病

各种器质性心脏病是引发心律失常的最常见原因,以冠心病、心肌病、心肌炎、风湿性心脏病多见,尤以心力衰竭或心肌梗死常见。

(三)非心源性疾病

除了心脏病外,其他系统的严重疾病,也可引发心律失常,如急性脑血管病、甲状腺功能亢进、慢性阻塞性肺病等。

(四)其他

电解质紊乱(低钾血症、低钙血症、高钾血症等)、药物作用(洋地黄、肾上腺素等)、心脏手术或心导管检查、中暑、电击伤等均可引发心律失常。

心律失常发生的基本原理是多种原因引起心肌细胞的自律性、兴奋性、传导性改变,导致心脏冲动形成异常、冲动传导异常,或两者兼而有之。

三、诊断要点

通过病史、体征可以作出初步判定。确定心律失常的类型主要依靠心电图,某些心律失常尚需做心电生理检查。

(一)病史

心律失常的诊断应从详尽采集病史入手,让患者客观描述发生心悸等症状时的感受。症状的严重程度取决于心律失常对血流动力学的影响,轻者可无症状或出现心悸、头晕;严重者可诱发心绞痛、心力衰竭、晕厥甚至猝死。

(二)体格检查

体格检查包括心脏视诊、触诊、叩诊、听诊的全面检查,并应注意检查患者的神志、血压、脉搏频率及节律。

(三)辅助检查

心电图是诊断心律失常最重要的一项无创性检查技术。应记录多导联心电图,并记录能清楚显示P波导联的心电图长条以备分析,通常选择Ⅱ或V₁导联。其他辅助诊断的检查还有动态心电图、运动试验和食管心电图等。临床心电生理检查,如食管心房调搏检查、心室内心电生理检查对明确心律失常的发病机制、治疗、预后均有很大帮助。

四、各种心律失常的概念、临床意义及心电图特点

(一)窦性心律失常

心脏正常起搏点位于窦房结,由窦房结发出冲动引起的心律称窦性心律,成人窦性心律为60~100次/分。正常窦性心律的心电图特点:①P波在Ⅰ、Ⅱ、aVF导联直立,aVR导联倒置。②PR间期0.12~0.20秒。③PP间期之差不超过0.12秒。窦性心律的频率可因年龄、性别、体力活动等不同有显著差异(图4-1)。

1.窦性心动过速

(1)成人窦性心律的频率超过100次/分为窦性心动过速,其心律的增快和减慢是逐渐改变的。

(2)心电图特点为窦性心律,PP间期小于0.60秒,成人频率大多在100~180次/分(图4-2)。

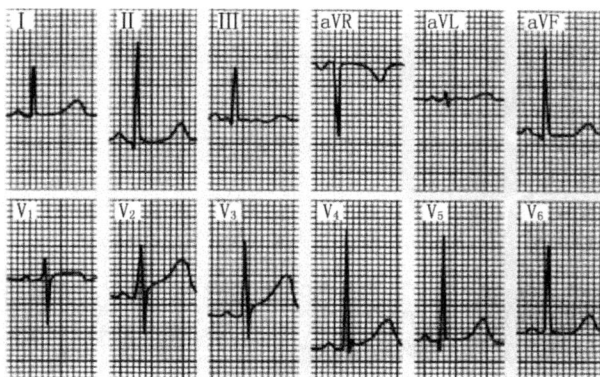

图 4-1　正常心电图

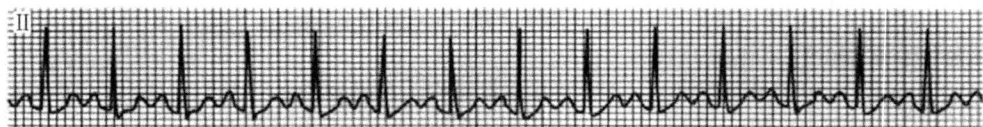

图 4-2　窦性心动过速

（3）窦性心动过速一般不需特殊治疗。治疗主要针对原发病和诱因的去除,必要时可应用β受体阻滞剂(如普萘洛尔)或镇静剂(如地西泮)。

2.窦性心动过缓

（1）成人窦性心律的频率低于 60 次/分,称为窦性心动过缓。

（2）心电图特点为窦性心律,PP 间期差异大于 1.0 秒。常伴窦性心律不齐,即 PP 间期之差大于 0.12 秒(图 4-3)。

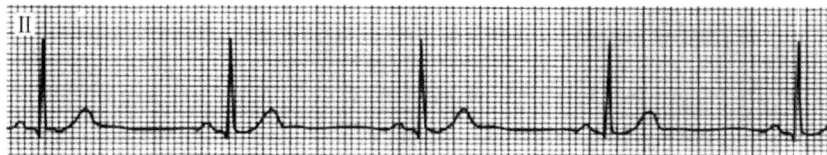

图 4-3　窦性心动过缓

（3）无症状的窦性心动过缓通常无须治疗。因心率过慢出现头晕、乏力等心排血量不足症状时,可用阿托品、异丙肾上腺素等药物,必要时需行心脏起搏治疗。

3.窦性停搏

（1）窦性停搏是指窦房结冲动形成暂停或中断,导致心房及心室活动相应暂停的现象,又称窦性静止。

（2）心电图特点为一个或多个 PP 间期显著延长,而长 PP 间期与窦性心律的基本 PP 间期之间无倍数关系,其后可出现交界性或室性逸搏或逸搏心律(图 4-4)。

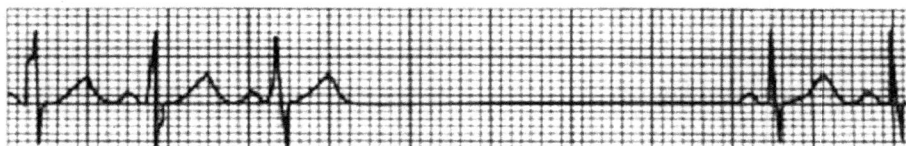

图 4-4　窦性停搏

（3）窦性停搏可由迷走神经张力增高或洋地黄、胺碘酮、钾盐、乙酰胆碱等药物,高钾血症、心肌炎、心肌病、冠心病等引起。临床症状轻重不一,轻者无症状或偶尔出现心搏暂停,重者可发生阿-斯综合征甚至死亡。

4.病态窦房结综合征

（1）病态窦房结综合征（SSS）,简称病窦综合征,是由窦房结及其邻近组织病变引起的窦房结起搏功能和/或窦房结传导功能障碍,从而产生的多种心律失常的综合表现。

（2）病窦综合征常见病因为冠心病、心肌病、心肌炎,亦可见于结缔组织病、代谢性疾病及家族性遗传性疾病等,少数病因不明。主要临床表现为心动过缓所致的脑、心、肾等脏器供血不足症状,尤以脑供血不足症状为主。轻者表现为头晕、心悸、乏力、记忆力减退等,重者可发生短暂晕厥或阿-斯综合征。部分患者合并短阵室上性快速性心律失常发作（慢-快综合征）,进而可出现心悸、心绞痛或心力衰竭。

（3）心电图特点:①持续而显著的窦性心动过缓（<50 次/分）;②窦性停搏和/或窦房传导阻滞;③窦房传导阻滞与房室传导阻滞并存;④心动过缓-心动过速综合征,又称慢-快综合征,是指心动过缓与房性快速性心律失常（如房性心动过速、心房扑动、心房颤动）交替发作,房室交界区性逸搏心律（图 4-5）。

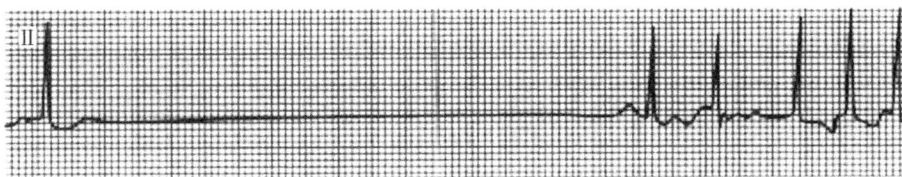

图 4-5　病态窦房结综合征（慢-快综合征）

（4）积极治疗原发疾病。无症状者,不必给予治疗,仅定期随访观察;反复出现严重症状及心电图大于 3 秒长间歇者宜首选安装人工心脏起搏器。应用起搏器治疗慢-快综合征后,若患者仍有心动过速发作,则可同时用药物控制快速性心律失常发作。

（二）期前收缩

期前收缩是指窦房结以外的异位起搏点发出的过早冲动引起的心脏搏动,根据异位起搏点的部位不同可分为房性、房室交界性和室性。期前收缩可偶发或频发,如每个窦性搏动后出现一个期前收缩,称为二联律;每两个窦性搏动后出现一个期前收缩,称三联律。在同一导联上,若室性期前收缩的形态不同,称为多源性室性期前收缩。

期前收缩可见于健康人,其发生与情绪激动、过度疲劳、过量饮酒或吸烟、饮浓茶、饮咖啡等有关。冠心病急性心肌梗死、风湿性心瓣膜病、心肌病、心肌炎等各种心脏病常可引起期前收缩。此外,药物毒性作用,电解质紊乱,心脏手术或心导管检查均可引起期前收缩。

1.临床意义

偶发的期前收缩一般无症状,部分患者可有漏跳的感觉。频发的期前收缩由于影响心排血量,可引起头痛、乏力、晕厥等;原有心脏病者可诱发或加重心绞痛或心力衰竭。听诊心律不规则,期前收缩的第一心音增强,第二心音减弱或消失。脉搏触诊可发现脉搏脱落。

2.心电图特点

（1）房性期前收缩（图 4-6）:提前出现的房性异位 P 波,其形态与同导联窦性 P 波不同;PR间期大于 0.12 秒;P 波后的 QRS 波群有三种可能:①与窦性心律的 QRS 波群相同。②因室内差异性传导出现宽大畸形的 QRS 波群。③提前出现的 P 波后无 QRS 波群,称为未下传的房性期前收缩;多数为不完全性代偿间歇(即期前收缩前后窦性 P 波之间的时限常短于两个窦性 PP 间期)。

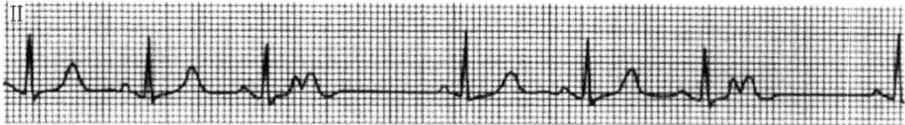

图 4-6　房性期前收缩

(2)房室交界区性期前收缩(图 4-7)提前出现的 QRS 波群,其形态与同导联窦性心律 QRS 波群相同,或因室内差异性传导而变形;逆行 P 波(Ⅰ、Ⅱ、aVF 导联倒置,aVR 导联直立)有三种可能:①P 波位于 QRS 波群之前,PR 间期小于 0.12 秒。②P 波位于 QRS 波群之后,RP 间期小于 0.20 秒。③P 波埋于 QRS 波群中,QRS 波群之前后均看不见 P 波;多数为完全性代偿间期(即期前收缩前后窦性 P 波之间的时限等于2 个窦性 PP 间期)。

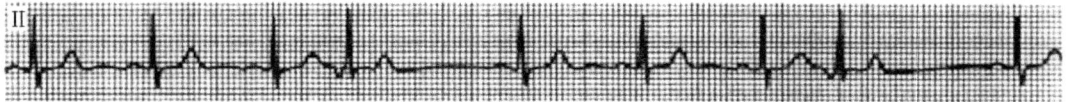

图 4-7　房室交界性期前收缩

(3)室性期前收缩(图 4-8):①提前出现的 QRS 波群宽大畸形,时限大于 0.12 秒;②QRS 波群前无相关的 P 波;③T 波方向与 QRS 波群主波方向相反;④多数为完全性代偿间歇。

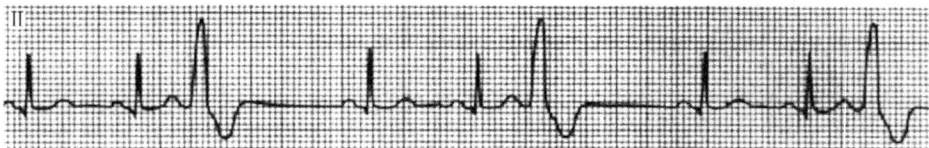

图 4-8　室性期前收缩

3.治疗要点

(1)病因治疗:积极治疗原发病,解除诱因,如改善心肌供血,控制心肌炎症,纠正电解质紊乱,避免情绪激动或过度疲劳等。

(2)药物治疗:无明显自觉症状或偶发的期前收缩者,一般无须抗心律失常药物治疗,可酌情使用镇静剂,如地西泮等。如频繁发作,症状明显或有器质性心脏病者,必须积极治疗,根据期前收缩的类型选用不同的药物。房性期前收缩、交界性期前收缩可选用维拉帕米、普罗帕酮、莫雷帕酮或 β 受体阻滞剂等药物;室性期前收缩选用 β 受体阻滞剂、美西律、普罗帕酮、莫雷帕酮等药物。

(3)其他:急性心肌梗死早期发生的室性期前收缩可选用利多卡因;洋地黄中毒引起的室性期前收缩者首选苯妥英钠。

(三)阵发性心动过速

阵发性心动过速是一种阵发性快速而规律的异位心律,由三个或三个以上连续发生的期前收缩形成,根据异位起搏点的部位不同可分为房性、房室交界性和室性阵发性心动过速。由于房性、房室交界性阵发性心动过速在临床上难以区别,故统称为阵发性室上性心动过速(PSVT)。阵发性室上性心动过速常见于无器质性心脏病者,其发作与体位改变、情绪激动、过度疲劳、烟酒过量等有关。阵发性室性心动过速多见于心肌病变广泛而严重的患者,如冠心病导致急性心肌梗死时,其次是心肌病、心肌炎、二尖瓣脱垂、心瓣膜病等。

1.临床意义

(1)阵发性室上性心动过速突然发作、突然终止,持续时间长短不一。发作时患者常有心悸、焦虑、紧张、乏力,甚至诱发心绞痛、心功能不全、晕厥或休克。症状轻重取决于发作时的心率、持续时间和有无心脏病变等。听诊时心律规则,心率150~250次/分,心尖部第一心音强度不变。

(2)阵发性室性心动过速症状轻重取决于室速发作的频率、持续时间、有无器质性心脏病及心功能异常状况。非持续性室速(发作时间<30秒)患者通常无症状或仅有心悸;持续性室速患者常伴明显血流动力学障碍与心肌缺血,可出现低血压、晕厥、心绞痛、休克或急性肺水肿。听诊心律略不规则,心率常在100~250次/分。如发生完全性房室分离,则第一心音强度不一致。

2.心电图特点

(1)阵发性室上性心动过速(图4-9)特征:①三个或三个以上连续而迅速的室上性期前收缩,频率范围达150~250次/分,节律规则;②P波不易分辨;③绝大多数患者QRS波群形态与时限正常。

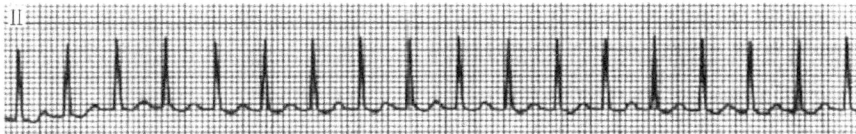

图4-9 阵发性室上性心动过速

(2)阵发性室性心动过速(图4-10)特征:①三个或三个以上连续而迅速的室性期前收缩,频率范围达100~250次/分,节律较规则或稍有不齐;②QRS波群形态畸形,时限大于0.12秒,有继发ST-T改变;③如有P波,则P波与QRS波无关,且其频率比QRS频率缓慢;④常可见心室夺获与室性融合波。

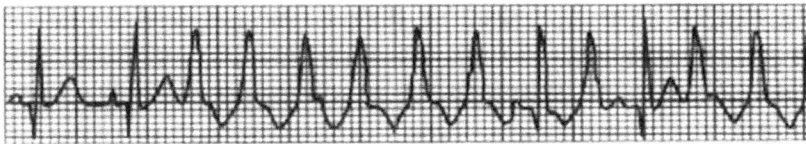

图4-10 阵发性室性心动过速

3.治疗要点

(1)阵发性室上性心动过速的治疗。

急性发作时治疗:①刺激迷走神经,可起到减慢心率、终止发作的作用。方法包括刺激悬雍垂诱发恶心、呕吐;深吸气后屏气,再用力做呼气动作(Valsalva动作);颈动脉窦按摩等。上述方法可重复多次使用。②药物终止发作:当刺激迷走神经无效时,可采用维拉帕米或三磷酸腺苷(ATP)静脉注射。

预防复发:除避免诱因外,发作频繁者可选用地高辛、长效钙通道阻滞剂、长效普萘洛尔等药物。

对于反复发作或药物治疗无效者,可考虑施行射频消融术。该方法具有安全、迅速、有效且能治愈心动过速的优点,可作为预防发作的首选方法。

(2)阵发性室性心动过速:由于室速多发生于器质性心脏病者,往往导致血流动力学障碍,其至发展为室颤,应严密观察,必要时予以紧急处理,终止其发作。

一般遵循的原则是,无器质性心脏病者发生的非持续性室速,如无症状,无须进行治疗;持续性室速发作,无论有无器质性心脏病,均应给予治疗;有器质性心脏病的非持续性室速亦应考虑给予治疗。药物首选利多卡因,静脉注射 100 mg,有效后可予静脉滴注维持;其他药物如普罗帕酮、胺碘酮也有疗效。如使用上述药物无法终止发作,且患者已出现低血压、休克、脑血流灌注不足等危险表现,应立即给予同步直流电复律。

(四)扑动与颤动

当自发性异位搏动的频率超过阵发性心动过速的范围时,形成扑动或颤动。根据异位起搏点的部位不同可分为心房扑动(简称房扑)与心房颤动(简称房颤),心室扑动(简称室扑)与心室颤动(简称室颤)。房颤是成人最常见的心律失常之一,远较房扑多见,二者发病率之比为10:1~20:1,绝大多数房颤并发于各种器质性心脏病,其中以风湿性心瓣膜病最为常见。室扑与室颤是最严重的致命性心律失常,室扑多为室颤的前奏,而室颤则是导致心源性猝死的常见心律失常,也是心脏病或其他疾病临终前的表现。

1.临床意义

(1)心房扑动与心房颤动。房扑和房颤的症状取决于有无器质性心脏病、基础心功能,以及心室率的快慢。如心室率不快且无器质性心脏病者可无症状,心室率快者可有心悸、胸闷、头晕、乏力等症状。发生房颤时心房有效收缩消失,心排血量减少25%~30%,加之心室率增快,对血流动力学影响较大,导致心排血量、冠状循环及脑部供血明显减少,引起心力衰竭、心绞痛或晕厥;还易引起心房内附壁血栓的形成,部分血栓脱落可引起体循环动脉栓塞,以脑栓塞最为常见。体检时房扑的心室律可规则或不规则,发生房颤时,听诊第一心音强弱不等,心室律绝对不规则;心室率较快时,脉搏短绌(脉率慢于心率)明显。

(2)心室扑动与心室颤动。室扑和室颤对血流动力学的影响与心室停搏相同,其临床表现无差别。室扑与室颤具有下列特点:意识突然丧失,常伴有全身抽搐,持续时间长短不一;心音消失,触不到脉搏,测不出血压;呼吸不规则或停止;瞳孔散大,对光反射消失。

2.心电图特点

(1)心房扑动心电图(图4-11)特征:①P波消失,代之以频率为250~350次/分,间隔均匀,形状相似的锯齿状心房扑动波(F波);②F波与QRS波群成某种固定的比例,最常见的房室传导比例为2:1,有时比例关系不固定,则引起心室律不规则;③QRS波群形态一般正常,伴有室内差异性传导者QRS波群可增宽、变形。

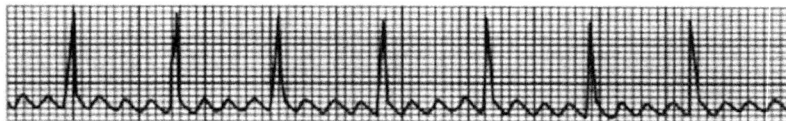

图 4-11 心房扑动(2:1房室传导)

(2)心房颤动心电图(图4-12)特征:①P波消失,代之以大小不等、形态不一、间期不等的心房颤动波(f波),频率为350~600次/分;②RR间期绝对不等;③QRS波群形态通常正常,当心室率过快,发生室内差异性传导时,QRS波群增宽、变形。

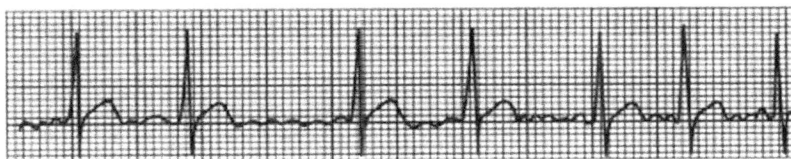

图 4-12 心房颤动

(3)心室扑动的心电图(图 4-13)特征:P-QRS-T 波群消失,代之以频率为 150～300 次/分,波幅大而较规则的正弦波(室扑波)图形。

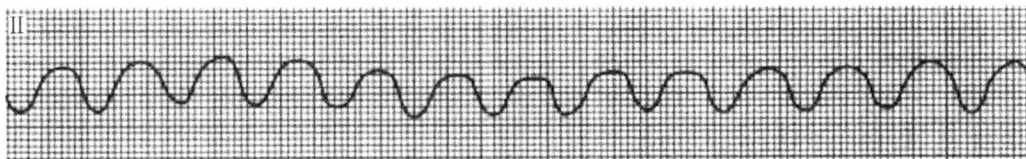

图 4-13 心室扑动

(4)心室颤动的心电图(图 4-14)特征:P-QRS-T 波群消失,代之以形态、振幅与间隔绝对不规则的颤动波(室颤波),频率为 150～500 次/分。

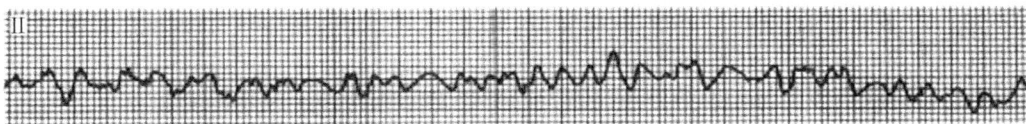

图 4-14 心室颤动

3.治疗要点

(1)心房扑动和颤动的治疗。房扑或房颤伴有较快心室率时,可使用洋地黄类药物减慢心室率,以保持血流动力学的稳定,此法可以使有些房扑或房颤转为窦性心律。其他药物如维拉帕米、地尔硫䓬等也能起到终止房扑、房颤的作用。对于发生持续性房颤的患者,符合条件者可采用药物如奎尼丁、胺碘酮等进行复律,无效时可使用电复律。

(2)心室扑动和颤动的治疗。室扑或室颤发生后,如果不迅速采取抢救措施,患者一般在3～5 分钟内死亡,因此必须争分夺秒、尽快恢复有效心律。一旦心电监测确定为心室扑动或颤动时,立即采用除颤器进行非同步直流电除颤,同时配合胸部按压及人工呼吸等心肺复苏术,并经静脉注射利多卡因及其他复苏药物,如肾上腺素等。

(五)房室传导阻滞

房室传导阻滞(AVB)是指冲动从心房传到心室的过程中,冲动传导发生延迟或中断。根据病因不同,其阻滞部位可发生在房室结、房室束及束支系统内,按阻滞程度可分为三类。AVR 常见于器质性心脏病,一度和二度Ⅰ型房室传导阻滞偶尔可见于健康人,与迷走神经张力过高有关。

1.临床意义

(1)一度房室传导阻滞:指传导时间(PR 间期)延长;患者多无自觉症状,听诊时第一心音可略为减弱。

(2)二度房室传导阻滞:心房冲动部分不能传入心室(心搏脱漏);心搏脱漏仅偶尔出现时,患者多无症状或偶有心悸;如心搏脱漏频繁、心室率缓慢时,可有乏力、头晕甚至短暂晕厥;听诊有心音脱漏,触诊脉搏脱落。若为 2∶1 传导阻滞,则可听到慢而规则的心室率。

(3)三度房室传导阻滞:心房冲动全部不能传入心室;患者症状取决于心室率的快慢,如心室率过慢,心排血量减少,导致心脑供血不足,可出现头晕、疲乏、心绞痛、心力衰竭等;如心室搏动停顿超过 15 秒,可引起晕厥、抽搐,即阿-斯综合征发生,严重者可猝死;听诊心律慢而规则,心室率多为 35～50 次/分,第一心音强弱不等,间或闻及心房音及响亮清晰的第一心音(大炮音)。

2.心电图特点

(1)一度房室传导阻滞心电图(图 4-15)特征:①PR 间期延长,成人大于 0.20 秒(老年人大于 0.21 秒);②每个 P 波后均有 QRS 波群。

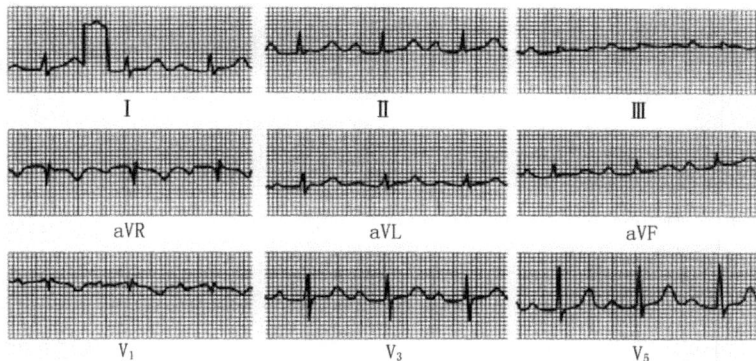

图 4-15　一度房室传导阻滞

(2)二度房室传导阻滞:按心电图表现可分为Ⅰ型和Ⅱ型。

二度Ⅰ型房室传导阻滞心电图(图 4-16)特征:①PR 间期在相继的心搏中逐渐延长,直至发生心室脱漏,脱漏后的第一个 PR 间期缩短,如此周而复始;②相邻的 RR 间期进行性缩短,直至 P 波后 QRS 波群脱漏;③心室脱漏造成的长 RR 间期小于两个 PP 间期之和。

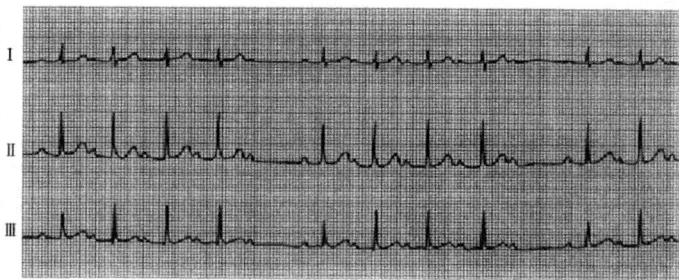

图 4-16　二度Ⅰ型房室传导阻滞

二度Ⅱ型房室传导阻滞心电图(图 4-17)特征:①PR 间期固定不变(可正常或延长);②数个 P 波之后有一个 QRS 波群脱漏,形成 2∶1、3∶1、3∶2 等不同比例的房室传导阻滞;③QRS 波群形态一般正常,亦可有异常。

如果二度Ⅱ型房室传导阻滞下传比例大于等于 3∶1 时,称为高度房室传导阻滞。

(3)三度房室传导阻滞心电图(图 4-18)特征:①P 波与 QRS 波群各有自己的规律,互不相关,呈完全性房室分离;②心房率大于心室率;③QRS 波群形态和时限取决于阻滞部位,如阻滞位于希氏束及其附近,心室率 40～60 次/分,QRS 波群正常;④如阻滞部位在希氏束分叉以下,心室率可在 40 次/分以下,QRS 波群宽大畸形。

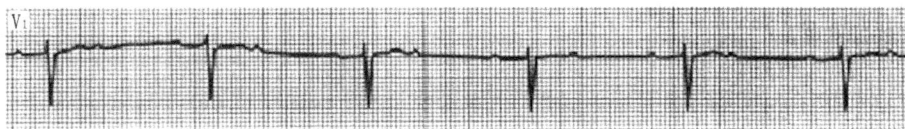

图 4-17　二度Ⅱ型房室传导阻滞

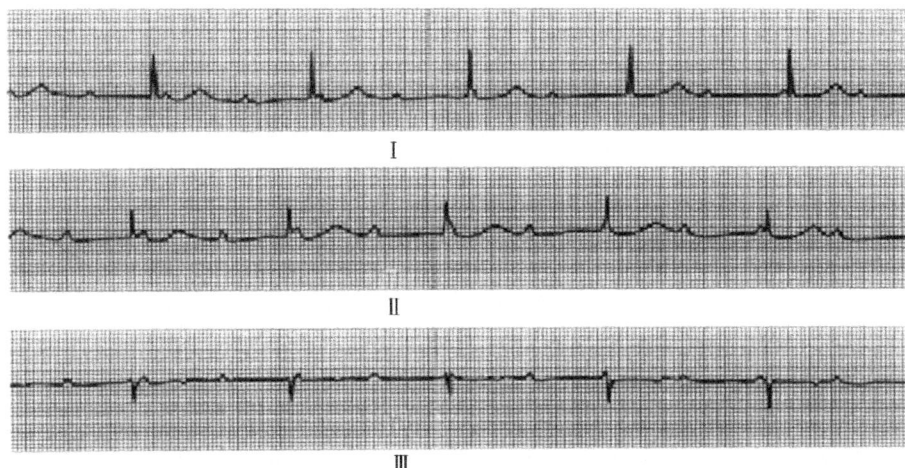

Ⅰ

Ⅱ

Ⅲ

图 4-18　三度房室传导阻滞

3.治疗要点

（1）病因治疗。积极治疗能引起房室传导阻滞的各种心脏病,纠正电解质紊乱,停用有关药物,解除迷走神经过高张力等。一度或二度Ⅰ型房室传导阻滞,心室率大于 50 次/分且无症状者,仅需针对病因治疗,心律失常本身无须进行治疗。

（2）药物治疗。二度Ⅱ型或三度房室传导阻滞,心室率慢并影响血流动力学,应及时提高心室率以改善症状,防止发生阿-斯综合征。常用药物:①异丙肾上腺素持续静脉滴注,使心室率维持在60～70 次/分,对急性心肌梗死患者要慎用;②阿托品静脉注射,适用于阻滞部位在房室结的患者。

（3）人工心脏起搏治疗。对心室率低于 40 次/分,症状严重者,特别是曾发生过阿-斯综合征者,应首选安装人工心脏起搏器。

五、常见护理诊断

（一）活动无耐力

活动无耐力与心律失常导致心排血量减少有关。

（二）焦虑

焦虑与心律失常致心跳不规则、停跳及反复发作,治疗效果不佳有关。

（三）潜在并发症

并发症有心力衰竭、猝死。

六、护理措施

(一)一般护理

1.体位与休息

当心律失常发作患者出现胸闷、心悸、头晕等不适时,应采取高枕卧位、半卧位或其他舒适体位,尽量避免左侧卧位。有头晕、晕厥发作或曾有跌倒病史者应卧床休息,加强生活护理。

2.饮食护理

给予患者清淡易消化、低脂和富于营养的饮食,且应少量多餐,避免刺激性饮料。对于伴发心力衰竭的患者,应限制其钠盐摄入;对服用利尿剂者,应鼓励其多进食富含钾盐的食物,避免出现低钾血症而诱发心律失常。

(二)病情观察

(1)评估心律失常可能引起的临床症状,如心悸、乏力、胸闷、头晕、晕厥等,注意观察和询问这些症状的程度、持续时间以及给患者日常生活带来的影响。

(2)定期测量心率和心律,判断有无心动过速、心动过缓、期前收缩、房颤等心律失常发生。对于房颤患者,两名护士应同时测量患者心率和脉率1分钟,并记录,以观察脉短绌变化的发生情况。

(3)心电图检查是判断心律失常类型及检测心律失常病情变化的最重要的手段,护士应掌握心电图机的使用方法,在患者心律失常突然发作时及时描记心电图并表明日期和时间。对于行24小时动态心电图检查的患者,应嘱其保持平素的生活和活动,并记录症状出现的时间及当时所从事的活动,以利于发现病情及查找病因。

(4)对持续心电监测的患者,应注意观察其是否出现心律失常及心律失常的类型、发作次数、持续时间、治疗效果等情况。当患者出现频发、多源性室性期前收缩、R-on-T现象、阵发性室性心动过速、第二度Ⅱ型及第三度房室传导阻滞时,应及时通知医师。

(三)用药护理

严格遵医嘱按时按量应用抗心律失常药物,静脉注射抗心律失常药物时,速度应缓慢,静脉滴注速度严格按医嘱执行。用药期间应严密监测脉率、心律、心率、血压及患者的反应,及时发现因用药而引起的新的心律失常和药物中毒,做好相应的护理。

1.奎尼丁

奎尼丁毒性反应较重,可致心力衰竭、窦性停搏、房室传导阻滞、室性心动过速等心脏毒性反应,故在给药前要测量血压、心率、心律。当血压低于12.0/8.0 kPa(90/60 mmHg),心率慢于60次/分,或心律不规则时需告知医师。

2.普罗帕酮

本品可引起恶心、呕吐、眩晕、视物模糊、房室传导阻滞,诱发和加重心力衰竭等。餐时或餐后服用可减少胃肠道刺激。

3.利多卡因

本品有中枢抑制作用,能诱导心血管系统不良反应,剂量过大可引起震颤、抽搐,甚至呼吸抑制和心脏停搏等,应注意给药的剂量和速度。对心力衰竭、肝肾功能不全、酸中毒者,以及老年人应减少剂量。

4.普萘洛尔

本品可引起低血压、心动过缓、心力衰竭等,并可加重哮喘与慢性阻塞性肺部疾病。在给药前应测量患者的心率,当心率低于 50 次/分时应及时停药。伴发糖尿病的患者可能会发生低血糖、乏力。

5.胺碘酮

本品可致胃肠道反应、肝功能损害、心动过缓、房室传导阻滞,久服可影响甲状腺功能,引起角膜碘沉着,少数患者可出现肺纤维化,这是其最严重的不良反应。

6.维拉帕米

本品可出现低血压、心动过缓、房室传导阻滞等。严重心力衰竭(简称心衰)、高度房室传导阻滞及低血压者禁用。

7.腺苷

服用腺苷后可出现面部潮红、胸闷、呼吸困难,通常持续时间小于 1 分钟。

(四)特殊护理

当患者发生较严重心律失常时应采取如下护理措施。

(1)嘱患者卧床休息,保持情绪稳定,以减少心肌耗氧和对交感神经的刺激。

(2)给予鼻导管吸氧,改善因心律失常造成血流动力学改变而引起的机体缺氧。立即建立静脉通道,为用药、抢救做好准备。

(3)准备好纠正心律失常的药物、其他抢救药品、除颤器、临时起搏器等。对突然发生室扑或室颤的患者,应立即施行非同步直流电除颤。

(4)遵医嘱给予抗心律失常药物,注意药物的给药途径、剂量、给药速度,观察药物的作用效果和不良反应。用药期间严密监测心电图、血压,及时发现用药引起的新的心律失常。

(五)健康教育

1.疾病知识指导

向患者及家属讲解心律失常的常见病因、诱因及防治知识,使患者和家属能充分了解该疾病,而与医护人员配合共同控制疾病。

2.生活指导

快速心律失常患者应改变不良的生活习惯,如吸烟、饮酒、喝咖啡、饮浓茶等;避开造成精神紧张激动的环境,保持乐观稳定的情绪,分散注意力,不要过分关注心悸的感受。使患者和亲属明确无器质性心脏病的良性心律失常对人的影响主要是心理因素,帮助患者协调好活动与休息,根据心功能情况合理安排,注意劳逸结合。运动有诱发心律失常的危险,建议患者做较轻微的运动,最好在有家人陪同的条件下运动。心动过缓者应避免屏气用力的动作,以免兴奋迷走神经而加重心动过缓。

3.用药指导

让患者认识到服药的重要性,遵医嘱继续服用抗心律失常药物,不可自行减量或撤换药物。教会患者观察药物疗效和不良反应,必要时提供书面材料,嘱患者有异常时及时就医。对室上性阵发性心动过速的患者和家属,教会其采用刺激迷走神经的方法,如刺激咽后壁诱发恶心,深吸气后屏气再用力呼气,上述方法可终止或缓解室上速。教会患者家属徒手心肺复苏的方法,以备紧急需要时应用。

4.自我监测指导

教会患者及家属测量脉搏的方法,每天至少测量一次,每次应在 1 分钟以上,并做好记录。告诉患者和家属,出现以下情况应来医院就诊:○脉搏过缓,少于 60 次/分,并有头晕、目眩或黑蒙;②脉搏过快,超过100次/分,休息及放松后仍不减慢;③脉搏节律不齐,出现漏搏、期前收缩超过5次/分;④原本整齐的脉搏出现忽强忽弱、忽快忽慢的现象;⑤应用抗心律失常药物后出现不良反应。出现上述情形应及时就诊,并按时随诊复查。

(马爱萍)

第三节 原发性高血压

原发性高血压系指原因未明的以动脉血压升高为主要临床表现的临床综合征,通常简称为高血压。高血压是多种心脑血管疾病的重要病因和危险因素,影响心、脑、肾等重要脏器的结构和功能,最终导致这些器官的功能衰竭,目前仍是心血管疾病导致死亡的主要原因之一。约5%的高血压患者,血压升高是由某些确定的疾病或病因引起,为继发性高血压。我国流行病学调查显示,高血压患病率呈明显上升趋势,北方高于南方,沿海高于内地,城市高于农村,青年期男性高于女性,中年后女性略高于男性,且高血压患病率、发病率及血压水平随年龄增加而升高。

一、病因与发病机制

(一)病因

目前认为,原发性高血压是在一定的遗传背景下,由于多种后天环境因素作用,使正常血压调节机制失代偿所致。一般认为遗传因素约占40%,环境因素约占60%。

1.遗传因素

高血压具有明显的家族聚集性,父母均有高血压的正常血压子女,以后发生高血压概率更大,提示其有遗传学基础或伴有遗传生化异常。

2.环境因素

(1)饮食:流行病学和临床观察均显示食盐摄入量与高血压的发生和血压水平呈正相关,钠盐摄入越多,血压水平和患病率越高,而低钾、低钙、低动物蛋白的膳食更加重了钠对血压的不良影响。

(2)精神应激:人在长期紧张、压力、焦虑或长期环境噪声、视觉刺激下也可发生高血压,因此,城市从事脑力劳动者高血压的患病率超过体力劳动者,从事精神紧张度高的职业和长期于噪音环境中工作者患高血压较多。

3.其他因素

肥胖、服避孕药也与高血压的发生有关,肥胖是血压升高的重要危险因素,一般采用体重指数(BMI)来衡量肥胖程度,即体重(kg)/身高^2(m^2)(20～24为正常范围),约1/3高血压患者有不同程度肥胖。服避孕药妇女的血压升高发生率及程度与服用时间长短有关,口服避孕药引起的高血压一般为轻度,并且可逆转。另外,阻塞性睡眠呼吸暂停综合征(OSAS)亦与高血压有关,约50%的OSAS患者有高血压。

(二)发病机制

影响血压的因素众多,从血流动力学角度,主要取决于心排血量及体循环的外周阻力,平均动脉血压(MBP)＝心排血量(CO)×总外周阻力(PR)。高血压的血流动力学特征主要是总外周血管阻力相对或绝对增高。高血压的发病机制包括以下几个方面。

1.交感神经系统活性亢进

各种病因使大脑皮质兴奋与抑制过程失调,皮层下神经中枢功能发生变化,各种神经递质浓度与活性异常,导致交感神经系统活性亢进,血浆儿茶酚胺浓度升高,阻力小动脉收缩增强。

2.肾性水钠潴留

各种原因引起肾性水钠潴留,机体为避免心排血量增高,使组织过度灌注,全身阻力小动脉收缩增强,导致外周血管阻力增高,也可能通过排钠激素分泌释放增加使外周血管阻力增高。

3.肾素-血管紧张素-醛固酮系统(RAAS)激活

肾小球入球动脉的球旁细胞分泌肾素,作用于肝脏产生的血管紧张素原,生成血管紧张素Ⅰ,再经血管紧张素转换酶(ACE)的作用生成血管紧张素Ⅱ,血管紧张素Ⅱ作用于血管紧张素Ⅱ受体,使小动脉平滑肌收缩,外周血管阻力增加,并可刺激肾上腺皮质分泌醛固酮,使水钠潴留,血容量增加;还可通过交感神经末梢使去甲肾上腺素分泌增加,这些作用均可使血压升高。

4.胰岛素抵抗

近年认为胰岛素抵抗是2型糖尿病和高血压发生的共同病理生理基础,胰岛素抵抗表现为继发性高胰岛素血症,使肾脏水钠重吸收增加,交感神经系统活性亢进,动脉弹性减退,从而使血压升高。

5.其他

细胞膜离子转运异常,血管内皮系统生成、激活和释放的各种血管活性物质,代谢异常,饮酒过多等均可导致心排血量及外周血管阻力增加,引起血压升高。

以上机制主要从总外周血管阻力增高出发,但此机制尚不能解释单纯收缩性高血压和脉压明显增大。通常情况下,收缩压和脉压的主要决定因素是大动脉弹性和外周血管的压力反射波,因而近年来,研究者很重视动脉弹性功能在高血压发病中的作用。

二、血压分类和定义

目前,我国采用国际上统一的血压分类和标准(表4-1),此标准适用于任何年龄的成人。高血压定义为收缩压大于等于18.7 kPa(140 mmHg)和/或舒张压大于等于12.0 kPa(90 mmHg),根据血压升高水平,又进一步将高血压分为1、2、3级。

表 4-1　血压水平分类

类别	收缩压/kPa(mmHg)		舒张压/kPa(mmHg)
理想血压	<16.0(120)		<10.7(80)
正常血压	<17.3(130)	和	<11.3(85)
正常高值	17.3~18.5(130~139)		11.3~11.9(85~89)
1级高血压(轻度)	18.7~21.2(140~159)	和/或	12.0~13.2(90~99)
亚组:临界高血压	18.7~19.9(140~149)	和/或	12.0~12.5(90~94)
2级高血压(中度)	21.3~23.9(160~179)	和/或	13.3~14.5(100~109)
3级高血压(重度)	≥24.0(180)	和/或	≥14.7(110)
单纯收缩期高血压	≥18.7(140)	和	<12.0(90)
亚组:临界收缩期高血压	18.7~19.9(140~149)	和	<12.0(90)

当收缩压和舒张压属于不同分级时,以较高的级别作为标准;既往有高血压病史者,目前正服降压药,即使血压低于 18.7/12.0 kPa(140/90 mmHg)亦应诊断为高血压。

三、危险度分层

根据血压水平、其他心血管危险因素、糖尿病、靶器官损害及并发症情况将高血压患者分为低危、中危、高危和极高危,见表 4-2。

表 4-2 高血压患者心血管危险分层标准

其他危险因素和病史	血压水平		
	1 级高血压	2 级高血压	3 级高血压
无其他危险因素	低危	中危	高危
1~2 个危险因素	中危	中危	极高危
3 个以上危险因素或糖尿病,或靶器官损伤	高危	高危	极高危
有并发症	极高危	极高危	极高危

心血管疾病危险因素:男性大于 55 岁,女性大于 65 岁;吸烟;血胆固醇大于 5.72 mmol/L;早发心血管疾病家族史。

靶器官的损害:左心室肥厚、蛋白尿和/或血肌酐轻度升高、有动脉粥样斑块、视网膜动脉狭窄。并发症:心脏疾病、脑血管疾病、肾脏疾病、血管疾病和视网膜病变。

低度危险组:高血压 1 级,不伴有上列危险因素者,行以改善生活方式为主的治疗。

中度危险组:高血压 1 级伴 1~2 个危险因素或高血压 2 级不伴或伴有不超过 2 个危险因素者,除行改善生活方式的治疗外,还应给予药物治疗。

高度危险组:高血压 1~2 级伴至少 3 个危险因素者,必须应用药物治疗。

极高度危险组:高血压 3 级或高血压 1~2 级伴靶器官损害及相关的临床疾病(包括糖尿病)者,应尽快给予强化治疗。

四、临床表现

(一)一般表现

1.症状

大多数高血压患者起病缓慢、渐进,早期症状不明显,一般缺乏特殊的临床表现,只是在精神紧张、情绪激动后才出现血压暂时性升高,随后即可恢复正常;部分患者没有症状。常见症状有头痛、头晕、颈项板紧、疲劳、心悸等,在紧张或劳累后加重,不一定与血压水平有关,多数症状可自行缓解,也可出现视力模糊、鼻出血等较重症状。约 1/5 患者无症状,仅在测量血压时或发生心、脑、肾等并发症时才被发现。

2.体征

患者血压随季节、昼夜、情绪等因素变化而有较大波动。冬季血压较高,夏季较低;血压有明显昼夜波动,一般夜间血压较低,清晨起床活动后血压迅速升高,形成清晨血压高峰。患者在家中的自测血压值往往低于在医院所测的血压值,心脏听诊时可有主动脉瓣区第二心音亢进、收缩期杂音或收缩早期咯喇音。高血压后期的临床表现常与心、脑、肾损害程度有关。

(二)临床特殊类型

1.恶性高血压

恶性高血压发病急骤,多见于青、中年。临床特点为血压明显升高,舒张压持续在 17.3 kPa (130 mmHg)以上。眼底出血、渗出或视盘水肿,出现头痛、视力迅速减退。肾脏损害明显,出现持续的蛋白尿、血尿及管型尿,可伴有肾功能不全。本病进展快,如不给予及时治疗,预后差,可死于肾衰竭、脑卒中或心力衰竭。

2.高血压危重症

(1)高血压危象:是指在高血压病程中,由于血管阻力突然上升,血压明显增高,收缩压达 34.7 kPa(260 mmHg)、舒张压大于 16.0 kPa(120 mmHg),患者出现头痛、烦躁、心悸、多汗、恶心、呕吐、面色苍白或潮红、视力模糊等症状。伴靶器官损害病变者可出现心绞痛、肺水肿或高血压脑病,控制血压后病情可迅速好转,但易复发。其发生机制是交感神经兴奋性增加导致儿茶酚胺分泌过多。

(2)高血压脑病:是指在高血压病程中发生急性脑血液循环障碍,引起脑水肿和颅内压增高而产生的临床征象。发生机制可能为血压过高超过了脑血管的自身调节机制,使脑灌注过多,导致液体渗入脑血管周围组织,引起脑水肿。临床表现为严重头痛、呕吐、神志改变,重者意识模糊、抽搐、癫痫样发作甚至昏迷。

五、并发症

(一)心脏

血压长期升高使心脏尤其是左心室后负荷过重,致使左心室肥厚、扩大,形成高血压性心脏病,最终导致左心衰竭。高血压可促使冠状动脉粥样硬化的形成,并使心肌耗氧量增加,可出现心绞痛、心肌梗死和猝死。

(二)脑

长期高血压易形成颅内微小动脉瘤,血压突然增高时可引起破裂而致脑出血。血压急剧升高还可发生一过性脑血管痉挛,导致短暂性脑缺血发作及脑血栓形成,出现头痛、失语、肢体瘫痪。血压极度升高可发生高血压脑病。

(三)肾脏

长期而持久的血压升高,可引起肾小动脉硬化,导致肾功能减退,出现蛋白尿,晚期可出现氮质血症及尿毒症。

(四)眼底

眼底可反映高血压的严重程度,分为四级。①Ⅰ级:视网膜动脉痉挛、变细、反光增强。②Ⅱ级:视网膜动脉狭窄,动静脉交叉压迫。③Ⅲ级:在上述血管病变的基础上有眼底出血或棉絮状渗出。④Ⅳ级:出血或渗出伴有视盘水肿。

5.血管

除心、脑、肾血管病变外,严重高血压可促使主动脉夹层形成并破裂,常可致命。

六、护理

(一)护理目标

患者血压控制在合适的范围,头痛减轻;无意外发生;能增进保健知识,坚持合理用药;无并发症的发生。

(二)护理措施

1.用药护理

一般从小剂量开始用药,遵医嘱调整剂量,不可自行增减或突然撤换药物,多数患者需长期服用维持量药物;注意降压不可过快、过低,某些降压药物有直立性低血压反应,应指导患者改变体位时动作宜缓慢,警惕服降压药后可能发生的低血压反应;服药后如有晕厥、恶心、乏力,立即平卧,保持头低足高位,以促进静脉回流,增加脑部血流量;服药后不要站立太久,因长时间站立会使腿部血管扩张,血液淤积于下肢,脑部血流量减少;避免用过热的水洗澡或蒸气浴,防止周围血管扩张导致晕厥。

2.高血压危重症的护理

(1)一旦发生高血压急症,应绝对卧床休息,抬高床头,避免一切不良刺激和不必要的活动,协助患者的生活护理。必要时使用镇静剂。

(2)保持呼吸道通畅,吸氧 $4\sim5$ L/min。

(3)立即建立静脉通道,遵医嘱尽早准确给药,以达到快速降压和脱水降颅内压的目的。硝普钠静脉滴注过程中应避光,调整给药速度,严密监测血压,脱水剂滴速宜快等。

(4)定期监测血压,严密观察病情变化,做好心电、血压、呼吸监测,一旦发现血压急剧升高、剧烈头痛、呕吐、大汗、视力模糊、面色及神志改变、肢体运动障碍等症状,立即通知医师。

(5)制止抽搐,发生抽搐时用牙垫置于上、下臼齿间防止唇舌咬伤;患者意识不清时应加床栏,防止坠床;避免屏气或用力排便。

3.健康指导

(1)合理膳食:坚持低盐饮食,减少膳食中脂肪摄入,补充适量蛋白质,多食蔬菜和水果,摄入足量钾、镁、钙;进食应少量多餐,避免暴饮暴食及饮用刺激性饮料,戒烟酒。

(2)预防便秘:采用适当的措施,如多食粗纤维食物、饮蜂蜜水等,保持大便通畅,因为便秘会使降压药的吸收增加或变得不规则而引起危险的低血压反应;同时,排便时用力会使胸、腹压上升,极易引起收缩压升高,甚至造成血管破裂,因此应预防便秘。

(3)适当运动:可根据年龄及身体状况选择慢跑、练太极拳等不同方式的运动;应避免提重物或自高处取物,因会屏气用力,导致血压升高;鼓励患者参加有兴趣的休闲娱乐活动,如养花、养鸟。

(4)指导用药:告诉患者及其家属有关降压药的名称、剂量、用法、作用、不良反应与降压药应用注意事项,并提供书面材料;教育患者服药剂量必须遵医嘱执行,不可随意增减药量或突然撤换药物。

(5)自测血压:建议患者自备血压计,教会患者或家属定时测量血压并记录,定期门诊复查。

(6)减少压力,保持情绪稳定:创造安静、舒适的休养环境,避免过度兴奋,减少影响患者激动的因素;教会患者训练自我控制能力,以消除紧张和压力,保持最佳心理状态。

(三)护理评价

患者能正确认识疾病,避免加重高血压的诱发因素,懂得自我护理方法,改变不良的生活方式;患者坚持按医嘱服降压药,减少并发症的发生,无高血压急症发生。

(马爱萍)

第四节　冠状动脉粥样硬化性心脏病

冠状动脉粥样硬化性心脏病简称冠心病,指冠状动脉粥样硬化使血管腔狭窄或阻塞,或因冠状动脉功能性改变(痉挛)导致心肌缺血、缺氧或坏死而引起的心脏病,统称冠状动脉性心脏病,亦称缺血性心脏病。冠心病是严重危害人民健康的常见病。在我国,本病呈逐年上升趋势。发生年龄多在 40 岁以后,男性多于女性,脑力劳动者多见。

一、临床分型

(一)无症状性心肌缺血(隐匿型)

患者无症状,但静息、动态或负荷试验心电图有 ST 段压低,T 波低平或倒置等心肌缺血的客观证据;或有心肌灌注不足的核素心肌显像表现。

(二)心绞痛

心绞痛有发作性胸骨后疼痛,为一过性心肌供血不足引起。

(三)心肌梗死

心肌梗死一般症状严重,由冠状动脉闭塞致心肌急性缺血性坏死所致。

(四)缺血性心肌病(心律失常和心力衰竭型)

缺血性心肌病表现为心脏增大、心力衰竭和心律失常,由长期心肌缺血导致心肌纤维化引起,临床表现与扩张型心肌病类似。

(五)猝死

因原发性心脏骤停而猝然死亡,多为缺血心肌局部发生电生理紊乱引起的严重室性心律失常所致。

二、心绞痛

心绞痛是由于冠状动脉供血不足,导致心肌急剧的、暂时的缺血缺氧所产生的临床综合征。心绞痛可分为稳定型心绞痛和不稳定型心绞痛,本部分重点介绍稳定型心绞痛。

(一)病因及发病机制

1.病因

心绞痛最基本的病因是冠状动脉粥样硬化引起血管腔狭窄和/或痉挛。其次有重度主动脉瓣狭窄或关闭不全、肥厚型心肌病、先天性冠状动脉畸形、冠状动脉栓塞、严重贫血、休克、快速心律失常、心肌耗氧量增加等。常因体力劳动、情绪激动、饱餐、寒冷、阴雨天气、吸烟而诱发。

2.发病机制

当冠状动脉的血液供应与需求之间发生矛盾时,冠状动脉血流量不能满足心肌代谢的需要,引起心肌急剧的、暂时的缺血缺氧,即可发生心绞痛。

正常情况下,冠状循环血流量具有很大的储备力量,其血流量可随身体的生理情况变化而有显著的变化,在剧烈体力活动、情绪激动等情况下,机体对氧的需求增加,冠状动脉适当扩张,血流量增加(可增加 6～7 倍),达到供求平衡。当冠状动脉粥样硬化致冠状动脉狭窄或部分分支闭塞时,其扩张性减弱,血流量减少,当心肌的血供减少到尚能应付平时的需要时,则休息时无症状。一旦心脏负荷突然增加,如劳累、激动、心力衰竭等使心脏负荷增加,心肌耗氧量增加时,对血液的需求增加,而冠脉的供血已经不能相应增加,即可引起心绞痛。

在缺血缺氧的情况下,心肌内积聚过多的代谢产物,如乳酸、磷酸、丙酮酸等酸性物质,或类似激肽的多肽类物质,刺激心脏内自主神经传入纤维末梢,经1～5胸交感神经节和相应的脊髓段,传到大脑,可产生疼痛的感觉,即心绞痛。

(二)临床分型

1.劳累性心绞痛

劳累性心绞痛发作常由于体力劳动或其他增加心肌需氧量的因素诱发,休息或含服硝酸甘油后可迅速缓解。其原因主要是冠状动脉狭窄使血流不能按需求相应地增加,出现心肌氧的供需不平衡。

(1)稳定型心绞痛:最常见,指劳累性心绞痛发作的性质在1～3个月内并无改变,即每次发作的诱因、发作次数、程度、持续时间、部位、缓解方式等大致相同。

(2)初发型心绞痛:过去未发作过心绞痛或心肌梗死,初次发生劳累性心绞痛的时间不足1个月,或既往有稳定型心绞痛,已长期未发作,再次发生时间不足1个月。

(3)恶化型心绞痛:原为稳定型心绞痛的患者,在3个月内疼痛发作的频率、程度、时限、诱因经常变动,发生进行性恶化,硝酸甘油不易缓解,可发展为心肌梗死或猝死,亦可逐渐恢复为稳定型心绞痛。

2.自发性心绞痛

自发性心绞痛的发作特点为,疼痛发生与体力或脑力活动引起心肌需氧量增加无明显关系,常与冠脉血流储备量减少有关。疼痛程度较重,时限较长,不易为硝酸甘油所缓解。

(1)卧位型心绞痛:常在休息、睡眠时发作,常在半夜、偶在午睡时发生,硝酸甘油不易缓解,卧位型心绞痛易发展为心肌梗死或猝死。

(2)变异型心绞痛:与卧位型心绞痛相似,常在夜间或清晨发作,但发作时心电图相关导联ST段抬高,发作后ST段下移,主要为冠状动脉痉挛所致,患者迟早会发生心肌梗死。

(3)急性冠状动脉功能不全:亦称中间综合征,常在休息或睡眠时发生,时间可达30分钟至1小时或以上,但无心肌梗死表现,常为心肌梗死的前奏。

(4)梗死后心绞痛:为急性心肌梗死发生后1个月内再发的心绞痛。

3.混合性心绞痛

其特点是患者既可在心肌需氧量增加时发生心绞痛,亦可在心肌需氧量无明显增加时发生心绞痛,为冠状动脉狭窄使冠脉血流储备量减少,而这一血流储备量的减少又不固定,经常波动地发生进一步减少。

临床上常将除稳定型心绞痛之外的以上所有类型的心绞痛及冠脉成形术后心绞痛、冠脉旁路术后心绞痛等归入不稳定型心绞痛。此外,恶化型心绞痛及各型自发性心绞痛有可能进一步发展为心肌梗死,故又被称为梗死前心绞痛。

(三)临床表现

1.症状

其症状以发作性胸痛为主要临床表现,典型的疼痛特点如下。

(1)部位:位于胸骨体上段或中段之后,可波及心前区,有手掌大小,甚至横贯前胸,界限不是很清楚。常放射至左肩、左臂内侧达无名指和小指,或达咽、颈、下颌部等。

(2)性质:典型的胸痛呈压迫性或紧缩性,发闷,也可有堵塞、烧灼感,但不尖锐,不像针刺或刀割样痛,偶伴濒死的恐惧感觉。发作时,患者常不自觉地停止原来的活动。

(3)诱因:体力劳动、情绪激动(如愤怒、焦虑、过度兴奋)、饱餐、寒冷、阴雨天气、吸烟、排便、心动过速、休克等。

(4)持续时间:疼痛出现后逐渐加重,呈阵发性,轻者 3~5 分钟,重者可达 10~15 分钟,很少超过 30 分钟。

(5)缓解方式:一般停止原有活动或含服硝酸甘油后 1~3 分钟内缓解。

(6)发作频率:疼痛可数天、数周发作 1 次,亦可 1 天内多次发作。

2.体征

一般无异常体征。心绞痛发作时可见面色苍白、皮肤发冷或出汗、血压升高、心率增快,有时闻及第四心音奔马律,可有暂时性心尖部收缩期杂音。

(四)护理

1.护理目标

患者疼痛缓解,生活能自理;能叙述心绞痛的诱因,遵守保健措施。

2.护理措施

(1)一般护理。①休息和活动。一般不需卧床休息,保持适当的体力劳动,以不引起心绞痛为宜。但心绞痛发作时应立即休息,不稳定型心绞痛者,应卧床休息。缓解期应根据患者的具体情况制订合理的活动计划,以提高患者的活动耐力,最大活动量以不发生心绞痛症状为度。但应避免竞赛活动和屏气用力动作,并防止精神过度紧张和长时间工作。②饮食。原则为低盐、低脂、高维生素、易消化饮食。控制摄入总热量,热量控制在 2 000 kcal 左右,主食每天控制在小于等于 500 g,避免过饱,少吃甜食,晚餐宜少;低脂饮食,限制动物脂肪、蛋黄及动物内脏的摄入,其标准是把食物中胆固醇的含量控制在 300 mg/d 以内(一个鸡蛋含胆固醇 200~300 mg)。少食动物脂肪,常食植物油(豆油、菜油、玉米油等),因为动物脂肪中含较多的饱和脂肪酸,食用过多会使血中胆固醇升高,而植物油含有较多的不饱和脂肪酸,可降低血中胆固醇、防止动脉硬化形成和发展的作用;低盐饮食,通常以小于等于 4 g/d 为宜,若有心功能不全,则应更少;限制含糖食物的摄入,少吃含糖高的糕点、糖果,少饮含糖的饮料,粗细搭配主食,防止热量过剩、体重增加;一天三餐要有规律,避免暴饮暴食,戒烟限酒。多吃新鲜蔬菜、水果,以增加维生素的摄取,防止便秘的发生。③保持大便通畅。由于便秘时患者用力排便可增加心肌耗氧量,诱发心绞痛。因此,应指导患者养成按时排便的习惯,增加食物中纤维素的含量,多饮水,增加活动,以防发生便秘。

(2)病情观察。心绞痛发作时应观察胸痛的部位、性质、程度、持续时间,严密监测血压、心率、心律、脉搏、体温,描记疼痛发作时心电图,观察有无心律失常、急性心肌梗死等并发症的发生。

(3)用药护理。注意药物的疗效及不良反应。含服硝酸甘油片后 1~2 分钟开始起作用,30 分钟后作用消失。硝酸甘油可引起头痛、血压下降,偶伴晕厥。使用时注意:①随身携带硝酸甘油片,注意药物有效期,定期更换,以防药效降低。②对于规律性发作的劳累性心绞痛,可进行预防用药,在外出、就餐、排便等活动前含服硝酸甘油。③胸痛发作时每隔 5 分钟含服硝酸甘油 0.5 mg,直至疼痛缓解,如果疼痛持续 15~30 分钟或连续含服 3 片后仍未缓解,应警惕急性心肌梗死的发生。④胸痛发作含服硝酸甘油后最好平卧,必要时吸氧。⑤静脉滴注硝酸甘油时应监测患者心率、血压的变化,掌握好用药浓度和输液速度,患者及家属不可擅自调整滴速,防止低血压的发生。⑥青光眼、低血压时忌用。

(4)心理护理。心绞痛发作时患者常感到焦虑,而焦虑能增强交感神经兴奋性,增加心肌需氧量,加重心绞痛。因此患者心绞痛发作时应专人守护,安慰患者,增加患者的安全感,必要时可遵医嘱给予镇静剂。

(5)健康指导。①生活指导。合理安排休息与活动,保证充足的休息时间;出院后遵医嘱服药,不要擅自增减药量,自我检测药物的不良反应;外出时随身携带硝酸甘油以备急用;活动应循序渐进,以不引起症状为原则;避免重体力劳动、精神过度紧张的工作或过度劳累。②指导患者防止心绞痛再发作的方法。避免诱发因素,告知患者及家属过劳、情绪激动、饱餐、剧烈运动、受寒冷潮湿刺激等都是心绞痛发作的诱因,应注意尽量避免;减少危险因素,如戒烟,减轻精神压力,选择低盐、低脂、低胆固醇、高纤维素饮食,维持理想的体重,控制高血压,调节血脂,治疗糖尿病等。

3.护理评价

患者主诉疼痛减轻或消失,能自觉避免诱发因素,未发生并发症或发生后得到了及时的控制;患者的生活需要得到了及时的满足。

三、心肌梗死

心肌梗死是指在冠状动脉病变的基础上,发生冠状动脉血供急剧减少或中断,使相应心肌发生严重而持久的急性缺血,导致心肌坏死。临床表现为持续而剧烈的胸骨后疼痛、特征性心电图动态演变、白细胞计数和血清心肌坏死标记物增高,常可发生心律失常、心力衰竭或心源性休克,属冠心病的严重类型。

(一)病因及发病机制

本病基本病因:冠状动脉粥样硬化造成管腔严重狭窄和心肌血液供应不足,而侧支循环尚未充分建立,在此基础上,若发生血供急剧减少或中断,使心肌严重而持久地缺血达 1 小时以上,即可发生心肌梗死。心肌梗死绝大多数是由于不稳定粥样斑块破溃,继而发生出血和管腔内血栓形成,使管腔闭塞。少数情况下,粥样斑块内或其下发生出血或血管持续痉挛,也可使冠状动脉完全闭塞。

促使粥样斑块破裂出血及血栓形成的诱因有休克、脱水、出血、外科手术或严重心律失常,这些因素使心排血量骤降,冠状动脉灌流量锐减;饱餐,特别是进食多量脂肪后,血脂增高,血黏稠度增高;重体力活动、情绪过分激动、用力排便或血压剧升,致左心室负荷明显加重,儿茶酚胺分泌增多,心肌需氧量猛增,冠状动脉供血明显不足;晨起 6 时至 12 时交感神经活动增加,机体应激反应增强,冠状动脉张力增高。

心肌梗死可由频发心绞痛发展而来,也可原无症状,直接发生心肌梗死。心肌梗死后发生的严重心律失常、休克或心力衰竭,均可使冠状动脉灌流量进一步降低,心肌坏死范围进一步扩大,严重者可导致死亡。

(二)临床表现

1.先兆症状

50.0%~81.2%的患者在发病前数天有乏力、胸部不适、活动时心悸、气急、烦躁、心绞痛等前驱症状。心绞痛以新发生或出现较以往更剧烈而频繁的疼痛为突出特征,疼痛持续时间较以往长,诱因不明显,硝酸甘油疗效差,心绞痛发作时伴恶心、呕吐、大汗、心动过缓、急性心功能不全、严重心律失常或血压有较大波动等,心电图示 ST 段一时性明显抬高或压低,T 波倒置或增高。及时处理先兆症状,可使部分患者避免心肌梗死的发生。

2.主要症状

其症状与心肌梗死面积的大小、部位及侧支循环情况密切相关。

(1)疼痛。疼痛为最早、最突出的症状。疼痛部位和性质与心绞痛相似,但多无明显的诱因。常发生于安静或睡眠时,疼痛程度更重,范围更广,常呈难以忍受的压榨、窒息或烧灼样疼痛,伴有大汗、烦躁不安、恐惧及濒死感。疼痛持续时间较长,可达数小时或数天,休息和含服硝酸甘油不能缓解。部分患者疼痛可向上腹部、颈部、下颌和背部放射而被误诊为其他疾病;少数患者无疼痛,一开始即表现为休克或急性心力衰竭;也有患者整个病程都无疼痛或其他症状,后来才发现发生过心肌梗死。

(2)全身症状。全身症状一般在疼痛发生后 24～48 小时出现,表现为发热、白细胞增高和红细胞沉降率增快等,由坏死组织吸收所引起。体温升高至 38 ℃左右,一般不超过 39 ℃,持续大约 1 周,伴有心动过速或过缓。

(3)胃肠道症状。剧烈疼痛时常伴恶心、呕吐和上腹胀痛,与坏死心肌刺激迷走神经和心排血量降低致组织灌注不足等有关;亦可出现肠胀气;重者可发生呃逆。

(4)心律失常。大部分患者都有心律失常,多发生在起病 1～2 天内,24 小时内最多见。室性心律失常最多,尤其是室性期前收缩,如出现频发(每分钟 5 次以上)室性期前收缩、成对或呈短阵室性心动过速、多源性室性期前收缩或 R-on-T 现象,常为心室颤动的先兆。前壁心肌梗死易发生室性心律失常,下壁心肌梗死易发生房室传导阻滞及窦性心动过缓。前壁心肌梗死如并发房室传导阻滞,表明梗死范围广泛,预后较差。

(5)低血压和心源性休克。疼痛发作期间常见血压下降,但未必是休克,如疼痛缓解而收缩压下降[<10.7 kPa(80 mmHg)],且患者表现烦躁不安、面色苍白、皮肤湿冷、脉细而快、大汗淋漓、尿量减少(<20 mL/h)、神志迟钝甚至昏厥,则为休克表现,多在起病后数小时至 1 周内发生,主要为心肌广泛坏死、心排血量急剧下降所致。

(6)心力衰竭。主要为急性左心衰竭,为梗死后心脏舒缩力显著减弱或不协调所致,可在起病最初几日内发生,或在疼痛、休克好转阶段出现。发生率 32%～48%,表现为呼吸困难、咳嗽、发绀、烦躁等。重者可发生肺水肿,随后可有右心衰竭的表现。右心室心肌梗死者一开始即可出现右心衰竭表现,并伴血压下降。

3.体征

(1)心脏体征。心脏浊音界可正常或轻至中度增大;心率多增快,也可减慢,心律不齐;心尖区第一心音减弱,可闻第三或第四心音奔马律。部分患者发病后 2～3 天出现心包摩擦音,亦有部分患者在心前区可闻及收缩期杂音或喀喇音,为二尖瓣乳头肌功能失调或断裂所致。

(2)血压和其他。除急性心肌梗死早期血压可增高外,几乎所有患者都有血压下降。起病前有高血压者,血压可降至正常;起病前无高血压者,血压可降至正常以下。当伴有心律失常、休克或心力衰竭时,可有相应的体征。

(三)并发症

1.乳头肌功能失调或断裂

二尖瓣乳头肌因缺血、坏死等使收缩功能发生障碍,造成不同程度的二尖瓣脱垂及关闭不全,心尖区可出现粗糙的收缩期杂音或伴收缩中晚期喀喇音。轻者可以恢复,重者可严重损害左心功能,致使患者发生急性肺水肿,在数天内死亡。

2.心脏破裂

心脏破裂较少见,常在起病1周内出现。多为心室游离壁破裂,偶为心室间隔破裂,造成穿孔。

3.栓塞

栓塞的发生率为1‰～6‰,多见于起病后1～2周。如为左心室附壁血栓脱落所致,则引起脑、肾、脾或四肢等动脉栓塞;若由下肢静脉血栓破碎脱落所致,则产生肺动脉栓塞。

4.心室壁瘤

心室壁瘤主要见于左心室,发生率为15%～20%。若有较大的室壁瘤,体检时可见左侧心界扩大,超声心动图可见心室局部有反常运动,心电图ST段持续抬高。

5.心肌梗死后综合征

心肌梗死后综合征发生率为10%,于心肌梗死后数周至数月内出现,可反复发生,表现为心包炎、胸膜炎或肺炎,有发热、胸痛、气急、咳嗽等症状,可能为机体对坏死组织的变态反应。

(四)护理

1.护理目标

患者主诉疼痛减轻或消失;卧床期间生活需要得到满足,促进身心休息;患者的活动耐力逐渐增加;患者保持排便通畅,无便秘发生;心律失常被及时发现和控制,未发生心力衰竭和心源性休克。

2.护理措施

治疗原则是尽早使心肌血液再灌注,如到达医院后30分钟内开始溶栓或90分钟内开始介入治疗,以挽救濒死的心肌,防止梗死面积扩大或缩小心肌缺血范围,保护和维持心脏功能,及时处理严重心律失常、泵衰竭和各种并发症,防止猝死。

(1)一般护理。

休息与活动:急性期患者应绝对卧床休息12小时,保持环境安静,减少探视,协助患者进食、洗漱及大小便;如无并发症,24小时后进行床上肢体活动,第3天可房内走动,第4～5天可逐渐增加活动量,以不感到疲劳为宜;有并发症者可适当延长卧床时间。

饮食指导:起病后4～12小时内给予患者流质饮食,随后用半流质,以减轻胃扩张,2～3天后改为软食,宜进低盐、低脂、低胆固醇、易消化的食物,多吃蔬菜、水果,少量多餐,不宜过饱;禁烟、酒,避免浓茶、咖啡及过冷、过热、辛辣刺激性食物;超重者应控制总热量,有高血压、糖尿病者应进食低脂、低胆固醇及低糖饮食;有心功能不全者,应适当限制钠盐。

保持大便通畅:急性心肌梗死患者由于卧床休息、进食少、使用吗啡等药物易引起便秘,而排便用力易诱发心力衰竭、肺梗死甚至心脏骤停,因此,应评估患者日常的排便习惯、排便次数及形态,指导患者养成每天定时排便的习惯,多吃蔬菜、水果等粗纤维食物,或服用蜂蜜水;适当行腹部环形按摩,促进排便;也可每天常规给缓泻剂,必要时给予甘油灌肠,以防止便秘时用力排便导致病情加重。

(2)病情观察。进入冠心病监护病房(CCU),严密监测心电图、血压、呼吸、神志、出入量、末梢循环等情况3～5天,如有条件还可进行血流动力学监测,及时发现心律失常、休克、心力衰竭等并发症的早期症状,备好各种急救药品和设备。

(3)疼痛护理。疼痛可使交感神经兴奋,心肌缺氧加重,促使梗死范围扩大,易发生休克和严重心律失常,因此应及早采取有效的止痛措施。遵医嘱给予吗啡或哌替啶止痛时注意呼吸功能是否被抑制,并密切观察血压、脉搏的变化。一般采用鼻导管或双腔氧气管法吸氧,根据血氧饱和度监测调整氧流量。静脉滴注或用微量泵注射硝酸甘油时,应严格控制速度,并注意观察血压、心率变化。

(4)溶栓治疗的护理。溶栓前询问患者有无活动性出血、消化性溃疡、脑血管病、近期手术、外伤史等溶栓禁忌证,检查血小板、出凝血时间和血型,配血;迅速建立静脉通道,遵医嘱准确配制并输注溶栓药物;用药后询问患者胸痛有无缓解,监测心肌酶、心电图及出凝血时间,以判断溶栓效果;观察有无发热、皮疹等变态反应,皮肤、黏膜及内脏有无出血,出血严重时,停止治疗并立即处理。

(5)心理护理。心肌梗死的发生不仅会使患者产生焦虑、抑郁、恐惧等负性心理反应,还会对整个家庭造成严重的影响,往往会导致整个家庭处于危机状态,使得家庭应对能力降低,不能发挥正常家庭功能。因此,护理人员应尽量陪伴在患者身边,加强患者的心理护理,如给患者介绍监护室的环境、治疗方法,解释不良情绪对疾病的负面影响等。指导患者保持乐观、平和的心情。告诉家属要积极配合和支持患者,并为患者创造一个良好的身心休养环境,生活中避免对其施加压力。及时了解患者家属的需要,并设法予以满足,如及时向家属通告患者的病情和治疗情况,解答家属的疑问等,以协助患者和家属提高应对危机的能力,维持患者和家庭的心理健康。

(6)康复护理。急性心肌梗死患者进行早期康复护理有利于疾病的预后和提高生活质量,优点如下:①改善功能储备,增加运动耐量和肌力;②改善精神、心理状态,减轻症状,减少心绞痛的发生;③增强心肌血液灌注,减少心肌缺血;④延缓动脉粥样硬化的进展,甚至可使之逆转;⑤减少长期卧床所致的血流缓慢、静脉栓塞等并发症。

根据美国心脏康复学会的建议,急性心肌梗死患者的康复可分为以下三期。

住院期:住院期又可分为监护室抢救期和普通病房期,一般为1~2周。主要护理措施为指导患者进行低强度的体力活动,实施健康教育,为患者及家属提供心理、社会支持,以及制订出院计划等。

恢复期:恢复期即出院后休养阶段,一般为3~12周。康复可在家庭、社区或医院中进行,存在低危因素的患者适合在家庭或社区;而存在中、高危因素的患者则适合在医院,其康复过程需要在医疗监护下进行,以防止发生意外。主要护理措施为鼓励患者逐步增加体力活动、继续接受健康教育,提供进一步的心理、社会支持等。

维持期:维持期自发病后数月直到生命终止。主要护理措施为督促患者坚持进行冠心病的二级预防和适当的体育锻炼,以进一步恢复并保持体力与心功能,从而提高生活质量。

(7)健康指导。

1)运动指导。患者应根据自身条件,进行适当有规律的运动,适当运动可以提高患者的心理健康水平和生活质量,延长存活时间。运动内容的选择应视病情、年龄、性别、身体状况等来决定,根据运动中的反应,掌握运动强度,避免剧烈运动,防止疲劳。运动中心率达到患者最大心率的60%~65%的低强度长期锻炼是安全有效的。

2)生活指导。合理膳食,均衡营养,防止过饱;戒烟限酒,保持理想体重;根据天气变化适当增减衣服,防止感冒受凉。

3)避免危险因素。积极治疗梗死后心绞痛、高血压、糖尿病、高脂血症,控制危险因素;保持情绪稳定,避免精神紧张、激动;避免寒冷;保持大便通畅,防止用力排便。

4)用药指导。坚持按医嘱服药,注意药物不良反应,定期复查。

(8)心肌梗死发作时的自救方式:①立刻就地休息,保持靠坐姿势,放松心情,保持环境安静而温暖;②积极与急救站或医院联系,呼叫救护车或用担架将患者送往医院,切忌扶患者勉强步行;③如有条件,立刻吸入氧气;④舌下含服硝酸甘油、异山梨酯,可连续多次服用,亦可舌下含服速效救心丸、复方丹参滴丸等扩张冠状动脉的药物。

3.护理评价

患者的疼痛得到缓解;卧床休息期间,患者的生活需要得到满足;患者生命体征稳定,能进行循序渐进的运动;患者大便正常,并能说出预防便秘的方法;患者未发生心律失常、心力衰竭、心源性休克等并发症。

（马爱萍）

第/五/章

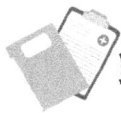

消化内科护理

第一节 反流性食管炎

反流性食管炎是指胃、十二指肠内容物反流入食管所引起的食管黏膜炎症、糜烂、溃疡和纤维化等病变,甚至引起咽喉、气道等食管以外的组织损害。其发病男性多于女性,男女比例为(2~3):1,发病率为1.92%。随着年龄的增长,食管下段括约肌收缩力的下降,胃、十二指肠内容物自发性反流,而使老年人反流性食管炎的发病率有所增加。

一、病因与发病机制

(一)抗反流屏障削弱

食管下括约肌是指食管末端3~4 cm长的环形肌束。正常人静息时压力为1.3~4.0 kPa(10~30 mmHg),此处为一高压带,能防止胃内容物反流入食管。由于年龄的增长,机体老化导致食管下括约肌的收缩力下降引起食物反流。一过性食管下括约肌松弛也是反流性食管炎的主要发病机制。

(二)食管清除作用减弱

正常情况下,一旦发生食物的反流,大部分反流物通过1~2次食管自发和继发性的蠕动性收缩将食管内容物排入胃内,即容量清除,剩余的部分则由唾液缓慢地中和。老年人食管蠕动缓慢和唾液产生减少,影响了食管的清除作用。

(三)食管黏膜屏障作用下降

反流物进入食管后,可以凭借食管上皮表面黏液、不移动水层和表面 HCO_3^-、复层鳞状上皮等构成上皮屏障,以及黏膜下丰富的血液供应构成的后上皮屏障,发挥其抗反流物对食管黏膜损伤的作用。随着机体老化,食管黏膜逐渐萎缩,黏膜屏障作用下降。

二、护理评估

(一)健康史

询问患者的饮食结构及习惯、有无长期服用药物史。

（二）身体评估

1.反流症状

反酸、反食、反胃（指胃内容物在无恶心和不用力的情况下涌入口腔）、嗳气等，多在餐后明显或加重，平卧或躯体前屈时易出现。

2.反流物引起的刺激症状

胸骨后或剑突下烧灼感、胸痛、吞咽困难等。常由胸骨下段向上伸延，常在餐后 1 小时出现，平卧、弯腰或腹压增高时可加重。反流物刺激食管痉挛导致胸痛，常发生在胸骨后或剑突下。严重时可为剧烈刺痛，可放射到后背、胸部、肩部、颈部、耳后，有的酷似心绞痛的特点。

3.其他症状

咽部不适，有异物感、棉团感或堵塞感，可能与酸反流引起食管上段括约肌压力升高有关。

4.并发症

（1）上消化道出血：因食管黏膜炎症、糜烂及溃疡可以导致上消化道出血。

（2）食管狭窄：食管炎反复发作致使纤维组织增生，最终导致瘢痕性狭窄。

（3）Barrett 食管：在食管黏膜的修复过程中，食管-贲门交界处 2 cm 以上的食管鳞状上皮被特殊的柱状上皮取代，称之为 Barrett 食管。Barrett 食管发生溃疡时，又称 Barrett 溃疡。Barrett食管是食管癌的主要癌前病变，其腺癌的发生率较正常人高 30~50 倍。

（三）辅助检查

1.内镜检查

内镜检查是反流性食管炎最准确、最可靠的诊断方法，能判断其严重程度和有无并发症，结合活检可与其他疾病相鉴别。

2. 24 小时食管 pH 监测

应用便携式 pH 记录仪在生理状态下对患者进行 24 小时食管 pH 连续监测，可提供食管是否存在过度酸反流的客观依据。在进行该项检查前 3 天，应停用抑酸药与促胃肠动力的药物。

3.食管吞钡 X 线检查

对不愿意接受或不能耐受内镜检查者行该检查。严重患者可发现阳性 X 线征。

（四）心理、社会状况

反流性食管炎长期持续存在，病情反复、病程迁延，因此患者会出现食欲减退，体重下降，导致患者心情烦躁、焦虑；合并消化道出血时会使患者紧张、恐惧。应注意评估患者的情绪状态及对本病的认知程度。

三、常见护理诊断及问题

（一）疼痛

疼痛与胃食管黏膜炎性病变有关。

（二）营养失调：低于机体需要量

营养失调与害怕进食、消化吸收不良等有关。

（三）有体液不足的危险

体液不足与合并消化道出血引起活动性体液丢失、呕吐及液体摄入量不足有关。

（四）焦虑

焦虑与病情反复、病程迁延有关。

(五)知识缺乏

缺乏对反流性食管炎病因和预防知识的了解。

四、诊断要点与治疗原则

(一)诊断要点

临床上有明显的反流症状,内镜下有反流性食管炎的表现,食管过度酸反流的客观依据即可作出诊断。

(二)治疗原则

以药物治疗为主,对药物治疗无效或发生并发症者可做手术治疗。

1.药物治疗

目前多主张采用递减法,即开始使用质子泵抑制剂加促胃肠动力药,迅速控制症状,待症状控制后再减量维持。

(1)促胃肠动力药:目前主要常用的药物是西沙必利。常用量为每次 5～15 mg,每天 3～4 次,疗程8～12 周。

(2)抑酸药。①H_2受体阻滞剂:西咪替丁 400 mg、雷尼替丁 150 mg、法莫替丁20 mg,每天 2 次,疗程 8～12 周。②质子泵抑制剂(PPI):奥美拉唑 20 mg、兰索拉唑 30 mg、泮托拉唑 40 mg、雷贝拉唑10 mg 和埃索美拉唑 20 mg,1 天 1 次,疗程 4～8 周。③抗酸药:仅用于症状轻、间歇发作的患者作为临时缓解症状用。反流性食管炎有并发症或停药后很快复发者,需要长期维持治疗。H_2受体阻滞剂、西沙必利、PPI 均可用于维持治疗,其中以 PPI 效果最好。维持治疗的剂量因患者而异,以调整至患者无症状的最低剂量为合适剂量。

2.手术治疗

手术为不同术式的胃底折叠术。手术指征:①严格内科治疗无效。②虽经内科治疗有效,但患者不能忍受长期服药。③经反复扩张治疗后仍反复发作的食管狭窄。④确证由反流性食管炎引起的严重呼吸道疾病。

3.并发症的治疗

(1)食管狭窄:大部分狭窄可行内镜下食管扩张术治疗。扩张后予以长程 PPI 维持治疗可防止狭窄复发。少数严重瘢痕性狭窄需行手术切除。

(2)Barrett 食管:药物治疗是预防 Barrett 食管发生和发展的重要措施,必须使用 PPI 治疗及长期维持。

五、护理措施

(一)一般护理

为减少平卧时及夜间反流可将床头抬高 15～20 cm。避免睡前 2 小时内进食,白天进餐后亦不宜立即卧床。应避免食用使食管下括约肌压力降低的食物和药物,如高脂肪、巧克力、咖啡、浓茶及硝酸甘油、钙通道阻滞剂等。应戒烟及禁酒。减少一切影响腹压增高的因素,如肥胖、便秘、紧束腰带等。

(二)用药护理

遵医嘱给予药物治疗,注意观察药物的疗效及不良反应。

1.H₂ 受体阻滞剂

药物应在餐中或餐后即刻服用,若需同时服用抗酸药,则两药应间隔 1 小时以上。若静脉给药应注意控制速度,过快可引起低血压和心律失常。西咪替丁对雄性激素受体有亲和力,可导致男性乳腺发育、阳痿以及性功能紊乱,应做好解释工作。该药物主要通过肾排泄,用药期间应监测肾功能。

2.质子泵抑制剂

奥美拉唑可引起头晕,应嘱患者用药期间避免开车或做其他必须高度集中注意力的工作。兰索拉唑的不良反应包括荨麻疹、皮疹、瘙痒、头痛、口苦、肝功能异常等,轻度不良反应不影响继续用药,较严重时应及时停药。泮托拉唑的不良反应较少,偶可引起头痛和腹泻。

3.抗酸药

该药在饭后 1 小时和睡前服用。服用片剂时应嚼服,乳剂给药前应充分摇匀。

抗酸剂应避免与奶制品、酸性饮料及食物同时服用。

(三)饮食护理

(1)指导患者有规律地定时进餐,饮食不宜过饱,选择营养丰富,易消化的食物。避免摄入过咸、过甜、过辣的刺激性食物。

(2)制订饮食计划:与患者共同制订饮食计划,指导患者及家属改进烹饪技巧,增加食物的色、香、味,刺激患者食欲。

(3)观察并记录患者每天进餐次数、量、种类,以了解其摄入营养素的情况。

六、健康指导

(一)疾病知识的指导

向患者及家属介绍本病的有关病因,避免诱发因素。保持良好的心理状态,平时生活要有规律,合理安排工作和休息时间,注意劳逸结合,积极配合治疗。

(二)饮食指导

指导患者加强饮食卫生和饮食营养,养成有规律的饮食习惯;避免过冷、过热、辛辣等刺激性食物及浓茶、咖啡等饮料;嗜酒者应戒酒。

(三)用药指导

根据病因及病情进行指导,嘱患者长期维持治疗,介绍药物的不良反应,如有异常及时复诊。

(马爱萍)

第二节 胃　　炎

胃炎是指不同病因所致的胃黏膜炎症,通常包括上皮损伤、黏膜炎症反应和细胞再生 3 个过程,是最常见的消化道疾病之一。

一、急性胃炎

急性胃炎是由多种病因引起的急性胃黏膜炎症,内镜检查可见胃黏膜充血、水肿、出血、糜烂及浅表溃疡等一过性病变。临床上，以急性糜烂出血性胃炎最常见。

（一）病因与发病机制

1.药物

最常引起胃黏膜炎症的药物是非甾体抗炎药，如阿司匹林、吲哚美辛等，可破坏胃黏膜上皮层，引起黏膜糜烂。

2.急性应激

严重的重要脏器衰竭、严重创伤、大手术、大面积烧伤、休克甚至精神心理因素等引起的急性应激，导致胃黏膜屏障破坏和 H^+ 弥散进入黏膜，引起胃黏膜糜烂和出血。

3.其他

酒精具有亲脂性和溶脂能力，高浓度酒精可直接破坏胃黏膜屏障。某些急性细菌或病毒感染、胆汁和胰液反流、胃内异物，以及肿瘤放疗后的物理性损伤，可造成胃黏膜损伤引起上皮细胞损害、黏膜出血和糜烂。

（二）临床表现

1.症状

轻者大多无明显症状；有症状者主要表现为非特异性消化不良的表现。上消化道出血是该病突出的临床表现。

2.体征

上腹部可有不同程度的压痛。

（三）辅助检查

1.实验室检查

大便潜血试验呈阳性。

2.内镜检查

纤维胃镜检查是诊断的主要依据。

（四）治疗要点

治疗原则是去除致病因素和积极治疗原发病。药物引起者，立即停药。急性应激者，在积极治疗原发病的同时，给予抑制胃酸分泌的药物。发生上消化道大出血时，按上消化道出血处理。

（五）护理措施

1.休息与活动

注意休息，减少活动。急性应激致病者应卧床休息。

2.饮食护理

定时、规律进食，少食多餐，避免辛辣刺激性食物。

3.用药指导

指导患者遵医嘱慎用或禁用对胃黏膜有刺激作用的药物，并指导患者正确服用抑酸剂、胃黏膜保护剂等药物。

二、慢性胃炎

慢性胃炎是由各种病因引起的胃黏膜慢性炎症。其发病率在各种胃病中居首位。

95

（一）病因与发病机制

1.幽门螺杆菌感染

幽门螺杆菌感染被认为是慢性胃炎最主要的病因。

2.饮食和环境因素

饮食中高盐和缺乏新鲜蔬菜、水果与发生慢性胃炎相关。幽门螺杆菌可增加胃黏膜对环境因素损害的易感性。

3.物理及化学因素

物理及化学因素可削弱胃黏膜的屏障功能，使其易受胃酸-胃蛋白酶的损害。

4.自身免疫

由于壁细胞受损，机体产生壁细胞抗体和内因子抗体，使胃酸分泌减少乃至缺失，还可影响维生素 B_{12} 吸收，导致恶性贫血。

5.其他因素

慢性胃炎与年龄相关。

（二）临床表现

1.症状

70%～80%的患者可无任何症状，部分患者表现为非特异性的消化不良，症状常与进食或食物种类有关。

2.体征

体征多不明显，有时上腹部轻压痛。

（三）辅助检查

1.实验室检查

胃酸分泌正常或偏低。

2.幽门螺杆菌检测

可通过侵入性和非侵入性方法检测。

3.胃镜及胃黏膜活组织检查

胃镜及胃黏膜活组织检查是诊断慢性胃炎最可靠的方法。

（四）治疗要点

治疗原则是消除病因、缓解症状、控制感染、防治癌前病变。

1.根除幽门螺杆菌感染

对幽门螺杆菌感染引起的慢性胃炎，尤其在活动期，目前多采用三联疗法，即一种胶体铋剂或一种质子泵抑制剂加上两种抗菌药物。

2.根据病因给予相应处理

若因非甾体抗炎药引起，应停药并给予抑酸剂或硫糖铝；若因胆汁反流，可用氢氧化铝凝胶来吸附，或予以硫糖铝及胃动力药物以中和胆盐，防止反流。

3.对症处理

有胃动力学改变者，可服用多潘立酮、西沙必利等；自身免疫性胃炎伴有恶性贫血者，遵医嘱肌内注射维生素 B_{12}。

(五)护理措施

1.一般护理

(1)休息与活动:急性发作或伴有消化道出血时应卧床休息,并可用转移注意力、做深呼吸等方法来减轻焦虑、缓解疼痛。病情缓解时,进行适当的运动和锻炼,注意避免过度劳累。

(2)饮食护理:以高热量、高蛋白、高维生素及易消化的饮食为原则,宜定时定量、少食多餐、细嚼慢咽,避免摄入过咸、过甜、过冷、过热及辛辣刺激性食物。

2.病情观察

观察患者消化不良症状,腹痛的部位及性质,呕吐物和粪便的颜色、量及性状等,用药前后患者的反应。

3.用药护理

注意观察药物的疗效及不良反应。

(1)慎用或禁用阿司匹林、吲哚美辛等对胃黏膜有刺激的药物。

(2)胶体铋剂:枸橼酸铋钾宜在餐前半小时用吸管吸入服用。部分患者服药后出现便秘和大便呈黑色,停药后可自行消失。

(3)抗菌药物:服用阿莫西林前应询问患者有无青霉素过敏史,应用过程中注意有无迟发性变态反应。甲硝唑可引起恶心、呕吐等胃肠道反应。

4.症状、体征的护理

腹部疼痛或不适者,避免精神紧张,采取转移注意力、做深呼吸等方法缓解疼痛;或用热水袋热敷胃部,以解除痉挛,减轻腹痛。

5.健康指导

(1)疾病知识指导:向患者及家属介绍本病的相关病因和预后,避免诱发因素。

(2)饮食指导:指导患者加强饮食卫生和营养,规律饮食。

(3)生活方式指导:指导患者保持良好的心态,生活要有规律,合理安排工作和休息时间,劳逸结合。

(4)用药指导:指导患者遵医嘱服药,如有异常及时就诊,定期门诊复查。

(马爱萍)

第三节 消化性溃疡

消化性溃疡是指主要发生在胃和十二指肠的慢性溃疡,即胃溃疡(gastric ulcer,GU)和十二指肠溃疡(duodenal ulcer,DU)。胃酸/胃蛋白酶对黏膜的消化作用是溃疡形成的基本因素,临床表现特点为慢性过程、周期性发作、节律性上腹部疼痛。

一、流行病学

消化性溃疡是全球性的多发病,但在不同国家、不同地区,其患病率存在很大差异。本病在我国人群中的患病率尚无确切资料,有关资料主要来自门诊、内镜检查或住院病例,不能代表一般人群中的患病率。据国外资料估计,大约10%的人一生中患过消化性溃疡。20世纪70年代以来,消化性溃疡的发病率有下降的趋势。

不论是 GU 还是 DU 均好发于男性。男女发病率之比 DU 为(4.4～6.8):1,GU 为(3.1～4.7):1。在消化性溃疡中,DU 比 GU 多见,两者之比为(2～3):1,但在胃癌高发区则 GU 所占比例增加。溃疡病可发生在不同的年龄,但 DU 多见于青壮年,而 GU 则多见于中老年,前者的发病高峰一般比后者早 10～20 年。自 80 年代以来,消化性溃疡者中老年人的比率呈增高趋势。

二、病因和发病机制

胃十二指肠黏膜除了接触有强侵蚀力的高浓度胃酸和能水解蛋白质的胃蛋白酶外,还可受到微生物、胆盐、酒精、药物和其他有害物质的侵袭。但在正常情况下,胃十二指肠黏膜能够抵御这些侵袭因素的损害作用,维持黏膜的完整性。这是因为胃十二指肠黏膜具有一系列防御和修复机制,包括黏液/碳酸氢盐屏障、黏膜屏障、丰富的血流、上皮细胞更新、前列腺素和表皮生长因子等。消化性溃疡的发生是由于对胃十二指肠黏膜有损害作用的侵袭因素与黏膜自身防御/修复因素之间失去平衡的结果。这种失平衡可能是由于侵袭因素增强,亦可能是防御/修复因素减弱,或两者兼有之。GU 和 DU 在发病机制上有不同之处,前者主要是防御/修复因素减弱,后者主要是侵袭因素增强。消化性溃疡是由多种病因所致的异质性疾病群,即患者之间溃疡发生的病因、发病机制可不相同。

(一)幽门螺杆菌感染

大量研究充分证明,幽门螺杆菌感染是消化性溃疡的主要病因。澳大利亚学者 Marshall 和 Warren 因 1983 年成功培养出幽门螺杆菌,并提出其感染在消化性溃疡发病中起作用而获得 2005 年度诺贝尔医学奖。

1.临床观察证据

(1)消化性溃疡患者胃黏膜中幽门螺杆菌检出率高:DU 患者的幽门螺杆菌感染率为 90%～100%,GU 为 80%～90%。

(2)幽门螺杆菌感染者中发生消化性溃疡的危险性显著增加:前瞻性研究显示,10 年中 15%～20% 的幽门螺杆菌感染者会发生消化性溃疡。

(3)根除幽门螺杆菌可促进溃疡愈合:根除幽门螺杆菌而无抗酸分泌作用的治疗方案可有效愈合溃疡;常规治疗疗效不理想的难治性溃疡,在有效根除幽门螺杆菌治疗后,得到痊愈;应用高效抗幽门螺杆菌方案治疗 2 周,随后不再给予抗溃疡治疗,疗程结束后 2～4 周复查,溃疡愈合率可与常规抗酸分泌剂连续治疗 4～6 周的愈合率相当。

(4)根除幽门螺杆菌显著降低溃疡复发率:用常规抗酸分泌剂治疗后愈合的溃疡,停药后溃疡年复发率为 50%～70%。根除幽门螺杆菌可使 DU、GU 的年复发率降至 5% 以下。此外,根除幽门螺杆菌还可显著降低消化性溃疡出血等并发症率。

2.幽门螺杆菌感染致溃疡的机制

幽门螺杆菌凭借其毒力因子的作用,在胃型上皮(胃和有胃化生的十二指肠)定植,诱发局部炎症和免疫反应,损害局部黏膜的防御/修复功能。另一方面,幽门螺杆菌感染可增加胃泌素释放和胃酸、胃蛋白酶原分泌,增强了侵袭因素。这两方面的协同作用造成了胃十二指肠黏膜损害和溃疡形成。

(1)损害局部黏膜防御/修复:幽门螺杆菌的毒素、有毒性作用的酶和幽门螺杆菌诱导的黏膜炎症反应均能造成胃十二指肠黏膜屏障损害。幽门螺杆菌空泡毒素 A(VacA)蛋白和细胞毒相关基因 A(CagA)蛋白是其主要毒素。幽门螺杆菌尿素酶分解尿素产生的氨除了对其有保护作用外,还能直接和间接造成黏膜屏障损害。幽门螺杆菌的黏液酶降解黏液,促进 H^+ 反弥散;其脂多糖可刺激细胞因子释放;其脂酶和磷脂酶 A 降解脂质和磷脂,破坏细胞膜完整性。

(2)增强侵袭因素:幽门螺杆菌感染可引起高胃泌素血症,其机制包括:①其感染引起的炎症和组织损伤使胃窦黏膜中 D 细胞数量减少,影响生长抑素产生,使后者对 G 细胞释放胃泌素的反馈抑制作用减弱;②其尿素酶水解尿素产生的氨使局部黏膜 pH 升高,干扰了胃酸对 G 细胞释放胃泌素的反馈抑制。幽门螺杆菌感染所致的高胃泌素血症引起高胃酸和高胃蛋白酶原的分泌。多数幽门螺杆菌阳性 DU 患者的基础酸排量(basal acid output,BAO)和最大酸排量(maximal acid output,MAO)高于幽门螺杆菌阴性健康者;幽门螺杆菌根除后,多数患者的高胃酸分泌可恢复正常。

(3)幽门螺杆菌感染引起消化性溃疡机制的假说。①"漏屋顶"假说:该假说把胃黏膜屏障比喻为"屋顶",保护其下方黏膜组织免受胃酸("雨")损伤。当黏膜受到幽门螺杆菌损害时(形成"漏屋顶"),就会导致 H^+ 反弥散,造成黏膜损伤和溃疡形成(屋内"泥浆水"形成)。这一假说强调了幽门螺杆菌感染所致的防御因素减弱,可解释幽门螺杆菌相关 GU 的发生。②六因素假说:将胃酸/胃蛋白酶、胃化生、十二指肠炎、幽门螺杆菌感染、高胃泌素血症和碳酸氢盐分泌六个因素综合起来,解释幽门螺杆菌在 DU 发病中作用。胃窦部幽门螺杆菌感染、遗传因素等引起高胃酸分泌,使十二指肠酸负荷增加。后者一方面使胆盐沉淀,抑制了胆盐对幽门螺杆菌的抑制作用;另一方面高酸直接损伤上皮或引起继发炎症使十二指肠黏膜发生胃化生,为幽门螺杆菌在十二指肠黏膜定植创造条件。十二指肠 幽门螺杆菌感染加重局部炎症(十二指肠炎),炎症又促进胃化生。这一恶性循环使十二指肠黏膜持续处于炎症和损伤状态,局部碳酸氢盐分泌减少,削弱了十二指肠黏膜防御因素。而幽门螺杆菌感染所致的高胃泌素血症刺激胃酸分泌,增强了侵袭因素。侵袭因素增强和防御因素的削弱导致溃疡形成。

(二)非甾体抗炎药

一些药物对胃十二指肠黏膜具有损伤作用,其中以 NSAIDs(包括阿司匹林)最为显著。临床观察表明,长期摄入 NSAIDs 可诱发消化性溃疡、妨碍溃疡愈合、增加溃疡复发率和出血、穿孔等并发症的发生率。长期服用 NSAIDs 者中,内镜观察约 50% 的患者有胃十二指肠黏膜出血点和/或糜烂,5%～30% 的患者有消化性溃疡。由于摄入 NSAIDs 后与其胃黏膜接触的时间较十二指肠黏膜长,因而与 GU 的关系更为密切。溃疡发生的危险性除与服用的 NSAIDs 种类、剂量大小和疗程长短相关外,还与患者年龄(>60 岁)、既往溃疡病史和并发症史、幽门螺杆菌感染、吸烟、同时应用抗凝药物或肾上腺皮质激素等因素相关。

NSAIDs 损伤胃十二指肠黏膜的机制包括直接局部作用和系统作用两方面。NSAIDs 在酸性胃液中呈非离子状态,可透过黏膜上皮细胞膜弥散入细胞内;细胞内较高的 pH 环境使药物离子化而在细胞内积聚;细胞内高浓度 NSAIDs 产生毒性作用损伤细胞膜,增加氢离子反弥散,后者进一步损伤细胞,使更多的药物进入细胞内,从而造成恶性循环。NSAIDs 的肠溶制剂和前药可在很大程度上克服药物的局部作用。但临床研究结果表明,剂型改变并不能显著降低 NSAIDs 相关性溃疡和并发症的发生率,提示局部作用不是其主要的致溃疡机制。有研究显示,经肠外途径给药也可引起胃溃疡,提示药物的系统作用就可以引起胃十二指肠黏膜损害。NSAIDs 的系统作用与其抑制环氧合酶(COX),包括 COX-1 和 COX-2,使胃肠道黏膜中经

COX-1 途径产生的具有细胞保护作用的内源性前列腺素（PGs）合成减少，从而削弱胃十二指肠黏膜的防御作用有关。同时服用合成的 PGE_1 类似物米索前列醇可预防 NSAIDs 引发溃疡是有力佐证。

据估计，西方国家中约 5% 的 DU 和 25% 的 GU 与长期服用 NSAIDs 有关。近几年来，幽门螺杆菌相关性溃疡的比率随着人群中幽门螺杆菌感染率的下降而降低，使 NSAIDs 相关性溃疡的比率有上升的趋势。目前国人中长期服用 NSAIDs 的比例不高，因而这一因素在消化性溃疡的病因作用可能远较西方国家小。

（三）胃酸和胃蛋白酶

消化性溃疡的最终形成是由于胃酸/胃蛋白酶自身消化所致，这一概念在"幽门螺杆菌时代"仍未改变。胃蛋白酶由从主细胞分泌的胃蛋白酶原经盐酸激活而成，它能降解蛋白质分子，对黏膜有侵袭作用。胃蛋白酶的生物活性取决于胃液 pH，这是因为胃蛋白酶原激活需要盐酸，胃蛋白酶活性在 pH<4 时才能维持。由于胃蛋白酶活性受胃酸制约，因而在探讨消化性溃疡发病机制和治疗措施时，主要考虑胃酸的作用。胃泌素瘤患者有大量胃酸分泌，可产生难治性消化性溃疡；无酸情况下罕有溃疡发生，抑制胃酸分泌的药物促进溃疡愈合。因此胃酸是溃疡发生的决定因素。

DU 患者的平均 BAO 和 MAO 常大于正常人，MAO<10 mmol/h 者甚少发生 DU。但 DU 患者的 MAO 变异范围很大，与正常人有明显重叠，仅 20%～50% 患者高于正常。GU 患者的 BAO 和 MAO 多属正常或低于正常，仅发生于幽门前区或伴有 DU 者可高于正常。

DU 患者胃酸分泌增多，主要与下列因素有关。①壁细胞总数增多：胃酸分泌量与壁细胞总数（parietal cell mass，PCM）相平行，DU 患者的平均 PCM 可达正常人的 1.5～2.0 倍。壁细胞数量增加可能受遗传因素影响和/或是高胃泌素血症（如胃泌素瘤、幽门螺杆菌感染）长期刺激的结果。②壁细胞对刺激物敏感性增强：壁细胞上胃泌素受体的亲和力增加或体内对胃泌素刺激胃酸分泌有抑制作用的物质如生长抑素减少（如幽门螺杆菌感染）所致。③胃酸分泌的正常反馈抑制机制发生缺陷：正常人胃窦部 G 细胞分泌胃泌素的功能受到胃液 pH 负反馈调节，当胃窦 pH 降至 2.5 以下时，G 细胞分泌胃泌素的功能就受到抑制。此外，食糜进入十二指肠后，胃酸和食糜刺激十二指肠和小肠黏膜释放胰泌素、胆囊收缩素、肠抑胃肽（GIP）和血管活性肠肽（VIP）等，这些激素具有抑制胃酸分泌的作用。所以正常情况下，胃酸分泌具有自身调节作用。部分 DU 患者的这一反馈抑制机制存在缺陷，遗传、幽门螺杆菌感染等是可能的影响因素。④迷走神经张力增高：迷走神经释放乙酰胆碱，后者兼有直接刺激壁细胞分泌盐酸和刺激 G 细胞分泌胃泌素的作用。

（四）其他危险因素

1.吸烟

吸烟者消化性溃疡的发生率比不吸烟者高，吸烟影响溃疡愈合、促进溃疡复发和增加溃疡并发症发生率。吸烟影响溃疡形成和愈合的确切机制不明，可能与吸烟增加胃酸、胃蛋白酶分泌，抑制胰腺分泌碳酸氢盐，降低幽门括约肌张力诱发十二指肠胃反流，减低胃十二指肠黏膜血流和影响前列腺素合成等因素有关。

2.遗传因素

随着幽门螺杆菌在消化性溃疡发病中重要作用的被认识，遗传因素的重要性受到疑问。①消化性溃疡的"家庭群集"现象究竟是遗传因素还是环境因素起主要作用。流行病学调查显示,幽门螺杆菌感染有"家庭群集"现象,家庭成员中分离到的幽门螺杆菌多为同一种菌株,提示幽门螺杆菌在家庭内人与人之间传播。因此消化性溃疡的家庭群集现象可能主要是由于幽门螺杆菌感染在家庭内传播所致。②曾被认为与遗传相关的消化性溃疡亚临床标志(高胃蛋白酶原血症Ⅰ和家族性高胃泌素血症),在根除幽门螺杆菌后大多可恢复正常,提示是幽门螺杆菌感染而不是遗传起主要作用。③O 型血者发生 DU 的危险性较其他血型者高,曾被视为间接"遗传标志"。近年发现幽门螺杆菌在胃上皮特异定植是由于其黏附因子与胃上皮细胞受体特异结合,Lewis[b]血型抗原就是一种特异受体,O 型血者细胞表面表达更多黏附受体,提示 O 型血者易得 DU 还是与幽门螺杆菌感染有关。但遗传因素的作用不能就此否定。孪生儿观察表明,单卵双胎同胞发生溃疡的一致性高于双卵双胎;在一些罕见的遗传综合征中,如多发性内分泌腺腺瘤Ⅰ型、系统性肥大细胞增多症等,消化性溃疡为其临床表现一部分。

3.胃十二指肠运动异常

部分 DU 患者的胃排空比正常人快,尤其是液体排空。胃液体排空加快使十二指肠球部的酸负荷量增大,黏膜易遭受损伤。少部分此异常者有家族史。部分 GU 患者存在胃运动障碍,表现为胃排空延缓和十二指肠-胃反流。前者使胃窦部张力增高,刺激胃窦黏膜中 G 细胞分泌胃泌素,进而增加胃酸分泌;后者主要由于胃窦-十二指肠运动协调和幽门括约肌功能障碍所致,反流液中的胆汁、胰液和溶血卵磷脂对胃黏膜有损伤作用。胃运动障碍本身不大可能是 GU 的原发病因,但可加重幽门螺杆菌感染或 NSAIDs 摄入对胃黏膜的损伤。

4.应激和心理因素

急性应激可引起应激性溃疡已是共识。但在慢性溃疡患者中,情绪应激和心理因素的致病作用一直有争论。临床观察表明,长期精神紧张、焦虑或情绪波动的人易患消化性溃疡;DU 愈合后在遭受精神应激时,溃疡容易复发或发生并发症;战争期间,本病发生率升高。上述事实提示,心理因素对消化性溃疡特别是 DU 的发生有明显影响。但心理分析未能发现消化性溃疡患者有何特殊个性。应激和心理因素可通过迷走神经机制影响胃十二指肠分泌、运动和黏膜血流的调控。

5.饮食

饮食与消化性溃疡的关系不十分明确。酒、浓茶、咖啡和某些饮料能刺激胃酸分泌,摄入后易产生消化不良症状,但尚无充分证据表明长期饮用会增加溃疡发生的危险性。据称,必需脂肪酸摄入增多与消化性溃疡发病率下降相关,前者通过增加胃十二指肠黏膜中前列腺素前体成分而促进前列腺素合成。高盐饮食被认为可增加 GU 发生的危险性,这与高浓度盐损伤胃黏膜有关。

6.病毒感染

很少部分溃疡患者的胃窦溃疡或幽门前区溃疡边缘可检出Ⅰ型单纯疱疹病毒(HSV-1),而离溃疡较远的组织中则阴性,这些患者亦无全身性 HSV-1 感染或免疫缺陷的证据,提示 HSV-1 局部感染可能与"消化性溃疡"的形成有关。在肾移植或免疫缺陷的患者中,巨细胞病毒感染亦可能参与。

三、病理

(一)溃疡的肉眼观察

1.部位

DU 多发生在球部,前壁比后壁多见。偶尔溃疡位于球部以下,称球后溃疡。在十二指肠球部或胃的前后壁相对应处同时发生的溃疡,称为对吻溃疡。胃和十二指肠均有溃疡发生者,称复合溃疡。GU 尤其是 NSAIDs 相关性 GU 可发生于胃的任何部位。一般情况下,GU 多数发生于胃角或胃窦、胃体的小弯侧,而病变在胃体大弯或胃底者罕见。在组织学上,溃疡一般发生在幽门腺区(胃窦)与泌酸腺区(胃体)交界处的幽门腺区一侧。幽门腺区黏膜可随年龄增长而扩大[假幽门腺化生和/或肠化生],结果使与泌酸腺区黏膜之交界线上移,故老年患者发生于胃体中上部的高位溃疡比例较高。

2.数目

消化性溃疡大多是单发,少数在胃或十二指肠中可有 2 个或 2 个以上溃疡并存,称为多发性溃疡。

3.大小

DU 的直径一般<1.5 cm,GU 的直径一般<2 cm,但巨大溃疡(DU>2 cm,GU>3 cm)亦非罕见,需与恶性溃疡鉴别。

4.形态

典型的溃疡呈圆形或椭圆形,但亦有呈不规则形或线形者。

5.深度

有不同深度,浅者仅超过黏膜肌层,深者则可贯穿肌层,甚至到浆膜层。

6.并发病变

深的溃疡可穿透浆膜层而引起穿孔。前壁穿孔多引起急性腹膜炎;后壁穿孔往往和邻近器官如胰、肝、横结肠等粘连,而称穿透性溃疡。深及肌层的溃疡愈合后多遗留有瘢痕,同一部位溃疡的多次复发,瘢痕收缩可使局部发生畸形,如球部的假憩室形成、幽门梗阻。合并大出血的溃疡,有时基底部可见裸露的血管。

(二)溃疡的显微镜下观察

镜下观察,溃疡由浅及深可分为 4 层:①急性炎性渗出物,由白细胞、红细胞和纤维蛋白所组成;②嗜酸性坏死层,为无组织结构的坏死物;③肉芽组织,内含丰富的血管和结缔组织的各种成分;④瘢痕组织。

四、临床表现

本病的临床表现不一,部分患者可无症状,或以出血、穿孔等并发症作为首发症状。

(一)疼痛

上腹部疼痛是本病主要症状,但无疼痛者亦不在少数,特别是老年人溃疡、维持治疗中复发的溃疡以及 NSAIDs 相关性溃疡。典型 DU 的疼痛常呈节律性和周期性,可被进食或服用抗酸剂所缓解。这些特点在 GU 中不甚明显。

1.疼痛部位

疼痛多位于上腹中部、偏右或偏左。但胃体上部和贲门下部溃疡的疼痛可出现在左上腹部或胸骨、剑突后。胃或十二指肠后壁的溃疡,特别是穿透性溃疡的疼痛可放射至背部。因为空腔内脏的疼痛在体表上的定位不够确切,所以疼痛的部位不一定准确反映溃疡所在的解剖部位。

2.疼痛程度或性质

疼痛一般较轻而能忍受,但偶尔也有疼痛较重者。溃疡疼痛可表现为隐痛、钝痛、胀痛、烧灼样痛或饥饿样痛。

3.疼痛节律性

节律性疼痛是消化性溃疡的特征性之一,它与进食有关。DU 的疼痛常在两餐之间或餐前发生,进食或服用抗酸剂后可缓解。GU 的疼痛多在餐后 1 小时内出现,经 1～2 小时后逐渐缓解,直至下餐进食后再复现上述节律。DU 表现为空腹痛及餐后 2～4 小时和/或午夜痛。GU 夜间疼痛少见。DU 的疼痛如失去过去的节律变为恒定而持续,且不能为进食或抗酸剂所缓解,或者开始放射至背部,可能是溃疡发生穿透的预兆;进餐反而使痛加剧并伴有呕吐时,常提示胃出口有梗阻;合并较重的慢性胃炎或合并 GU 时,疼痛多无明显节律。

溃疡性疼痛之所以呈节律性可能与胃酸分泌有关。进食后 1 小时左右,胃酸分泌开始增多,胃酸刺激溃疡面而引起疼痛。食物对酸有缓冲作用,抗酸剂可中和胃酸,因而可暂时减轻疼痛症状。午夜胃酸分泌量高且无食物缓冲,因此患者常在半夜痛醒。但是,溃疡患者酸与疼痛关系的研究表明,疼痛症状与胃液 pH 无明确相关性,提示疼痛原因还涉及胃酸以外的因素,后者可能包括胃蛋白酶、胆盐、胰液、病变区肌张力增高或痉挛。

4.疼痛的周期性

周期性疼痛是消化性溃疡的又一特征,尤以 DU 较为突出。上腹疼痛发作可在持续数天、数周或数月后,继以较长时间的缓解,以后又复发。溃疡一年四季均可复发,但以秋末至春初较冷的季节更为常见。一些患者经过长年累月的发作之后,病情可渐趋严重,表现为发作更频繁,持续时间更长,缓解期缩短。但亦有少数患者经过几年或十几年周期性发作后,复发次数减少,甚至完全停止。

(二)其他症状

消化性溃疡除上腹疼痛外,尚可有反酸、嗳气、上腹饱胀、恶心、呕吐、食欲减退等消化不良症状,但这些症状均缺乏特异性。部分症状可能与伴随的慢性胃炎有关。病程较长者可因疼痛或其他消化不良症状影响摄食而出现体重减轻;但亦有少数十二指肠球部溃疡患者因进食可使疼痛暂时减轻,频繁进食而致体重增加。

(三)体征

消化性溃疡缺乏特异性体征。在溃疡活动期,多数患者有上腹部局限性轻压痛,DU 压痛点常偏右。少数患者可因慢性失血或营养不良而有贫血。部分 GU 患者的体质较瘦弱。

五、消化性溃疡的特殊类型和问题

(一)无症状性溃疡

15％～35％消化性溃疡患者可无任何症状。这部分患者多在因其他疾病做内镜或 X 线钡餐检查时被发现,或当发生出血、穿孔等并发症时,甚至于尸体解剖时始被发现。这类消化性溃疡可见于任何年龄,但以老年人多见。维持治疗中复发的溃疡半数以上无症状,溃疡较少发生并发症。无症状性溃疡在 NSAIDs 诱发的溃疡中占 30％～40％。

(二)老年人消化性溃疡

统计资料表明,近十多年来,消化性溃疡者中老年人的比率呈增高趋势。老年人消化性溃疡临床表现多不典型,有许多方面与青壮年消化性溃疡不同。老年者中 GU 发病率等于或多于 DU。位于胃体中上部的高位溃疡及胃巨大溃疡多见,需与胃癌鉴别。老年人消化性溃疡者中无症状或症状不明显者的比率较高,疼痛多无规律,食欲减退、恶心、呕吐、体重减轻、贫血等症状较为突出。

(三)胃、十二指肠复合溃疡

胃、十二指肠复合溃疡指胃和十二指肠同时发生的溃疡,这两个解剖部位溃疡的病期可相同,但亦可不同。复合溃疡的检出率约占全部消化性溃疡的5%。DU往往先于GU出现。复合性溃疡幽门梗阻的发生率较单独GU或DU高。一般认为,GU如伴随DU,则其恶性的机会较少,但这只是相对而言。

(四)幽门管溃疡

幽门管位于胃远端,与十二指肠交接,长约2 cm。幽门管溃疡的病理生理与DU相似,胃酸一般增多。幽门管溃疡常缺乏典型溃疡的周期性和节律性疼痛,餐后上腹痛多见,对抗酸剂反应差,容易出现呕吐等幽门梗阻症状,穿孔或出血的并发症也较多。

(五)十二指肠球后溃疡

十二指肠球后溃疡约占DU的3%。溃疡多发生于十二指肠乳头近端。球后溃疡多具有DU的临床特点,但夜间疼痛和背部放射痛更为多见,对药物治疗反应较差,较易并发出血。

(六)难治性溃疡

难治性溃疡是指正规治疗8周(DU)或12周(GU)后,经内镜检查确定未愈的溃疡和/或愈合缓慢、复发频繁的溃疡。随着强烈抗胃酸分泌作用的质子泵抑制剂(PPI)的问世及消化性溃疡病因新认识带来的防治策略的改变,真正难以愈合的消化性溃疡已极为少见。

六、实验室和辅助检查

(一)幽门螺杆菌检测

幽门螺杆菌感染的诊断已成为消化性溃疡的常规检测项目,其方法可分为侵入性和非侵入性两大类,前者需做内镜检查和胃黏膜活检,可同时确定存在的胃十二指肠疾病,后者仅提供有无幽门螺杆菌感染的信息。目前常用的侵入性试验包括快速尿素酶试验(RUT)、组织学检查、培养等;非侵入性试验主要有^{13}C或^{14}C尿素呼气试验(UBT)、粪便幽门螺杆菌抗原检测和血清学试验等。

RUT是侵入性试验中诊断幽门螺杆菌感染的首选方法,操作简便、费用低。组织学检查可直接观察幽门螺杆菌,与常规苏木精-伊红染色(HE染色)相比,Warthin-Starry等特殊染色能提高检出率。非侵入性试验中^{14}C-UBT或^{13}C-UBT检测诊断幽门螺杆菌感染的敏感性和特异性高,可作为根除治疗后复查的首选方法。粪便抗原检测诊断幽门螺杆菌感染的敏感性和特异性也很高,正在推广中。定性检测抗幽门螺杆菌抗体IgG的血清学试验不宜作为治疗后幽门螺杆菌是否根除的证实试验。

(二)胃液分析

GU患者的胃酸分泌正常或低于正常,部分DU患者则增多,但与正常人均有很大重叠,故胃液分析对消化性溃疡诊断和鉴别诊断价值不大。目前胃液分析主要用于胃泌素瘤的辅助诊断。

(三)血清胃泌素测定

消化性溃疡患者的血清胃泌素较正常人稍高,但诊断意义不大,故不应列为常规。但如怀疑有胃泌素瘤,应作此项测定。血清胃泌素水平一般与胃酸分泌成反比:胃酸少,胃泌素水平高;胃酸多,胃泌素水平低。但胃泌素瘤则两者同时升高。

七、诊断

病史分析很重要,典型的周期性和节律性上腹部疼痛是诊断消化性溃疡的主要线索。但必须指出,有溃疡症状者不一定患有消化性溃疡,而相当部分消化性溃疡患者的上腹疼痛常不典型,更有一部分患者可无疼痛症状。因而单纯依靠病史难以作出可靠诊断。确诊需依靠 X 线钡餐检查和/或内镜检查,后者诊断准确性高,已在很大程度上替代了前者。

(一)X 线钡餐检查

多采用钡剂和空气双重对比造影技术检查胃和十二指肠。消化性溃疡的 X 线征象有直接和间接两种,前者是诊断本病较可靠的依据,而后者的特异性有限。龛影是溃疡的直接征象。切线位观察时,龛影突出于胃或十二指肠腔轮廓之外;正位观察时,龛影显示为圆形或椭圆形的密度增深影。由于溃疡周围组织的炎症和水肿,龛影周围可出现透亮带;因溃疡部位纤维组织增生和收缩,出现黏膜皱襞向溃疡集中的现象。此外,还可发现局部痉挛、激惹现象、十二指肠球部畸形和局部压痛等,这些均为溃疡的间接征象。

(二)内镜检查

纤维内镜和电子内镜已广泛应用于临床,内镜检查不仅可对胃十二指肠黏膜直接观察、摄影,还可在直视下取活检。它对消化性溃疡的诊断和良、恶性溃疡鉴别诊断的准确性高于钡餐检查。例如,当溃疡小或表浅时,钡餐检查就难以发现;活动性上消化道出血是钡餐检查的禁忌证,但内镜检查不但可确定其来源和性质,还可以在内镜下止血;内镜下可取活检做病理检查,对良、恶性溃疡的鉴别有很大帮助。内镜下溃疡可分为三个病期,其中每一病期又可分为两个阶段。

1.活动期(A)

溃疡基底部蒙有白色或黄白色厚苔。周边黏膜充血、水肿(A_1),或周边黏膜充血、水肿开始消退,四周出现再生上皮所形成的红晕(A_2)。

2.愈合期(H)

溃疡缩小变浅,苔变薄。四周再生上皮所形成的红晕向溃疡围拢,黏膜皱襞向溃疡集中(H_1),或溃疡面几乎为再生上皮所覆盖,黏膜皱襞更加向溃疡集中(H_2)。

3.瘢痕期(S)

溃疡基底部的白苔消失,呈现红色瘢痕(S_1),最后转变为白色瘢痕(S_2)。

八、鉴别诊断

本病主要临床表现为上腹疼痛,所以需与其他有上腹疼痛症状的疾病鉴别。此外,亦需与表现为消化性溃疡的胃泌素瘤鉴别。

(一)非溃疡性消化不良

患者有消化不良症状而无消化性溃疡、上消化道肿瘤及其他器质性疾病(如肝胆胰疾病),内镜检查可正常或仅存在慢性胃炎。此症颇常见,表现为上腹疼痛或不适,上腹饱胀、嗳气、反酸、恶心和食欲减退等,其鉴别有赖于内镜或 X 线等检查。

(二)慢性胆囊炎和胆石症

此类疼痛与进食油腻有关,位于右上腹并放射至背部,伴发热、黄疸的典型病例不难与消化性溃疡作鉴别。对不典型的患者,鉴别需借助 B 型超声检查或磁共振胰胆管造影检查(MRCP)。

(三)胃癌

GU与胃癌很难从症状上作出鉴别。溃疡型早期胃癌的内镜和X线表现易与胃良性溃疡混淆。原则上,内镜检查发现的胃溃疡均应取活检,X线钡餐检查发现的胃溃疡者应做内镜检查,胃溃疡应尽可能内镜复查证实溃疡完全愈合,这样才能排除恶性。胃癌如属晚期,则钡餐和内镜检查一般容易与良性溃疡鉴别。恶性溃疡X线钡餐检查示龛影位于胃腔之内,边缘不整,龛影周围胃壁强直,呈结节状,向溃疡聚集的皱襞有融合、中断现象。内镜下恶性溃疡形状不规则,底凹凸不平,苔污秽,边缘呈结节状隆起。需要强调的点如下:①对于怀疑恶性溃疡而一次活检阴性者,必须在短期内复查内镜并再次活检。②强力抗酸分泌作用的药物治疗后,溃疡缩小或部分愈合不是判断良、恶性溃疡的可靠依据。③对治疗后愈合不良的难治性GU,需内镜复查随访,直至证实溃疡愈合。

(四)胃泌素瘤(卓-艾综合征)

胃泌素瘤是胰腺非β细胞瘤分泌大量胃泌素所致。胃泌素瘤可分为散发性和遗传相关性。肿瘤往往很小(<1 cm),生长慢,半数为恶性。胃泌素瘤分泌的大量胃泌素可刺激壁细胞增生和大量胃酸分泌,使上消化道经常浸浴于高酸环境,除了在典型部位(胃、十二指肠球部)发生溃疡外,在不典型部位(十二指肠降段、横段、甚或空肠近端及胃大部切除后的吻合口)也可发生溃疡。这种溃疡易并发出血、穿孔,具有难治性的特点。部分患者可伴有腹泻,这是由于进入小肠的大量胃酸损伤肠黏膜上皮细胞、影响胰脂酶活性等所致。对难治、多发、不典型部位、胃大部切除后迅速复发或伴有腹泻的消化性溃疡和/或内镜检查发现胃黏膜皱襞显著粗大、增生者,应警惕胃泌素瘤的可能性。胃液分析(BAO>15 mEq/h,BAO/MAO>60%)、血清胃泌素测定(>1 000 ng/L)和激发试验(胰泌素试验或钙输注试验阳性)有助于胃泌素瘤的定性诊断,超声检查(包括超声内镜检查)、CT、MRI、选择性血管造影术、生长抑素受体闪烁显像等有助于胃泌素瘤的定位诊断。

九、并发症

出血、穿孔和幽门梗阻是消化性溃疡主要并发症。近二十年来,有效抗溃疡药物的不断问世和根除幽门螺杆菌治疗的广泛开展提高了溃疡的愈合率、降低了复发率,因而溃疡并发症发生率也显著下降。

(一)上消化道出血

上消化道出血是消化性溃疡最常见的并发症,DU并发出血的发生率比GU高,十二指肠球部后壁溃疡和球后溃疡更易发生出血。10%~20%的消化性溃疡患者以出血为首发症状,在NSAIDs相关溃疡者中这一比率更高。在上消化道出血的各种病因中,消化性溃疡出血占30%~50%。

出血量的多少与被溃疡侵袭的血管的大小有关。侵袭稍大动脉时,出血急而量多;而溃疡基底肉芽组织的渗血或溃疡周围黏膜糜烂出血的量一般不大。溃疡出血的临床表现取决于出血的速度和量的多少。轻者只表现为黑便,重者出现呕血及失血过多所致循环衰竭的临床表现,严重者可发生休克。消化性溃疡患者在发生出血前常有上腹疼痛加重的现象,但一旦出血后,上腹疼痛多随之缓解。部分患者,尤其是老年患者,并发出血前可无症状。

消化性溃疡病史和上消化道出血的临床表现可作为诊断线索。但须与急性糜烂性胃炎、食管或胃底静脉曲张破裂、食管贲门黏膜撕裂症和胃癌等所致的出血鉴别。应争取在出血24~48小时内进行急诊内镜检查。内镜检查的确诊率高,不仅能观察到出血部位、病变和出血状态,还可在内镜下采用注射或喷洒止血药物、止血夹钳夹、激光、微波、热电极等方法止血。

(二)穿孔

溃疡病灶向深部发展穿透浆膜层则并发穿孔。溃疡穿孔在临床上可分为急性、亚急性和慢性三种类型。急性穿孔的溃疡常位于十二指肠前壁或胃前壁,发生穿孔后胃肠内容物渗入腹膜腔而引起急性腹膜炎。十二指肠后壁或胃后壁的溃疡深达浆膜层时已与邻近组织或器管发生粘连,穿孔时胃肠内容物不致流入腹腔,称之为慢性穿孔或穿透性溃疡。邻近后壁的穿孔或穿孔较小而只引起局限性腹膜炎时,称亚急性穿孔。

溃疡急性穿孔主要出现急性腹膜炎的表现。临床上突然出现剧烈腹痛,腹痛常起始于中上腹或右上腹,呈持续性,可蔓延到全腹。GU 穿孔,尤其是餐后穿孔,漏入腹腔的内容物量往往比DU 穿孔多,所以腹膜炎常较重。患者有腹肌强直,腹部压痛和反跳痛。漏出量多时,全腹肌强直、压痛和反跳痛;如漏出量少,则腹肌强直、压痛和反跳痛可局限于中上腹部。肠鸣音减弱或消失。肝浊音界缩小或消失,表示有气腹存在。外周血白细胞总数和中性粒细胞增多,腹部 X 线透视时可见膈下游离气体。亚急性或慢性穿孔的临床表现不如急性穿孔严重,可只表现为局限性腹膜炎。后壁溃疡穿透时,原来的疼痛节律往往发生改变,疼痛放射至背部,止酸治疗效果差。

消化性溃疡穿孔须与急性阑尾炎、急性胰腺炎、宫外孕破裂、缺血性肠病等急腹症相鉴别。

(三)幽门梗阻

消化性溃疡所致的幽门梗阻中,80％以上由 DU 引起,其余为幽门管溃疡或幽门前区溃疡。幽门梗阻产生的原因主要有两类。一类是由于溃疡活动期时溃疡周围组织炎性充血、水肿或炎症引起的幽门反射性痉挛所致。此类幽门梗阻属暂时性,内科治疗有效,可随溃疡好转而消失。另一类是由于溃疡多次复发,瘢痕形成和瘢痕组织收缩所致,内科治疗无效,多需内镜下扩张治疗或外科手术。

幽门梗阻引起胃滞留,临床上主要表现为上腹部饱胀不适和呕吐。上腹饱胀以餐后为甚,呕吐后可减轻,呕吐物量多,内含发酵宿食。呕吐次数一般不多,视幽门通道受阻的程度而定。患者因不能进食和反复呕吐而逐渐出现体弱、脱水和低氯低钾性碱中毒等临床表现。清晨空腹时插胃管抽液量＞200 mL,即提示有胃滞留。上腹部空腹振水音和胃蠕动波是幽门梗阻的典型体征。

(四)癌变

少数胃溃疡可发生癌变,十二指肠溃疡一般不发生癌变。

十、治疗要点

治疗目的是消除病因、缓解症状、促进溃疡愈合、防止复发和防治并发症。治疗原则为整体与局部治疗相结合、药物与非药物治疗相结合、内科与外科治疗相结合。

(一)一般治疗

生活规律,劳逸结合,避免过度劳累和精神紧张;定时进餐,避免辛辣、高盐、刺激性食物,以及浓茶、咖啡等饮料;戒烟戒酒,避免服用非甾体抗炎药。

(二)药物治疗

1.降低胃酸

常用抗酸药和抑制胃酸分泌药物。抗酸药主要为碱性抗酸药如氢氧化铝等;抑制胃酸分泌药物主要为 H_2 受体拮抗剂(H_2RA)和质子泵抑制剂(PPI)两大类,H_2RA 常用西咪替丁、雷尼替丁等,PPI 常用奥美拉唑、泮托拉唑等,PPI 作用比 H_2RA 更强、更持久。

2.根除幽门螺杆菌治疗

目前推荐根除幽门螺杆菌三联疗法,即采用胶体秘剂或一种 PPI 加两种抗生素(如克拉霉素、阿莫西林、甲硝唑等)的三联治疗方案。

3.保护胃黏膜治疗

常用硫糖铝和枸橼酸铋钾等胃黏膜保护剂。

十一、护理评估

(一)健康史

(1)中年人最为常见,男性患病较多。临床上 DU 比 GU 为多见,两者之比为(2～3)∶1,DU 多见于青壮年,而 GU 多见于中老年。

(2)消化性溃疡有"家庭聚集"现象,与遗传有一定的关系。

(3)发病与天气变化、饮食不当或情绪激动等有关。有无经常服用阿司匹林等药物;嗜烟酒;暴饮暴食、喜食酸辣等刺激性食物的习惯;有无慢性胃炎病史。

(二)身体状况

1.主要症状

典型的消化性溃疡有如下临床特点。

(1)慢性过程,病史可达数年至数十年。

(2)周期性发作,发作与自发缓解相交替,发作期可为数周或数月,缓解期亦长短不一,短者数周、长者数年;发作常有季节性,多在秋冬或冬春之交发病,可因精神情绪不良或过劳而诱发。

(3)发作时上腹痛呈节律性,表现为空腹痛即餐后 2～4 小时或(及)午夜痛,腹痛多为进食或服用抗酸药所缓解,典型节律性表现在 DU 多见。腹痛性质多为灼痛,亦可为钝痛、胀痛、剧痛或饥饿样不适感。多位于中上腹,可偏右或偏左。部分患者无上述典型表现的疼痛,而仅表现为无规律性的上腹隐痛或不适。但部分患者可无症状或症状较轻以至不为患者所注意。

(4)可有反酸、嗳气、上腹胀等症状。

2.护理体检

溃疡活动时上腹部可有局限性轻压痛,缓解期无明显体征。

(三)心理、社会评估

本病病程长,反复发作,从而影响患者的学习和工作;使患者产生焦虑抑郁情绪。故应评估了解患者有无焦虑或恐惧及对疾病的认识程度,了解患者家庭经济状况和社会支持情况。

十二、主要护理诊断及合作性问题

(一)疼痛:腹痛

腹痛与胃酸刺激溃疡面,引起化学性炎症反应有关。

(二)营养失调:低于机体需要量

此问题与营养摄入量减少及消化吸收障碍有关。

(三)知识缺乏

缺乏有关消化性溃疡病因及预防知识。

(四)焦虑

焦虑与疾病反复发作,病程迁延有关。

（五）潜在并发症

出血、穿孔、幽门梗阻、癌变。

十三、护理目标

患者能够了解并避免发病诱因，能够描述正确的溃疡防治知识，主动参与、积极配合防治；未出现上消化道出血、穿孔、幽门梗阻、溃疡癌变等并发症或出现能被及时发现和处理；焦虑程度减轻或消失。

十四、护理措施

（一）一般护理

1.休息和活动

症状较重或有并发症时，应卧床休息。溃疡缓解期，应适当活动，工作宜劳逸结合，以不感到劳累和诱发疼痛为原则。

2.饮食护理

（1）饮食原则：①定时定量，以维持正常消化活动的节律，避免餐间零食和睡前进食，使胃酸分泌有规律；②少食多餐，少食可避免胃窦部过度扩张引起的促胃液素分泌增加，以减少胃酸对病灶的刺激，多餐可使胃中经常保持适量的食物以中和胃酸，利于溃疡面的愈合；③细嚼慢咽，以减少对消化道过强的机械刺激，同时咀嚼还可增加唾液分泌，后者具有稀释和中和胃酸的作用；④食物选择应营养丰富、搭配合理、清淡、易于消化、刺激性小。各种食物应切细、煮软。可选择牛奶、鸡蛋、鱼及面食、稍加碱的软米饭或米粥等偏碱性食物，脂肪摄取也应适量。避免生、冷、硬、粗纤维的蔬菜、水果，忌用生姜、生蒜、生萝卜、油炸食物以及浓咖啡、浓茶和辣椒、酸醋。⑤进餐时避免情绪不安，精神紧张。

（2）营养状况监测：经常评估患者的饮食和营养状况。

（二）病情观察

1.病情监测

注意观察及详细了解患者疼痛的规律和特点，指导患者准备抑酸性食物（苏打饼干等）在疼痛前进食，或服用抑酸剂以防疼痛。也可采用局部热敷或针灸止痛等。监测生命体征及腹部体征的变化，以及时发现并纠正并发症。

2.帮助患者认识和祛除病因及诱因

对服用非甾体抗炎药者，应停药；对嗜烟酒者，应督促患者戒烟戒酒。

（三）并发症的护理

当发生急性穿孔和瘢痕性幽门梗阻时，应立即遵医嘱做好手术前准备。亚急性穿孔和慢性穿孔时，注意观察疼痛的性质。急性幽门梗阻时，做好呕吐物的观察与处理，指导患者禁食水，行胃肠减压，保持口腔清洁，遵医嘱静脉补充液体，并做好解痉药和抗生素的用药护理。上消化道大量出血和溃疡癌变时，分别见本章相关内容。

（四）用药护理

遵医嘱对患者进行药物治疗，并注意观察药效及不良反应。

1.碱性抗酸药

如氢氧化铝凝胶等,应在饭后 1 小时和睡前服用。服用片剂时应嚼服,乳剂给药前应充分摇匀。抗酸药应避免与奶制品同时服用,因两者相互作用可形成络合物。酸性的食物及饮料不宜与抗酸药同服。氢氧化铝凝胶能阻碍磷的吸收,引起磷缺乏症,表现为食欲缺乏、软弱无力等症状,甚至可导致骨质疏松。长期大量服用还可引起严重便秘、代谢性碱中毒与钠潴留,甚至造成肾损害。如服用镁制剂则易引起腹泻。

2.H_2受体拮抗剂

应在餐中或餐后即刻服用,也可把一天剂量在睡前服用。如需同时服用抗酸药,则两药应间隔 1 小时以上服用。如用于静脉给药时应注意控制速度,速度过快可引起低血压和心律失常。西咪替丁对雄性激素受体有亲和力,可产生男性乳腺发育、阳痿及性功能紊乱,肾脏是其排泄的主要部位,应用期间应注意患者肾功能。此外,少数患者还可出现一过性肝功能损害和粒细胞缺乏,亦可出现头痛、头晕、疲倦、腹泻及皮疹等反应,如出现上述反应应及时协助医师进行处理。药物可从母乳排出,哺乳期应停止用药。

3.其他药物

奥美拉唑可引起头晕,特别是用药初期,应嘱患者用药期间避免开车或做其他必须注意力高度集中的事。硫糖铝片宜在每次进餐前 1 小时服用。可有便秘、口干、皮疹、眩晕、嗜睡等不良反应。因其含糖量较高,糖尿病患者应慎用。不能与多酶片同服,以免降低两者的效价。

(五)心理护理

及时了解并减轻各种焦虑,护理人员应关心患者,鼓励其说出心中的顾虑与疑问,护士应耐心倾听并给予解答。正确评估患者及家属对疾病的认识程度和心理状态。积极进行健康宣教,减轻不良心理反应。

(六)健康指导

(1)向患者及家属讲解有关溃疡病的知识,如病因、诱因、饮食原则。

(2)指导患者保持乐观的情绪、规律的生活,避免过度紧张与劳累。

(3)指导患者戒除烟酒,慎用或勿用致溃疡药物,如阿司匹林、咖啡因、泼尼松等。

(4)指导患者按医嘱正确服药,学会观察药效及不良反应,不随便停药,以减少复发。

(5)让患者了解并发症的症状、体征,能在病情加重时及时就医。

(6)年龄偏大的胃溃疡患者应嘱其定期到门诊复查,防止癌变。

十五、护理评价

(1)患者能说出引起疼痛的原因、诱因,戒除烟酒,饮食规律,能选择适宜的食物,未因饮食不当诱发疼痛。

(2)能正确服药,上腹部疼痛减轻并渐消失,无恶心、呕吐、呕血、黑便。

(3)情绪稳定,无焦虑或恐惧,生活态度积极乐观。

（李　静）

第四节 上消化道出血

一、病因

上消化道出血最常见的病因是消化性溃疡、食管胃底静脉曲张破裂、急性糜烂出血性胃炎和胃癌。食管贲门黏膜撕裂综合征引起的出血亦不少见。血管异常诊断有时比较困难,值得注意。现将上消化道出血的病因归纳列述如下。

(一)上消化道疾病

1.食管疾病

食管炎、食管溃疡、食管肿瘤、食管贲门黏膜撕裂综合征、食管裂孔疝、食管损伤(物理损伤:器械检查、异物或放射性损伤,化学损伤:强酸、强碱或其他化学剂引起的损伤)。

2.胃十二指肠疾病

消化性溃疡、急性糜烂出血性胃炎、胃癌、胃血管异常(血管瘤、动静脉畸形、胃黏膜下恒径动脉破裂又称 Dieulafoy 病变等)、胃息肉、其他肿瘤(平滑肌瘤、平滑肌肉瘤、间质瘤、淋巴瘤、神经纤维瘤、壶腹周围癌)、胃黏膜脱垂、急性胃扩张、胃扭转、横膈裂孔疝、十二指肠憩室炎、急性糜烂性十二指肠炎、胃手术后病变(吻合口溃疡、吻合口或残胃黏膜糜烂、残胃癌)、其他病变(重度钩虫病、胃血吸虫病、胃或十二指肠克罗恩病、胃或十二指肠结核、嗜酸性胃肠炎、胃或十二指肠异位胰腺等)。

(二)门静脉高压

门静脉高压引起的食管胃底静脉曲张破裂或门脉高压性胃病。

(三)上消化道邻近器官或组织的疾病

(1)胆道出血:胆管或胆囊结石、胆道蛔虫病、胆囊或胆管癌、术后胆总管引流管造成的胆道受压坏死、肝癌、肝脓肿或肝血管瘤破入胆道。

(2)胰腺疾病累及十二指肠 胰腺癌、急性胰腺炎并发脓肿溃破。

(3)主动脉瘤破入食管、胃或十二指肠。

(4)纵隔肿瘤或脓肿破入食管。

(四)全身性疾病

(1)血管性疾病:过敏性紫癜、遗传性出血性毛细血管扩张(Rendu-Qsler-Weber 病)、弹性假黄瘤(Gronblad-Strandberg 综合征)、动脉粥样硬化等。

(2)血液病:血友病、血小板减少性紫癜、白血病、弥散性血管内凝血及其他凝血机制障碍。

(3)尿毒症。

(4)结缔组织病:结节性多动脉炎、系统性红斑狼疮或其他血管炎。

(5)急性感染:流行性出血热、钩端螺旋体病等。

(6)应激相关胃黏膜损伤:各种严重疾病引起的应激状态下产生的急性糜烂出血性胃炎乃至溃疡形成统称为应激相关胃黏膜损伤。

二、临床表现

上消化道出血的临床表现主要取决于出血病变的性质、部位、失血量与失血速度，并与患者的年龄、出血前的全身状况（如有无贫血，以及心、肾、肝功能）有关。

（一）呕血与黑便

呕血与黑便是上消化道出血的特征性表现。上消化道大量出血之后，均有黑便。出血部位在幽门以上者常伴有呕血。若出血量较少、速度慢亦可无呕血。反之，幽门以下出血如出血量大、速度快，可因血反流入胃腔引起恶心、呕吐而表现为呕血。如出血后血液在胃内经胃酸作用变成酸化血红蛋白而呈咖啡色；如出血速度快而出血量大，未经胃酸充分混合即呕出，则为鲜红或有血块。黑便或柏油样便是血红蛋白的铁经肠内硫化物作用形成硫化铁所致，当出血量大，血液在肠道内停留时间短，粪便可呈暗红色。

（二）失血性周围循环衰竭

急性大量失血由于循环血容量迅速减少而导致周围循环衰竭，多见于短时间内出血量 $>1\ 000\ mL$ 患者，一般表现为头昏、心悸、乏力，平卧突然起立时发生晕厥、肢体冷感、心率加快、血压偏低等，严重者呈休克状态。

（三）贫血

急性大量出血后均有失血性贫血，血红蛋白浓度、红细胞计数与血细胞比容下降，但在出血的早期因有周围血管收缩和红细胞重新分布等生理调节，可无明显变化。在出血后，组织液渗入血管内以补充失去的血容量，使血液稀释，一般须经 3～4 小时才出现贫血，出血后 24～72 小时血液稀释到最大限度。

急性出血患者为正细胞正色素性贫血，在出血后骨髓有明显代偿性增生，可暂时出现大细胞性贫血，慢性失血则呈小细胞低色素性贫血。出血 24 小时内网织红细胞即见增高，至出血后 4～7 天可高达 5‰～15‰，以后逐渐降至正常。如出血未止，网织红细胞可持续升高。

上消化道大量出血 2～5 小时，白细胞计数可升达 $(10～20)\times 10^9/L$，血止后 2～3 天恢复正常。但在肝硬化患者，如同时有脾功能亢进，则白细胞计数可不增高。

（四）氮质血症

在上消化道大量出血后，由于大量血液蛋白质的消化产物在肠道被吸收，血中尿素氮浓度可暂时增高，称为肠源性氮质血症。一般于出血后数小时血尿素氮开始上升，24～48 小时达高峰，大多不超出 14.3 mmol/L（40 mg/dL），出血停止后 3～4 天后降至正常。

（五）发热

上消化道大量出血后可出现低热，持续 3～5 天降至正常。引起发热的原因尚不清楚，可能与血容量减少、贫血、周围循环衰竭，导致体温调节中枢的功能障碍等因素有关。

三、诊断

（一）上消化道出血诊断的确立

根据呕血、黑便和失血性周围循环衰竭的临床表现，呕吐物或粪便隐血试验呈强阳性，血红蛋白浓度、红细胞计数及血细胞比容下降的实验室证据，可作出上消化道出血的诊断，但必须注意以下情况。

1.排除消化道以外的出血因素

(1)排除来自呼吸道出血:需要注意咯血与呕血的鉴别。

(2)排除口、鼻、咽喉部出血:注意病史询问和局部检查。

(3)排除进食引起的黑便:如动物血、炭粉、铁剂或铋剂等药物,注意询问病史可鉴别。

2.判断上消化道还是下消化道出血

呕血提示上消化道出血,黑便大多来自上消化道出血,而血便大多来自下消化道出血。但是,上消化道短时间内大量出血亦可表现为暗红色甚至鲜红色血便,此时如不伴呕血,常难与下消化道出血鉴别,应在病情稳定后即做急诊胃镜检查。高位小肠乃至右半结肠出血,如血在肠腔停留时间久亦可表现为黑便,这种情况应先经胃镜检查排除上消化道出血后,再行下消化道出血的有关检查。

(二)出血严重程度的估计和周围循环状态的判断

据研究,成人每天上消化道出血5～10 mL,粪便隐血试验常可出现阳性,每天出血量为50～70 mL时可出现黑便,胃内积血达250～300 mL时可引起呕血。日出血量>400～500 mL,可出现全身症状,如头昏、心慌、乏力等。短时间内出血量>1 000 mL,可出现周围循环衰竭表现。

急性大出血严重程度的估计最有价值的标准是血容量减少所导致周围循环衰竭的临床表现,而周围循环衰竭又是急性大出血导致死亡的直接原因。因此,对急性消化道大出血患者,应将对周围循环状态的有关检查放在首位,并据此作出相应的紧急处理。血压和心率是关键指标,需进行动态观察,综合其他相关指标加以判断。如果患者由平卧位改为坐位时出现血压下降、心率加快(上升幅度>10 次/分)、血压下降幅度大于 2.7 kPa(20 mmHg),则提示血容量已明显不足,是紧急输血的指征。如收缩压<12.0 kPa(90 mmHg)、心率>120 次/分,伴有面色苍白、四肢湿冷、烦躁不安或神志不清,则提示已进入休克状态,需积极抢救。

应该指出,呕血与黑便的频度与量对出血量的估计虽有一定帮助,但由于出血大部分积存于胃肠道,且呕血与黑便分别混有胃内容物与粪便,因此,不可能据此对出血量作出精确的估计。此外,患者的血常规检查包括血红蛋白浓度、红细胞计数及血细胞比容虽可估计失血的程度,但并不能在急性失血后立即反映出来,且还受到出血前有无贫血存在的影响,因此,也只能作为估计出血量的参考。

(三)出血是否停止的判断

上消化道大出血经过恰当治疗,可于短时间内停止出血。由于肠道内积血需经数天(一般约3 天)才能排尽,故不能以黑便作为继续出血的指标。临床上出现下列情况应考虑继续出血或再出血:①反复呕血,或黑便次数增多、粪质稀薄,伴有肠鸣音亢进;②周围循环衰竭的表现经充分补液、输血而未见明显改善,或虽暂时好转而又恶化;③血红蛋白浓度、红细胞计数与血细胞比容继续下降,网织红细胞计数持续增高。

(四)出血的病因诊断

既往史、症状与体征可为出血的病因提供重要线索,但确诊出血的原因与部位需靠器械检查。

1.临床与实验室检查提供的线索

慢性、周期性、节律性上腹痛多提示出血来自消化性溃疡,特别是在出血前疼痛加剧,出血后减轻或缓解,更有助于消化性溃疡的诊断。有服用非甾体抗炎药(NSAIDs)或应激状态者,可能为 NSAIDs 溃疡或应激性溃疡或急性糜烂出血性胃炎。过去有病毒性肝炎、血吸虫病或酗酒病史,并有肝病与门静脉高压的临床表现者,可能是食管胃底静脉曲张破裂出血。但应指出,上消化道出血的患者即使确诊为肝硬化,不一定都是食管胃底静脉曲张破裂的出血,约有 1/3 患者出血实是来自消化性溃疡、门脉高压性胃病或其他原因。对中年以上的患者近期出现上腹痛,伴有厌食、消瘦者,应警惕胃癌的可能性。

肝功能检验结果异常、血白细胞及血小板减少等有助于肝硬化诊断。

2.胃镜检查

胃镜检查是目前诊断上消化道出血病因的首选检查方法。一般主张胃镜检查在出血后24～48 小时内进行,也称急诊内镜检查。这可提高出血病因诊断的准确性。急诊胃镜检查还可根据病变的特征判断是否继续出血或估计再出血的危险性,并同时进行内镜止血治疗。在急诊胃镜检查前需先补充血容量、纠正休克、改善贫血,并尽量在出血的间歇期进行。

3.X 线钡餐检查

X 线钡餐检查目前已多为胃镜检查所代替,故主要适用于有胃镜检查禁忌证或不愿进行胃镜检查者,但对经胃镜检查出血原因未明,怀疑病变在十二指肠降段以下的,则有特殊诊断价值。检查一般在出血停止数天后进行。

4.其他检查

选择性腹腔动脉造影、放射性核素锝-99m 标记红细胞扫描及小肠镜检查等主要适用于下消化道出血。由于胃镜检查已能彻底搜寻十二指肠降段以上消化道病变,故上述检查很少应用于上消化道出血的诊断。

(五)危险性预测

据临床资料统计,80%～85%急性上消化道大量出血患者除支持疗法外,无需止血治疗可在短期内自然停止,仅有 15%～20%患者持续出血或反复出血。如何早期识别再出血及死亡危险性高的患者,并予加强监护和积极治疗,便成为急性上消化道大量出血处理的重点。提示预后不良危险性增高的主要因素如下。①高龄患者;②有严重的伴随疾病(心、肺、肝、肾功能不全,脑血管意外等);③本次出血量大或短期内反复出血;④特殊病因和部位的出血(如食管胃底静脉曲张破裂出血);⑤胃镜检查见到消化性溃疡活动性出血,或近期出血征象如溃疡面上暴露血管或有血痂。

四、治疗

上消化道大量出血病情急、变化快,严重者可危及生命,应采取积极措施进行抢救。抗休克、迅速补充血容量应放在一切医疗措施的首位。

(一)一般急救措施

患者应卧位休息,保持呼吸道通畅,避免呕血时血液吸入气道引起窒息,必要时吸氧,活动性出血期间应禁食。严密监测患者生命体征,如心率、血压、呼吸、尿量及神志变化。观察呕血与黑便情况。定期复查血红蛋白浓度、红细胞计数、血细胞比容。必要时行中心静脉压测定。对老年患者根据情况进行心电监护。

(二)积极补充血容量

尽快建立有效的静脉输液通道,补充血容量。在配血过程中,可先输平衡液或葡萄糖盐水。如遇血源缺乏,可用右旋糖酐或其他血浆代用品暂时代替输血。改善急性失血性周围循环衰竭的关键是要输血。下列情况为紧急输血指征:①改变体位出现晕厥、血压下降和心率加快;②失血性休克;③血红蛋白<70 g/L 或血细胞比容<25%。输血量视患者周围循环动力学及贫血改

善而定。应注意避免因输液、输血过快、过多而引起肺水肿,原有心脏病或老年患者可根据中心静脉压调节输入量和输入速度。

（三）止血措施

1.食管、胃底静脉曲张破裂大出血的止血措施

采取肝硬化导致的食管、胃底静脉曲张破裂大出血的止血措施。

2.急性非静脉曲张性上消化道大量出血的止血措施

除食管胃底静脉曲张破裂出血之外的其他病因引起的上消化道出血,习惯上又称为急性非静脉曲张性上消化道出血,其中以消化性溃疡所致出血最为常见。主要止血措施如下。

（1）抑制胃酸分泌的药物:血小板聚集及血浆凝血功能所诱导的止血作用需在 pH＞6.0 时才能有效发挥,相反,新形成的凝血块在 pH＜5.0 的胃液中会迅速被消化。因此,抑制胃酸分泌,提高胃内 pH 具有止血作用。临床上,对消化性溃疡和急性胃黏膜损害所引起的出血,常规要用 H₂受体拮抗剂或质子泵抑制剂（PPI）,后者在提高及维持胃内 pH 的作用优于前者。急性出血期予静脉途径给药。

（2）内镜下止血治疗:内镜检查如见有活动性出血或暴露血管的溃疡应进行内镜止血。证明有效的方法包括热探头、高频电灼、激光、微波、生射疗法或上止血夹等。其他原因引起的出血,也可视情况选择上述方法进行内镜止血。

（3）手术治疗:内科积极治疗仍大量出血不止危及患者生命,需不失时机行手术治疗。不同病因所致的上消化道大出血的具体手术指征和手术方式各有不同。

（4）介入治疗:患者严重消化道大出血在少数特殊情况下,既无法进行内镜治疗,又不能耐受手术,可考虑在选择性肠系膜动脉造影找到出血灶的同时进行血管栓塞治疗。

五、护理评估

（一）一般评估

1.生命体征

大量出血患者因血容量不足,外周血管收缩,体温可能偏低,出血后 2 天内多有发热,一般不超过38.5 ℃,持续 3～5 天;脉搏增快（＞120 次/分）或细速;呼吸急促、浅快;血压降低,收缩压降至 10.7 kPa（80 mmHg）以下,甚至可持续下降至测不出,脉压差减少,＜4.0 kPa（30 mmHg）。

2.患者主诉

有无头晕、乏力、心慌、气促、冷、口干口渴等症状。

3.相关记录

呕血颜色、量,皮肤、尿量、出入量、黑便颜色和量等记录结果。

（二）身体评估

1.头颈部

上消化道大量出血,有效循环血容量急剧减少,患者可出现精神萎靡、嗜睡、表情淡漠、烦躁不安、意识模糊甚至昏迷。

2.腹部

（1）有无肝脾大,如果脾大、蜘蛛痣、腹壁静脉曲张或有腹水者,提示肝硬化门脉高压食管静脉破裂出血;肝大、质地硬、表面凹凸不平或有结节,提示肝癌。

（2）腹部肿块的质地软硬度、如果质地硬、表面凹凸不平或有结节应考虑胃、胰腺、肝胆肿瘤。

(3)中等量以上的腹水可有移动性浊音。

(4)肠鸣音活跃,肠蠕动增强,肠鸣音达 10 次/分以上,但音调不特别高调,提示有活动性出血。

(5)直肠和肛门有无结节、触痛和肿块、狭窄等异常情况。

3.其他

(1)出血部位与出血性质的评估:上消化道出血不包括口、鼻、咽喉等部位出血及咯血,应注意鉴别。出血部位在幽门以上,呕血及黑便可同时发生,而幽门以下部位出血,多以黑便为主。下消化道出血较少时,易被误认为是上消化道出血。下消化道出血仅有便血,无呕血,粪便鲜红、暗红或有血块,患者常感下腹部疼痛等不适感。进食动物血、肝,服用骨炭、铁剂、铋剂或中药也可使粪便发黑,但黑而无光泽。

(2)出血量的评估:粪便隐血试验阳性,表示每天出血量>5 mL;出现黑便时表示每天出血量在50~70 mL,胃内积血量达 250~300 mL,可引起呕血;急性出血量<400 mL 时,组织液及脾脏贮血补充失血量,可无临床表现,若大量出血数小时内失血量超过 1 000 mL 或循环血容量的 20%,引起急性周围循环衰竭,导致急性失血性休克而危及患者生命。

(3)失血程度的评估:失血程度除按出血量评估外,还应根据全身状况来判断。失血的表现多伴有全身症状,表现如下:①轻度失血,失血量达全身总血量 10%~15%,患者表现为皮肤苍白、头晕、怕冷,血压可正常但有波动,脉搏稍快,尿量减少。②中度失血,失血量达全身总血量 20%以上,患者表现为口干、眩晕、心悸,血压波动、脉压变小,脉搏细数,尿量减少。③重度失血,失血量达全身总血量 30%以上,患者表现为烦躁不安、意识模糊、出冷汗、四肢厥冷、血压显著下降、脉搏细数超过 120 次/分,尿少或尿闭,重者失血性休克。

(4)出血是否停止的评估:①反复呕血,呕吐物由咖啡色转为鲜红色,黑便次数增多且粪便稀薄色泽转为暗红色,伴肠鸣音亢进。②周围循环衰竭的表现经充分补液、输血仍未见明显改善,或暂时好转后又恶化,血压不稳,中心静脉压不稳定。③红细胞计数、血细胞比容、血红蛋白测定不断下降,网织红细胞计数持续增高。④在补液足够、尿量正常时,血尿素氮升高。⑤门脉高压患者的脾脏大,因出血而暂时缩小,如不见脾脏恢复肿大,提示出血未止。

(三)心理、社会评估

患者发生呕血与黑便时都可导致患者紧张、烦躁不安、恐惧、焦虑等反应。病情危重者,患者可出现濒死感,而此时其家属表现伤心状态,使患者出现较强烈的紧张及恐惧感。慢性疾病或全身性疾病致反复呕血与黑便者,易使患者对治疗和护理失去信心,表现为护理工作上不合作。患者及其家庭对疾病的认识态度影响患者的生活质量,影响其工作、学习、社交等活动。

(四)辅助检查结果评估

1.血常规

上消化道出血后均有急性失血性贫血;出血后 6~12 小时红细胞计数、血红蛋白浓度及血细胞比容下降;在出血后 2~5 小时白细胞数开始增高,血止后 2~3 天降至正常。

2.血尿素氮测定

呕血的同时因部分血液进入肠道,血红蛋白的分解产物在肠道被吸收,故在出血数小时后尿素氮开始不升,24~48 小时可达高峰,持续时间不等,与出血时间长短有关。

3.粪便检查

隐血试验阳性,但检查前需禁止食动物血、肝、绿色蔬菜等3~4 天。

4.内镜检查

直接观察出血的原因和部位,黏膜皱襞迂曲可提示胃底静脉曲张曲张。

(五)常用药物治疗效果的评估

1.输血

输血前评估患者的肝功能,肝功能受损宜输新鲜血,因库存血含氨量高易诱发肝性脑病。同时要评估患者年龄、病情、周围循环动力学及贫血状况,注意因输液、输血过快、过多导致肺水肿,原有心脏病或老年患者必要时可根据中心静脉压调节输液量。

2.血管升压素

滴注速度应准确,并严密观察有无出现腹痛、血压升高、心律失常、心肌缺血,甚至发生心肌梗死等不良反应。评估是否药液外溢,一旦外溢用50％硫酸镁湿敷,因该药有抗利尿作用,突然停用血管升压素会引起反射性尿液增多,故应观察尿量并向家属做好解释工作。同时,孕妇、冠心病、高血压禁用血管升压素。

3.凝血酶

口服凝血酶时评估有无有恶心、头昏等不良反应,并指导患者更换体位。此药不能与酸碱及重金属等药物配伍,应现用现配,若出现变态反应应立即停药。

4.镇静剂

评估患者的肝功能,肝病患者忌用吗啡、巴比妥类等强镇静药物。

六、主要护理诊断/问题

(一)体液不足

体液不足与上消化道大量出血有关。

(二)活动无耐力

活动无耐力与上消化道出血所致周围循环衰竭有关。

(三)营养失调

低于机体需要量:与急性期禁食及贫血有关。

(四)恐惧

恐惧与急性上消化道大量出血有关。

(五)知识缺乏

缺乏有关出血的知识及防治的知识。

(六)潜在并发症

休克、急性肾衰竭。

七、护理措施

(一)一般护理

1.休息与体位

少量出血者应卧床休息,大出血时绝对卧床休息,取平卧位并将下肢略抬高,以保证脑部供血。呕吐时头偏向一侧,防止窒息或误吸。指导患者坐起、站起时动作要缓慢,出现头晕、心慌、出汗时立即卧床休息并告知护士。病情稳定后,逐渐增加活动量。

2.饮食护理

急性大出血伴恶心、呕吐者应禁食。少量出血无呕吐者,可进食温凉、清淡流质食物。出血停止后改为营养丰富、易消化、无刺激性半流质、软食,少量多餐逐渐过渡到正常饮食。食管胃底静脉曲张破裂出血者避免粗糙、坚硬、刺激性食物,且应细嚼慢咽。防止损伤曲张静脉而再次出血。

3.安全护理

轻症患者可起身稍做活动,可上厕所大小便。但应注意有活动性出血时,患者常因有便意而至厕所,在排便时或便后起立时晕厥,因此必要时由护士陪同如厕或暂时改为在床上排泄。重症患者应多巡视,用床栏加以保护。

(二)病情观察

上消化道大量出血时,有效循环血容量急剧减少,可导致休克或死亡,所以要严密监测。①精神和意识状态:是否精神萎靡、嗜睡、表情淡漠、烦躁不安、意识模糊甚至昏迷。②生命体征:体温不升或发热,呼吸急促、脉搏细弱、血压降低、脉压差变小,必要时行心电监护。③周围循环状况:观察皮肤和甲床色泽,肢体温暖或是湿冷,周围静脉特别是颈静脉充盈情况。④准确记录24 小时出入量,测每小时尿量,应保持尿量大于每小时 30 mL,并记录呕吐物和粪便的性质、颜色及量。⑤定期复查红细胞计数、血细胞比容、血红蛋白、网织红细胞计数、血尿素氮、粪潜血,以了解贫血程度、出血是否停止。

(三)用药护理

立即建立静脉通道,遵医嘱迅速、准确地实施输血、输液、各种止血治疗及用药等抢救措施,并观察治疗效果及不良反应。血管升压素可引起腹痛、血压升高、心律失常、心肌缺血,甚至发生心肌梗死,故滴注速度应准确,并严密观察不良反应。同时,孕妇、冠心病、高血压禁用血管升压素。肝病患者忌用吗啡、巴比妥类药物,宜输新鲜血,因库存血含氨量高,易诱发肝性脑病。

(四)三腔两囊管护理

插管前应仔细检查,确保三腔气囊管通畅,无漏气,并分别做好标记,以防混淆,备用。插管后检查管道是否在胃内,抽取胃液,确定管道在胃内分别向胃囊和食管囊注气,将食管引流管、胃管连接负压吸引器,定时抽吸,观察出血是否停止,并记录引流液的性状及量。并做好留置三腔气囊管期间的护理和拔管出血停止后的观察及拔管。

(五)心理护理

护理人员应关心、安慰患者尤其是反复出血者。解释各项检查、治疗措施,耐心细致地解答患者或家属的提问,消除他们的疑虑。同时,经常巡视,大出血时陪伴患者,以减轻患者的紧张情绪。抢救工作应迅速而不忙乱,使其产生安全感、信任,保持稳定情绪,帮助患者消除紧张恐惧心理,更好地配合治疗及护理。

(六)健康教育

1.疾病知识指导

应帮助患者和家属掌握有关疾病的病因和诱因,以及预防、治疗和护理知识,以减少再度出血的危险。并且指导患者及家属学会早期识别出血征象及应急措施。

2.饮食指导

合理饮食是避免诱发上消化道出血的重要措施。注意饮食卫生和规律饮食;进食营养丰富、易消化的食物,避免粗糙、刺激性食物,或过冷、过热、产气多的食物、饮料,禁烟、浓茶、咖啡等对胃有刺激的食物。

3.生活指导

生活起居要有规律,劳逸结合,情绪乐观,保证身心愉悦,避免长期精神紧张。应在医师指导下用药,同时,慢性病者应定期门诊随访。

4.自我观察

教会患者出院后早期识别出血征象及应急措施:出现头晕、心悸等不适,或呕血、黑便时,立即卧床休息,保持安静,减少身体活动;呕吐时取侧卧位以免误吸;立即送医院治疗。

5.及时就诊的指标

(1)有呕血和黑便。

(2)出现血压降低、头晕、心悸等不适。

八、护理效果评估

(1)患者呕血和黑便停止,生命体征正常。

(2)患者活动耐受力增加,活动时无晕厥、跌倒危险。

(3)患者置管期间患者无窒息、意外吸入、食管胃底黏膜无溃烂、坏死。

(4)患者体重逐渐恢复正常,营养状态良好。

(李 静)

第五节 下消化道出血

下消化道出血指 Treitz 韧带以下的消化道出血,其患病率虽不及上消化道出血高,但临床亦常发生。其中,90%以上的下消化道出血来自大肠,小肠出血比较少见,但诊断较为困难。近年来,由于检查手段增多及治疗技术的提高,下消化道出血的病因诊断率有了明显提高,急性大出血病死率约为3%。

一、病因

(一)肠道原发疾病

1.肿瘤和息肉

恶性肿瘤有癌、类癌、恶性淋巴瘤、平滑肌肉瘤、纤维肉瘤、神经纤维肉瘤等;良性肿瘤有平滑肌瘤、脂肪瘤、血管瘤、神经纤维瘤、囊性淋巴管瘤、黏液瘤等。肠道间质瘤也可引起出血。

息肉多见于大肠,主要是腺瘤性息肉,还有幼年性息肉病及 Peutz-Jeghers 综合征(Peutz-Jeghers syndrome,又称黑斑息肉综合征)。

2.炎症性病变

感染性肠炎有肠结核、肠伤寒、菌痢及其他细菌性肠炎等;寄生虫感染有阿米巴、血吸虫、蓝氏贾第鞭毛虫所致的肠炎,由大量钩虫或鞭虫感染所引起的下消化道大出血国内亦有报道。非特异性肠炎有溃疡性结肠炎、克罗恩病、结肠非特异性孤立溃疡等。此外还有抗生素相关性肠炎、出血坏死性小肠炎、缺血性肠炎、放射性肠炎等。NSAIDs引起的小肠溃疡亦偶有见到。

3.血管病变

毛细血管扩张症、血管畸形(其中结肠血管扩张常见于老年人,为后天获得,常位于盲肠和右半结肠,可发生大出血)、静脉曲张(注意门静脉高压所引起的罕见部位静脉曲张出血可位于直肠、结肠和回肠末段)。

4.肠壁结构性病变

憩室(其中小肠 Meckel 憩室出血并不少见)、肠重复畸形、肠气囊肿病(多见于高原居民)、肠套叠等。

5.肛门病变

痔疮和肛裂。

(二)全身疾病累及肠道

白血病和出血性疾病;风湿性疾病如系统性红斑狼疮、结节性多动脉炎、Behcet 病等;恶性组织细胞病;尿毒症性肠炎。腹腔邻近脏器恶性肿瘤浸润或脓肿破裂侵入肠腔可引起出血。

据统计,引起下消化道出血的最常见原因为大肠癌和大肠息肉,肠道炎症性病变次之,其中肠伤寒、肠结核、溃疡性结肠炎、克罗恩病和坏死性小肠炎有时可发生大量出血。

二、诊断

(一)除外上消化道出血

下消化道出血一般为血便或暗红色大便,不伴呕血。但出血量大的上消化道出血亦可表现为暗红色大便;高位小肠出血乃至右半结肠出血,如血在肠腔停留较久亦可呈柏油样,遇此类情况,应常规作胃镜检查除外上消化道出血。

(二)下消化道出血的定位及病因诊断

1.病史

(1)年龄:老年患者以大肠癌、结肠血管扩张、缺血性肠炎多见。儿童以 Meckel 憩室、幼年性息肉、感染性肠炎、血液病多见。

(2)出血前病史:结核病、血吸虫病、腹部放疗史可引起相应的肠道疾病。动脉硬化、口服避孕药可引起缺血性肠炎。在血液病、结缔组织疾病过程中发生的出血应考虑原发病引起的肠道出血。

(3)粪便颜色和性状:血色鲜红,附于粪表面多为肛门、直肠、乙状结肠病变,便后滴血或喷血常为痔或肛裂。右侧结肠出血为暗红色,停留时间长可呈柏油样便。小肠出血与右侧结肠出血相似,但更易呈柏油样便。黏液脓血便多见于菌痢、溃疡性结肠炎,大肠癌特别是直肠、乙状结肠癌有时亦可出现黏液脓血便。

(4)伴随症状:伴有发热见于肠道炎症性病变,由全身性疾病如白血病、淋巴瘤、恶性组织细胞病及结缔组织病引起的肠出血亦多伴发热。伴不完全性肠梗阻症状常见于克罗恩病、肠结核、肠套叠、大肠癌。上述情况往往伴有不同程度腹痛,而不伴有明显腹痛的多见于息肉、未引起肠梗阻的肿瘤、无合并感染的憩室和血管病变。

2.体格检查

(1)皮肤黏膜检查有无皮疹、紫癜、毛细血管扩张,浅表淋巴结有无肿大。

(2)腹部检查要全面细致,特别注意腹部压痛及腹部包块。

(3)一定要常规检查肛门直肠,注意痔、肛裂、瘘管,直肠指检有无肿块。

3.实验室检查

常规血、尿、粪便及生化检查。疑伤寒者做血培养及肥达试验。疑结核者作结核菌素试验。疑全身性疾病者作相应检查。

4.影像学检查

除某些急性感染性肠炎如痢疾、伤寒、坏死性肠炎等之外,绝大多数下消化道出血的定位及病因需依靠影像学检查确诊。

(1)结肠镜检查:是诊断大肠及回肠末端病变的首选检查方法。其优点是诊断敏感性高、可发现活动性出血、结合病理学检查可判断病变性质。

(2)X线钡剂造影:X线钡剂灌肠用于诊断大肠、回盲部及阑尾病变,一般主张进行双重气钡造影。由于该检查对较平坦病变容易漏诊,有时无法确定病变性质,因此,对X线钡剂灌肠检查阴性的下消化道出血患者仍需进行结肠镜检查。

X线小肠钡剂造影是诊断小肠病变的重要方法,但敏感性低、漏诊率较高。小肠气钡双重造影可提高诊断率,但要求进行插管法小肠钡剂灌肠。

(3)核素扫描或选择性血管造影:必须在活动性出血时进行,适用于:内镜检查(特别是急诊内镜检查)和X线钡剂造影不能确定出血来源的消化道出血,因严重急性大量出血或其他原因不能进行内镜检查者。

放射性核素扫描是静脉推注用锝-99m标记的患者自体红细胞作腹部扫描,在出血速度>0.1 mL/min时,标记红细胞在出血部位溢出形成浓染区,由此可判断出血部位,且可监测出血达24小时。该检查创伤少,可作为初步出血定位,但存在假阳性和定位错误。

对持续大出血患者则宜及时作选择性腹腔动脉造影,在出血量>0.5 mL/min时,可以发现造影剂在出血部位溢出,有比较准确的定位价值。

(4)小肠镜和胶囊内镜检查:小肠镜尤其双气囊小肠镜可直接观察十二指肠及空肠和回肠的出血病变。

胶囊内镜检查可以把胃肠道尤其小肠拍摄的图像通过无线电发送至体外接收器进行图像分析,其检查为非侵入性,阳性检出率与双气囊小肠镜检查相仿,不能进行组织活检是其不足。

(5)小肠CT:对小肠占位性病变及黏膜病变有重要诊断价值。

5.手术探查

各种检查不能明确出血灶,持续大出血危及患者生命,需手术探查。有些微小病变特别是血管病变,手术探查亦不易发现,此时可借助术中内镜检查以帮助寻找出血灶。

三、治疗要点

(一)基础治疗

在未明确病因和诊断前,积极给予抗休克治疗。患者绝对卧床休息,禁食或低渣饮食,必要时给予镇静剂、止血剂。治疗期间,应严密观察血压、脉搏、尿量,腹部情况,记录黑便或便血次数、数量,定期复查血红蛋白、红细胞计数、血细胞比容、尿常规、血尿素氮、肌酐、电解质、肝功能等,并注意补充全血。

(二)手术治疗

术前若明确出血的部位和原因,则根据不同的病变有针对性的处理。手术的目的是控制出血,在条件允许情况下做病灶的彻底切除。常用手术方式有肠切除吻合术、肠造瘘术和血管结扎术。

（三）介入治疗

选择性血管造影显示出血部位后，可经导管行止血治疗。

（四）内镜治疗

采用电凝、激光、冷冻和热探头止血，以及对出血病灶喷洒注射用巴曲酶、凝血酶、肾上腺素等。镜下止血作用有限，不适用于急性大出血病例，尤其对弥漫性肠道病变作用不大。对憩室所致出血不宜采用，以免肠穿孔。

四、护理评估

（一）对生理的影响

（1）体温、脉搏、呼吸、血压及意识状态。

（2）全身营养状况，有无消瘦、贫血及皮肤出血点。

（3）观察腹部有无膨隆、肠蠕动波，肝、脾有无肿大。

（4）腹部有无肿块，肿块质地、大小、活动度，有无压痛、肌紧张、反跳痛、肠鸣音亢进或减弱。

（二）对心理、社会的影响

（1）患者及其亲属对疾病的认识程度，对诊断、预后的反应和期望，对治疗的要求。

（2）患者有无紧张、恐惧等心理反应，特别是出血原因较复杂一时难以明确，反复出血者恐惧、焦虑不安情绪有无加重。

五、护理诊断

（一）体液不足

体液不足与血便，禁食引起体液丢失或体液摄入不足有关。

（二）排便异常

排便异常与消化道出血，进食减少有关。

（三）活动无耐力

活动无耐力与血容量减少有关。

（四）组织灌注量改变

组织灌注量改变与血容量减少，周围循环衰竭有关。

六、护理措施

（1）监测生命体征，并做好记录。

（2）观察排便的颜色、性质、量、次数、及排便时的伴随症状。

（3）开放静脉通路，遵照医嘱补液，输注血制品及其代用品。

（4）备好抢救物品，预防失血性休克。

（5）完善急诊术前相关准备。

（6）出血情况未得到控制，应禁食，待患者出血情况得到控制后，病情稳定时可给予合理膳食，食物应营养丰富且易消化，荤素搭配，多食用新鲜蔬菜、水果及富含蛋白质、维生素等食物，忌食辛辣、刺激、生冷、坚硬等类型的食物，忌烟酒，饮食应以少食多餐为原则，忌暴饮暴食。若发生便秘情况应及时进行处理，如给予缓泻剂或灌肠。

（7）加强床旁巡视和生活护理，嘱咐患者卧床休息，防晕厥，防外伤。患者病情未得到控制时，严禁患者进行腹压增高运动，如提举重物、用力咳嗽、排便、呕吐等；患者病情稳定后可指导其进行适当运动，但应根据患者实际身体情况对运动量进行调节，避免剧烈运动或过度劳累。

（8）对患者讲解疾病的相关知识，举出治疗成功的相似案例，使患者消除负面心理情绪，积极配合治疗，患者家属在患者进行治疗中具有重要作用，护理人员应鼓励家属对其进行配合治疗，使患者增强自信心。

七、护理评价

（1）患者无继续出血征象，血容量不足得到纠正，生命体征稳定。

（2）排便正常。

（3）出血得到控制。

（4）可自主活动。

八、健康教育

（1）向患者及家属宣传相关疾病知识、日常生活应注意事项。

（2）掌握相关的急救知识：当有少量出血时应卧床休息；大量出血者绝对卧床休息，并立即就诊。

（3）皮肤护理：便后及时用软纸擦拭，并用温水湿毛巾擦净，保持肛周皮肤清洁。

（4）饮食护理：出血活动期应禁食、禁水。少量便血无活动出血者可进食温凉、清淡、无刺激性流质食物，禁烟、酒、热饮、饱餐、坚硬及刺激食物及纤维多的蔬菜。

（商春燕）

第六节 炎症性肠病

炎症性肠病是一种病因不明的肠道慢性非特异性炎症性疾病。包括溃疡性结肠炎（ulcerative colitis,UC）和克罗恩病（Crohn's disease,CD）。一般认为，UC 和 CD 是同一疾病的不同亚类，组织损伤的基本病理过程相似，但可能由于致病因素不同，发病的具体环节不同，最终导致组织损害的表现不同。

一、溃疡性结肠炎

UC 是一种病因不明的直肠和结肠慢性非特异性炎症性疾病。病变主要位于大肠的黏膜与黏膜下层。主要症状有腹泻、黏液脓血便和腹痛，病程漫长，病情轻重不一，常反复发作。本病多见于 20~40 岁，男女发病率无明显差别。

（一）病理

病变主要位于直肠和乙状结肠，可延伸到降结肠，甚至整个结肠。病变一般仅限于黏膜和黏膜下层，少数重症者可累及肌层。活动期黏膜呈弥漫性炎症反应，可见水肿、充血与灶性出血，黏膜脆弱，触之易出血。由于黏膜与黏膜下层有炎性细胞浸润，大量中性粒细胞在肠腺隐窝底部聚集,形成小的隐窝脓肿。当隐窝脓肿融合破溃,黏膜即出现广泛的浅小溃疡,并可逐渐融合成不规则的大片溃疡。结肠炎症在反复发作的慢性过程中,大量新生肉芽组织增生,常出现炎性息肉。黏膜因不断破坏和修复,丧失其正常结构,并且由于溃疡愈合形成瘢痕,黏膜肌层与肌层增厚,使结肠变形缩短,结肠袋消失,甚至出现肠腔狭窄。少数患者有结肠癌变,以恶性程度较高的未分化型多见。

(二)临床分型

临床上根据本病的病程、程度、范围和病期进行综合分型。

1.根据病程经过分型

(1)初发型:无既往史的首次发作。

(2)慢性复发型:最多见,发作期与缓解期交替。

(3)慢性持续型:病变范围广,症状持续半年以上。

(4)急性暴发型:少见,病情严重,全身毒血症状明显,易发生大出血和其他并发症。

上述后3型可相互转化。

2.根据病情程度分型

(1)轻型:多见,腹泻每天4次以下,便血轻或无,无发热、脉速,贫血轻或无,血沉正常。

(2)重型:腹泻频繁并有明显黏液脓血便,有发热、脉速等全身症状,血沉加快、血红蛋白下降。

(3)中型:介于轻型和重型之间。

3.根据病变范围分型

根据病变范围分型,可分为直肠炎、直肠乙状结肠炎、左半结肠炎、全结肠炎及区域性结肠炎。

4.根据病期分型

根据病期分型,可分为活动期和缓解期。

(三)临床表现

起病多数缓慢,少数急性起病,偶见急性暴发起病。病程长,呈慢性经过,常有发作期与缓解期交替,少数症状持续并逐渐加重。

1.症状

(1)消化系统表现:主要表现为腹泻与腹痛。①腹泻为最主要的症状,黏液脓血便是本病活动期的重要表现。腹泻主要与炎症导致大肠黏膜对水钠吸收障碍,以及结肠运动功能失常有关。粪便中的黏液或黏液脓血,为炎症渗出和黏膜糜烂及溃疡所致。排便次数和便血程度可反映病情程度,轻者每天排便2~4次,粪便呈糊状,可混有黏液、脓血,便血轻或无,重者腹泻每天可达10次以上,大量脓血,甚至呈血水样粪便。病变限于直肠和乙状结肠的患者,偶有腹泻与便秘交替的现象,此与病变直肠排空功能障碍有关。②腹痛,轻者或缓解期患者多无腹痛或仅有腹部不适,活动期有轻或中度腹痛,为左下腹的阵痛,亦可涉及全腹。有疼痛—便意—便后缓解的规律,大多伴有里急后重,为直肠炎症刺激所致。若并发中毒性巨结肠或腹膜炎,则腹痛持续且剧烈。③其他症状可有腹胀、食欲缺乏、恶心、呕吐等。

(2)全身表现:中、重型患者活动期有低热或中等度发热,高热多提示有并发症或急性暴发型。重症患者可出现衰弱、消瘦、贫血、低清蛋白血症、水和电解质平衡紊乱等表现。

(3)肠外表现:本病可伴有一系列肠外表现,包括口腔黏膜溃疡、结节性红斑、外周关节炎、坏疽性脓皮病、虹膜睫状体炎等。

2.体征

患者呈慢性病容,精神状态差,重者呈消瘦贫血貌。轻者仅有左下腹轻压痛,有时可触及痉挛的降结肠和乙状结肠。重症者常有明显腹部压痛和鼓肠。若有反跳痛、腹肌紧张、肠鸣音减弱等应注意中毒性巨结肠和肠穿孔等并发症。

(四)护理

1.护理目标

患者大便次数减少,便质正常;腹痛缓解,营养改善,体重恢复,未发生并发症,焦虑减轻。

2.护理措施

(1)一般护理。①休息与活动:在急性发作期或病情严重时均应卧床休息,缓解期适当休息,注意劳逸结合。②合理饮食:指导患者食用质软、易消化、少纤维素又富含营养、有足够热量的食物,以利于吸收、减轻对肠黏膜的刺激并供给足够的热量,以维持机体代谢的需要。避免食用冷饮、水果、多纤维的蔬菜及其他刺激性食物,忌食牛乳和乳制品。急性发作期患者,应进流质或半流质饮食,病情严重者应禁食,按医嘱给予静脉高营养,以改善全身状况。应注意给患者提供良好的进餐环境,避免不良刺激,以增进患者食欲。

(2)病情观察:观察患者腹泻的次数、性质,腹泻伴随症状,如发热、腹痛等,监测粪便检查结果。严密观察腹痛的性质、部位及生命体征的变化,以了解病情的进展情况,如腹痛性质突然改变,应注意是否发生大出血、肠梗阻、中毒性巨结肠、肠穿孔等并发症。观察患者进食情况,定期测量患者的体重,监测血红蛋白、血清电解质和清蛋白的变化,了解营养状况的变化。

(3)用药护理:遵医嘱给予柳氮磺吡啶、糖皮质激素、免疫抑制剂等治疗,以控制病情,使腹痛缓解。注意药物的疗效及不良反应,如应用柳氮磺吡啶时,患者可出现恶心、呕吐、皮疹、粒细胞减少及再生障碍性贫血等。应嘱患者餐后服药,服药期间定期复查血常规,应用糖皮质激素者,要注意激素不良反应,不可随意停药,防止反跳现象,应用硫唑嘌呤或巯嘌呤时患者可出现骨髓抑制的表现,应注意监测白细胞计数。

(4)心理护理:安慰鼓励患者,向患者解释病情,使患者以平和的心态应对疾病,自觉地配合治疗。

(5)健康指导。①心理指导:由于病情反复发作,迁延不愈,常给患者带来痛苦,尤其是排便次数的增加,给患者的精神和日常生活带来很多困扰,易产生自卑、忧虑,甚至恐惧心理。应鼓励患者以平和的心态应对疾病,积极配合治疗。②指导患者合理饮食及活动:指导患者食用质软、易消化、少纤维素又富含营养、有足够热量的食物,避免食用冷饮、水果、多纤维的蔬菜及其他刺激性食物,忌食牛乳和乳制品。在急性发作期或病情严重时均应卧床休息,缓解期适当休息,注意劳逸结合。③用药指导:嘱患者坚持治疗,不要随意更换药物或停药。教会患者识别药物的不良反应,出现异常症状要及时就诊,以免耽搁病情。

3.护理评价

患者腹泻、腹痛缓解,营养改善,体重恢复。

二、克罗恩病

CD是一种病因尚不十分清楚的胃肠道慢性炎性肉芽肿性疾病。病变多见于末段回肠和邻近结肠,但从口腔至肛门各段消化道均可受累,呈节段性或跳跃式分布。临床上以腹痛、腹泻、体重下降、腹块、瘘管形成和肠梗阻为特点,可伴有发热等全身表现,以及关节、皮肤、眼、口腔黏膜等肠外损害。本病有终生复发倾向,重症患者迁延不愈,预后不良。

(一)病理

病变表现为同时累及回肠末段与邻近右侧结肠者,只涉及小肠者,局限在结肠者。病变可涉及口腔、食管、胃、十二指肠,但少见。

大体形态上,克罗恩病特点如下:①病变呈节段性或跳跃性,而不呈连续性。②黏膜溃疡早期呈鹅口疮样溃疡,随后溃疡增大、融合,形成纵行溃疡和裂隙溃疡,将黏膜分割呈鹅卵石样外观。③病变累及肠壁全层,肠壁增厚变硬,肠腔狭窄。

组织学上,克罗恩病的特点如下:①非干酪性肉芽肿,由类上皮细胞和多核巨细胞构成,可发生在肠壁各层和局部淋巴结。②裂隙溃疡,呈缝隙状,可深达黏膜下层甚至肌层。③肠壁各层炎症,伴固有膜底部和黏膜下层淋巴细胞聚集、黏膜下层增宽、淋巴管扩张及神经节炎等。肠壁全层病变致肠腔狭窄,可发生肠梗阻。溃疡穿孔引起局部脓肿,或穿透至其他肠段、器官、腹壁,形成内瘘或外瘘。肠壁浆膜纤维素渗出、慢性穿孔均可引起肠粘连。

(二)临床分型

区别本病不同临床情况,有助全面估计病情和预后,制订治疗方案。

1.临床类型

依疾病行为分型,可分为狭窄型(以肠腔狭窄所致的临床表现为主)、穿通型(有瘘管形成)和非狭窄非穿通型(炎症型)。各型可有交叉或互相转化。

2.病变部位

参考影像和内镜结果确定,可分为小肠型、结肠型、回结肠型。如消化道其他部分受累亦应注明。

3.严重程度

根据主要临床表现的程度及并发症计算 CD 活动指数(CDAI),用于疾病活动期与缓解期区分、病情严重程度估计(轻、中、重度)和疗效评定。

(三)临床表现

起病大多隐匿、缓渐,从发病早期症状出现至确诊往往需数月至数年。病程呈慢性,长短不等的活动期与缓解期交替,有终生复发倾向。少数急性起病,可表现为急腹症,酷似急性阑尾炎或急性肠梗阻。腹痛、腹泻和体重下降三大症状是本病的主要临床表现。但本病的临床表现复杂多变,这与临床类型、病变部位、病期及并发症有关。

1.消化系统表现

(1)腹痛:为最常见症状。多位于右下腹或脐周,间歇性发作,常为痉挛性阵痛伴腹鸣。常于进餐后加重,排便或肛门排气后缓解。腹痛的发生可能与进餐引起胃肠反射或肠内容物通过炎症、狭窄肠段,引起局部肠痉挛有关。体检常有腹部压痛,部位多在右下腹。腹痛亦可由部分或完全性肠梗阻引起,此时伴有肠梗阻症状。出现持续性腹痛和明显压痛,提示炎症波及腹膜或腹腔内脓肿形成。全腹剧痛和腹肌紧张,提示病变肠段急性穿孔。

(2)腹泻:亦为本病常见症状,主要由病变肠段炎症渗出、蠕动增加及继发性吸收不良引起。腹泻先是间歇发作,病程后期可转为持续性。粪便多为糊状,一般无脓血和黏液。病变涉及下段结肠或肛门直肠者,可有黏液血便及里急后重。

(3)腹部包块:见于 10%～20% 患者,由于肠粘连、肠壁增厚、肠系膜淋巴结肿大、内瘘或局部脓肿形成所致。多位于右下腹与脐周。固定的腹块提示有粘连,多已有内瘘形成。

（4）瘘管形成：是克罗恩病的特征性临床表现，因透壁性炎性病变穿透肠壁全层至肠外组织或器官而成。瘘分内瘘和外瘘，前者可通向其他肠段、肠系膜、膀胱、输尿管、阴道、腹膜后等处，后者通向腹壁或肛周皮肤。肠段之间内瘘形成可致腹泻加重及营养不良。肠瘘通向的组织与器官因粪便污染可致继发性感染。外瘘或通向膀胱、阴道的内瘘均可见粪便与气体排出。

（5）肛门周围病变：包括肛门周围瘘管、脓肿形成及肛裂等病变，见于部分患者，有结肠受累者较多见。有时这些病变可为本病的首发或突出的临床表现。

2.全身表现

（1）发热：为常见的全身表现之一，与肠道炎症活动及继发感染有关。间歇性低热或中度热常见，少数呈弛张高热伴毒血症。少数患者以发热为主要症状，甚至较长时间不明原因发热之后才出现消化道症状。

（2）营养障碍：由慢性腹泻、食欲减退及慢性消耗等因素所致。主要表现为体重下降，可有贫血、低蛋白血症和维生素缺乏等表现。青春期前患者常有生长发育迟滞。

3.肠外表现

本病肠外表现与溃疡性结肠炎的肠外表现相似，但发生率较高，据我国统计报道以口腔黏膜溃疡、皮肤结节性红斑、关节炎及眼病为常见。

（四）护理

1.护理目标

患者腹泻、腹痛缓解，营养改善，体重恢复，无并发症。

2.护理措施

（1）一般护理。①休息与活动：在急性发作期或病情严重时均应卧床休息，缓解期适当休息，注意劳逸结合。必须戒烟。②合理饮食：一般给高营养低渣饮食，适当给予叶酸、维生素 B_{12} 等多种维生素。重症患者酌情使用要素饮食或全胃肠外营养，除营养支持外还有助诱导缓解。

（2）病情观察：观察患者腹泻的次数、性质，腹泻伴随症状，如发热、腹痛等，监测粪便检查结果。严密观察腹痛的性质、部位，以及生命体征的变化，测量患者的体重，监测血红蛋白、血清电解质和清蛋白的变化，了解营养状况的变化。

（3）用药护理：遵医嘱腹痛、腹泻可使用抗胆碱能药物或止泻药，合并感染者静脉途径给予广谱抗生素。给予柳氮磺吡啶、糖皮质激素、免疫抑制剂等治疗，以控制病情，使腹痛缓解。注意避免药物的不良反应，如应嘱患者餐后服药，服药期间定期复查血常规，不可随意停药，防止反跳现象等。

（4）心理护理：向患者解释病情，使患者树立战胜疾病信心，自觉地配合治疗。

（5）健康指导。①疾病知识指导：指导患者合理休息与活动，戒烟，食用质软、易消化、少纤维素又富含营养、有足够热量的食物，避免食用冷饮、水果、多纤维的蔬菜及其他刺激性食物，忌食牛乳和乳制品。②安慰鼓励患者：使患者树立信心，积极地配合治疗。③用药指导：嘱患者坚持服药并了解药物的不良反应，病情有异常变化要及时就诊。

3.护理评价

患者腹泻、腹痛缓解，无发热、营养不良，体重增加。

（马爱萍）

第七节 急性胰腺炎

一、疾病概述

(一)概念和特点

急性胰腺炎是消化系统常见疾病,是多种病因导致的胰酶在胰腺内被激活后引起胰腺组织自身消化所致的化学性炎症。临床表现以急性腹痛,发热伴有恶心、呕吐及血和尿淀粉酶增高为特点。本病可见于任何年龄,但以青壮年居多。

急性胰腺炎根据其病情轻重分为轻型和重症急性胰腺炎,前者以胰腺水肿为主,临床多见,病情常呈自限性,预后良好。后者临床少见,常继发感染、腹膜炎和休克等多种并发症,病死率高。

(二)相关病理、生理

急性胰腺炎根据其病理改变一般分为两型。

1.急性水肿型

胰腺肿大、间质水肿、充血和炎性细胞浸润等改变。水肿型多见,病情常呈自限性,于数天内自愈。

2.出血坏死型

胰腺肿大、腺泡坏死、血管出血坏死为主要特点。出血坏死型则病情较重,易并发休克、腹膜炎、继发感染等,病死率高。

(三)急性胰腺炎病因

急性胰腺炎的病因在国内以胆道疾病多见,饮食因素次之;在国外除胆石症外,酗酒则为重要原因。

1.胆道系统疾病

国内胆石症、胆道感染、胆道蛔虫是急性胰腺炎发病的主要因素,占50%以上。胆石、感染、蛔虫等因素可致 Oddi 括约肌水肿、痉挛,使十二指肠壶腹部出口梗阻,胆道内压力高于胰管内压力,胆汁逆流入胰管,引起胰腺炎。

2.胰管梗阻

胰管梗阻常见病因是胰管结石。胰管狭窄、肿瘤或蛔虫钻入胰管等均可引起胰管阻塞,胰管内压过高,使胰管小分支和胰腺泡破裂,胰液与消化酶渗入间质引起急性胰腺炎。

3.酗酒和暴饮暴食

大量饮酒和暴饮暴食均可致胰液分泌增加,并刺激 Oddi 括约肌痉挛,十二指肠乳头水肿,胰液排出受阻,使胰管内压增加,引起急性胰腺炎。

4.其他

腹腔手术、腹部创伤、内分泌和代谢性疾病、感染、急性传染病、药物、十二指肠球后穿透性溃疡、胃部手术后输入襻综合征等均与胰腺炎的发病有关。

(四)临床表现

1.症状

(1)腹痛:腹痛为本病的主要表现和首发症状,表现为胀痛、钻痛、绞痛或刀割样痛,呈持续性,有时阵发性加剧。腹痛常位于上腹中部,亦可偏左或偏右,向腰背部呈带状放射。水肿型患者 3～5 天后疼痛缓解,出血坏死型患者病情发展迅速,腹痛持续时间长,可为全腹痛。

(2)恶心、呕吐及腹胀:起病后即可出现,有时呕吐较为频繁,呕吐物为胃内容物,重者含有胆汁,甚至血液,呕吐后腹痛不减轻,常伴有明显腹胀,甚至出现麻痹性肠梗阻。

(3)发热:多为中度发热,一般持续 3～5 天。若发热持续 1 周以上并伴有白细胞计数升高,应考虑胰腺脓肿或胆道炎症等继发感染的可能。

(4)水、电解质及酸碱平衡紊乱:患者可出现轻重不等的脱水,呕吐频繁者可出现代谢性碱中毒。病情严重者可伴代谢性酸中毒,低钾、低镁、低钙血症。

(5)低血压或休克:常见于重症胰腺炎患者,可发生在病程的各个时期。患者烦躁不安、皮肤苍白、湿冷等,极少数患者可突然出现休克,甚至发生猝死。

2.体征

(1)轻症急性胰腺炎:腹部体征较轻,仅有上腹部压痛,肠鸣音减弱,无腹肌紧张、反跳痛。

(2)重症急性胰腺炎:患者呈急性重病面容,痛苦表情,脉搏增快、呼吸急促、血压下降。患者上腹压痛显著,并发腹膜炎时全腹压痛明显、反跳痛,腹肌紧张,肠麻痹时腹部膨隆,肠鸣音减弱或消失。少数患者在腰部两侧可出现 Grey-Turner 征,脐周出现 Cullen 征。

3.并发症

并发症主要见于重症急性胰腺炎。局部并发症有胰腺脓肿和假性囊肿;全身并发症于病后数天出现,并发不同程度的多器官功能衰竭,如急性肾衰竭、急性呼吸窘迫综合征、心力衰竭、消化道出血、肺炎、败血症、真菌感染、糖尿病、血栓性静脉炎及弥散性血管内凝血等。

(五)辅助检查

1.白细胞计数

患者多有白细胞计数增多及中性粒细胞核左移。

2.血清淀粉酶测定

血清淀粉酶在 6～12 小时开始升高,48 小时开始下降,持续 3～5 天,血清淀粉酶超过正常值3倍即可确诊。

3.尿液淀粉酶测定

尿淀粉酶升高较晚,发病后 12～14 小时开始升高,下降缓慢,持续 1～2 周。

4.血清脂肪酶测定

血清脂肪酶常在起病后 24～72 小时开始上升,持续 7～10 天,对病后就诊较晚的急性胰腺炎患者有诊断价值。

5.C 反应蛋白(CRP)

CRP 是组织损伤和炎症的非特异性标志物,在胰腺坏死时 CRP 明显升高。

6.生化检查

暂时性血糖升高常见,持久的空腹血糖>10 mmol/L 反映胰腺坏死,提示预后不良。可有暂时性低钙血症,若<1.5 mmol/L 则预后不良。此外,可有血清谷草转氨酶(GOT)、乳酸脱氢酶(LDH)增加,血清蛋白降低。

7.影像学检查

X线腹部平片可见"哨兵襻"和"结肠切割征",为胰腺炎的间接指征,并可发现肠麻痹或麻痹性肠梗阻征象。腹部B超、CT扫描、MRI显像检查可见胰腺弥漫增大,轮廓与周围边界不清楚,坏死区呈低回声或低密度图像。MRI胆胰管造影判断有无胆胰管梗阻。

(六)治疗原则

急性胰腺炎的治疗原则为减轻腹痛、减少胰腺分泌、防治并发症。大多数急性胰腺炎属轻症胰腺炎,经3～5天积极治疗可治愈。重症胰腺炎必须采取综合性治疗措施,积极抢救。

1.抑制或减少胰腺分泌

(1)禁食及胃肠减压:轻型胰腺炎患者需短期禁食,肠麻痹、肠胀气明显或需手术者宜行胃肠减压。

(2)抗胆碱能药及止痛治疗:应用阿托品、山莨菪碱等,可减少胃酸分泌,缓解胃、胆管及胰管痉挛。注意有肠麻痹、严重腹胀时不宜使用。腹痛剧烈者可给予哌替啶肌内注射。

(3)H_2受体拮抗剂:常用西咪替丁、雷尼替丁、法莫替丁静脉滴注,可减少胃酸分泌,从而减少胰腺分泌,可预防应激性溃疡。

(4)减少胰液分泌:抑制胰液和胰酶分泌是治疗出血坏死型急性胰腺炎的有效方法,尤以生长抑素和其类似物奥曲肽疗效较好。

2.抗休克及纠正水、电解质平衡失调

根据病情积极补充液体和电解质,避免低钾、低钠、低钙。休克者可输入血浆、清蛋白、全血及血浆代用品;血压不升者可用血管活性药,如多巴胺、间羟胺等。代谢性酸中毒时,应用碱性药物纠正。

3.抗感染

通常选用对肠道移位细菌敏感且对胰腺有较好渗透性的抗生素,常用药物有氧氟沙星、环丙沙星、克林霉素、甲硝唑及头孢菌素类抗生素,注意联合用药、足量使用。

4.并发症的处理

对于急性出血坏死型胰腺炎伴腹腔内大量渗液者,或伴急性肾衰竭者,可采用腹膜透析治疗;并发糖尿病者可使用胰岛素。

5.手术治疗

对于急性出血坏死型胰腺炎经内科治疗无效,或怀疑肠穿孔、胰腺脓肿、弥漫性腹膜炎、肠梗阻及肠麻痹坏死、胆道梗阻加重者宜尽早外科手术治疗。

二、护理评估

(一)一般评估

1.一般情况

了解患者的年龄、性别、职业、是否爱好饮酒、有无暴饮暴食的习惯;有无胆道系统疾病、胰腺疾病等病史、有无高脂血症史、有无创伤史、有无高血压、糖尿病等其他疾病史、有无过敏史。

2.患者主诉

患者有无皮肤苍白、发热、腹痛、腹胀、黄疸、恶心、呕吐、低血压、休克等症状。注意有无放射痛,放射痛的部位。

3.相关记录

体重、体位、饮食、皮肤、用药等记录结果。

(二)身体评估

1.头颈部

患者有无急性痛苦面容,巩膜黄染等。

2.腹部

下腹部皮肤有无出现大片青紫色瘀斑;脐周皮肤有无出现颜色(呈蓝色)改变;患者有无出现呕吐,注意评估呕吐物的量及性质;患者有无腹痛、压痛、反跳痛、腹肌紧张;有无移动性浊音;有无肠鸣音减弱或消失。

3.其他

患者有无皮肤苍白、湿冷,皮肤黏膜弹性有无减退。

(三)心理、社会评估

患者及家属对疾病的认识程度,对治疗方案与疾病预后的了解程度;患者在严重腹痛时的恐惧、焦虑程度和对该疾病心理承受能力;患者的家人、同事、朋友对患者的关心程度;患者的经济承受能力状况以及医疗保障系统支持程度。

(四)辅助检查结果评估

1.血清淀粉酶

评估患者血清淀粉酶是否在6~12小时开始升高,是否超过正常值3倍。

2.尿液淀粉酶

评估患者尿淀粉酶是否在12~14小时开始升高,并持续1~2周。

3.血清脂肪酶

评估患者血清脂肪酶是否在发病后24~72小时开始上升,并持续7~10天。

4.C反应蛋白(CRP)

评估患者CRP是否明显升高。

5.血糖

评估患者的空腹血糖是否>10 mmol/L,若<1.5 mmol/L则预后不良。

6.影像学检查

X线检查腹部平片是否可见"哨兵襻""结肠切割征",有无发现肠麻痹或麻痹性肠梗阻征象。腹部B超、CT扫描、MRI检查是否可见胰腺弥漫增大,轮廓与周围边界不清楚,坏死区呈低回声或低密度图像。MRI胆胰管造影有无胆胰管梗阻。

(五)治疗效果的评估

1.禁饮食和胃肠减压

患者恶心、呕吐、腹痛、腹胀、腹肌紧张症状有无消失或明显减轻。

2.镇痛药物

给予患者镇痛药后,注意评估患者用药后有无疼痛减轻、性质有无改变。

3.抗菌药物

给患者使用抗生素后,体温有无恢复正常,患者的感染症状有无控制。病程后期应密切评估有无真菌感染,必要时进行血液与体液标本真菌培养。

4.抗休克治疗

患者经过积极补充液体和电解质后,评估患者的体温、脉搏、呼吸、血压、神志有无恢复到正常,皮肤黏膜是否红润、干燥,尿量有无增加。重点评估患者的循环血量是否恢复、休克症状的改善状态,是否需要继续补液。

5.手术治疗

经过手术治疗的患者,评估患者术后的情况,生命体征是否平稳,手术切口有无渗出、渗出液的颜色、形状与量。有无使用引流管,带有引流管的患者要保持引流管通畅,观察引流液的颜色、形状与量。

三、主要护理诊断

(一)疼痛:腹痛
腹痛与胰腺组织及其周围组织炎症、水肿或出血性坏死有关。

(二)体温过高
体温过高与急性胰腺炎组织坏死或感染有关。

(三)生活自理能力缺陷
生活自理能力缺陷与患者禁食、发热或腹痛等导致的体质虚弱有关。

(四)潜在并发症
1.休克
休克与严重呕吐丢失大量体液或消化道出血有关。
2.消化道出血
消化道出血与应激性溃疡或胰腺坏死穿透横结肠有关。

四、护理措施

(一)病情监护
严密观察患者体温、脉搏、呼吸、血压及神志变化。观察患者腹痛的部位及性质,有无放射痛、腹胀等,经治疗后疼痛有无减轻、疼痛性质和特点有无改变。若疼痛持续存在,则考虑是否有局部并发症发生。注意观察患者呕吐物的量及性质,行胃肠减压者,观察和记录引流量及性质。观察患者皮肤黏膜的色泽与弹性有无变化,判断失水程度,准确记录 24 小时出入量。监测患者电解质、血尿淀粉酶、血糖的变化,做好血气分析的测定。

(二)休息与体位
患者应绝对卧床休息,协助患者选择舒适卧位,腹痛时帮助患者采取弯腰、前倾坐位、屈膝侧卧位,缓解疼痛。保持室内环境安静,保证睡眠,促进体力恢复,以改善病情。

(三)饮食护理
急性期患者要禁食、禁饮,要向患者解释禁食、禁饮的意义,以取得患者的配合。当患者疼痛减轻、发热消退、腹痛和呕吐症状基本消失、血尿淀粉酶降至正常后,可给予少量低脂、低糖流质,以后逐步恢复正常饮食,但忌高脂肪、高蛋白质饮食。

(四)用药护理
遵照医嘱给予止痛药,注意药物不良反应,禁用吗啡。

(五)口腔护理与高热护理

禁食期间口渴时可用温开水含漱或湿润口唇;胃肠减压期间,每天可用消毒液状石蜡涂抹鼻腔和口唇,定时用生理盐水清洗口腔,做好口腔护理。高热时给予物理降温,遵医嘱给予退热剂,做好皮肤护理,严格执行无菌操作。

(六)防止低血容量性休克

(1)准备抢救用品,如静脉切开包、人工呼吸机、气管切开包等。

(2)病情严重时转入重症监护病房(ICU)监护,密切监测血压、神志及尿量变化。

(3)嘱患者取平卧位,注意保暖及氧气吸入。

(4)迅速建立静脉通道,必要时静脉切开,遵医嘱输入液体、全血或血浆,补充血容量。如血压仍不上升,按医嘱给予升压药物,根据血压调整给药速度。必要时测定中心静脉压以决定输液量和速度。

(七)健康教育

(1)疾病知识指导:向患者解释本病的主要诱发因素、预后及并发症知识。告诫患者积极治疗胆道疾病,避免该病复发。注意防治蛔虫感染。出院初期应注意避免过度劳累及情绪激动。出现腹痛、腹胀、恶心等表现时,要及时就诊。

(2)饮食指导:指导患者掌握饮食卫生知识、平时养成规律进食习惯、避免暴饮暴食和饱食。腹痛缓解后,应从少量低脂、低糖饮食开始逐渐恢复正常饮食,应避免刺激性强、产气多、高脂肪、高蛋白食物,戒烟戒酒。强调采用低脂易消化饮食,忌食刺激性食物对预防疾病发生及复发的重要性。

(3)及时就诊的指标:告知患者出院后复诊的时间、地点;当出现腹痛、腹胀、恶心、呕吐等症状时要及时就医。

(商春燕)

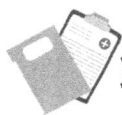

第/六/章

神经外科护理

第一节　面 肌 痉 挛

面肌痉挛是指以一侧面神经所支配的肌群不自主地阵发性、无痛性抽搐为特征的慢性疾病。抽搐多起于眼轮匝肌,临床表现:从一侧眼轮匝肌很少的收缩开始,缓慢由上向下扩展到半侧面肌,严重者可累及颈肩部肌群。抽搐为阵发性、不自主痉挛,不能控制,情绪紧张、过度疲劳可诱发或加重病情。开始抽搐较轻,仅持续几秒,之后抽搐逐渐延长至几分钟,频率增快,严重者致同侧眼不能睁开,口角向同侧歪斜,严重影响身心健康。女性患者多见,左侧多见,通常在青少年时期出现,神经外科常用手术方法为微血管减压术(MVD)。

一、护理措施

(一)术前护理

1.心理护理

嘱患者充分休息,以减轻心理负担,消除心理焦虑,并向患者介绍疾病知识、治疗方法、术后患者的康复情况,以及术后可能出现的不适和应对办法,使患者对手术做好充分的准备。

2.饮食护理

营养均衡,可进食高蛋白、低脂肪、易消化食物。

3.术前常规护理

选择性备皮(术侧耳后向上、向下、向后各备皮约5 cm,尤适用于长发女性,可以很好地降低因外貌改变造成的不良心理应激)、配血、灌肠、禁食、禁水。

(二)术后护理

(1)密切观察患者生命体征、意识、瞳孔变化。

(2)观察患者有无继发性出血。

(3)保持患者呼吸道通畅,如有恶心、呕吐,去枕头偏向一侧,及时清除分泌物,避免吸入性肺炎。

(4)饮食:麻醉清醒4小时后,若不伴恶心、呕吐,由护士亲自喂第一口水,观察有无呛咳,防止误吸;术后第一天可进流食,逐渐过渡至正常饮食;鼓励营养均衡,并适当摄取汤类食物,多饮水,以缓解低颅内压症状。

(5)体位:去枕平卧4~6小时,患者无头晕、恶心、呕吐等不适主诉,在主管医师协助下给患者垫薄软枕或毛巾垫;如术后有头晕、恶心等明显低颅内压症状,要遵医嘱去枕平卧1~2天;术后2~3天可缓慢坐起,如头晕不适,应立即平卧,反复锻炼至症状消失,在他人搀扶下可下床活动,注意避免跌倒。

(6)观察有无颅内感染、切口感染。观察伤口敷料,监测体温4次/日,了解有无头痛、恶心等不适主诉。

(7)手术效果观察:评估术后抽搐时间、强度、频率。部分患者术后面肌痉挛会立即消失,部分患者需要休养,一段时间后可消失。

(8)对患者进行健康宣教,告知患者完全恢复需要3个月时间,以加强护患配合。

(9)术后并发症护理。①低颅内压反应:因术中为充分暴露手术视野需放出部分脑脊液,所以会导致低颅内压。术后根据情况去枕平卧1~3天,如恶心、呕吐,头偏向一侧,防止误吸;每天补液1 500~2 000 mL,并鼓励患者多进水、汤类食物,促进脑脊液分泌;鼓励患者于床上活动下肢,防止静脉血栓形成。②脑神经受累:因手术中脑神经根受损可致面部感觉麻木,不完全面瘫。不完全面瘫者应注意口腔和眼部卫生,眼睑闭合不全者予抗生素软膏涂抹,饭后及时清理口腔;遵医嘱给予营养神经药物,并做好细致解释,健康指导。③听力下降:因术中会损伤相邻的听神经,所以会导致同侧听力减退或耳聋。应密切观察患者,耐心倾听其不适主诉,以及时发现异常;遵医嘱使用营养神经药物,并注意避免使用损害听力的药物,保持安静,避免噪声。

(三)健康指导

(1)避免情绪激动,去除不安、恐惧、愤怒、忧虑等不利因素,保持心情舒畅。

(2)饮食清淡,多吃含水分、纤维素多的食物,多食蔬菜、水果,忌烟、酒及辛辣、刺激性的食物。

(3)定期复查病情。

二、主要护理问题

(1)知识缺乏:知识缺乏与缺乏面肌痉挛相关疾病知识有关。

(2)自我形象紊乱:自我形象紊乱与不自主抽搐有关。

(3)有出血的可能:出血与手术有关。

(4)有体液不足的危险:体液不足与体液丢失过多有关。

(5)有感染的危险:感染与手术创伤有关。

(齐　霞)

第二节　脑　出　血

脑出血是指原发于脑实质内的出血,主要发生于高血压和动脉硬化的患者。脑出血多发生于55岁以上的人群,多数患者有高血压史,常在情绪激动或活动用力时突然发病,出现头痛、呕吐、偏瘫及不同程度昏迷等症状。

一、护理措施

(一)术前护理

(1)密切监测患者病情变化,包括意识、瞳孔、生命体征变化及肢体活动情况,定时监测呼吸、体温、脉搏、血压等,发现异常(瞳孔不等大、呼吸不规则、血压高、脉搏缓慢)应及时报告医师,立即抢救。

(2)嘱患者绝对卧床休息,取头高位,15°～30°;头置冰袋可控制脑水肿,降低颅内压,利于静脉回流。吸氧可改善脑缺氧,减轻脑水肿。翻身时动作要轻,尽量减少搬动患者,加床挡以防患者坠床。

(3)谢绝探视神志清楚的患者,以免患者情绪激动。

(4)脑出血昏迷的患者24～48小时内禁食,以防止呕吐物反流至气管造成窒息或吸入性肺炎,以后按医嘱进行鼻饲。

(5)加强排泄护理:若患者有尿潴留或不能自行排尿,应进行导尿,并留置尿管,定时更换尿袋,注意无菌操作,每天冲洗会阴1～2次;便秘时定期给予通便药或提供一些粗纤维的食物,嘱患者排便时勿用力过猛,以防再出血。

(6)遵医嘱静脉快速输注脱水药物,降低颅内压,适当使用降压药,使血压保持在正常水平,防止高血压引起再出血。

(7)预防并发症:①加强皮肤护理,每天擦澡1～2次,定时翻身,每2小时翻身1次;床铺干净平整;对骨隆突处的皮肤要经常检查和按摩,防止发生压力性损伤。②加强呼吸道管理,保持口腔清洁,每天口腔护理1～2次;患者有咳痰困难,要勤吸痰,保持呼吸道通畅;若患者呕吐,应使其头偏向一侧,以防发生误吸。③急性期应保持偏瘫肢体的生理功能位,恢复期应鼓励患者早期进行被动活动和按摩,每天2～3次,防止瘫痪肢体的挛缩畸形和关节的强直疼痛,以促进神经功能的恢复;对失语的患者应进行语言方面的锻炼。

(二)术后护理

1.卧位

患者清醒后抬高床头15°～30°,以利于静脉回流,减轻脑水肿,降低颅内压。

2.病情观察

严密监测生命体征,特别是意识及瞳孔的变化。术后24小时内易发生再次脑出血,如患者意识障碍继续加重,同时脉搏缓慢,血压升高,要考虑发生再次脑出血可能,应及时通知医师。

3.应用脱水剂的注意事项

临床常用的脱水剂一般是20%甘露醇,滴注时应注意速度,一般250 mL的20%甘露醇应在20～30分钟内输完,防止药液渗漏于血管外,以免造成皮下组织坏死;20%甘露醇不可与其他药液混用;血压过低时禁止使用20%甘露醇。

4.血肿腔引流的护理

注意引流量的变化,若引流量突然增多,应考虑再次发生脑出血的可能性。

5.保持出入量平衡

术后注意补液速度不宜过快,根据出量补充入量,以免入量过多,加重脑水肿。

6.功能锻炼

术后患者常出现偏瘫和失语,应加强患者的肢体功能锻炼和语言训练。协助患者进行肢体的被动活动,进行肌肉按摩,防止肌肉萎缩。

(三)健康指导

1.清醒患者的健康指导

(1)应避免情绪激动,去除不安、恐惧、愤怒、忧虑等不利因素,保持心情舒畅。

(2)饮食清淡,多吃含水分、纤维素多的食物;多食蔬菜、水果;忌烟、酒,以及辛辣、刺激性强的食物。

(3)定期测量血压,复查病情,及时治疗可能并存的动脉粥样硬化、高脂血症、冠心病等。

(4)康复活动:①应规律生活,避免劳累、熬夜、暴饮暴食等不利因素,保持心情舒畅,注意劳逸结合;②坚持适当锻炼,康复训练过程艰苦而漫长(一般为1~3年,长者需终生训练),需要信心、耐心、恒心,在康复医师指导下,循序渐进、持之以恒。

2.昏迷患者的健康指导

(1)注意保持昏迷患者的皮肤清洁、干燥,每天床上擦浴,定时翻身,防止形成压力性损伤。

(2)坚持每天被动活动,保持肢体功能位置。

(3)防止气管切开患者出现呼吸道感染。

(4)不能经口进食者,应注意营养液的温度、保质期,以及每天的出入量是否平衡。

(5)保持大小便通畅。

(6)定期高压氧治疗。

二、主要护理问题

(1)疼痛:疼痛与颅内血肿压迫有关。

(2)生活自理能力缺陷:生活自理能力缺陷与长期卧床有关。

(3)脑组织灌注异常:脑组织灌注异常与术后脑水肿有关。

(4)有皮肤完整性受损的危险:皮肤受损与昏迷、术后长期卧床有关。

(5)躯体移动障碍:躯体移动障碍与出血所致脑损伤有关。

(6)清理呼吸道无效:清理呼吸道无效与长期卧床所致的机体抵抗力下降有关。

(7)有受伤的危险:受伤与术后癫痫发作有关。

(齐　霞)

第三节　颅　内　肿　瘤

一、病因分析

肿瘤发生的原因目前尚未完全清楚,随着分子生物学、细胞生物学和遗传学研究的不断深入,人们对肿瘤发生、发展机制和转归的认识有了长足进步。目前认为,诱发肿瘤发生的因素有遗传因素、物理因素、化学因素等。

(一)遗传因素

人类只有少数几种神经系统肿瘤与遗传有关。神经纤维瘤病、血管网状细胞瘤和视网膜母细胞瘤等有明显的家族发病倾向,这些肿瘤常在一个家族中的几代人出现。胚胎原始细胞在颅内残留和异位生长也是颅内肿瘤形成的一个重要原因,如颅咽管瘤、脊索瘤、表皮样囊肿及畸胎瘤。颅咽管瘤发生于颅内胚胎颅咽管残余的上皮组织,脊索瘤来自脊索组织残余,上皮样囊肿和皮样囊肿来自皮肤组织,而畸胎瘤则来自多种胚胎组织的残余。

(二)物理因素

目前已肯定电离辐射能增加肿瘤的发病率,肿瘤的发生是人和动物接受射线作用后最严重的远期病理变化。

(三)化学因素

动物实验证实,多环芳香烃类化合物和亚硝酸类化合物均可诱发中枢神经系统肿瘤。有95%以上的化学致癌物进入体内必须经过代谢活化或生物转化才能起到致癌作用,这种致癌物为间接致癌物。大部分化学致癌物为间接致癌物,如多环芳香烃类化合物中的甲基胆蒽、二苯蒽和二甲基苯蒽都能诱发脑瘤;亚硝胺类化合物是很强的致癌物,几乎能引发各类脏器与组织的肿瘤,亚硝胺类化合物是不需要激活的直接致癌物,亚硝胺类的不同化合物能使特有的器官产生一定类型的肿瘤,特别是中枢神经系统。

二、临床观察

90%以上的颅内肿瘤可出现颅内压增高症状,症状的发展通常呈慢性进行性加重,少数有中间缓解期,当发生肿瘤囊性变或瘤内出血时可表现为急性颅内压增高,严重者或发生晚期肿瘤者常有脑疝形成,这常是导致患者死亡的直接原因。

(一)颅内压增高与肿瘤的关系

1.肿瘤部位与颅内压增高的关系

脑中线部位脑室系统肿瘤的颅内压增高症状出现较早,而且程度比较严重,尤其当肿瘤部位邻近室间孔和正中孔等生理狭窄区时,颅内压增高症状出现更早。另外,上述部位的肿瘤还可能在脑室系统生理狭窄区造成活瓣性梗阻,从而引起阵发性急性颅内压增高,临床表现为发作性剧烈头痛或眩晕、喷射状呕吐。发作常与头位有关,因而有的患者头部会被迫维持一种不自然的姿势,即强迫头位。

2.肿瘤性质与颅内压增高的关系

脑实质恶性肿瘤的体积增长速度较快,周围脑组织水肿反应较严重,临床上常出现头痛、呕吐和精神萎靡等症状。眼底检查常有明显的视盘水肿,并伴有眼底出血。

3.患病年龄与颅内压增高的关系

老年患者的颅内压增高症状出现较晚,主要是因为老年性脑萎缩使颅内有较充裕的空间代偿肿瘤体积的增长,以至在较长时间内可没有颅内压增高的表现。此外,老年人动脉硬化、脑血流量减少及脑血管通透性降低等因素,使得早期肿瘤周围的脑水肿反应较轻,即使已形成高颅压,也因为不易出现视盘水肿,以及老年人的头痛、呕吐等反应较迟钝,从而容易被忽略。婴幼儿时期颅缝尚未闭合,早期可以出现代偿性颅腔容积扩大,临床表现以脑积水征为主。

(二)常见的肿瘤症状评估

1.大脑半球肿瘤

位于大脑半球功能区附近的肿瘤可表现为神经系统定位体征,早期可出现局部刺激症状,如癫痫发作、幻嗅、幻听、幻视等,晚期或肿瘤位于功能区脑内则会出现破坏症状,如感觉减退、肌力减弱、视野缺损等。大脑半球肿瘤常见的临床症状有以下几种。

(1)精神症状。精神症状主要是人格改变和记忆力减退,最常见于额叶肿瘤,尤其是当肿瘤向双侧额叶侵犯时,精神症状更为明显,此类患者多表现为反应迟钝,生活懒散,近记忆力减退甚至丧失,严重时会丧失自制力及判断力,也可表现为脾气暴躁,易激动或欣快,很少出现幻觉和妄想。

(2)癫痫发作。癫痫发作包括全身性发作和局限性发作,抽搐可由一侧肢体开始,甚至局限于单个手指、足趾或一侧口角。癫痫发作以额叶肿瘤最多见。有的病例抽搐发作前可有感觉先兆,如颞叶肿瘤发作前常有幻觉、眩晕的先兆,顶叶肿瘤癫痫发作前可有肢体麻木等异常感觉。

(3)锥体束损害症状。此症状因肿瘤的大小及对运动区损害程度的不同而异,表现为肿瘤对侧半身或单一肢体肌力弱或瘫痪,临床往往最旦发现一侧腹壁反射减弱或消失,该侧腱反射亢进,肌张力增加,病理征为阳性。

(4)感觉障碍。顶叶肿瘤所致的痛、温觉障碍多不明显,即使发现也在肢体的远端,且多数非常轻微。皮质感觉障碍表现为肿瘤对侧肢体的位置觉、两点分辨觉、图形觉等感觉障碍。

(5)失语。失语分为运动性失语和感觉性失语,优势半球额下回受侵犯时患者保留理解语言的能力,但丧失语言表达的能力,称作运动性失语。当优势半球额上回后部受侵犯时,患者虽然保留语言表达的能力,但不能理解语言,称作感觉性失语。

2.蝶鞍区肿瘤

颅内压增高在蝶鞍区肿瘤相对少见,这是因为蝶鞍区肿瘤较早出现视力、视野及内分泌改变,故易引起患者的注意。

(1)视觉障碍:肿瘤向鞍区发展压迫视交叉可引起视力减退和视野缺损,视力减退多数先由一只眼开始,呈进行性加重,两眼视力可有较大的差异,最后可导致两眼相继失明;视野缺损的典型表现为双颞侧偏盲。

(2)内分泌功能改变:如性腺功能低下,男性表现为阳痿、性欲减退,女性表现为月经周期延长或闭经;生长激素分泌过盛,在机体发育成熟前可导致巨人症,机体发育成熟后表现为肢端肥大症。

3.松果体区肿瘤

松果体区肿瘤多以颅压高为主要症状,这是由于肿瘤位于中脑导水管附近,早期即可引起脑脊液循环梗阻。颅压高常为首发症状,甚至是唯一的临床症状。

4.颅后窝肿瘤症状

颅后窝肿瘤的局部症状可分为小脑半球、小脑蚓部、脑干和桥小脑角四个部位的症状。

(1)小脑半球症状:主要表现为患侧肢体共济失调,如指鼻试验和跟-膝-胫试验做不准,轮替动作试验动作幅度增大、缓慢、笨拙,步行时手足运动不协调,常向患侧倾倒。

(2)小脑蚓部症状:主要表现为躯干性和下肢远端共济失调,行走时两足分离过远,步态蹒跚或左右摇晃如醉汉。

(3)脑干症状:临床表现为出现交叉性麻痹,即病变节段同侧的核及核下性脑神经损害,以及节段下对侧的锥体束征。如中脑病变多表现为病变侧动眼神经麻痹,脑桥病变可表现为病变侧眼球外展及面肌麻痹,同侧面部感觉障碍及听觉障碍,延髓病变可出现病变侧舌肌麻痹、咽喉麻痹、舌后1/3味觉消失。

(4)桥小脑角症状:病变同侧中、后组脑神经症状及小脑症状。前者常见耳鸣、听力下降、眩晕、颜面麻木、面肌抽搐、声音嘶哑、进食饮水呛咳等,后者表现为病变同侧共济失调及水平眼震。

(三)辅助检查

1.CT 扫描

CT 扫描能够分辨颅内不同组织对 X 线吸收值的细微差别,可使颅内的软组织结构,如脑室、脑池、灰质、白质,以及病变组织清晰显影,根据肿瘤组织形成的阴影与周围组织的密度对比,可以将病变分为三种基本类型,即高密度病变、等密度病变和低密度病变。CT 诊断颅内肿瘤通常主要根据肿瘤病理组织形成的异常密度的程度,以及肿瘤对脑室和脑池系统压迫移位的程度来判断。实质性肿瘤通常显示高密度病变,对有些肿瘤来说,更常见的情况是普通扫描时密度对比不显著或显示为等密度病变,静脉注射造影剂后病变密度才显著增高。

2.磁共振成像(MRI)

MRI 对中枢神经系统是一种性能优良的成像手段,其对不同神经组织和结构的细微分辨能力远胜过 CT,具有对比度良好,无射线辐射和能同时进行多方向层面扫描等优点。MRI 通过分析不同组织的 H 质子密度、T_1 和 T_2 弛豫时间,从而分辨不同的组织。

三、常见护理问题

(一)颅内压增高

1.头痛、恶心、呕吐

头痛、恶心、呕吐是颅内压增高的主要症状,头痛多位于前额及颞部,为持续性头痛并有阵发性加剧。头痛常常在早上更重,间歇期可以正常,呕吐多为喷射状,呕吐之后头痛也随之有所缓解。

2.视盘水肿和视力减退

视盘水肿和视力减退是颅内压增高的客观征象,严重时可发生眼底出血,颅内压增高持续时间长,可引起视神经继发性萎缩、视力减退,甚至导致失明。

3.精神与意识障碍

颅内压增高可引起头晕、复视、一过性黑蒙、猝倒、意识模糊、精神不安或淡漠,可发生癫痫,重度颅内压增高时可出现昏迷。

4.中度与重度急性颅内压增高

中度与重度急性颅内压增高常引起呼吸、脉搏、血压方面的改变,即出现库欣综合征,表现为呼吸、脉搏减慢而血压升高。

(二)外伤

由于肿瘤的压迫,颅内肿瘤患者会出现不同的局部症状,如偏瘫、癫痫、视力视野障碍、精神症状等。上述为发生外伤的高危因素。

(三)心理压力

除肿瘤压迫脑部引起的局部症状与颅内压上升所致的症状会使患者感到焦虑、害怕之外,脑肿瘤的诊断也会给患者带来极大的心理压力,其情绪反应也如癌症患者。护理人员应协助患者面对疾病,使患者能以正确的态度面对疾病并接受治疗。

四、护理目标与措施

(一)护理目标

(1)护士能及时发现患者的意识改变及颅压高的症状。

（2）护士能观察到患者的焦虑情绪。

（3）患者不发生外伤、压疮等意外。

（二）护理措施

1.减轻颅内压升高所致的头痛和意识障碍的程度

对因颅内压增高而引起头痛的患者,护士要协助患者摆好体位,将床头抬高15°～30°,避免颈部扭曲,以利于颅腔静脉回流。同时要严密监测患者的生命体征,意识的观察对颅压增高的患者尤为重要,观察意识的方法是护士亲自呼唤患者,通过患者的反应做出正确的判断。意识通常分为五级:清醒、嗜睡、蒙眬、浅昏迷、深昏迷。因脑水肿也是引起颅内压增高的原因之一,故对脑水肿患者应限制水的入量,对不能进食的患者应限制每天输液量在1 500～2 000 mL。因为缺氧可使脑水肿加重,所以对昏迷患者要保持呼吸道通畅,护士要加强有效吸痰,对痰液黏稠的患者要加强雾化吸入,以稀释痰液。对围术期患者,静脉输入甘露醇是降低颅内压、减轻头痛的有效方法之一,护士必须严格遵医嘱在短时间内静脉快速滴注甘露醇,使其迅速进入血液循环,降低颅内压,减轻脑水肿。

2.维护患者的安全,预防外伤的发生

影响患者安全的高危因素有精神症状、癫痫、偏瘫、视力视野障碍,护士要对不同的高危因素采取相应的措施。对有精神症状的患者,护士要及时发现;对抑郁型患者,护士要防止其跳楼自杀;对躁狂型患者,护士要适当约束,防止自伤和伤害他人;对癫痫患者,护士要防止外伤,患者在病房洗澡、外出时一定要有专人陪护,患者一旦发生癫痫要就地抢救,防止舌咬伤,有口吐白沫者要将头偏向一侧,防止窒息,同时要记录癫痫发作的时间和持续时间,观察癫痫发作的状态,并做客观的记录;对偏瘫、视力障碍的患者,护士的生活护理要到位,防止因其行动不便发生外伤。

3.给予患者及家属心理支持

患有脑瘤的患者在确诊和知情后便开始焦虑,一旦决定手术治疗又会出现恐惧的情绪,所以护士应设法使患者面对疾病,向患者进行相关知识的宣教,护士与患者之间应建立相互信任的关系。若患者围术期有失语症、一侧肢体偏瘫、同侧偏盲或感觉缺失等局部症状,需注意随时给予患者心理支持,在日常生活中减少患者的挫折感,护士要经常鼓励患者,同时需给予家属解释与安慰,协同家属帮助患者接受治疗。

4.维持身体清洁

维持身体清洁对预防并发症是很重要的,尤其是老年患者、危重患者、长期昏迷患者皮肤的血液循环很差,易产生压疮,护士可用温水清洗患者皮肤。此外需保持床单位清洁、干燥与平整,对昏迷患者要做好口腔护理,每天两次,若有假牙应取出。

5.供给适当的营养

脑瘤患者围术期应采用均衡饮食,并且要摄取足够的肉类蛋白质,对能下地行动的患者应每周测量体重。对不能自行进食的患者,应采用鼻饲管鼻饲喂食。

6.维持排泄管通畅

对留置导尿管的患者,要保持尿管通畅,每天更换尿袋,每天消毒尿道口,此外还要维持其大便通畅;对昏迷和长期卧床的患者,要定时服用缓泻剂,以预防便秘。

五、开颅手术的术前术后护理

（一）常见护理问题

1.颅内压升高

手术后若发生手术部位出血或脑水肿，即会产生颅内压升高症状。

2.呼吸道不通畅

（1）有些患者在手术前即因意识不清、无法将痰咳出，造成呼吸道阻塞现象。

（2）由于手术全麻插管的关系，其气管内分泌物增多，若患者无法咳出也会造成呼吸道阻塞现象。

3.烦躁不安

在手术后，由于手术部位疼痛和尿潴留等，患者会出现烦躁不安现象。

4.头皮或皮肤压疮

在手术后，由于患者伤口疼痛不能自行翻身，局部皮肤长期受压，易形成压疮。

（二）护理目标

维持呼吸道通畅；预防颅内压升高；保持安静，增进身心舒适；预防感染，促进伤口愈合；维持出入量平衡；预防手术后并发症。

（三）护理措施

1.手术前护理

（1）完成一切术前检查，以评估心、肺、肾功能。

（2）鼓励患者及家属面对手术。手术室护士应术前访视，向患者讲述手术程序及患者麻醉前应如何配合，以减轻患者在手术间等待期的恐惧心理；重症加强护理病房（ICU）护士应做术前访视，并向患者讲述术后麻醉恢复及监护程序；病区护士应鼓励患者或家属说出所担忧的事或对手术所持的期望。

（3）完成手术前准备。手术前1天，病房护士应完成患者的配血或自体输血及抗生素皮试的准备工作，以备术中用血、用药及术后用药。告知患者术前晚12点以后禁食水，以免麻醉中误吸。对术前因心理紧张而导致睡眠不良的患者，要及时请示医师给予镇静剂。手术前1天患者要洗澡、剪指甲、更衣，术前晚剃头，护士要检查患者头皮是否有损伤或感染。

（4）手术日清晨的准备。患者再次剃头，并用肥皂水清洗干净，告知患者脱去内衣，换上清洁的病服并排空膀胱。护士要检测手术者的体温、脉搏、呼吸，对女患者要询问有无月经来潮，若有发热、月经来潮应及时通知医师。待手术室护士接患者前夕，病区护士要遵医嘱给术前用药。并准备好病历、CT、MRI片，手术室护士接患者时应和病区护士共同查对床号、姓名并护送患者进手术室。

（5）特殊手术准备。垂体瘤经蝶窦入路的患者，术前3天开始用氯麻滴鼻液滴鼻，多贝尔液漱口，手术前1天减去鼻毛。

2.手术后护理

（1）生命体征的观察。患者术后进监护室，如没有监护条件，患者术后回病房后护士应立即测量其血压、脉搏、呼吸、瞳孔，并向麻醉师了解术中的情况。麻醉未清醒前需每15～30分钟测一次生命体征，如发现瞳孔不增大、血压升高、脉搏、呼吸减慢，应及时通知医师，因可能会出现术后血肿或脑水肿。如为颅后窝开颅的患者，要密切观察其呼吸的变化，测量呼吸时间不少于

1分钟。

（2）保持呼吸道通畅。①全麻未清醒前安排患者平卧,头偏向无伤口一侧,口中放置通气道并将肩部抬高头向后仰,以防止舌后坠。对有气管插管的患者护士要注意观察,如出现患者不耐管或咳嗽反射,应及时通知医师拔除气管插管。②护士要及时清除患者口腔及上呼吸道分泌物,并注意观察呼吸的幅度和频率,有无呼吸困难、发绀、痰鸣音等,如出现呼吸道分泌物堵塞、误吸呕吐物、喉痉挛、严重的舌后坠,引起突发梗阻性呼吸暂停,应立即行气管插管或采用16号针头做环甲膜穿刺,再行气管切开、呼吸机辅助呼吸。

（3）循环系统的观察。对手术后患者要准确记录出入量,尤其是脑垂体和下视丘肿瘤术后,以尽早发现有无尿崩症。同时要注意观察患者皮肤的温度、颜色和湿度,根据血压、脉搏、尿量及末梢循环情况调节输液量及速度,对血压过高者应静脉用药以维持正常血压,避免因血压波动而造成术后出血。

（4）维持体温的稳定。因术中大量输液、输血,全麻术后患者多有体温不升,有的出现寒战,所以护士要注意为患者保暖,并按常规定时测量体温。对术后体温过高的患者,应设法降低体温,可按医嘱给予退热药物或使用物理降温的方法。

（5）保持安静。手术后应减少不必要、没有意义的刺激,应采取集中护理和治疗。对躁动不安的患者应做好保护,以防发生意外。同时要找出患者不安的原因,因异常兴奋、躁动不安的临床表现往往提示有术后血肿、水肿等的发生,护士应及早发现并及时通知医师处理。对术后患者要限制探视。

（6）伤口敷料及引流的观察。护士要及时观察患者伤口敷料的渗血、渗液情况,如发生渗血、渗液,要及时通知医师检查伤口情况并给予处理。对术后各种引流管,护士要妥善固定,防止脱出,患者翻身时要避免引流管牵拉、扭曲。脑室引流时引流管比头部高出15 cm左右,硬膜外、皮下引流时与头部同样高,注意观察引流液的颜色、引流量,引流管内液面波动说明引流通畅,如发现引流不畅,应及时通知医师。

（7）协助患者完成基本生理需要。①饮食方面:手术第二天患者能吞咽时可给予进食,开始为流质食物,根据患者的进食情况逐渐改为正常饮食。②减轻眼睛周围水肿引起的不适,可冷敷或用凡士林润滑眼睑,若患者眼睑无法闭合,可用生理盐水纱布润湿之,以防角膜过度干燥、溃疡。③每1~2小时协助患者翻身一次,翻身时检查身体皮肤有无发红或破皮。在骨突处加以按摩,以促进血液循环。④提供合适的营养,避免患者因营养不良而造成肌肉缺乏弹性。

（8）预防手术后并发症。①癫痫:对手术前有癫痫、手术部位在中央回及颞叶附近者,术后应观察有无癫痫发作,应嘱患者按时服用抗癫痫药。②肺部并发症:对昏迷、意识不清的患者,平时在翻身时应进行背部叩击,对意识清醒者则可鼓励其深呼吸及有效咳痰。

（9）给予患者及家属心理支持。不论患者还是家属,在整个病程当中都可能会表现出心理适应危机,如愤怒、不满等,甚至会干扰医护活动,所以在做任何医疗、护理活动之前都应耐心向他们说明,以免因患者家属这方面的知识不足而延误医疗。

（齐　霞）

第四节 脑动脉瘤

脑动脉瘤是局部动静脉异常改变产生的脑动静脉瘤样突起,好发于组成脑底动脉环(Willis动脉环)的大动脉分支或分叉部。因为这些动脉位于脑底的脑池中,所以动脉瘤破裂出血会引起动脉痉挛、栓塞及蛛网膜下腔出血(SAH)等症状,主要见于中年人。脑动脉瘤的病因尚未完全明了,但目前多认为与先天性缺陷、动脉粥样硬化、高血压、感染、外伤有关,临床表现为突然头痛、呕吐、意识障碍、癫痫样发作、脑膜刺激征等。脑动脉瘤的治疗以手术治疗为主,常采用动脉瘤栓塞术、开颅动脉瘤夹闭术及穿刺栓塞动脉瘤。

一、护理措施

(一)术前护理

(1)一旦确诊,患者需绝对卧床,暗化病室,减少探视,避免一切外来刺激。情绪激动、躁动不安可使血压上升,增加再出血的可能,应适当给予镇静剂。

(2)密切观察生命体征及意识变化,每天监测两次血压,及早发现出血情况,尽早采取相应的治疗措施。

(3)胃肠道的管理:合理饮食,勿食用易导致便秘的食物;常规给予口服缓泻剂,如酚酞、麻仁润肠丸,保持排便通畅,必要时给予低压缓慢灌肠。

(4)尿失禁的患者,应留置导尿管。

(5)患者避免用力打喷嚏或咳嗽,以免增加腹压,反射性地增加颅内压,引起脑动脉瘤破裂。

(6)伴发癫痫者,要注意安全,防止发作时受外伤;保持呼吸道通畅,同时给予吸氧,记录抽搐时间,遵医嘱给予抗癫痫药。

(二)术后护理

(1)监测患者生命体征,特别是意识、瞳孔的变化,尽量使血压维持在一个个体化的稳定水平,避免血压过高引起脑出血或血压过低致脑供血不足。

(2)持续低流量给氧,保持脑细胞的供氧。观察肢体活动及感觉情况,与术前对比有无改变。

(3)遵医嘱给予甘露醇及甲泼尼龙泵入,减轻脑水肿;或泵入尼莫地平,减轻脑血管痉挛。

(4)保持引流通畅,观察引流液的色、量及性质,如短时间内出血过多,应通知医师及时处理。

(5)保持呼吸道通畅,防止肺部感染及压力性损伤的发生。

(6)避免情绪激动及剧烈活动。

(7)手术恢复期应多进高蛋白食物,加强营养,增强机体的抵抗力。

(8)减少刺激,防止癫痫发作,尽量将癫痫发作时的损伤减到最小,装好床挡,备好抢救用品,防止意外发生。

(9)将清醒患者的床头抬高30°,利于减轻脑水肿。

(10)准确记录出入量,保证出入量平衡。

(11)减轻患者心理负担,加强沟通。

(三)健康指导

(1)定期测量血压,复查病情,及时治疗可能并存的血管病变。

(2)保持大小便通畅。

(3)其他指导:①应规律生活,避免劳累、熬夜、暴饮暴食等不利因素,保持心情舒畅,注意劳逸结合;②坚持适当锻炼,康复训练过程艰苦而漫长(一般为1～3年,长者需终生训练),需要信心、耐心、恒心,在康复医师指导下,循序渐进、持之以恒。

二、主要护理问题

(1)脑出血与手术创伤有关。

(2)脑组织灌注异常与脑水肿有关。

(3)感染与手术创伤有关。

(4)睡眠型态紊乱与疾病创伤有关。

(5)便秘与手术后卧床有关。

(6)疼痛与手术损伤有关。

(7)受伤与手术可能诱发癫痫有关。

(8)活动无耐力与术后卧床时间长有关。

(齐　霞)

第五节　椎管内肿瘤

一、椎管内肿瘤的护理评估

(一)评估是否有感觉功能障碍

1.疼痛

询问患者有无刺激性疼痛,疼痛的程度,疼痛是否影响休息与睡眠。疼痛由肿瘤刺激神经后根、传导束,以及硬脊膜受牵引所致,可因咳嗽、喷嚏、大便用力而加重,有"刀割样""针扎样"疼痛感。有的患者可表现为平卧疼,是因平卧后脊髓延长,改变了神经根与脊髓、脊柱的关系所致。

2.感觉异常

患者表现为感觉不良,如麻木、蚁走感、针刺、烧灼、冷;感觉错乱,如触为疼,冷为热。

3.感觉缺失

相应的神经根损害,可导致部分感觉缺失,表现为割伤、烧伤后不知疼痛。

(二)评估是否有运动障碍

患者表现为肢体无力,脊髓肿瘤在颈段时上肢不能高举,握物不稳,不能完成精细的动作,下肢举步无力、僵硬、易跌,甚至发生肌肉萎缩与瘫痪(偏瘫、全瘫、高位瘫、低位瘫)。

(三)评价是否有反射异常

肿瘤所在平面,由于神经根和脊髓受压使反射弧中断而发生发射减弱或反射消失。在肿瘤所在的节段以下深反射亢进、浅反射消失,并出现病理反射。

(四)评价是否有自主神经功能障碍

1.膀胱和直肠功能障碍

膀胱和直肠功能障碍可表现为尿频、尿急、排尿困难,甚至尿潴留、尿失禁,大便秘结、失禁。

2.排汗异常

汗腺在脊髓的前神经元受到破坏,化学药物仍起作用,可表现为少汗和无汗。

(五)了解辅助检查的结果

1.腰穿和脑脊液检查

腰穿和脑脊液检查主要表现为以下几点。

(1)压力常较正常为低。

(2)颜色改变:呈黄色,肿瘤部位越低,颜色越深。

(3)蛋白增加:完全阻塞、梗阻部位低、肿瘤位于硬脊膜内者,蛋白含量增高。

(4)细胞数增加:增加的细胞主要为淋巴细胞,也有肿瘤脱落细胞。

2.X线检查

X线检查可见椎弓根间距增宽,椎间孔扩大,椎体变形、破坏及出现肿块。

3.脊髓造影

脊髓造影可以确定肿瘤平面与脊髓和硬脊膜的关系。

4.CT检查

CT检查可见脊髓明显局限性增粗,呈对称型或非对称型;瘤细胞多呈等密度。

5.MRI检查

MRI检查结果可清晰显示肿瘤的形态、大小及邻近结构的关系,其信号可因肿瘤的性质不同而变化。

(六)个人史

询问患者一般情况,包括患者年龄、职业、民族,以及饮食营养是否合理,有无烟酒嗜好,有无大小便异常,睡眠是否正常,生活能否自理,有无接受知识的能力。同时评估患者的既往健康史、过敏史、用药史。

(七)心理、社会评估

了解患者的文化程度、生活环境、宗教信仰、住址、家庭成员及患者在家中的地位和作用,了解陪护和患者的关系、经济状况及费用支付方式,了解患者及家庭成员对疾病的认识和康复的期望值,了解患者的个性特点,有助于对患者进行针对性心理指导和护理支持。

二、椎管内肿瘤的护理问题

(一)恐惧

恐惧与担心疾病预后有关。

(二)脊髓功能障碍

脊髓功能障碍与肿瘤压迫有关。

(三)疼痛

疼痛与脊髓肿瘤压迫脊髓、神经有关。

(四)潜在并发症

潜在并发症有截肢、感染。

(五)预感性悲哀

预感性悲哀与面临截瘫有关。

三、椎管内肿瘤的术前护理措施

(一)心理护理

由于疼痛、感觉障碍、肢体活动受限或大小便障碍等,患者会承受躯体和心理痛苦,产生悲观心理。①应主动关心患者,耐心倾听患者的主观感觉,并协助患者的日常生活。②向患者介绍手术经过及术后康复的病例,鼓励其以乐观的心态配合治疗与护理。③遵医嘱使用镇痛药物促进睡眠,增进食欲,可提高机体抵抗力。

(二)饮食

术前晚 10 时禁水以减少粪便形成,可避免手术区因麻醉后肛门括约肌松弛被大便污染。手术前一晚清洁灌肠一次。

(三)体位

睡硬板床,适当休息,保证充足的睡眠,以增进食欲,提高机体抵抗力;训练患者在床上大小便;肢体活动障碍者勿单独外出,以免摔倒。

(四)症状护理

1.呼吸困难

应密切注意患者的呼吸情况,呼吸费力、节律不齐等表现提示高位颈髓肿瘤导致膈肌麻痹。①应备气管切开包和呼吸机于床旁;②遵医嘱输氧;③指导并鼓励患者有意识地深呼吸,保持呼吸次数为12 次/分,防止呼吸停止;④鼓励、指导患者有效咳嗽。

2.瘫痪

瘫痪因脊髓损伤所致,表现为损伤平面以下感觉、运动障碍、被动体位。护理上要预防褥疮发生,保持大小便通畅,鼓励和指导患者最大限度地自理部分生活,积极指导患者进行功能锻炼,改善肢体营养,防止肌肉萎缩。

四、椎管内肿瘤的术后护理措施

(一)心理护理

患者可因术后的麻醉反应、手术创伤、伤口疼痛及脑水肿等出现呕吐等表现,加之伤口引流管、导尿管、静脉输液管等各种管道限制了其躯体活动,而使患者产生孤独、恐惧的心理反应,护理时应注意:①及时了解并对患者进行心理疏导;②指导患者正确配合,如呕吐时头偏向一侧,排出呕吐物,不可吞下呕吐物,避免呕吐物进入气管引起咳嗽或窒息或反流入胃内加重呕吐;③术后早期安排家人和亲友探视,必要时可陪护患者,指导其亲友鼓励、安慰患者,分担患者的痛苦,使之消除孤独感;④尽量减少插管、穿刺等物理刺激给患者造成的恐惧,并宣教各种管道的自我保护法。

(二)饮食

腰骶部肿瘤术后,应待肛门排气后才可进食少量流质饮食,以后逐渐增加饮食量。应给予患者高蛋白、高能量、易消化、多纤维的食物,并注意补充维生素及水分,以促进机体康复。

(三)体位

体位主要包括:①睡硬板床以保持脊柱的功能位置。②术后应平卧 4～6 小时后按时翻身,呈卷席样翻身,保持颈、躯干在同一个水平,以防止扭转造成损伤;应对受压部进行按摩;翻身时动作须轻柔、协调,切记杜绝强行的拖拉动作,减轻伤口疼痛,保持床单平整、干燥清洁,防止继发损伤。③慎用热水袋,因患者皮肤感觉障碍,易导致烫伤。④对颈部手术者,应用沙袋置其头部两侧,输氧并注意呼吸情况,对腰部手术者,用平枕置于其腰部,并及时检查患侧瘫痪肢体的运动感觉恢复情况。

(四)症状护理

1.便秘

便秘是由脊髓损伤使神经功能障碍、卧床、进食不当、不适应床上排便等因素所致。促进肠蠕动的护理措施:①合理进食,增加纤维素、水果摄入,并补充足够水分;②指导并教会患者顺肠蠕动方向自右下腹、右上腹、上腹、左上腹、左下腹,由轻到重,再由重到轻按摩腹部;③指导患者病情允许时做肢体活动及做收腹活动;④督促患者养成定时排便的习惯;⑤必要时用润滑剂、缓泻剂,以及灌肠等方法解除便秘。

2.压疮

压疮发生与截瘫以下失去知觉,骨突起处皮肤持续受压有关。护理措施:①勤翻身,以防止局部长时间受压;②常按摩骨突部位,可改善局部血液循环;③加强支持疗法,包括增加蛋白质和维生素摄入量,适量输血,调整水、电解质平衡,应用抗生素,增加受压局部的抵抗力。

(五)留置导尿管的护理

留置导尿管的护理主要包括:①每天清洗消毒两次尿道口,女患者月经期随时保持会阴部清洁;②不长期开放导尿管,避免膀胱挛缩;③训练膀胱功能,每4小时开放一次,30次/分;④膀胱高度充盈时不能完全排空膀胱,避免膀胱内压力突然降低而引起充血性出血;⑤使用气囊导尿管者每周更换导尿管,并注意无菌操作;⑥怀疑有泌尿系统感染时,以250 mL 1:5 000的呋喃西林冲洗膀胱,2次/天,冲洗前排空膀胱,冲洗后保留30分钟再开放;⑦对尿失禁男患者用男式接尿器或尿袋接尿,女患者可用接尿器;⑧监测有无感染指征,如尿液的颜色,性质、尿道口有无红肿等;⑨鼓励患者多喝水,以增加尿量,稀释尿液,起到自然冲洗的作用。

(六)潜在的并发症——感染

感染常与腰骶部肿瘤术后大小便失禁、伤口污染、留置导尿管和引流管等有关。护士应注意:①术前晚、术晨灌肠后应指导患者彻底排尽肠道粪便,以免术中排便污染术区;②骶部手术患者,术后3天给予流质饮食,有助于减少术后大便污染的机会;③大小便污染,渗湿后及时更换敷料,保持伤口敷料干燥;④术后3~7天,若患者出现伤口局部搏动性疼痛、皮肤潮红、肿胀、皮温升高、压痛明显并有体温升高,应及时通知医师,检查伤口情况。

五、椎管内肿瘤的健康教育

(一)饮食

合理进食以提高机体抵抗力,保持大小便通畅,促进疾病康复:①行高热量、高蛋白(鱼,肉,鸡,蛋,牛奶,豆浆等)、富含纤维素(韭菜、麦糊、芹菜等)、维生素丰富(新鲜蔬菜、水果)饮食;②应限制烟酒、浓茶、咖啡、辛辣刺激性食物。

(二)康复

1.出院时戴有颈托、腰托者

此类患者应注意翻身时保持头、颈、躯干一致,翻身时呈卷席样,以免脊柱扭曲引起损伤。

2.肢体运动感觉障碍者

此类患者应加强功能锻炼,保持肢体功能位置,用"L"形夹板固定脚踝部以防止足下垂。必要时行辅助治疗,如高压氧、针灸、理疗等帮助功能恢复。下肢运动障碍者应尽量避免单独外出,以免发生摔伤等意外。

3.截瘫患者

此类患者应正视现实,树立生活的信心,学会使用轮椅,并尽早参与社会生活及从事力所能及的活动。

4.卧床者

此类患者应预防褥疮发生,方法是定时翻身,按摩(每2小时一次),保持床上被服干燥、整洁、柔软,体瘦者骨突处垫气圈或柔软衣物、枕头等,防止皮肤破损。

(三)特别护理指导

1.保持大便通畅

便秘者可服果导、番泻叶等药物导泻,或使用开塞露塞肛。大便失禁者,应及时更换污染衣物,注意保持肛周会阴部皮肤清洁、干燥,可涂用湿润烧伤膏或麻油等保护肛周皮肤。

2.留置导尿管

每天清洗消毒两次尿道口,每天更换引流袋,导尿管应每周更换,注意引流袋低于膀胱位置,防止逆行感染。留置尿管期间定时夹闭开放尿管,锻炼膀胱收缩功能。

3.复查

应告知患者定期门诊复查。

(齐　霞)

第七章

心胸外科护理

第一节 气道异物阻塞

一、概述

气道异物阻塞(FBAO)是导致窒息的紧急情况,如不及时解除,数分钟内即可死亡。FBAO造成心脏停搏并不常见,但有意识障碍或吞咽困难的老人和儿童发生人数相对较多。FBAO是可以预防而避免发生的。

二、原因及预防

任何人突然呼吸骤停都应考虑到FBAO。成人通常在进食时易发生,肉类食物是造成FBAO最常见的原因。易导致FBAO的诱因:吞食大块难咽食物、饮酒后、老年人戴义齿或吞咽困难、儿童口含小颗粒状食物及物品。注意以下事项有助于预防FBAO:①进食切碎的食物,细嚼慢咽,尤其是戴义齿者。②咀嚼和吞咽食物时,避免大笑或交谈;③避免酗酒;④阻止儿童口含食物行走、跑或玩耍;⑤将易误吸入的异物放在婴幼儿拿不到处;⑥不宜给小儿需要仔细咀嚼或质韧而滑的食物(如花生、坚果、玉米花、果冻等)。

三、临床表现

异物可造成呼吸道部分或完全阻塞,识别气道异物阻塞是及时抢救的关键。

(一)气道部分阻塞

患者有通气,能用力咳嗽,但咳嗽停止时,出现喘息声。这时救助者不宜妨碍患者自行排出异物,应鼓励患者用力咳嗽,并自主呼吸。但救助者应守护在患者身旁,并监视患者的情况,如不能解除,即求救紧急救援系统。

FBAO患者可能一开始表现为通气不良,或开始通气好,但逐渐恶化,表现乏力、无效咳嗽、吸气时高调噪音、呼吸困难加重、发绀。对待这类患者要同气道完全阻塞患者一样,必须争分夺秒的救助。

(二)气道完全阻塞

患者已不能讲话,呼吸或咳嗽时,双手抓住颈部,无法通气。对此征象必须能够立即明确识别。救助者应马上询问患者是否被异物噎住,如果患者点头确认,必须立即救助,帮助解除异物。由于气体无法进入肺脏,如不能迅速解除气道阻塞,患者很快出现意识丧失,甚至死亡。如果患者已意识丧失、猝然倒地,则应立即实施心肺复苏。

四、治疗

(一)解除气道异物阻塞

对气道完全阻塞的患者必须争分夺秒地解除气道异物。通过压迫使气道内压力骤然升高的方法,产生人为咳嗽,把异物从体内排除。具体可采用以下方法。

1.腹部冲击法(HeimLish 法)

此法可用于有意识的站立或坐位患者。急救者站在患者身后,双臂环抱患者腰部,一手握拳,握拳手的拇指侧抵住患者腹部,位于剑突下与脐上的腹中线部位,再用另一手握紧拳头,快速向内向上使拳头冲击腹部,反复冲击腹部直到把异物排出。如患者意识丧失,即开始心肺复苏术(CPR)。

采用此法后,应注意检查有无危及生命的并发症,如胃内容物反流造成误吸,腹部或胸腔脏器破裂。除必要时,不宜随便使用。

2.自行腹部冲击法

气道阻塞患者本人可一手握拳,用拇指抵住腹部,部位同上,再用另一只手握紧拳头,用力快速向内、向上使拳头冲击腹部。如果不成功,患者应快速将上腹部抵压在一硬质物体上,如椅背、桌缘、护栏,用力冲击腹部,直到把异物排出。

3.胸部冲击法

患者是妊娠末期或过度肥胖者时,救助者双臂无法环抱患者腰部,可用胸部冲击法代替HeimLish法。救助者站在患者身后,把上肢放在患者腋下,将胸部环抱住。一只手拳的拇指侧放在胸骨中线,避开剑突和肋骨下缘,另一只手握住拳头,向后冲压,直至把异物排出。

(二)对意识丧失者的解除方法

1.解除 FBAO 中意识丧失

救助者立即开始 CPR。在 CPR 期间,经反复通气后,患者仍无反应,急救人员应继续 CPR,严格按30∶2按压/通气比例。

2.发现患者时已无反应

急救人员初始可能不知道患者发生了 FBAP,在反复通气数次后,患者仍无反应,应考虑到FBAO。可采用以下方法。

(1)在 CPR 过程中,如果有第二名急救人员在场,一名实施救助,另一名启动 EMSS,患者保持平卧。

(2)用舌-上颌上提法开放气道,并试用手指清除口咽部异物。

(3)如果通气时患者胸廓无起伏,重新摆正头部位置,注意开放气道状态,再尝试通气。

(4)异物清除前,如果通气仍未见胸廓起伏,应考虑进一步抢救措施(如 Kelly 钳,Magilla镊,环甲膜穿刺/切开术)开通气道。

(5)如异物取出,气道开通后仍无呼吸,需继续缓慢人工通气。再检查脉搏、呼吸。如无脉搏,即行胸外按压。

五、急救护理

急性呼吸道异物短时间内可危及生命,护士必须有强烈的风险意识,争分夺秒地协助抢救治疗工作。

(一)做好抢救准备

备氧气、吸引器、电动负压吸引器、纤维支气管镜、直接喉镜、气管插管及气管切开包等急救物品。使用静脉留置针建立静脉通道。完善术前准备,与手术室联系,做好气管、支气管镜检查的准备。询问过敏史。一旦出现极度呼吸困难,立即协助医师抢救,给予氧气吸入。

(二)病情观察

密切观察患者的呼吸情况,判断异物所在部位及运动情况。异物进入喉部及声门下时,患者有剧烈呛咳、喉喘鸣、声嘶、面色发绀、吸气性呼吸困难,可在数分钟内引起窒息。发现上述情况立即报告医师抢救。观察双肺呼吸动度是否相同、两侧呼吸音是否一致,吸气时胸骨上窝、锁骨上窝、肋间隙有无凹陷,有无喘鸣、口唇发绀,咳嗽及咳嗽的性质,有无颈静脉怒张及颈胸部皮下气肿。持续监护生命体征和血氧饱和度,记录各项目的基础数据。观察有无颅内压增高或颅内出血的征象,注意瞳孔大小、神经反射,有无惊厥、四肢震颤及肌张力增高或松弛等。

(三)尽量保持患者安静

安排在单人间,保持环境安静。使患者卧床,安定情绪,避免紧张,集中进行检查和治疗,尽量避免刺激。减少患儿哭闹,避免因大哭导致异物突然移位阻塞对侧支气管或卡在声门后引起窒息或增加耗氧量。禁饮食。

(四)向患者及家属介绍手术过程及注意事项

确定实施经气管镜取异物者,遵医嘱给予阿托品等术前用药。向患者及家属介绍手术的过程,术中、术后可能发生的并发症,配合治疗及护理的注意事项等。检查手术知情同意书是否签字。

(五)术后护理

(1)全麻术后麻醉尚未清醒前,设专人护理,取平卧位,头偏向一侧,防止误吸分泌物,及时吸净患者口腔及呼吸道分泌物,保持呼吸道通畅,持续吸氧。

(2)严密观察呼吸的节率、频率及形态,保持呼吸道通畅,血氧饱和度应保持在95%～100%。观察有无口唇发绀、烦躁不安、鼻翼翕动,注意呼吸有无喉鸣或喘鸣音,监测心电和血氧饱和度。检查口腔中有无分泌物和血液,观察双侧胸部呼吸动度是否对称一致。触诊患者颈部、胸部有无皮下气肿,如有应及时通知医师处理,并标记气肿的范围,以便动态观察。检查患者牙齿有无松动或脱落,并详细记录。

(3)了解术中情况和处理结果,包括异物是否取出、异物的种类、有无异物残留,术中是否发生呼吸暂停、出血、心力衰竭、气胸等并发症,便于有预见性和针对性的护理。

(4)并发症的观察与护理。①喉头水肿:婴幼儿患者,施行支气管镜取出异物术后,可发生喉头水肿。如患儿出现声音嘶哑、烦躁不安、吸气性呼吸困难等症状,应考虑有喉头水肿。此时密切观察呼吸,有无口唇、面色发绀等窒息的前驱症状。遵医嘱给予吸氧,应用足量抗生素及激素,定时雾化吸入。经上述处理仍无缓解,并呈进行性加重,及时告知医师,必要时行气管切开术解除梗阻。②气胸和纵隔气肿:术后患者出现咳嗽、胸闷、不同程度的呼吸困难应考虑可能并发气胸。立即听诊双肺呼吸音,密切观察呼吸情况、血氧饱和度等,及时通知医师。做好紧急胸腔穿刺放气和胸腔闭式引流的准备,并做好相应护理。③支气管炎、肺炎:注意呼吸道感染的早期征象。反复出现体温升高、咳嗽、气促、多痰等,在确定无异物残留的情况下应考虑并发支气管炎、肺炎等感染。应鼓励患者咳嗽,帮助其每小时翻身1次,定时拍背,促进呼吸道分泌物排出,必要时超声雾化吸入,湿化气道、稀释痰液,便于咳出。根据医嘱给予抗生素治疗。

(六)健康指导

呼吸道异物是最常见的儿童意外危害之一,但可以预防。应加强宣传教育,使人们认识呼吸道异物的危险性,掌握预防知识。

(1)避免给幼儿吃花生、瓜子、豆类等带硬壳的食物,避免给孩子玩能够进入口、鼻孔的细小玩具。

(2)教育儿童进食应保持安静,避免其间逗笑、哭闹、嬉戏或受惊吓,以免深吸气时将食物误吸入气道。

(3)教育儿童不要口中含物玩耍。成人要纠正口中含物作业的不良习惯。

(4)加强对昏迷及全麻患者的护理,防止呕吐物吸入下呼吸道,活动义齿应取下。

(齐　霞)

第二节　食管异物

食管异物常发生于幼童及老年缺牙者。食管自上而下有4个生理狭窄,食管入口为第一狭窄,异物最常停留在食管入口。

一、食管异物的常见原因

(1)进食匆忙,食物未经仔细咀嚼而咽下,发生食管异物。

(2)进餐时注意力不集中,大口吞吃混有碎骨的汤饭。

(3)松动的牙齿或义齿脱落或使用义齿咀嚼功能差,口内感觉欠灵敏,易误吞。

(4)小儿磨牙发育不全,食物未充分咀嚼或将物件放在口中玩耍误咽等。

(5)食管本身的疾病,如食管狭窄或食管癌时引起管腔变细。

二、食管异物的临床分级

Ⅰ级:食管壁非穿透性损伤(食管损伤达黏膜、黏膜下层或食管肌层,未穿破食管壁全层),伴少量出血或食管损伤局部感染。

Ⅱ级:食管壁穿透性损伤,伴局限性食管周围炎或纵隔炎,炎症局限且较轻。

Ⅲ级:食管壁穿透性损伤并发严重的胸内感染(如纵隔脓肿、脓胸),累及邻近器官(如气管)或伴脓毒症。

Ⅳ级:濒危出血型,食管穿孔损伤,感染累及主动脉,形成食管-主动脉瘘,发生致命性大出血。

三、食管异物的临床表现

(1)吞咽困难:小异物虽有吞咽困难,但仍能进流汁食;大异物并发感染可完全不能进食,重者饮水也困难。小儿患者常有流涎症状。

(2)疼痛:异物较小或较圆钝时,常仅有梗阻感。尖锐、棱角异物刺入食管壁疼痛明显,吞咽时疼痛更甚,患者常能指出疼痛部位。

(3)呼吸道症状:异物较大,向前压迫气管后壁时,或异物位置较高,未完全进入食管内压迫喉部时,可有呼吸困难。

(4)食管异物致食管穿破而引起感染者发生食管周围脓肿或脓胸,则可有胸痛、吐脓。损伤血管表现为呕血、黑粪、休克甚至死亡。

四、治疗原则

食管镜下取出异物;有食管穿孔者应禁经口进食、水,采用鼻饲及静脉给予营养;颈深部或纵隔脓肿形成者切开引流;给足量有效抗生素治疗;对症、支持治疗。

五、急救护理

(一)护理目标

(1)密切观察病情变化,使患者迅速接受治疗,提高救治成功率。

(2)协助患者迅速进入诊疗程序,完善围术期护理。

(3)预防各种并发症,提高救治成功率。

(4)保持呼吸道通畅,增加患者舒适感。

(5)帮助患者及家庭了解食管异物的有关知识。

(二)护理措施

1.密切观察病情变化

Ⅲ级、Ⅳ级食管异物患者病情危重、多变,胸腔、纵隔受累多见,而大血管损伤出血死亡率最高。

(1)给予持续心电、血压监护,密切监视心率和心律的变化。必要时需监测中心静脉压和血氧饱和度,随时观察患者的意识、神志变化。

(2)观察患者疼痛的部位、性质和持续时间,胸段食管异物痛常在胸骨后或背部;异物位于食管上段时,疼痛部位常在颈根部或胸骨上窝处,为诊断提供依据。

(3)观察有无呕血,估计出血量。观察大便次数、性质和量。注意肢体温度和湿度,睑结膜、皮肤与甲床色泽,如有异常及时通知医师。

(4)记录 24 小时出入量,病情危重者应记录每小时尿量。

(5)监测体温变化。食管穿孔后伴有局部严重感染,体温是观察、判断治疗效果的重要指标之一,每2小时测量1次。如体温过高应给予物理降温,防止高热惊厥,如出现体温不升,伴血压下降、脉搏细速、面色苍白应警惕有大出血的发生,要及时报告医师。

(6)随时监测电解质,患者有不明原因的腹胀和肌无力要警惕低血钾,结合检查结果及时补钾。

(7)注意全身基础疾病的护理。既往有糖尿病、肝硬化等全身基础疾病者,预后极差。合并糖尿病患者,需监测血糖,维持在正常范围。合并高血压者,加强血压监测。

2.食管异物取出术的围术期护理

(1)患者入院后,详细询问病史,包括时间、吞入异物的种类、异物是否有尖、吞咽困难及疼痛部位、有无呛咳史等,以便与气管异物鉴别。及时进行胸片检查,确定异物存留部位,并通知患者禁食,备好手术器械,配合医师及早手术。

(2)注意患者有无疼痛加剧、发热及食管穿孔等并发症的症状。

(3)患者因异物卡入食管,急需手术治疗,常表现为精神紧张、恐惧,应耐心做好解释工作,说明手术的目的、过程,消除患者不良心理,并指导其术中如何配合,避免手术中患者挣扎,使异物不能取出或引起食管黏膜损伤等并发症。

(4)对异物嵌顿时间过长、合并感染、水与电解质紊乱者,首先应用有效的抗菌药物,静脉补液,给予鼻饲,补充足够的水分与营养,待炎症控制,纠正酸碱平衡紊乱后,及时进行食管镜检查加异物取出术。

(5)术前30分钟注射阿托品,减少唾液分泌,以利手术。将患者送入手术室,应将术前拍摄的胸片送入手术室,为手术医师提供异物存留部位的相关资料,避免手术盲目性。

(6)术后及时向术者了解手术过程是否顺利,异物是否取出,有无残留异物,并注意体温、脉搏、呼吸的变化,严密观察有无颈部皮下气肿、疼痛加剧、进食后呛咳、胸闷等症状。术后若出现颈部皮下气肿,局部疼痛明显或放射至肩背部,X线检查见纵隔气肿等,提示食管穿孔可能。

(7)术后禁食6小时,如病情稳定,可恢复软质饮食,如有食管黏膜损伤或炎症者,勿进食过早,应禁食48小时以上,以防引起食管穿孔,对发生穿孔者,应给予鼻饲,同时注意观察钾、钠、氯及非蛋白氮的变化,防止发生或加重水与电解质紊乱,从而加重病情。

3.并发症的护理

(1)食管周围炎:食管周围脓肿是较常见的并发症,常表现为局部疼痛加重,吞咽困难和发热。应严密观察病情,注意局部疼痛是否加剧,颈部是否肿胀,有无吞咽困难及呼吸困难等,定时测量体温、脉搏、呼吸,体温超过39 ℃者,在给予药物降温的同时,进行物理降温,按时、按量应用抗菌药物,积极控制炎症,给予鼻饲,加强口腔护理。

(2)食管气管瘘的护理:卧床休息,严密观察病情变化,应用大量有效的抗生素、静脉补液、鼻饲饮食,控制病情发展,避免发生气胸。对发生气胸者,进行胸腔闭式引流术,并严格按胸腔闭式引流术常规护理。

(3)食管主动脉瘘的护理:食管主动脉瘘是食管异物最严重的致死性并发症,重点应在预防,避免发生。一旦疑为此并发症,应严密观察出血先兆,从主动脉损伤到引起先兆性出血潜伏期一般为5天至3周,此期间应注意观察患者有无胸骨后疼痛、不规则低热等症状,同时做好抢救的各种准备工作,根据患者情况,配合医师进行手术治疗。

4.保持呼吸道通畅

食管异物严重并发症多有气道压迫和肺部感染,通气功能往往受到影响,应加强气道管理。

(1)给予半卧位,减轻压迫症状和肺淤血,以利于呼吸。

(2)吸氧:对呼吸困难、低氧血症患者应给予鼻导管或面罩吸氧,并监测血氧饱和度,定时行血气分析。

(3)及时清除气道分泌物:协助患者变换体位,轻拍其背部,鼓励咳嗽,促进呼吸道分泌物排除。对痰液黏稠者,应给予雾化吸入以稀释痰液,利于咳出;必要时可予以吸痰。

（4）有呼吸困难者,应做好气管插管和气管切开的准备。气管切开后做好气管切开护理,及时有效地吸痰。

5.维持营养和水、电解质平衡

（1）密切观察病情,严格记录出入量,准确分析、判断有无营养缺乏、失水等表现。

（2）做好胃管护理:食管穿孔患者安置胃管最好在食管镜下进行,避免盲法反复下插加重食管损伤。留置胃管者,要保持通畅、固定,防止脱出。管饲饮食要合理配搭,保证足够的热量和蛋白质,适当的微量元素和维生素,以促进伤口愈合。管饲的量应满足个体需要,一般每天 1 500～3 000 mL,具体应结合输入液量、丢失液量和患者饮食量来确定。

（3）维持静脉通畅:外周静脉穿刺困难者,应给予中心静脉置管,保证液体按计划输入。低位食管穿孔要禁止胃管管饲,可给予静脉高营养或胃造瘘。

（4）若有其他严重的基础疾病,应注意相应的特殊饮食要求,如糖尿病要控制糖的摄入,心脏病和肾脏病需限制钠盐及水分,以免顾此失彼。

6.做好心理护理,适时开展健康教育

由于病情重,病程长,患者往往有不良情绪反应,应关心、爱护患者,多与其交谈,建立良好的护患关系;介绍有关疾病的知识、治疗方法及效果,将检查结果及时告知患者,提高遵医率,消除不良情绪。在与患者交流中应介绍该病的预防知识,以防止疾病的发生。

（三）健康教育

食管异物虽不及气管异物危险,但仍是事故性死亡的一个原因,在护理上应予重视,加强卫生宣教,可减少食管异物发生,食管异物发生后尽早取出异物,可减少或避免食管异物所致的并发症。

（1）教育人们进食不宜太快,提倡细嚼慢咽,进食时勿高声喧哗、大笑。

（2）教育儿童不要把小玩具放在口中玩耍,小儿口内有食物时不宜哭闹、嬉笑奔跑等。工作时不要将钉子之类的物品含在口中边做事边从口中取用,以免误吞。

（3）照顾好年岁已高的老人,松动义齿应及时修复,戴义齿者尤应注意睡前将义齿取出,吃团块食物宜切成小块等。昏迷患者或做食管、气管镜检查者,应取下义齿。

（4）强酸、强碱等腐蚀性物品要标记清楚,严格管理,放在小孩拿不到的地方。

（5）误吞异物后要及时到医院就诊,不要强行自吞。切忌自己吞入饭团、韭菜等食物,以免加重损伤或将异物推入深部,增加取出难度。

（齐　霞）

第三节　房间隔缺损

一、疾病概述

（一）概念

房间隔缺损（atrial septal defect,ASD）是左、右心房之间的间隔先天性发育不全导致的左、右心房之间形成异常通路,是常见的小儿先天性心脏病之一,占我国先天性心脏病发病率的 5%～10%。

(二)病因与分类

1.病因

与胎儿发育的宫内环境因素、母体情况和遗传基因有关。

2.分类

房间隔缺损可分为原发孔缺损和继发孔缺损。

(1)原发孔缺损:位于冠状静脉窦口的前下方,缺损下缘靠近二尖瓣瓣环,多伴有二尖瓣大瓣裂缺。

(2)继发孔缺损:多见,位于冠状静脉窦后上方。绝大多数为单孔缺损,少数为多孔缺损,也有筛状缺损。根据缺损的解剖位置又分为中央型(卵圆孔型)、上腔型(静脉窦型)、下腔型和混合型。继发孔缺损常伴有其他心内畸形,如肺动脉瓣狭窄、二尖瓣狭窄等。

(三)临床表现

继发孔房间隔缺损分流量较小的患者,儿童期可无明显症状,常在体检时发现。一般到了青年期,才出现劳力性气促、乏力、心悸等症状,易出现呼吸道感染和右心衰竭。原发孔房间隔缺损伴有严重二尖瓣关闭不全者,早期可出现心力衰竭及肺动脉高压等症状。严重肺动脉高压时,可引起右向左分流,出现发绀、杵状指(趾)。

(四)治疗原则

以手术治疗为主,适宜的手术年龄为 2～5 岁。

1.非手术治疗

约 80% 的继发孔中央型房间隔缺损介入治疗是首选的治疗方式。通过介入性心导管术,应用双面蘑菇伞封堵缺损,具有创伤小、术后恢复快的特点,但费用较高。介入治疗禁忌证:原发孔型房间隔缺损及冠状静脉窦型房间隔缺损;合并必须手术治疗的其他心脏畸形;严重肺动脉高压导致右向左分流。

2.手术治疗

无症状但有右心房室扩大者应手术治疗,原发孔房间隔缺损、继发孔房间隔缺损合并肺动脉高压者应尽早手术。艾森门格综合征则是手术禁忌证。手术方法是在体外循环下切开右心房,直接缝合或修补缺损。

二、护理评估

(一)一般评估

1.生命体征

继发孔房间隔缺损患儿,当分流量较小时生命体征可正常;分流量大时出现心率、呼吸加快;若合并肺炎等感染症状时,体温可上升。出现心房颤动、右心衰竭时可有心律快慢不等、脉搏短促、脉压差缩小。

2.患者主诉

有无出现活动后气促、咳嗽、乏力、心悸、发绀或反复呼吸道感染等症状。

3.相关记录

患儿年龄、身高、体重、发育和营养情况。患儿家族遗传史,患儿母亲怀孕期间有无病毒感染,放射线接触史,服用苯丙胺、黄体酮等药物。患儿有无反复感冒、肺炎、心力衰竭等病史记录结果。

（二）身体评估

1.视诊

面部颜色是否苍白，有无发绀，剧烈哭闹时有无青紫，身体与同龄人相比有无生长发育迟缓、瘦弱，杵状指（趾），颈静脉有无怒张表现。有无肝大、腹水、下肢水肿（右心衰竭表现）。

2.触诊

心前区隆起，心界扩大，触诊可有抬举性搏动，少数可触及震颤。

3.听诊

肺动脉瓣区，即胸骨左缘第2～3肋间可闻及Ⅱ～Ⅲ级吹风样收缩期杂音，伴第二心音亢进和固定分裂。分流量大者心尖部可闻及柔和的舒张期杂音。肺动脉高压者，肺动脉瓣区收缩期杂音减轻，第二心音更加亢进和分裂。

（三）心理、社会评估

患者或家属对该疾病的认知程度及心理承受程度；患者家属对患者的关心程度、支持力度、家属对手术的期望值、对手术预后及家庭经济承受能力如何等。引导患者及家属正确配合疾病的治疗和护理。

三、主要护理问题

（一）急性疼痛

疼痛与手术切口有关。

（二）活动无耐力

活动无耐力与氧的供需失调有关。

（三）低效性呼吸型态

低效性呼吸型态与缺氧、手术、麻醉、应用呼吸机、体外循环、术后伤口疼痛有关。

（四）潜在并发症

(1)急性左心衰竭：与术中、术后输液的量或速度未控制好有关。

(2)心律失常：与右房切口太靠近窦房结或上腔静脉阻断带太靠近根部而损伤窦房结有关。

四、主要护理措施

（一）休息与活动

休息是减轻心脏负担的重要方法，应多卧床休息，减少活动，尽量避免患儿过度哭闹，以免加重心脏负担，诱发心力衰竭。

（二）充分给氧

予以间断或持续吸氧，提高肺内氧分压，利于肺血管扩张，增加肺的弥散功能，纠正缺氧。

（三）饮食护理

提供合理的膳食结构，保证蛋白质、钾、铁、维生素及微量元素的摄入，给予高蛋白、高热量、富含维生素的饮食，进食避免过饱，保持大便通畅。婴儿喂奶时可用滴管滴入，以减轻患儿体力消耗。

（四）用药护理

严格按医嘱用药，并注意观察有无药物不良反应，发现问题及时处理，严格控制输液的量和速度等。

（五）心理护理

多关心、体贴患者,对患者家属的担心表示理解并予以安慰,鼓励患者说出恐惧、焦虑的内心感受,并认真耐心地回答其提问,以减轻焦虑或恐惧程度。介绍手术成功的实例,促进其与手术成功的患者交流,以增强患者的信心。向患者及家属详细说明手术方案,各种治疗护理的意义、方法、过程、配合要点与注意事项,让患者有充分的心理准备。并动员家属给患者以心理和经济方面的全力支持。

（六）健康教育

1.加强孕期保健

妊娠早期适量补充叶酸,积极预防风疹、流感等病毒性疾病,并避免与发病有关的因素接触,保持健康的生活方式。

2.合理饮食

食用富含高蛋白、高维生素、易消化的食物,保证充足的营养,以利生长发育。

3.休息和活动

养成良好的起居习惯,交代患儿活动范围、活动量及方法,逐步增加活动量,避免劳累。

4.遵医嘱服药

严格遵医嘱服用药物,不可随意增减药物剂量,并按时复诊。

5.自我保健

教会患儿家属观察用药后反应及疾病康复情况,如尿量、脉搏、体温、血压、皮肤颜色、术后切口情况等,出现不适时随诊。

（齐　霞）

第四节　室间隔缺损

一、疾病概述

（一）概念

室间隔缺损(ventricular septal defect,VSD)是指室间隔在胎儿期因发育不全导致的左、右心室之间形成异常通路,在心室水平产生左向右的血液分流。可单独存在,也可为复杂先天性心脏病合并室间隔缺损。室间隔缺损在所有先天性心脏病中发病率最高,占我国先天性心脏病发病率的20％～30％。

（二）病因与分类

病因与胎儿发育的宫内环境因素、母体情况和遗传基因有关。根据缺损解剖位置不同,分为膜部缺损、漏斗部缺损和肌部缺损,其中以膜部缺损最多,肌部缺损最少见。

（三）临床表现

1.症状

缺损小、分流量小者一般无明显症状。缺损大、分流量大者在出生后即出现症状,婴儿期可表现为反复发生呼吸道感染、充血性心力衰竭、喂养困难和发育迟缓;能度过婴幼儿期的较大室间隔缺损则表现为活动耐力较同龄人差,有劳累后气促、心悸;发展为进行性梗阻性肺动脉高压者,逐渐出现发绀和右心衰竭。室间隔缺损患者易并发感染性心内膜炎。

2.体征

胸骨左缘 2～4 肋间闻及Ⅲ级以上粗糙响亮的全收缩期杂音,向四周广泛传导。分流量大者,心前区轻度隆起,收缩期杂音最响的部位可触及收缩期震颤,心尖部可闻及柔和的功能性舒张中期杂音。肺动脉高压导致分流量减少者,收缩期杂音逐渐减轻,甚至消失,而肺动脉瓣区第二心音显著亢进,分裂明显,并可伴肺动脉瓣关闭不全的舒张期杂音。

(四)治疗原则

1.非手术治疗

缺损小、无血流动力学改变者,可门诊随访观察,有自行闭合的可能。导管伞封堵法是近年来治疗室间隔缺损的新方法,该方法创伤小,但目前仅适用于严格选择的病例,远期效果尚需进一步评估。

2.手术治疗

缺损大和分流量大或伴肺动脉高压的婴幼儿,应尽早手术;缺损较小,已有房室扩大者需在学龄前手术;合并心力衰竭或细菌性心内膜炎者需控制症状后方能手术。主要手术方法是在低温体外循环下行心内直视修补术。

二、护理评估

(一)一般评估

1.生命体征

间隔缺损患儿,当缺损小、分流量较小时,生命体征常无变化;当分流量大时可出现心率加快或有心律不齐;若合并呼吸道感染或肺部感染时,体温可偏高,呼吸频率常达每分钟 30～40 次。严重病例可出现血压不稳定改变。

2.患者主诉

有无出现活动后气促、心悸、咳嗽、疲倦乏力、发绀或反复呼吸道感染等症状。

3.相关记录

患儿年龄、身高、体重、发育和营养情况。患儿家族遗传史,患儿母亲怀孕期间有无病毒感染,放射线接触史,服用苯丙胺、黄体酮等药物。患儿有无反复感冒、肺炎、心力衰竭症状,近期是否服用抗凝药物或其他药物史等病史记录结果。既往有无出血性疾病和出凝血系统的异常,有无颅脑外伤史或其他伴随疾病。

(二)身体评估

1.局部

术前评估患者的生命体征及心肺功能状况,包括是否出现心悸、气短、乏力、呼吸困难、发绀等表现。

2.全身表现

全面体格检查,了解重要器官功能状态;评估患者的饮食习惯,生长发育和营养状况;评估患者活动耐力和自理能力,判断其对手术的耐受力。

（三）心理、社会评估

1.认知程度

评估患者和家属对疾病、治疗方案、手术风险、术前配合、术后康复和预后知识的了解和掌握程度。

2.心理状态

评估患者和家属对接受手术、可能导致的并发症、生理功能的变化和预后是否存在焦虑、恐惧和无助的心理。评估患者常见的心理反应，识别并判断其所处的心理状态。

3.社会支持系统

评估患者家属的经济承受程度，家庭和所在社区的社会支持网。

三、主要护理问题

（一）生长发育迟缓

生长发育迟缓与先天性心脏病引起缺氧、疲乏、心功能减退、营养摄入不足有关。

（二）焦虑与恐惧

焦虑、恐惧与陌生环境、心脏疾病、手术和使用呼吸机等仪器有关。

（三）心排血量减少

心排血量减少与心脏疾病、心功能减退、血容量不足、心律失常、水与电解质失衡等有关。

（四）气体交换障碍

气体交换障碍与缺氧、手术、麻醉、应用呼吸机、体外循环、术后伤口疼痛等有关。

（五）潜在并发症

感染、心律失常、急性左心衰竭、急性心脏压塞、肾功能不全、脑功能障碍等。

四、主要护理措施

（一）休息与运动

休息是减轻心脏负担的重要方法，术后早期应多卧床休息，减少活动，尽量避免患儿过度哭闹，以免加重心脏负担，诱发或加重心力衰竭。病情稳定后应鼓励患者逐渐下床活动及功能恢复锻炼。

（二）饮食与营养

提供合理的膳食结构，保证蛋白质、钾、铁、维生素及微量元素的摄入，给予高蛋白、高热量、富含维生素的饮食，进食避免过饱，婴儿喂奶时可用滴管滴入，以减轻患儿体力消耗。进食较少者，必要时进行静脉高营养治疗；心功能欠佳者，应限制钠盐摄入。

（三）用药护理

严格按医嘱要求用药，应用血管活性药物时，遵医嘱配制药物，剂量精确，用输液泵控制输液速度和用量。有低蛋白血症和贫血者，遵医嘱给予白蛋白、新鲜血输入。注意观察有无药物不良反应，发现问题及时处理。

（四）心理护理

术前护士应根据患者及其家庭的具体情况，给予有针对性的心理疏导。

（1）从语言、态度、行为方面与患者及家属建立信任关系，鼓励患者和家属提问题，及时为他们解答；鼓励其说出恐惧、焦虑的内心感受。

（2）引导患者熟悉环境,参观 ICU 等,介绍手术相关知识,以减轻与检查、治疗、手术相关的焦虑和恐惧。

（3）安排与手术成功的患者交流,增强对手术治疗的信心。

（4）帮助家庭建立有效的沟通,缓解家庭内部的压力。术后由于患者对监护室陌生环境、身体留置的各种导管、呼吸机、监护仪器等设备存在恐惧心理,护士要自我介绍并耐心介绍环境,告知手术已经做完,消除患者恐惧,使其情绪平静配合治疗和护理。

（五）严密监测病情变化

1.心功能

术后 48 小时内,每 15 分钟连续监测并记录生命体征,待平稳后改为 30 分钟 1 次;监测心电图,及时发现不同类型的心律失常;监测左心房压、右心房压、肺动脉和肺动脉楔压,为恢复并维持正常的血流动力学提供客观依据。在测定压力时注意防止导管折断或接头脱落、出血;若患者有咳嗽、呕吐、躁动、抽搐或用力时,应在其安静 10～15 分钟后再测定,否则将影响所测结果。

2.血压

心脏外科手术患者常经桡动脉插管进行有创动脉压监测,可以连续观察动脉收缩压、舒张压和平均动脉压的数值。动脉测压时应注意:严格执行无菌操作,防止感染发生;测压前调整零点;测压、取血、调零点等过程中严防空气进入导致气栓;定时观察动脉穿刺部位有无出血、肿胀,导管有无脱落,以及远端皮肤颜色和温度等。

3.体温

由于患者一般在低温麻醉下手术,术后要做好保暖工作。四肢末梢循环差者可用热水袋缓慢复温,但水温不宜超过 37 ℃;注意患者皮肤色泽和温度、口唇、甲床、毛细血管和静脉充盈情况。若体温高于 38 ℃,成人或较大的患儿可采用冰袋或酒精擦浴等方式物理降温;婴幼儿体表面积小,为不影响其循环功能,可采用药物降温,但 6 个月以内的患儿禁用阿司匹林、吲哚美辛栓降温。

4.循环血容量

记录每小时尿量、24 小时液体出入量,以估计循环容量是否足够或超负荷。

5.观察

观察患者的意识和肢体反应,并记录意识清醒的时间。

（六）体位护理

未清醒患者取平卧位,头偏向一侧。有气管插管及辅助通气者,头颈保持平直位,注意防止气管插管扭曲影响通气。清醒前固定好患者肢体,以防其躁动将气管插管、输液管、引流管或监测线路拔除;待患者清醒,循环稳定后,可解除约束,抬高床头,使其保持半卧位,促进体位舒适。

（七）切口护理

术后胸带固定手术切口,以减轻疼痛;观察切口是否有渗血和感染,保持切口清洁干燥,定期换药,敷料如有渗透应立即通知医师更换。

（八）健康教育

1.加强孕期保健

在妊娠早期适量补充叶酸,积极预防风疹、流感等病毒性疾病,并避免与发病有关的因素接触,保持健康的生活方式。

2.合理饮食

食用高蛋白、高维生素、低脂肪的均衡饮食,少食多餐,避免过量进食加重心脏负担。

3.活动与休息

制订合理的生活计划,根据心功能恢复情况逐渐增加活动量,适当休息,避免过度劳累。患儿应尽量和正常儿童一起生活和学习,但要防止剧烈活动。定期锻炼,提高机体抵抗力。

4.预防感染

先天性心脏病的患者体质弱,易感染疾病,应嘱咐其注意个人和家庭卫生,减少细菌和病毒入侵;天气变化注意防寒保暖,避免呼吸道感染;勿在寒冷或湿热的地方活动,以防加重心脏负担。

5.遵医嘱服药

严格遵医嘱服用强心、利尿、补钾药,不可随意增减药物剂量,并教会患者及家属观察用药后反应,如尿量、脉搏、体温、皮肤颜色等情况。

6.定期复查、不适随诊

如患者有烦躁、心率过快、呼吸困难等症状,可能发生心力衰竭,及时送医院就诊。

（齐　霞）

第八章

普外科护理

第一节　单纯性甲状腺肿

单纯性甲状腺肿又称非毒性甲状腺肿,是由非炎症和非肿瘤因素阻碍甲状腺激素合成而导致的甲状腺代偿性肿大。一般不伴有明显的甲状腺功能改变。病变早期,甲状腺为单纯弥漫性肿大,至后期呈多结节性肿大。

一、病因

单纯性甲状腺肿根据病因可分为以下三类。

（1）由于碘摄入不足,无法合成足够量的甲状腺素,反馈性地引起垂体促甲状腺激素分泌增高,导致甲状腺代偿性肿大。

（2）甲状腺素需要量增高:由于对甲状腺素的需要量增高,可发生轻度弥漫性甲状腺肿,叫作生理性甲状腺肿。

（3）甲状腺素合成和分泌的障碍:可由某些食物、药物引起,或先天性缺乏合成甲状腺素的酶导致甲状腺肿大,大多数患者甲状腺功能和基础代谢率正常。肿大的甲状腺和结节可对周围器官造成压迫。

二、病理

血中甲状腺素减少可反馈性引起垂体促甲状腺激素分泌增加,并刺激甲状腺增生和代偿性肿大。初期滤泡呈均匀性增生,形成弥漫性甲状腺肿,补碘后可恢复;病变若继续发展,腺体因不规则的增生或再生,逐渐形成单个或多个结节,称为结节性甲状腺肿,补碘后多不可恢复;至后期,腺体结节发生退行性病变,形成囊肿和局部纤维化或钙化、出血,甚至可出现自主功能性结节、继发性甲状腺功能亢进症或恶变。

三、临床表现

本病多见于女性。一般无全身症状,主要表现为甲状腺不同程度的肿大和对周围器官造成的压迫症状。部分患者可继发甲状腺功能亢进症,也可发生恶变。

（一）甲状腺肿大

腺体肿大为渐进性,开始为弥漫性、对称性肿大,腺体表面平滑,质地柔软。此后一侧叶或双侧叶出现单个或多个大小不一、质地不一的无痛性结节,生长缓慢,可随吞咽上下活动。合并钙化者质地较硬。囊性变的结节可并发囊内出血,结节在短期内迅速增大,并出现疼痛。

（二）压迫症状

随着腺体增大,可出现对周围组织的压迫症状。

1.气管受压

气管受压可出现堵塞感、憋气及呼吸不畅,甚至出现呼吸困难;气管可狭窄、弯曲移位或软化。

2.食管受压

巨大的甲状腺可伸入气管和食管之间,压迫食管,造成吞咽困难。

3.喉返神经受压

早期为声音嘶哑、痉挛性咳嗽,晚期可失声。此外静脉受压,引起喉黏膜水肿,也可使发声沙哑。

4.颈交感神经受压

同侧瞳孔扩大,严重者出现霍纳综合征（Horner 综合征）,即眼球下陷、瞳孔变小、眼睑下垂。

5.静脉受压

腔静脉受压可引起上腔静脉综合征（单侧面部、颈部或上肢水肿）;胸廓入口处狭窄可影响头、颈和上肢的静脉回流,当患者上臂举起时,阻塞表现加重,可发生晕厥;胸骨后甲状腺肿可压迫颈内静脉或上腔静脉,造成胸壁静脉怒张或皮肤瘀点,挤压肺部,造成肺扩张不全。

（三）继发甲状腺功能亢进症

部分患者可继发甲状腺功能亢进症,出现甲状腺功能亢进症的相关症状。

（四）恶变

部分结节可发生恶变,短期内出现无痛性增大,甚至出现颈淋巴结肿大。

四、诊断与鉴别诊断

（一）诊断

除通过临床表现外,还可结合相关辅助检查进行诊断。

1.实验室检查

（1）甲状腺功能基本正常,部分患者促甲状腺激素可略高。合并甲状腺功能亢进症者可出现三碘甲状腺原氨酸（T_3）、甲状腺素（T_4）增高。

（2）甲状腺球蛋白增高,为衡量碘缺乏的敏感指标。

（3）尿碘减少,一般低于 $100\ \mu g/L$。

2.影像学检查

（1）B超:结节性甲状腺肿多表现为甲状腺两侧叶不规则增大,可见大小不等的结节,结节多无包膜,内部回声不均。部分结节内可见囊性变、片状钙化灶等改变。

（2）放射性核素扫描:可评估甲状腺的功能状态,并对异位甲状腺肿的诊断也有帮助。结节性甲状腺肿多表现为温或凉结节,自主功能性结节表现为热结节。

（3）CT、MRI:有助于了解胸骨后甲状腺肿与邻近组织的关系及其与颈部甲状腺的延续情况。

3.细针穿刺细胞学检查

对可触及的甲状腺结节均可行穿刺细胞学检查,尤其是对疑为恶变者。必要时也可在 B 超引导下进行。

(二)鉴别诊断

主要考虑与以下疾病的鉴别。

1.甲状腺癌

甲状腺癌多表现为甲状腺内突然出现肿块或已存在的肿块突然增大,质硬而固定,表面不光滑。必要时行细针穿刺细胞学检查相鉴别。

2.甲状舌骨囊肿

甲状舌骨囊肿易与甲状腺峡部的结节相混,其特征为张口伸舌时可觉肿块回缩上提。

3.胸骨后甲状腺肿

有时不易与纵隔肿瘤鉴别,CT、MRI 及放射性核素扫描对诊断有帮助。

五、预防

在流行地区,最常用、有效的方法是使用碘盐,常用剂量为每 10～20 kg 食盐中加入碘化钾或碘化钠 1.0 g。碘盐无法普及地区也可使用碘油肌内注射,有效期约为 3 年。

六、治疗

(1)青春发育期或妊娠期的生理性甲状腺肿,可以不给予药物治疗,也不需手术治疗,应多食含碘食物。

(2)对于 20 岁以前年轻人的弥漫性甲状腺肿者,可给予小剂量甲状腺素,以抑制促甲状腺激素的分泌。常用剂量为甲状腺素片每天 60～120 mg 或左甲状腺素每天 50～100 μg,持续 3～6 个月。

(3)手术治疗:手术方式应根据结节多少、大小、分布而决定,一般可行甲状腺叶次全切除术或全切除术,也可行近全甲状腺切除术。

七、护理评估

(一)健康史

评估患者的年龄、性别、病因、症状、治疗用药情况、既往疾病史、家族史、居住环境及周围有无类似疾病者。

(二)身体状况

患者一般无明显症状,查体可见甲状腺轻度、中度肿大,表面平滑,质软,无压痛。重度肿大的甲状腺可出现压迫症状,如压迫气管可出现咳嗽、呼吸困难;压迫食管可引起吞咽困难;压迫喉返神经引起声音嘶哑;胸骨后甲状腺肿压迫上腔静脉可出现面部青紫、水肿、颈部与胸部浅静脉扩张。

(三)心理、社会评估

患者可因颈部增粗而出现自卑心理及挫折感;由于缺乏疾病的相关知识而怀疑肿瘤或癌变,产生焦虑,甚至恐惧心理。注意评估患者有无焦虑、抑郁、自卑、恐惧等不良心理反应,能否积极配合治疗。

八、主要护理诊断(问题)

(一)身体意象紊乱

身体意象紊乱与甲状腺肿大致颈部增粗有关。

(二)潜在并发症

呼吸困难、声音嘶哑、吞咽困难等。

九、护理目标

(1)患者的身体外观逐渐恢复正常。

(2)没有并发症的发生或发生后及时得到处理。

十、护理措施

(一)一般护理

适当休息,劳逸结合。指导患者多进食海带、紫菜等含碘丰富的食物,避免过多食用花生、萝卜等抑制甲状腺激素合成的食物。

(二)病情观察

观察患者甲状腺肿大的程度、质地,有无结节及压痛,颈部增粗的进展情况及有无局部压迫的表现。

(三)用药护理

1.补充碘剂

由于碘缺乏所致者,应补充碘剂,世界卫生组织推荐的成年人每天碘摄入量为 150 μg。在地方性甲状腺肿流行地区可采用碘化食盐防治。成年人,特别是结节性甲状腺肿患者,应避免大剂量碘治疗,以免诱发碘致性甲状腺功能亢进症。由于摄入致甲状腺肿物质所致者,停用后甲状腺肿一般可自行消失。碘剂补充应适量,以免碘过量引起自身免疫性甲状腺炎和甲状腺功能减退症。

2.甲状腺肿的护理

甲状腺肿大明显的患者,可采用干甲状腺片口服。指导患者遵医嘱准确服药,不能随意增减量。观察甲状腺素治疗的效果和不良反应。如患者出现心动过速、呼吸急促、怕热多汗、食欲亢进、腹泻等甲状腺功能亢进症表现时,应及时通知医师并进行相应的处理。

(四)手术护理

有甲状腺肿压迫症状时,应积极配合医师进行手术治疗。

1.术前护理

(1)心理护理:多与患者沟通,了解患者对所患甲状腺疾病的感知和认识。

(2)饮食护理:给予患者高热量、高蛋白和富含维生素的食物,并保证足够的液体入量。避免饮用浓茶、咖啡等刺激性饮料,戒烟、酒。

(3)完善术前检查:除全面的体格检查和必要的实验室检查外,还包括颈部 X 线及喉镜等,以了解气管是否受压软化及声带功能是否受损。

2.术后护理

(1)病情观察:密切监测患者生命体征的变化,观察伤口渗血情况。如伤口渗血,及时更换浸湿的敷料,估计并记录出血量。有颈部引流管者,观察引流液的量和颜色,固定好引流管,避免其受压、打折和脱出。监测患者体温,如有发热,协助医师查明原因,并遵照医嘱采用物理或药物降温。

(2)体位:全麻清醒后可取半坐卧位,利于呼吸和切口引流。24小时内减少颈部活动,减少出血。变更体位时,用手扶持头部,减轻疼痛。

(3)活动和咳痰:指导患者起身活动时可用手置于颈后以支撑头部。指导患者深呼吸、有效咳嗽。咳嗽时可护住伤口两侧,以减轻咳嗽时伤口的压力,减轻疼痛。

(4)饮食:麻醉清醒后,可选用冷流质饮食,减少局部充血,避免过热食物引起血管扩张出血,以后逐步过渡到半流食和软食。

(五)心理护理

患者可因颈部增粗而有自卑心理及挫折感;由于疾病相关知识的缺乏而怀疑肿瘤或癌变,产生焦虑、恐惧的心理。护理中应向患者阐明单纯性甲状腺肿的病因和防治知识,与患者一起讨论引起甲状腺肿大的原因,使患者认识到经补碘等治疗后甲状腺肿可逐渐缩小或消失,消除患者的自卑与挫折感,正确认识疾病;帮助患者进行恰当的修饰打扮,改善其自我形象,树立战胜疾病的信心;积极与患者家属沟通,使家属能够给予患者心理支持。

(六)健康指导

1.饮食指导

指导患者摄取含碘丰富的食物,并适当使用碘盐,以预防缺碘所致地方性甲状腺肿;避免摄入阻碍甲状腺激素合成的食物,如花生、菠菜、卷心菜、萝卜等。

2.用药指导

指导患者按医嘱服药,每天碘摄入量适当,必要时可用尿碘监测碘营养水平。当尿碘中位数为 $100\sim200\ \mu g/L$ 时,是最适当的碘营养状态,当尿碘中位数大于 $300\ \mu g/L$ 为碘过量。对需长期使用甲状腺制剂的患者,应告知其要坚持长期服药,以免停药后复发。教会患者观察药物疗效及不良反应。避免摄入阻碍甲状腺激素合成的药物,如碳酸锂、硫氰酸盐、保泰松等。

3.防治指导

在地方性甲状腺肿流行地区开展宣传教育工作,指导患者补充碘盐,这是预防缺碘性地方性甲状腺肿最有效的措施。青春发育期、妊娠期、哺乳期人群,应适当增加碘的摄入量。

十一、护理评价

(1)患者身体外观能逐渐恢复正常。
(2)没有并发症的发生或发生后及时得到处理。

十二、健康指导

(1)在甲状腺肿流行地区推广加碘食盐;告知患者碘的作用。
(2)拆线后适度练习颈部活动,防止瘢痕收缩。
(3)按照医师开具的出院证明书上的要求进行复诊,如果出现伤口红、肿、热、痛,体温升高,抽搐等情况,及时到医院就诊。若发现颈部结节、肿块,及时治疗。

(赵 红)

第二节　甲状腺肿瘤

一、概念

甲状腺肿瘤主要包括甲状腺腺瘤和甲状腺癌。甲状腺腺瘤是最常见的甲状腺良性肿瘤,多见于 40 岁以下的女性。按形态学可分为滤泡状和乳头状囊性腺瘤两种。滤泡状甲状腺腺瘤较常见,腺瘤有完整的包膜。甲状腺癌是最常见的甲状腺恶性肿瘤,约占全身恶性肿瘤的 1%。

二、相关病理生理

甲状腺是人体最大的内分泌腺体,位于甲状软骨下方、气管两旁,分左、右两叶,中央为峡部。甲状腺由两层被膜包裹:内层被膜叫甲状腺固有被膜,很薄,紧贴腺体并形成纤维束伸入到腺实质内;外层包绕并固定于气管和环状软骨上,可随吞咽动作上、下移动。两层被膜之间有疏松的结缔组织,甲状腺动、静脉,淋巴,神经和甲状旁腺。

甲状腺的血液供应十分丰富,主要来自两侧的甲状腺上、下动脉。甲状腺上、下动脉的分支之间,以及其分支与咽喉部、气管和食管动脉的分支间,都有广泛的吻合、沟通,故手术结扎两侧甲状腺上、下动脉后,残留的腺体及甲状旁腺仍有足够的血液供应。甲状腺有三条主要的静脉,即甲状腺上、中、下静脉。甲状腺上、中静脉流入颈内静脉,甲状腺下静脉流入无名静脉。甲状腺的淋巴液汇入颈深部淋巴结。支配甲状腺的神经来自迷走神经,主要有喉返神经和喉上神经。喉返神经位于甲状腺背侧的气管食管沟内,支配声带运动;喉上神经的内支(感觉支)分布于喉黏膜上,外支(运动支)支配环甲肌,使声带紧张。

甲状腺的主要功能是合成、贮存和分泌甲状腺素。甲状腺素的主要作用是参与人体的物质和能量代谢,促进蛋白质、脂肪和碳水化合物的分解,促进人体生长发育和组织分化等。甲状腺功能的调节主要依靠丘脑-垂体-甲状腺轴控制系统和甲状腺自身进行调节。

甲状腺癌除髓样癌来源于滤泡旁降钙素分泌细胞外,其他均起源于滤泡上皮细胞。按肿瘤的病理类型可分为以下几种。①乳头状腺癌:约占成人甲状腺癌的 70% 和儿童甲状腺癌的全部,30~45 岁女性多见,属低度恶性,可较早出现颈部淋巴结转移,但预后较好。②滤泡状腺癌:约占甲状腺癌的 15%,50 岁左右中年人多见,属中度恶性,可经血运转移至肺和骨,预后不如乳头状腺癌。③未分化癌:占甲状腺癌的 5%~10%,多见于 70 岁左右老年人,属高度恶性,可早期发生颈部淋巴结转移,或侵犯喉返神经、气管、食管,并常经血液转移至肺、骨等处,预后很差。④髓样癌:仅占甲状腺癌的 7%,常有家族史,中度恶性,较早出现淋巴结转移,也可经血行转移至肺和骨,预后不如乳头状腺癌,但较未分化癌好。

三、病因与诱因

甲状腺肿瘤的病因与诱因尚不完全清楚,有研究表明与甲状腺的功能失调及患者的情绪有关。

四、临床表现

(一)甲状腺腺瘤

大多数患者常在无意中或体检时发现颈部有圆形或椭圆形结节,多为单发。质稍硬,表面光滑,边界清楚,随吞咽可上下移动。腺瘤生长缓慢,当乳头状囊性腺瘤发生囊内出血时,肿瘤可迅速增大,并伴有局部胀痛。

(二)甲状腺癌

腺体内出现单个、固定、表面凹凸不平、质硬的肿块是各型甲状腺癌的共同表现。随着肿物逐渐增大,肿块随吞咽上下移动度减少。晚期常压迫气管、食管或喉返神经而出现呼吸困难、吞咽困难和声音嘶哑;压迫颈交感神经节引起 Horner 综合征;颈丛浅支受侵时可有耳、枕、肩等部位的疼痛。髓样癌组织可产生激素样活性物质,如 5-羟色胺和降钙素,患者可出现腹泻、心悸、颜面潮红和血钙降低等症状。局部转移常在颈部出现硬而固定的淋巴结,远处转移多见于扁骨(颅骨、胸骨、椎骨、骨盆)和肺。

五、辅助检查

(一)实验室检查

除常规生化和三大常规外,测定甲状腺功能和血清降钙素有助于髓样癌的诊断。

(二)放射性^{131}I 或^{99m}Tc 扫描

甲状腺腺瘤多为温结节,若伴有囊内出血时可为冷结节或凉结节,边缘一般较清晰。甲状腺癌为冷结节,边缘一般较模糊。

(三)细胞学检查

细针穿刺结节并抽吸、涂片行病理学检查,确诊率可高达 80%。

(四)B 超检查

B 超可显示结节位置、大小、数量及与邻近组织的关系。

(五)X 线检查

颈部正侧位片,可了解有无气管移位或狭窄、肿块钙化及上纵隔增宽等。胸部及骨骼摄片可了解有无肺及骨转移。

六、治疗原则

(一)非手术治疗

未分化癌一般采用放疗。

(二)手术治疗

(1)因甲状腺腺瘤有 20% 引起甲状腺功能亢进症和 10% 发生恶变的可能,故原则上应早期手术治疗,即包括腺瘤的患侧甲状腺大部或部分切除术,术中行快速冰冻切片病理检查。

(2)除未分化癌外,其他类型甲状腺癌均应行甲状腺癌根治术,手术范围包括患侧甲状腺及峡部全切除、对侧大部切除,有淋巴结转移时应行同侧颈淋巴结清扫,并辅以核素、甲状腺素和外放射等治疗。

七、护理评估

(一)一般评估

1.健康史

患者一般资料,如年龄、性别;询问患者是否曾患有结节性甲状腺肿或伴有其他免疫系统疾病;了解有无家族史及既往史等。

2.生命体征(T、P、R、BP)

一般体温、脉搏、血压正常。少数患者有呼吸困难。

3.患者主诉

包块有无疼痛,睡眠状况,有无疲倦、乏力、咳嗽与心慌气短等症状。

4.相关记录

甲状腺肿块的大小、形状、质地、活动度,颈部淋巴结的情况,体重,饮食,皮肤等记录结果。

(二)身体评估

1.术前评估

了解甲状腺肿块的大小、形状、质地、活动度;肿块生长速度;颈部有无肿大淋巴结;患者有无呼吸困难、声音嘶哑、吞咽困难、Horner 综合征等;有无远处转移,如骨和肺的转移征象;腹泻、心悸、颜面潮红和血钙降低等症状。

2.术后评估

了解麻醉和手术方法、手术经过是否顺利、术中出血情况;了解术后生命体征、切口及引流情况等;观察是否出现呼吸困难和窒息、喉返神经损伤、喉上神经损伤和手足抽搐等并发症。

(三)心理、社会评估

(1)术前患者情绪是否稳定。

(2)患者是否了解甲状腺疾病的相关知识。

(3)患者能否掌握康复知识。

(4)了解患者的家庭经济承受能力等。

(四)辅助检查阳性结果评估

(1)了解放射性^{131}I 或^{99m}Tc 扫描结果,以判断温结节和冷结节。

(2)了解生化和三大常规、甲状腺功能和血清降钙素、B 超、X 线、心电图、细胞学等结果,判断是否有影响手术效果的因素存在。

(五)治疗效果的评估

1.非手术治疗评估要点

放疗后是否出现并发症,如放射性皮炎、骨髓抑制引起的白细胞减少等。

2.手术治疗评估要点

(1)术后患者的生命体征是否平稳;切口及引流情况;有无急性呼吸困难以及喉上神经或喉返神经损伤;有无甲状旁腺损伤等。

(2)根据病情、手术情况及术后病理检查结果,评估预后状况。

八、主要护理诊断(问题)

(一)焦虑
焦虑与担心肿瘤的性质、手术及预后有关。

(二)疼痛
疼痛与手术创伤、肿块压迫或肿块囊内出血有关。

(三)清理呼吸道无效
清理呼吸道无效与全麻未醒、手术刺激分泌物增多及切口疼痛有关。

(四)潜在并发症
1.窒息

窒息与全麻未醒、手术刺激分泌物增多误入气管有关。

2.呼吸困难

呼吸困难与术后出血压迫气管有关。

3.手足抽搐

手足抽搐与术中误切甲状旁腺,术后出现低血钙有关。

4.神经损伤

神经损伤与手术操作误伤神经有关。

九、主要护理措施

(一)术前护理
1.术前准备

(1)指导、督促患者练习手术时的体位:将软枕垫于肩部,保持头低位(过仰后伸位)。

(2)术前晚给予镇静类药物,保证患者充分休息和睡眠。

(3)若患者行颈部淋巴结清扫术,术前1天剃去其耳后毛发。

2.心理护理

让患者及家属了解所患肿瘤的性质,讲解有关知识,帮助患者以平和的心态接受手术。

3.床旁准备气管切开包

甲状腺手术,尤其行颈淋巴结清扫术者,床旁必须备气管切开包。肿块较大、长期压迫气管的患者,术后可能出现气管软化塌陷而引起窒息,或因术后出血引流不畅而淤积颈部,局部迅速肿胀,患者呼吸困难等都需立即配合医师行气管切开及床旁抢救或拆除切口缝线,清除血肿。

(二)术后护理
1.体位

取平卧位,血压平稳后给予半卧位。

2.饮食

麻醉清醒、病情平稳后,协助患者主动饮少量温水,若无不适,鼓励其进食流质,但不可过热,逐步过渡为半流质及软食。

3.病情观察

术后密切监测患者的生命体征,尤其是呼吸、脉搏变化;观察患者有无声音嘶哑、误吸、呛咳等症状;妥善固定颈部引流管,保持引流通畅,观察并记录引流液的量、颜色及性状;保持创面敷料清洁干燥,注意渗液流向肩背部,及时通知医师并配合处理。

(三)术后并发症的观察及护理

1.呼吸困难和窒息

呼吸困难和窒息多发生于术后 48 小时内,是术后最危急的并发症。表现为进行性呼吸困难、烦躁、发绀,甚至窒息;可有颈周肿胀、切口渗出鲜血等。常见原因和处理如下。

(1)切口内血肿压迫气管:立即拆线,敞开切口,清除血肿,如呼吸仍无改善则吸氧、气管切开,再急送手术室止血。

(2)喉头水肿:由于手术创伤、气管插管引起。先用激素静脉滴注,无效者行气管切开。

(3)痰液阻塞气道:有效吸痰。

(4)气管塌陷:气管壁长期受肿大的甲状腺压迫,气管软化所致。行气管切开术。

(5)双侧喉返神经损伤:气管切开。

2.喉返神经损伤

大多数是由于术中不慎将喉返神经切断、缝扎、钳夹或牵拉过度而致永久性或暂时性损伤;少数由于血肿或瘢痕组织压迫或牵拉而致。前者在术中立即出现症状,后者在术后数小时或数天才出现症状。切断、缝扎会引起永久性损伤,钳夹、牵拉过度、血肿压迫所引起的多数为暂时性,一般经 3~6 个月理疗可恢复或好转。单侧喉返神经损伤引起声音嘶哑,可由健侧声带过度地向患侧内收而代偿。双侧喉返神经损伤导致双侧声带麻痹,可引起失声、呼吸困难,甚至窒息,应立即行气管切开。

3.喉上神经损伤

喉上神经外支损伤可使环甲肌瘫痪,引起声带松弛、声调降低;内支损伤可使喉部黏膜感觉丧失,患者进食、特别是饮水时容易发生误咽、呛咳。应协助患者取坐位进半流质饮食,一般于术后数天可恢复正常。

4.手足抽搐

术中甲状旁腺被误切、挫伤或其血液供应受累可引起甲状旁腺功能低下,血钙降低,神经肌肉的应激性提高。症状一般出现在术后 1~2 天为,轻者面部、口唇或手足部针刺感、麻木感或强直感,2~3 周后症状消失。严重者面肌和手足持续性痉挛、疼痛,频繁发作,每次持续 10~20 分钟或更长,甚至可发生喉和膈肌痉挛,引起窒息死亡。

护理措施:①抽搐发作时,立即静脉注射 10%葡萄糖酸钙或 5%氯化钙 10~20 mL。②症状轻者,可口服葡萄糖酸钙或乳酸钙;症状重或长期不恢复者,加服维生素 D_3,以促进钙在肠道内的吸收。③每周测血钙和尿钙 1 次。④限制肉类、乳类和蛋类等高磷食物,多吃绿叶蔬菜、豆制品和海味等高钙低磷食物。

(四)健康教育

(1)指导患者头颈部活动练习,如头后仰及左右旋转运动,以促进颈部的功能恢复,防止切口瘢痕挛缩。颈淋巴结清扫术者,斜方肌可有不同程度损伤,切口愈合后还需进行肩关节的功能锻炼,持续至出院后 3 个月。

(2)指导患者遵医嘱服用甲状腺素片等药物替代治疗,以满足机体对甲状腺素的需要,抑制促甲状腺激素的分泌,预防肿瘤复发。

(3)出院后定期复诊,学会自行检查颈部。若出现颈部肿块或淋巴结肿大等应及时就诊。

十、护理效果评估

(1)患者焦虑程度是否减轻,情绪是否稳定。

(2)患者疼痛是否得到有效控制。

(3)患者生命体征平稳,有无发生并发症,或已发生的并发症是否得到及时诊治。

(4)患者能否保持呼吸道通畅。

（赵　红）

第三节　甲状腺功能亢进症

一、概念

甲状腺功能亢进症简称甲亢,是由于各种原因导致甲状腺素分泌过多而引起的以全身代谢亢进为主要特征的内分泌疾病。根据发病原因可分为以下几种。

(一)原发性甲亢

原发性甲亢最常见,腺体呈弥漫性肿大,两侧对称,常伴有突眼,又称为"突眼性甲状腺肿"。患者年龄多在 20～40 岁,男女之比约为 1∶4。

(二)继发性甲亢

继发性甲亢较少见,患者先有结节性甲状腺肿多年,以后才出现甲状腺功能亢进症状。腺体肿大呈结节状,两侧多不对称,无突眼,容易发生心肌损害,患者年龄多在 40 岁以上。

(三)高功能腺瘤

高功能腺瘤少见,腺体内有单个自主性高功能结节,其周围的甲状腺组织萎缩。

二、相关病理生理

甲亢的病理学改变为甲状腺腺体内血管增多、扩张,淋巴细胞浸润。滤泡壁细胞多呈高柱状并发生增生,形成突入滤泡腔内的乳头状体,滤泡腔内的胶体含量减少。

三、病因与诱因

原发性甲亢的病因迄今尚未完全阐明。目前多数认为原发性甲亢是一种自身免疫性疾病,患者血中有两类刺激甲状腺的自身抗体:一类抗体的作用与促甲状腺激素相似,能刺激甲状腺功能活动,但作用时间较促甲状腺激素持久,称为"长效甲状腺激素";另一类为"甲状腺刺激免疫球蛋白"。两类物质均属 G 类免疫球蛋白,都能抑制促甲状腺激素,且与促甲状腺激素受体结合,从而增强甲状腺细胞的功能,分泌大量甲状腺激素,即 T_3 和 T_4。

四、临床表现

典型的表现有高代谢群、甲状腺肿及眼征三大主要症状。

（一）甲状腺激素分泌过多症候群

（1）患者性情急躁、容易激动、失眠、双手颤动、怕热、多汗。

（2）食欲亢进但消瘦、体重减轻。

（3）心悸、脉快有力,脉率常在 100 次/分以上,休息及睡眠时仍快,脉压增大。

（4）可出现内分泌功能紊乱,如月经失调、停经、易疲劳等。

其中脉率增快及脉压增大尤为重要,常可作为判断病情严重程度和治疗效果的重要标志。

（二）甲状腺肿

甲状腺多呈对称性、弥漫性肿大;由于腺体内血管扩张、血流加速,触诊可扪及震颤,听诊可闻及杂音。

（三）眼征

突眼是眼征中重要且较特异的体征之一,可见双侧眼裂增宽、眼球突出、内聚困难、瞬目减少等突眼征。

五、辅助检查

（一）基础代谢率测定

用基础代谢率测定器测定,较可靠。也可根据脉压和脉率计算。计算公式:基础代谢率（％）＝（脉率＋脉压）－111。基础代谢率正常值为±10％,增高至 20％～30％为轻度甲亢,30％～60％为中度甲亢,60％以上为重度甲亢。注意此计算方法不适用于心律不齐者。

（二）甲状腺摄^{131}I率测定

正常甲状腺 24 小时内摄取^{131}I 的量为进入人体总量的 30％～40％,吸^{131}I 高峰在 24 小时后。如果 2 小时内甲状腺摄^{131}I 量超过进入人体总量的 25％,或在 24 小时内超过进入人体总量的 50％,且摄^{131}I 高峰提前出现,都提示有甲亢。

（三）血清中 T_3 和 T_4 含量测定

甲亢时血清 T_3 可高于正常值 4 倍,而血清 T_4 仅为正常值的 2.5 倍,所以 T_3 的增高对甲亢的诊断较 T_4 更为敏感。

六、治疗原则

（一）非手术治疗

严格按医嘱服药治疗。

（二）手术治疗

甲状腺大部切除术仍是目前治疗中度以上甲亢最常用而有效的方法。

（1）手术适应证:①继发性甲亢或高功能腺瘤;②中度以上的原发性甲亢,经内科治疗无明显疗效;③腺体较大伴有压迫症状,或胸骨后甲状腺肿伴甲亢;④抗甲状腺药物或^{131}I 治疗后复发者;⑤坚持长期用药有困难者。另外,甲亢可引起妊娠患者流产、早产,而妊娠又可加重甲亢,因此,凡妊娠早、中期的甲亢患者具有上述指征者,仍应考虑手术治疗。

（2）手术禁忌证:①青少年患者;②症状较轻者;③老年患者或有严重器质性疾病不能耐受手术者。

七、护理评估

(一)一般评估

1.健康史

患者一般资料,如年龄、性别;询问患者是否曾患有结节性甲状腺肿或其他免疫系统的疾病;有无甲状腺疾病的用药或手术史并了解患者发病的过程及治疗经过;有无甲亢疾病的家族史。

2.生命体征(T、P、R、BP)

患者心悸、脉快有力,脉率常在100次/分以上,休息及睡眠时仍快,脉压增大。

3.患者主诉

睡眠状况,有无疲倦、乏力、咳嗽与心慌气短等症状。

4.相关记录

甲状腺肿大的情况,体重,饮食、皮肤、情绪等记录结果。

(二)身体评估

1.术前评估

(1)患者有无自觉乏力、多食、消瘦、怕热、多汗、急躁易怒及排便次数增多等异常改变。

(2)甲状腺多呈弥漫性肿大,可有震颤或血管杂音。

(3)伴有眼征者眼球可向前突出。

(4)病情严重变化时可出现甲亢危象。

2.术后评估

了解麻醉和手术方法、手术经过是否顺利、术中出血情况;了解术后生命体征、切口及引流情况等;观察是否出现甲状腺危象、呼吸困难和窒息、喉返神经损伤、喉上神经损伤和手足抽搐等并发症。

(三)心理、社会评估

患者主要表现为敏感、急躁易怒、焦虑,处理日常生活事件能力下降,家庭人际关系紧张。患者也可因甲亢所致突眼、甲状腺肿大等外形改变,产生自卑心理。部分老年患者可表现为抑郁、淡漠,重者可有自杀行为。

(四)辅助检查阳性结果评估

辅助检查结果包括基础代谢率测定、甲状腺摄^{131}I率测定及血清中T_3和T_4含量测定的结果,以助判断病情。

(五)治疗效果的评估

1.非手术治疗评估要点

评估患者服药治疗后的效果,如心率、基础代谢率的变化等。

2.手术治疗评估要点

监测患者生命体征、切口、引流等,观察是否出现甲状腺危象、呼吸困难和窒息、喉返神经损伤、喉上神经损伤和手足抽搐等并发症。根据病情、手术情况及术后病理检查结果,评估预后状况。

八、主要护理诊断(问题)

(一)营养失调,低于机体需要量

营养失调,低于机体需要量与基础代谢率增高有关。

(二)有受伤危险

有受伤危险与突眼造成眼角不能闭合、有潜在的角膜溃疡、感染而致失明的可能有关。

(三)潜在并发症

1.窒息与呼吸困难

窒息与呼吸困难与全麻未醒、手术刺激分泌物增多误入气管、术后出血压迫气管有关。

2.甲状腺危象

甲状腺危象与术前准备不充分、甲亢症状未能很好控制及手术应激有关。

3.手足抽搐

手足抽搐与术中误切甲状旁腺,术后出现低血钙有关。

4.神经损伤

神经损伤与手术操作误伤神经有关。

九、主要护理措施

(一)术前护理

1.完善各项术前检查

对甲亢或甲状腺巨大肿块患者应行颈部透视或摄片、心脏检查、喉镜检查和基础代谢率测定等,了解气管受压或移位情况及心血管、声带功能和甲亢的程度。

2.提供安静舒适的环境

保持环境安静、舒适,减少活动,避免体力消耗,尽可能限制会客,避免过多外来刺激,对精神紧张或失眠者遵医嘱给予镇静剂,保证患者充足的睡眠。

3.加强营养,满足机体代谢需要

给予高热量、高蛋白、富含维生素的食物;鼓动多饮水以补充出汗等丢失的水分。忌用对中枢神经有兴奋作用的咖啡、浓茶等刺激性饮料。每周测体重1次。

4.术前药物准备的护理

通过药物降低基础代谢率,以满足手术的必备条件,是甲亢患者术前准备的重要环节。常用的方法如下。

(1)碘剂:术前准备开始即可服用,碘剂能抑制甲状腺素的释放,使腺体充血减少而缩小变硬,有利于手术。常用复方碘化钾溶液,每天3次,口服,第1天每次3滴,第2天每次4滴,以后每天逐次增加1滴至每次16滴,然后维持此剂量至手术。

(2)抗甲状腺药物:先用硫脲类药物,通过抑制甲状腺素的合成控制甲亢症状;待甲亢症状基本控制后,再改服碘剂1～2周,然后行手术治疗。少数患者服用碘剂2周后症状改善不明显,可同时服用硫脲类药物,待甲亢症状基本控制后,再继续单独服用碘剂1～2周后手术。

(3)普萘洛尔:为缩短术前准备时间,可单独使用或与碘剂合用,每6小时口服1次,每次20～60 mg,连服4～7天脉率降至正常水平时,即可施行手术。最后一次服用应在术前1～2小时,术后继续口服4～7天。此外,术前禁用阿托品,以免引起心动过速。

术前准备成功的标准:患者情绪稳定,睡眠好转,体重增加,脉率稳定在每分钟90次以下,脉压恢复正常,基础代谢率在20%以下,腺体缩小变硬。

5.突眼护理

对于原发性甲亢突眼患者要注意保护眼睛,卧床时头部垫高,减轻眼部肿胀;眼睑闭合不全者,可戴眼罩,睡眠前用抗生素眼膏涂眼,防止角膜干燥、溃疡。

6.颈部术前常规准备

术前戒烟,教会患者深呼吸、有效咳嗽及咳痰方法;对患者进行颈过伸体位训练,以适应手术时体位改变;术前 12 小时禁食,4 小时禁水。床旁备引流装置、无菌手套、拆线包及气管切开包等急救物品。

(二)术后护理

1.体位

取平卧位,血压平稳后给予半卧位。

2.饮食

麻醉清醒病情平稳后,协助患者主动饮少量温水,若无不适,鼓励其进食流质,但不可过热,逐步过渡为半流质及软食。

3.病情观察

(1)术后密切监测患者的生命体征,尤其是呼吸、脉搏变化。

(2)观察患者有无声音嘶哑、误吸、呛咳等症状。

(3)妥善固定颈部引流管,保持引流通畅,观察并记录引流液的量、颜色及性状。

(4)保持创面敷料清洁干燥,注意渗液流向肩背部,及时通知医师并配合处理。

4.用药护理

继续服用碘剂,每天 3 次,每次 10 滴,共 1 周左右;或由每天 3 次,每次 16 滴开始,逐天每次减少 1 滴,至每次 3～5 滴为止。年轻患者术后常规口服甲状腺素,每天 30～60 mg,连服 6～12 个月,预防复发。

5.颈部活动指导

术后床上变换体位时注意保护颈部;术后第 2 天床上坐起,或弯曲颈部时,将手放于颈后支撑头部重量,并保持头颈部于舒适位置,减少因震动而引起的疼痛;手术 2～4 天后,进行点头、仰头、伸展和左右旋转等颈部活动,防止切口挛缩。逐渐增加活动范围和活动量。

(三)术后并发症的观察及护理

(1)呼吸困难和窒息:同甲状腺肿瘤护理方法。

(2)喉返神经损伤:同甲状腺肿瘤护理方法。

(3)喉上神经损伤:同甲状腺肿瘤护理方法。

(4)手足抽搐:同甲状腺肿瘤护理方法。

(5)甲状腺危象:甲状腺危象是甲亢的严重并发症,死亡率为 20%～30%。其发生可能与术前准备不充分、甲亢症状未能很好控制及手术应激有关。主要表现为术后 12～36 小时内高热(>39 ℃)、脉搏细速(>120 次/分)、大汗、烦躁不安、谵妄甚至昏迷,常伴有呕吐、腹泻。若处理不及时或不当可迅速发展为昏迷、虚脱、休克甚至死亡。甲亢患者基础代谢率降至正常范围再实施手术,是预防甲状腺危象的关键。

护理措施如下。①碘剂:口服复方碘化钾溶液 3～5 mL,紧急时将 10%碘化钠 5～10 mL 加入 10%葡萄糖溶液 500 mL 中静脉滴注,以降低血液中甲状腺素水平。②激素治疗:给予氢化可的松每天 200～400 mg,分次静脉滴注,以拮抗过量甲状腺素的反应。③镇静剂:常用苯巴比妥钠 100 mg 或冬眠Ⅱ号半量,6～8 小时肌内注射一次。④肾上腺素能阻滞剂:可用利血平 1～2 mg肌内注射或胍乙啶 10～20 mg 口服,还可用普萘洛尔 5 mg 加入 5%～10%葡萄糖溶液

100 mL中静脉滴注,以降低周围组织对肾上腺素的反应。⑤降温:物理或药物降温,使患者体温维持在37 ℃左右。⑥静脉滴注大量葡萄糖溶液补充能量。⑦吸氧:以减轻组织缺氧。⑧心力衰竭者,遵医嘱应用洋地黄类制剂。⑨保持病室安静,避免刺激。

(四)心理护理

有针对性地与患者沟通,了解其心理状态,满足患者需要,消除其顾虑和恐惧心理,避免情绪激动。

(五)健康教育

(1)鼓励患者早期下床活动,但注意保护头颈部。拆线后教会患者做颈部活动,促进功能恢复,防止瘢痕挛缩;声音嘶哑者,指导患者做发音训练。讲解有关甲状腺术后并发症的临床表现和预防措施。

(2)用药指导:讲解甲亢术后继续服药的重要性并督促执行。如将碘剂滴在饼干、面包等固体食物上同服,既能保证剂量准确,又能避免口腔黏膜损伤。

(3)出院康复指导:注意休息,保持心情愉快;加强颈部活动,防止瘢痕粘连;定期门诊复查,术后第3、6、12个月复诊,以后每年1次,共3年;若出现心悸、手足震颤、抽搐等情况及时就诊。

十、护理效果评估

(1)患者是否出现甲状腺危象,或已发生的危象能否得到及时发现和处理。

(2)患者营养需要是否得到满足。

(3)患者术后能否有效咳嗽,保持呼吸道通畅。

(4)患者术后生命体征是否平稳,是否出现各种并发症;一旦发生,能否及时发现和处理。

(赵 红)

第四节 原发性甲状旁腺功能亢进症

原发性甲状旁腺功能亢进症(原发性甲旁亢)是指由甲状旁腺激素过度分泌引起的钙、磷和骨代谢紊乱的一种全身性疾病,表现为骨吸收增加的骨骼病变、泌尿系统结石、高钙血症和低磷血症等。原发性甲状旁腺功能亢进症在欧美多见,仅次于糖尿病和甲亢,占内分泌疾病的第三位,我国较少见。近20年来,随着临床医学中开展多种甲状旁腺功能亢进的筛选检查,特别是血清离子钙浓度和甲状旁腺激素测定的推广应用,其发生率明显提高。采用血钙筛查后本病的发病率较前增加4倍。女性多于男性,为(2～4):1。本病发病率为就诊人数的0.10%～0.25%。最常见于成年人,发病高峰在30～50岁,但也可见于幼儿和老年人,以60岁以上的女性较多见。目前我国报道的主要是症状型原发性甲状旁腺功能亢进症,而无症状型原发性甲状旁腺功能亢进症并不多见。

一、病理

在经手术证实的原发性甲状旁腺功能亢进症患者中,绝大多数是由甲状旁腺腺瘤引起,其次是甲状旁腺增生。4个腺体都增生的甲状旁腺功能亢进常伴发有家族性发病的多发性内分泌肿瘤。

(一)甲状旁腺增生

原发性甲状旁腺增生约占原发性甲状旁腺功能亢进症的 15％，病变常累及多个腺体。分为主细胞增生和透明细胞增生两类，前者最为常见。另外还有一种少见类型，为增生性慢性甲状旁腺炎，病变除主细胞增生外，还伴有淋巴细胞性甲状旁腺炎，无甲状旁腺功能亢进的表现，酷似桥本氏甲状腺炎的改变。可能是一种自身免疫反应，刺激实质细胞增生，导致甲状旁腺的增生。

由于维生素 D 缺乏、肾脏疾病等所致的继发性甲状旁腺功能亢进症患者的甲状旁腺增生均呈均匀性，增生细胞以主细胞为主，但亦可见过渡型及成熟型嗜酸性粒细胞增生。

(二)甲状旁腺腺瘤

甲状旁腺腺瘤为甲状旁腺亢进的主要病因，可单发或多发。腺瘤可有三种类型，即主细胞腺瘤、嗜酸性粒细胞腺瘤和混合性腺瘤。甲状旁腺腺瘤多为有功能性，占 30％～90％，也可为非功能性的。肿瘤可发生于任何一个腺体，但以下一对甲状旁腺多发，为上一对的 2～4 倍。甲状旁腺瘤的部位随胚胎时正常甲状旁腺的位置而异，可从颈动脉分叉处到心包，从甲状腺的前面到胸骨后或食管后，有时可位于甲状腺包膜内，甚至被结节性甲状腺肿的结节所包裹。异位腺瘤占 10％～20％，其中 70％ 见于纵隔，20％ 见于甲状腺(表 8-1)。

表 8-1　甲状旁腺增生与甲状旁腺腺瘤的鉴别

病变	增生	腺瘤
累及腺体	累及 4 个腺体	累及 1 个，偶尔 2 个腺体
病变部位	常为双侧腺体病变	多见于下部腺体
包膜	被膜薄，不完整	包膜完整，无粘连
镜下改变	常为多种成分混合性增生	主要为主细胞
	脂肪间质存在	脂肪间质缺乏
	被膜旁无挤压的甲状旁腺	膜旁见挤压的甲状旁腺
锇酸染色	大量细胞内脂质	部分含少量细胞内脂质
功能亢进症状	有	有，少数无症状

(三)甲状旁腺癌

甲状旁腺癌很少见，占原发性甲状旁腺功能亢进症病例的 2％～4％。临床诊断甲状旁腺癌的可靠依据是周围组织浸润、局部淋巴结和远处脏器如肺、胸膜、心包、肝脏、骨等转移。病理上有人认为最有价值的诊断指标是核分裂。甲状旁腺癌的诊断标准如下：①甲状旁腺功能亢进表现显著；②血甲状旁腺激素值高于正常 2～4 倍，血钙大于 3.2 mmol/L；③颈部触诊或 B 超检查发现肿块；④术中发现肿块与周围粘连；⑤病理见核分裂象，或侵犯包膜、血管，或证明有颈部淋巴结转移(表 8-2)。

(四)骨骼病理

早期仅有骨量减少，以后骨吸收日渐加重，可出现畸形、骨囊性变和多发性病理性骨折，易累及颅骨、四肢长骨和锁骨等部位。镜下见骨内膜和骨外膜的骨吸收部位增多，破骨细胞数量增加，骨皮质明显变薄。

表 8-2　甲状旁腺腺瘤与甲状旁腺癌的鉴别

病变	腺瘤	腺癌
累及范围	1个,偶尔2个腺体	1个腺体
生长速度	缓慢	较快
肿瘤大小	大多小于3 cm	多数大于3 cm
包膜	完整,无粘连	厚,有粘连
浸润	无	邻近组织和/或脏器浸润
转移	无	局部淋巴结和/或远处转移
血管瘤栓	无	有
细胞异型性	不明显	明显
核分裂象	很少	较多

骨形成部位也增多,矿化骨体积减小,但矿化沉积速率仅轻度下降。病程长和/或病情重者,在破坏的旧骨和膨大的新骨处形成囊肿状改变,囊腔内充满纤维细胞,钙化不良的新骨及大量的毛细血管,巨大多核的破骨细胞衬于囊壁,形成纤维囊性骨炎,较大的囊肿常有陈旧性出血而呈棕黄色(棕色瘤)。

二、临床表现

临床症状可分为高钙血症、骨骼病变和泌尿系统三组,可单独出现或合并存在。进展缓慢,常数月或数年才引起患者的注意,往往不能叙述正确的发病时间。少数情况下,可突然发病,表现为明显的脱水和昏迷(高钙血症性甲状旁腺危象)。

(一)高钙血症

原发性甲状旁腺功能亢进症时甲状旁腺激素升高,但血钙也高。血钙增高所引起的症状可影响多个系统。中枢神经系统有淡漠、烦躁、消沉、性格改变、反应迟钝、记忆力减退、失眠、情绪不稳定及衰老加速等。高血钙可导致神经肌肉激惹性降低,胃肠道平滑肌张力降低,蠕动缓慢,引起食欲缺乏、腹胀、便秘、恶心、呕吐、反酸、上腹痛。高血钙可刺激胃泌素分泌,使胃酸增多,导致消化性溃疡。钙离子易沉着于有碱性胰液的胰管和胰腺内,激活胰蛋白酶原和胰蛋白酶,5%～10%的患者有急性或慢性胰腺炎。高血钙还可引起心血管症状,如心悸、气促、心律失常、心力衰竭及眼部病变等。

(二)骨骼系统

骨密度呈进行性降低,可伴广泛脱钙、纤维囊性骨炎、囊肿形成、病理性骨折和骨畸形。青少年患者可引起骨骺变形、脱位或碎裂。纤维囊性骨炎是骨受累较特有的表现,其病理特点为骨小梁数目减少,骨表面扇形区中巨大的多核破骨细胞增多,正常的细胞和骨髓成分被纤维组织所替代。

骨骼受累的主要表现为广泛的骨关节疼痛,伴明显压痛。绝大多数有脱钙,骨密度低。起初症状为腰腿痛,逐渐发展为全身骨及关节,活动受限,严重时不能起床,不能触碰,表现为难以忍受的全身性疼痛。易发生病理性骨折。囊样改变的骨骼常呈局限性膨隆并有压痛,好发于颌骨、肋骨、锁骨外1/3端及长骨。80%以骨骼病变表现为主或与泌尿系统结石同时存在,但亦可以骨量减少和骨质疏松为主要表现。可通过骨密度的测定发现是否存在进行性骨质减少。

(三)泌尿系统

长期高钙血症可影响肾小管的浓缩功能,同时尿钙和磷排量增多,因此患者常有烦渴、多饮和多尿。可反复发生肾脏或输尿管结石,表现为肾绞痛或输尿管痉挛的症状,血尿或砂石尿等,也可有肾钙盐沉积症。结石反复发生或大结石形成可引起尿路梗阻和感染,一般手术后可恢复正常,少数可发展为肾功能不全和尿毒症。

多数患者无特殊体征,10%～30%在颈部可触及肿块者骨骼有压痛、畸形、局部隆起和身材缩短等。体检可见身高变矮、头颅变形、鸡胸、驼背、四肢骨弯曲,呈 O 型或 X 型腿,髋内翻,骨囊肿部位膨大变形。

按症状可将甲状旁腺功能亢进分为三型:Ⅰ型以骨病为主,血清钙平均 3.3 mmol/L,肿瘤平均 5.9 g,平均症状期 3.6 年;Ⅱ型以肾结石为主,血清钙平均 2.88 mmol/L,肿瘤平均 1.05 g,平均症状期 6.8 年;Ⅲ型为两者兼有。

三、诊断及鉴别诊断

甲状旁腺功能亢进的诊断主要依靠临床和实验室资料。出现以下情况时应怀疑本病:①经常复发的、活动性泌尿系统结石或肾钙盐沉积者;②原因未明的骨质疏松,尤其伴有骨膜下骨皮质吸收和/或牙槽骨板吸收及骨囊肿形成者;③长骨骨干、肋骨、颌骨或锁骨巨细胞瘤,特别是多发者;④原因不明的恶心、呕吐,久治不愈的消化性溃疡,顽固性便秘和复发性胰腺炎者;⑤无法解释的精神神经症状,尤其伴有口渴、多尿和骨痛者;⑥阳性家族史者以及新生儿手足抽搐症者的母亲;⑦长期应用抗惊厥药或噻嗪类利尿剂而发生较明显的高钙血症者;⑧高尿钙伴或不伴高钙血症者。

原发性甲状旁腺功能亢进症的诊断要点:①高血钙(正常值为 2.1～2.6 mmol/L),低血磷,尿钙增高。血清甲状旁腺素增高(正常值为 9～55 pg/mL)。②肾石病、钙化性肾功能不全、多尿、烦渴、高血压、尿毒症、难治性胃十二指肠溃疡、便秘。③骨痛、囊肿性病变和较少见的病理性骨折。④血清和尿钙增高,尿磷酸盐增高伴血清磷酸盐降低或正常,碱性磷酸酶正常至增高。⑤眼裂隙灯检查显示"带状角膜病变"。⑥X 线检查示骨膜下吸收、牙齿硬板损耗、肾实质钙化或结石、骨囊肿。

(一)定位诊断

原发性甲状旁腺功能亢进症的治疗主要是手术治疗,而手术治疗的术前定位是非常重要的。定位诊断的主要方法包括 B 超、CT、MRI、数字减影血管造影和核素扫描等。

1.颈部 B 超

B 超(10 Hz)可显示较大的病变腺体。B 超定位的敏感性达 89%,阳性正确率达 94%。假阴性的原因是位置太高或太低,或藏在超声暗区,腺体太小、异位甲状旁腺等。B 超检查作为术前的常规检查,对鉴别腺瘤和增生有一定的价值。

2.放射性核素甲状旁腺显像

放射性核素甲状旁腺显像是诊断甲状旁腺疾病的重要方法和途径,近年来应用广泛。正常甲状旁腺组织和功能亢进的甲状旁腺组织均可摄取放射性核素^{201}Tl 和^{99m}Tc-MIBI(^{99m}锝-异丁基异氰)。但前者的摄取量较低,且清除较快。利用计算机减影,即可得到功能亢进的甲状旁腺影像。常用的显像方法有三种:①^{201}Tl/^{99m}Tc 双核素减影法;②^{99m}Tc-MIBI/^{99m}Tc 双核素减影法;③^{99m}Tc-MIBI 双时相法。前面两种检查,患者必须在两次注药显像时完全保持体位不动,才能保证减影后甲状旁腺影像的正确性,否则可出现明显误差。根据^{99m}Tc-MIBI在正常甲状腺组织内清除快,在功能亢进的甲状旁腺组织内清除慢的原理建立双时相法。

甲状旁腺功能正常时不显影,对于功能亢进的甲状旁腺组织术前定位及术后追踪。^{201}Tl/^{99m}Tc双核素减影法灵敏度为80%~90%,^{99m}Tc-MIBI/^{93m}Tc双核素减影法更高。异位甲状旁腺腺瘤的灵敏度最高。甲状旁腺瘤重量超过1 500 mg时阳性率达100%。^{99m}Tc-MIBI显像对原发性甲状旁腺功能亢进症定位的诊断敏感性(91%)高于继发性甲状旁腺功能亢进(83%)。

3.颈部和纵隔CT

颈部和纵隔CT可发现纵隔内病变,对位于前上纵隔腺瘤的诊断符合率达67%,可检出直径>1 cm的病变。

通过上述三种检查,至少有3/4以上的旁腺瘤可以被发现。

4.血清甲状旁腺素

血清甲状旁腺素的峰值点反映病变甲状旁腺的位置,增生和位于纵隔的病变则可选用上腔、颈外和甲状腺静脉分段抽血,测定甲状旁腺激素,在甲状旁腺激素偏高的静脉旁探查、寻找甲状旁腺有一定的意义。

5.选择性甲状腺动脉造影

其肿瘤染色的定位诊断率为50%~70%。其主要目的是显示异位的甲状旁腺腺瘤。选择性动脉造影至少需要包括甲状颈干、颈总动脉及内乳动脉造影。导管插入上述血管后,经导管注入少量稀释的造影剂,确认导管的位置,注入造影剂。若以上造影均为阴性,则需行其他动脉造影,如支气管动脉、主动脉弓或无名动脉造影,以显示异位的甲状旁腺腺瘤。甲状旁腺腺瘤具有特征性的血管造影表现,表现为丰富血管的、圆形或卵圆形的肿块影,边缘光滑锐利,呈均匀血管染色。数字减影血管造影较常规血管造影能更好地显示甲状旁腺腺瘤。

(二)鉴别诊断

1.高钙血症的鉴别

多发性骨髓瘤可有局部和全身性骨痛、骨质破坏及高钙血症。通常球蛋白、特异性免疫球蛋白增高,血沉增快,尿中本-周蛋白阳性,骨髓可见瘤细胞。血碱性磷酸酶正常或轻度增高,血甲状旁腺激素正常或降低。

恶性肿瘤性高钙血症常见于:①肺、肝、甲状腺、肾、肾上腺、前列腺、乳腺和卵巢肿瘤的溶骨性转移。骨骼受损部位很少在肘和膝关节以下,血磷正常,血甲状旁腺激素正常或降低。临床上有原发性肿瘤的特征性表现。②假性甲状旁腺功能亢进患者不存在溶骨性的骨转移癌,但肿瘤(非甲状旁腺)能分泌体液因素引起高血钙。假性甲状旁腺功能亢进的病情进展快、症状严重、常有贫血。体液因素包括甲状旁腺激素类物质、前列腺和破骨性细胞因子等。

2.代谢性骨病的鉴别

主要与骨质疏松症、骨质软化症、肾性骨营养不良及骨纤维异常增殖症等鉴别。

四、治疗

手术是治疗原发性甲状旁腺功能亢进症的有效措施。

(一)术前准备

对已确诊者,可按一般术前处理。血钙明显升高者,应将血钙降至正常范围内,因高钙血症易导致严重的心律失常。

(二)术前定位

采用 B 超及同位素扫描相结合的方法,术前可以确定甲状旁腺腺瘤的位置。必要时,可以行有创性的定位检查如动脉造影、颈静脉插管分段取样检测血清甲状旁腺素浓度,主要用于初次探查因肿瘤异位等特殊困难而失败的再次探查术。

(三)手术方法

术前明确定位的腺瘤可直接切除,但应行术中冰冻切片予以证实。若无明确定位者探查时,必须详细寻找四枚腺体,以免手术失败。如属腺瘤,应予以切除,但需保留 1 枚正常腺体。如属增生,则应切除 3 枚,第 4 枚腺体切除 50% 左右。也可将全部增生的甲状旁腺切下,将其中一个做小薄片行自体移植,移植于前臂内侧,术后若仍有高钙血症则切开植入的部位取出其中一部分的薄片。异位的腺体,多数位于纵隔,可顺沿甲状腺下动脉分支寻找,不必常规打开胸骨。若仍未能探查到则加胸骨正中纵行切口,暴露纵隔,探察胸腺周围及纵隔的脂肪组织。有时异位甲状旁腺包埋在甲状腺中,应避免遗漏。

手术成功时,血清甲状旁腺素常迅速恢复正常,血钙和血磷多在术后 1 周内降至正常。伴有明显骨病者,由于术后钙、磷大量沉积于脱钙的骨组织,故术后数天内可发生手足抽搐症。有时血钙迅速下降,可造成意外,必须定期检查血生化指标,并适当静脉补充钙剂。

如术后症状无缓解,血钙于 1 周后仍未能纠正,提示手术失败。常见原因:①腺瘤为多发性,探查中遗漏了能自主分泌甲状旁腺激素的腺瘤,被遗漏的腺瘤可能在甲状腺、食管旁、颈动脉附近甚至纵隔。②甲状旁腺有 5 枚以上,腺体切除相对不足。③甲状旁腺癌复发或已有远处转移。④非甲状旁腺来源的异位甲状旁腺激素综合征。

对于无症状型甲状旁腺功能亢进是否需要手术目前还有分歧,赞成者认为 30% 无症状型甲状旁腺功能亢进会发生一种或多种代谢性疾病。1992 年,美国国立卫生研究院研究讨论会提出,无症状患者具有客观的原发性甲状旁腺功能亢进症表现者,宜于手术治疗。无症状而仅有轻度高钙血症的甲状旁腺功能亢进病例需随访观察,如有以下情况需手术治疗:①骨吸收病变的 X 线表现;②肾功能减退;③活动性尿路结石;④血钙水平大于 3 mmol/L;⑤血清甲状旁腺素较正常增高 2 倍以上;⑥严重精神病、溃疡病、胰腺炎和高血压等。

近几年来开展的新技术射线引导下的微创性甲状旁腺切除术,可在局麻下进行。其优点是切口小、手术时间短、治愈率高、甲旁减的机会小。但适应证只是扫描证实为单个腺瘤的原发性甲状旁腺功能亢进症患者。

五、临床护理

(一)术前护理

(1)给低钙高磷饮食,多饮水,以利于尿钙排出,降低血钙。

(2)根据病情不同程度地限制患者活动,以防发生病理性骨折。已有骨折的患者,应卧床并做外固定,注意患肢末梢血运。

(3)卧床患者应定时翻身,防止发生压疮,翻身时动作要轻,以防发生骨折。

(4)正确留取血、尿标本,及时送检,了解检查结果。若血钙等于或大于 3.75 mmol/L,即为甲旁亢危象,需遵医嘱立即静脉输液,静脉推注呋塞米 20~40 mg,肌内或皮下注射降钙素,依据病情重复使用,降低血钙水平。

(5)颈部常规备皮及术前准备,按时进手术室。

(二)术后护理

(1)进行生命体征监测,通常每30分钟1次,血压平稳后取半卧位,观察伤口有无渗血及渗液等。

(2)术后6小时可进流质饮食,如无呛咳应改半流质,与营养室联系给高钙、低磷饮食。

(3)术后24~48小时拔除橡皮引流条。

(4)密切观察病情,注意有无感觉异常、四肢麻木、手足搐搦等低血钙临床表现,一旦出现应立即报告医师进行处理。

(5)隔天复查1次血清钙和磷,如出现低钙血症,应及时补充钙剂。症状轻者可口服葡萄糖酸钙1~2g,每天3次,症状重者宜静脉补钙。

(三)术后并发症的观察与护理

甲旁亢术后的主要并发症是低钙血症,一般在术后24~48小时出现,1周内最明显,表现为四肢麻木、感觉异常、手足抽搐,严重者可发生喉、膈肌和肠平滑肌痉挛。血清钙常在2.0 mmol/L以下,由于患者神经肌肉兴奋性增高,即使轻微刺激,如寒冷、心情不好即可诱发其发作,必须注意加强护理。

首先应善于发现患者的心理问题,进行心理疏导,使其心情愉快,避免各种不良刺激。控制因低钙血症所致的症状,若出现手足抽搐,应立即静脉缓推10%葡萄糖酸钙或氯化钙10~20 mL,每天1~3次,必要时可加用镇静剂。如2~3天仍不能控制症状,可加用钙化醇0.5~1.0 μg/d。伴有低血镁的患者可给10%硫酸镁10 mL肌内注射,每天2~4次,有利于纠正低钙血症。术后永久性甲状旁腺功能不足的患者,应长期口服钙剂和维生素D治疗,有条件者可做甲状旁腺移植术。

(赵　红)

第五节　乳腺增生症

乳腺增生症是女性最常见的乳房疾病,在专科门诊就诊的乳腺疾病患者中,乳腺增生症占80%以上,是明显影响女性健康的疾病。但是,目前关于乳腺增生症的诊断、治疗和护理还存在很多未解决的问题。诸如:①在我国该病的发病率如此之高,而病因尚不十分明确。与节育、生育、哺乳等的关系不清楚,相关女性激素变化情况缺乏大规模流行病学调查。②临床诊断标准不明确,临床表现为一组以乳房疼痛、乳腺张力增高、乳腺局限性增厚、结节等改变为主的综合征,但发病年龄跨度很大,不同年龄组的发病原因和发病特点有无区别不清楚。③相应的临床病理过程研究较少,在病理学上该病有多种相关的组织形态学改变,临床症状、体征与这些组织形态学改变的相对应关系不清楚。④缺少辅助检查的诊断标准,如X线、超声等常规检查的特征性表现及其临床意义尚未达到共识。⑤已有明确的资料表明乳腺增生症上皮不典型增生属癌前病变,与部分乳腺癌发生相关,对其发生癌变的特点和规律认识不清,缺少大规模的研究。目前临床上缺乏监测疾病进展的有效方法,可能造成患者的心理恐慌。⑥针对该病的治疗方法很多,没有明确的治疗指导方案和治愈标准,治疗方法及疗效判断缺乏共识。临床上同时存在重视不够和治疗过度的情况。⑦2003年世界卫生组织关于乳腺肿瘤组织学分类中对乳腺增生症的分类有明显的变化,如何用以指导临床诊断、治疗和监测尚无完善的方法。在我国综合医院中,乳腺疾病属于外科诊疗范围,但乳腺增生症绝大多数患者不需要外科手术治疗,面对如此大量的患者,哪些患者需要临床干预,哪些患者可能存在癌变风险需要密切随访等尚不明确,是造成该病诊疗无序的原因。有鉴于此,本病应该引起临床医师高度的重视,开展相应基础和临床研究,并适时制定出适合我国患者情况的相关标准和规范。

一、病因

正常妇女乳腺的发育及变化受性激素调节,其腺体和间质随女性周期(月经周期)的性激素变化而重复增生和复旧过程。在卵泡期,雌激素作用使乳腺腺体的末端导管和腺泡上皮细胞增生,DNA 合成及有丝分裂增加,间质细胞增生、水分潴留;在黄体期,雌激素和孕激素共同作用,促进正常乳腺小叶中导管、腺泡结构生成,同时孕激素调节和拮抗部分雌激素的作用,抑制细胞的有丝分裂、减轻间质反应,通过抵消醛固酮在远端肾单位的作用,促进肾脏的水、盐排出;黄体期末,腺泡上皮细胞高度分化,在基础水平催乳素的作用下,腺小叶可生成和分泌小量液体;在月经期,由于下丘脑-垂体-卵巢轴的反馈抑制作用,性激素分泌降低,伴随着月经期开始,乳腺导管-腺泡结构由于失去激素支持而复旧。如此循环往复,维持着乳腺的正常结构和功能。

国外已有临床研究显示,在育龄妇女各种原因引起的卵巢分泌功能失调,导致在月经周期中雌激素占优势,孕激素绝对或相对不足,或黄体期缩短,乳腺组织长期处于雌激素优势的作用,使之过度增生和复旧过程不完全,造成乳腺正常结构紊乱即导致本病发生。患者可在卵泡期血浆雌二醇含量明显高于正常,在黄体期血浆黄体酮浓度降低,雌激素正常或增高而黄体期黄体酮浓度低于正常,可减低至正常的 1/3 或出现黄体期缩短。部分患者可伴有月经紊乱或既往曾患有卵巢、子宫疾病。第三军医大学西南医院单组样本临床研究亦证实本病症状明显时确有女性内分泌激素不平衡,雌激素优势明显、孕激素相对不足或黄体期缩短等,临床常见表现为月经紊乱、不规则或月经期缩短等。但尚缺乏大样本或随机对照研究证实。在绝经期后,卵巢分泌激素锐减,乳腺小叶腺泡结构萎缩,代之以脂肪和结缔组织,仅较大的导管保留。此时患者的雌激素可来源于脂肪组织、肝脏、肌肉和大量再生器官的组织,将卵巢和肾上腺上皮细胞生成的雄烯二醇转化为雌醇。另外绝经后应用雌激素替代治疗亦是导致本病的原因之一,而因缺乏孕激素的协调作用,易导致乳腺导管上皮细胞增生。

二、病理

乳腺增生症在疾病的不同时期其病变特征不同,使病理组织学改变形态多样。其基本病理过程如下。

(一)初期

首先引起上皮下基质反应,结缔组织水肿、成纤维细胞增生,在典型病例黄体末期乳房实质体积可增加 15%,患者出现月经前期乳房胀痛。继之乳腺小叶内腺上皮细胞增生,导管分支增多,腺泡增生并可有分泌现象,有将此类形态学变化称为"乳腺小叶增生",如卵巢功能失调恢复,组织学改变可完全恢复正常。

(二)进展期

乳腺小叶增生进一步发展,小叶内导管和腺泡及纤维结缔组织呈中度或重度增生,腺小叶增大,甚至相互融合,致使小叶形态不规则、变形。部分腺小叶因纤维组织增生原有结构紊乱,部分区域导管增多、密集、受压，并有纤维组织增生，呈现腺瘤样改变，其间可有多少不等的淋巴细胞浸润。因此又称之为纤维性乳腺病、乳腺结构不良症或乳腺腺病伴腺瘤样结构形成等。

由于间质纤维化及导管上皮细胞增生，腺泡分泌物滞留导致末端导管、腺泡扩张，可形成大小不等的囊状改变，囊内液中含有蛋白质、葡萄糖、矿物质和胆固醇等。在囊肿形成过程中，可因无菌性炎症反应及囊内成分分解和降解导致囊肿内液体颜色变化，水分被逐渐吸收后内容物浓集成糜状，并有吞噬性细胞(巨噬细胞和吞噬脂类物质后形成的泡沫细胞)集聚，部分患者可见囊内容物钙化。称为囊性增生病或纤维囊性增生病。长期雌激素作用和分泌物滞留的刺激可致导管、腺泡上皮细胞增生、增生上皮细胞向管腔内生长呈乳头状、筛状或实性，部分可发生不典型增生或大汗腺样化生。

(三)慢性期

因纤维组织增生压迫血管，乳腺小叶呈退行性改变，导管一腺泡系统萎缩、硬化，间质透明变性，存留的导管或腺泡可扩张。常见纤维组织包绕的扩张导管内上皮细胞增生。

由于乳腺组织的增生和复旧过程失调，可在病灶中同时存在进行性和退行性变化，纤维组织增生、小叶增生、导管扩张、囊肿形成、上皮细胞增生和间质淋巴细胞浸润等可同时存在，呈现出组织学的多形性改变。

三、临床表现

患者多为育龄女性，以 30～40 岁发病率较高。初期病变可表现在一个乳房，仅乳房外上象限受累，但常发展成多灶性，半数以上为双侧同时发病。其自然病史较长，一般为数月至数年以上。主要表现为乳房疼痛、压痛、腺体局限性增厚或形成包块。40%～60%伴有月经不规则、经期提前、痛经、月经过多或有卵巢囊肿。

(一)乳房疼痛

乳房疼痛多为胀痛或针刺样痛，重者可向腋下及患侧上肢放射，影响工作和生活。早期乳房疼痛是由于结缔组织水肿和分泌物潴留，增加了末端导管和腺泡的压力，刺激神经所致。在进展期，因乳腺小叶增生、囊肿形成及纤维化和硬化性病变挤压神经，在纤维囊性变周围炎性细胞反应刺激神经可产生针刺样疼痛，或因肥大细胞释放组胺等引起疼痛。同时乳房的敏感性增强，触摸、压迫等均可加重疼痛。病变后期疼痛的规律性消失。有 10%～15%的患者，尽管临床和乳腺 X 线检查、B 型超声检查等证实有乳腺囊性增生病，但很少或无乳房疼痛，仅以乳房包块就诊，其原因尚不清楚。

(二)乳房包块

乳房包块可限于一侧或为双侧，常呈多发性。早期外上象限最常受累，主要表现为乳腺组织增厚，触诊乳腺腺体可呈条索状、斑片状、结节状或团块状等不同改变。部分患者乳房张力增加，整个或部分腺体呈大盘片状，腺体边缘清楚、表面呈细颗粒状或触之厚韧，压痛明显。在月经期后可伴随乳房疼痛的缓解而乳房包块缩小或消失。在进展期乳房可扪及边界不清的条索状或斑片状增厚腺体，部分呈弥散性结节状，大小不一，质韧可推动，与深部和皮肤无粘连。部分出现斑块状或囊性肿块，与乳腺组织无明显界线，而不易与乳腺癌或其他病理性肿块鉴别。

(三)乳头溢液

部分乳腺囊性增生者有乳头溢液，多为双侧多个乳腺导管溢液，溢液可为水样、黄色浆液样、乳样或呈浑浊状，需与乳腺癌或乳腺导管内乳头状瘤所致的乳头溢液鉴别。后两者多表现为一侧乳腺单个乳管溢液,可伴有乳房包块。乳管镜检查、选择性乳腺导管造影和溢液脱落细胞学检查有助于鉴别诊断。

绝经期后乳腺腺体萎缩,逐渐被脂肪组织所代替,多数患者的症状、体征缓解。但部分患者原有的乳腺导管扩张、囊肿和上皮增生等变化未能消失。临床上,40%～80%的绝经期后患者因乳腺导管扩张、囊肿、包块或疼痛就诊,此时乳腺导管内上皮细胞增生和不典型增生的比例增加。

四、诊断

乳腺增生症的临床诊断尚不统一,虽然国内不同的学术组织曾制定过各种诊断标准,但缺乏广泛认同性和可操作性。目前,临床上一般将女性有明显乳房疼痛、乳房团块样增厚或伴有多导管乳头溢液者诊断为乳腺增生症。辅助检查是进一步明确诊断的手段,乳腺影像学诊断方法均可用于乳腺增生症的诊断,常用的乳腺影像检查方法包括彩色超声检查、乳腺 X 线钼靶摄片和选择性乳腺导管造影 X 线检查,对有乳头溢液者还可进行纤维乳管镜检查。乳腺增生症影像学等辅助诊断的目的:①明确病灶部位、性质和数量,为进一步检查和治疗作指示或参照。②评价治疗效果。③排除乳腺癌。

乳腺超声检查通过显示增生病变区和其他部分的声像差异了解乳房内部变化,尤其对囊性病灶可清楚显示是其独特的优点。为了能够较好显示乳腺不同层次尤其是乳腺腺体内的细微变化,应使用超高频超声仪检查乳腺疾病。

乳腺 X 线钼靶摄片通过对比乳腺组织局部密度和形态改变进行诊断,尤其便于显示乳腺内的微小钙化,但对致密型乳腺 X 线钼靶摄片的对比性较差。对有乳头溢液者,选择性乳腺导管造影 X 线检查和乳管镜检查常可做出病因诊断。选择性乳腺导管造影 X 线检查可显示单个乳腺导管树状结构改变及导管周围情况,而乳管镜检查可直观检测乳腺导管内的真实情况。既往多用于单个导管的乳头溢液者的检查,但对乳腺增生症有多个导管溢液者乳管造影和乳管镜检查亦有一定诊断价值。

其他乳腺辅助检查方法用于乳腺增生症的诊断意义尚不明确。因此,可以根据不同目的选择不同的辅助检查方法。通过不同诊断方法的联合检查综合分析,有利于明确病变的性质及程度,选择治疗和确定需要活检的患者。对乳腺增生症的病理形态学诊断仍然是临床诊断的金标准。鉴于目前对乳腺增生症临床表现、影像改变与病理形态学的联系缺乏足够的认识,推荐扩大活检范围,开展相关临床研究,进一步提高对本病的认识和诊断水平。

五、治疗

(一)药物治疗

基于前述认识,临床上应针对不同情况对乳腺增生症患者给予有针对性的积极治疗,并密切监测随访,以预防和早期发现乳腺癌。常用药物包括以下几类。

1.激素类药物

(1)他莫昔芬:具有雌激素样活性,作为雌二醇的竞争剂竞争靶细胞的雌激素受体,从而使雌激素对靶细胞失去作用,而不影响血浆雌激素水平。实验观察发现对乳腺不典型增生细胞生长有抑制作用。临床上应用他莫昔芬对缓解乳腺增生症的症状较其他药物更显著。但因其对子宫等有雌激素受体的器官、组织均有影响,可引起月经紊乱和阴道分泌物增多,应在医师的指导和观察下使用。常用剂量为 10 mg,每天 2 次。

（2）溴隐亭：半合成的麦角生物碱衍生物，有多巴胺活性。作用于下丘脑，增加催乳素抑制激素的分泌，抑制催乳素的合成和释放，并可直接作用于垂体前叶，解除催乳素对促性腺激素的作用而促使黄体生成激素的周期性释放等，故将其用于治疗乳腺增生症。但本药不良反应较大，常引起恶心、呕吐等胃肠道症状，严重者可发生直立性低血压。需用时应在专科医师指导下用药。不推荐作为一线治疗药物。

（3）雄性激素：既往有利用其对抗雌激素、抑制卵巢功能的作用治疗本病。口服有甲基睾酮，肌内注射有丙酸睾酮。但长期使用可引起女性内分泌紊乱、女性男性化和肝功能损害。因此不推荐该类药物用于治疗乳腺增生症。

2.中药类

用于治疗本病的中药成药包括功效为调节冲任、舒肝解郁、活血化瘀、软坚散结、疏经通络、散结止痛等作用的药物。根据患者具体情况选择使用可有一定疗效。

3.维生素类

维生素 A、维生素 B、维生素 C、维生素 E 能保护肝脏及改善肝功能，从而改善雌激素的代谢。另外维 A 酸是上皮细胞的生长和分化的诱导剂，试验研究证实对预防乳腺癌发生有一定作用。维生素 E 可防止重要细胞成分过氧化，防止毒性氧化产物生成，对维持上皮细胞的正常功能起重要作用。目前维生素类常用作乳腺增生症治疗的辅助药物。

4.其他药物

（1）天冬素片：原由鲜天冬中分析提取，后经人工合成，有效成分为天冬酰胺，临床验证对部分乳腺增生症有治疗作用。常用剂量：0.25 g，每天 2 次。

（2）碘制剂类：其作用是刺激垂体前叶，产生黄体生成激素以促进卵巢滤泡囊黄体素化，调节和降低雌激素水平。常用药物为 10% 碘化钾 10 mL，每天 3 次，对乳房疼痛有较好疗效，但对口腔有刺激作用。

5.用药方法及应注意的问题

（1）联合用药：乳腺增生症的治疗一般首选中药，可根据病情特点选用单独用药或不同作用机制的药物联合治疗，辅以维生素类药物。应用他莫昔芬需掌握指征，一般用于雌激素水平过高，女性周期明显失调且其他药物治疗无效者，有严重乳腺增生症用其他药物治疗增生性病变无改善者，病情反复发作且增生性病变逐渐加重者。因已有资料证实他莫昔芬有预防乳腺癌的作用，因此对 40 岁以上发病患者、有乳腺癌家族史和其他高危因素、已活检证实有乳腺上皮细胞不典型增生者应首选他莫昔芬，辅以其他药物。

（2）长期用药：由于本病发生的基础是激素分泌功能紊乱，而女性每月一个性周期（月经周期）。所使用的各种中西药以调整机体的周期性激素平衡为主要目的之一，希望能同时收到改善症状和组织学变化的效果。最终达到机体自身内分泌的平衡，防止增生性病变的发展。因此用药时间一般应以 2～3 个月为 1 个疗程，连续用药，待症状完全缓解、乳腺增生症主要体征消失、辅助检查提示病变好转或消退方可停药。同时患者可因各种原因再度导致女性内分泌系统紊乱而疾病复发，因此所选治疗药物应具有疗效较好、不良反应较少，可较长期和反复安全使用者。

（二）手术治疗

目前根据治疗目的不同，有 3 种手术。

1.空芯针活检术

乳腺增生症的导管上皮经一般性增生、不典型增生癌变是乳腺癌发生的原因之一。虽然本病实际癌变率不高,但因临床上不能根据症状和体征确定不典型增生和早期癌变,为了进一步提高对本病的认识,提高乳腺不典型增生和早期癌变的诊断,应注重空芯针活检诊断。已有研究证实,乳腺增生症局限性增厚不随月经周期改变同时经系统药物治疗不能改善者,40岁以上出现乳腺增生症症状者,有乳腺癌家族史等易感因素者,辅助检查发现可疑病灶者等情况均是乳腺不典型增生和癌变的高危因素。对这些患者应行影像检查引导下的空芯针活检。空芯针活检方便、快捷,在超声或X线引导下空芯针活检对微小病灶诊断的准确性可明显提高。

2.包块切除术

对乳腺增生症有一般药物治疗无效或经治疗其他增生性病变已改善而有孤立的乳腺肿块不消失者,合并有单个乳腺导管的乳头溢液不能除外其他疾病者,更年期以后又出现症状和体征的单个病灶,超声或X线检查有瘤样病灶或不能除外癌变者应予病变区手术切除。对孤立性病灶的手术切除和病理检查有助于简化治疗程序,减少对早期乳腺癌的漏诊和误诊。

3.乳房切除术

对活检证实有多灶性Ⅱ级以上不典型增生者,伴有乳腺导管内乳头状瘤病者和发病早、症状明显、药物治疗效果欠佳同时证实有乳腺癌易感基因突变者应行乳房切除术。目前,乳房切除术是预防此类高危癌前病变的有效方法。经腋窝入路行腔镜皮下乳腺切除加一期假体植入术可在切除病灶的同时恢复女性乳房完美形态,且胸部无切口。对于治疗乳腺癌前病变是一种较好选择。

(三)随访观察

对乳腺增生症患者,尤其是有高危因素的患者,在积极治疗的同时应注重长期随访、定期复查。观察研究疾病复发和病情进展的原因。制定实用有效的方法监测病情变化,警惕乳腺癌发生。

六、护理措施

(一)减轻疼痛

(1)解释疼痛发生的原因,消除患者的思想顾虑,保持心情舒畅。

(2)用宽松胸罩托起乳房。

(3)遵医嘱服用中药调理或其他对症治疗药物。

(二)定期复查

遵医嘱定期复查,以便及时发现恶性变。

(三)乳腺增生症的日常护理

为预防乳腺疾病,成年女性每月都要自检.月经正常的妇女,月经来潮后第2~11天是检查的最佳时间,以下介绍几种自检的方法。

1.对镜向照法

面对镜子,将双臂高举过头,观察乳房的形状和轮廓有无变化,皮肤有无异常(主要是有无红肿、皮疹、浅静脉曲张、发肤皱褶、橘皮样改变等),观察乳头是含在同一水平线上,是否有抬高、回缩、凹陷等现象,用拇指和示指轻轻挤捏乳头,检查是否有异常分泌物从乳头溢出,乳晕颜色是否改变。

2.平卧触摸法

平卧,双手高举过头,并在右肩下垫一小枕头,使右侧乳房变平,左手四指并拢,用指端检查乳房各部位是否有肿块或其他变化。

3.淋浴检查法

淋浴时,因皮肤湿润更易发现问题,用一手指指端掌面慢慢滑动,仔细检查乳房的各个部位及腋窝处是否有肿块。

(赵 红)

第六节 急性乳腺炎

一、疾病概述

(一)概念

急性乳腺炎是乳腺的急性化脓性感染。多发生于产后 3～4 周的哺乳期妇女,以初产妇最常见。主要致病菌为金黄色葡萄球菌,少数为链球菌。

(二)相关病理生理

急性乳腺炎开始时局部出现炎性肿块,数天后可形成单房或多房性的脓肿。表浅脓肿可向外破溃或破入乳管自乳头流出;深部脓肿不仅可向外破溃,也可向深部穿至乳房与胸肌间的疏松组织中,形成乳房后脓肿。感染严重者,还可并发脓毒血症。

(三)病因与诱因

1.乳汁淤积

乳汁是细菌繁殖的理想培养基,引起乳汁淤积的主要原因如下:①乳头发育不良(过小或凹陷)妨碍哺乳;②乳汁过多或婴儿吸乳过少导致乳汁不能完全排空;③乳管不通(脱落上皮或衣服纤维堵塞),影响乳汁排出。

2.细菌入侵

当乳头破损时,细菌沿淋巴管入侵是感染的主要途径。细菌也可直接侵入乳管,上行至腺小叶而致感染。细菌主要来自婴儿口腔、母亲乳头或周围皮肤。多数发生于初产妇,因其缺乏哺乳经验;也可发生于断奶时,6 个月以后的婴儿已经长牙,易致乳头损伤。

(四)临床表现

1.局部表现

初期患侧乳房红、肿、胀、痛,可有压痛性肿块,随病情发展症状进行性加重,数天后可形成单房或多房性的脓肿。脓肿表浅时局部皮肤可有波动感和疼痛,脓肿向深部发展可穿至乳房与胸肌间的疏松组织中,形成乳房后脓肿和腋窝脓肿,并出现患侧腋窝淋巴结肿大、压痛。局部表现可有个体差异,应用抗生素治疗的患者,局部症状可被掩盖。

2.全身表现

感染严重者,可并发败血症,出现寒战、高热、脉快、食欲减退、全身不适、白细胞计数上升等症状。

(五)辅助检查

1.实验室检查

白细胞计数及中性粒细胞比例增多。

2.B超检查

确定有无脓肿及脓肿的大小和位置。

3.诊断性穿刺

在乳房肿块波动最明显处或压痛最明显的区域穿刺,抽出脓液可确诊脓肿已经形成。脓液应做细菌培养和药敏试验。

(六)治疗原则

主要治疗原则为控制感染,排空乳汁。脓肿形成以前以抗菌药治疗为主,脓肿形成后,需及时切开引流。

1.非手术治疗

(1)一般处理:①患乳停止哺乳,定时排空乳汁,消除乳汁淤积。②局部外敷,用25%硫酸镁湿敷,或采用中药蒲公英外敷,也可用物理疗法促进炎症吸收。

(2)全身抗菌治疗:原则为早期、足量应用抗生素。针对革兰氏阳性球菌有效的药物,如青霉素、头孢菌素等。由于抗生素可被分泌至乳汁,故避免使用对婴儿有不良影响的抗菌药,如四环素、氨基苷类、磺胺类和甲硝唑。如治疗后病情无明显改善,则应重复穿刺以了解有无脓肿形成,或根据脓液的细菌培养和药敏试验结果选用抗生素。

(3)中止乳汁分泌:患者治疗期间一般不停止哺乳,因停止哺乳不仅影响婴儿的喂养,且提供了乳汁淤积的机会。但患侧乳房应停止哺乳,并以吸乳器或手法按摩排出乳汁,局部热敷。若感染严重或脓肿引流后并发乳瘘(切口常出现乳汁)需回乳。

常用方法:①口服溴隐亭1.25 mg,每天2次,服用7~14天;或口服己烯雌酚1~2 mg,每天3次,2~3天。②肌内注射苯甲酸雌二醇,每次2 mg,每天1次,至乳汁分泌停止。③中药炒麦芽,每天60 mg,分2次煎服或芒硝外敷。

2.手术治疗

脓肿形成后切开引流。于压痛、波动最明显处先穿刺抽吸取得脓液后,于该处切开放置引流,脓液做细菌培养及药物敏感试验。脓肿切开引流时注意:①切口一般呈放射状,避免损伤乳管引起乳瘘;乳晕部脓肿沿乳晕边缘做弧形切口;乳房深部较大脓肿或乳房后脓肿,沿乳房下缘做弧形切口,经乳房后间隙引流。②分离多房脓肿的房间隔以利引流。③为保证引流通畅,引流条应放在脓腔最低部位,必要时另加切口做对口引流。

二、护理评估

(一)一般评估

1.生命体征

评估是否有体温升高,脉搏加快。急性乳腺炎患者通常有发热,可有低热或高热;发热时呼吸、脉搏加快。

2.患者主诉

询问患者是否为初产妇,有无乳腺炎、乳房肿块、乳头异常溢液等病史;询问有无乳头内陷;评估有无不良哺乳习惯,如婴儿含乳睡觉、乳头未每天清洁等;询问有无乳房胀痛,浑身发热、无力、寒战等症状。

3.相关记录

体温、脉搏、皮肤异常等记录结果。

(二)身体评估

1.视诊

乳房皮肤有无红、肿、破溃、流脓等异常情况;乳房皮肤红肿的开始时间、位置、范围、进展情况。

2.触诊

评估乳房乳汁淤积的位置、范围、程度及进展情况;乳房有无肿块,乳房皮下有无波动感,脓肿是否形成,脓肿形成的位置、大小。

(三)心理、社会评估

评估患者心理状况,是否担心婴儿喂养与发育、乳房功能及形态改变。

(四)辅助检查阳性结果评估

患者血常规检查示血白细胞计数及中性粒细胞比例升高提示有炎症的存在;根据 B 超检查的结果判断脓肿的大小及位置,诊断性穿刺后方可确诊脓肿形成;根据脓液的药物敏感试验选择抗生素。

(五)治疗效果的评估

1.非手术治疗评估要点

应用抗生素是否有效果,乳腺炎症是否得到控制,患者体温是否恢复正常;回乳措施是否起效,乳汁淤积情况有无改善,患者乳房肿胀疼痛有无减轻或加重;患者是否了解哺乳卫生和预防乳腺炎的知识,情绪是否稳定。

2.手术治疗评估要点

手术切开排脓是否彻底;伤口愈合情况是否良好。

三、主要护理诊断(问题)

(一)疼痛

疼痛与乳汁淤积、乳房急性炎症使乳房压力显著增加有关。

(二)体温过高

体温过高与乳腺急性化脓性感染有关。

(三)知识缺乏

知识缺乏与不了解乳房保健和正确哺乳知识有关。

(四)潜在并发症

乳瘘。

四、主要护理措施

(一)对症处理

定时测患者体温、脉搏、呼吸、血压,监测白细胞计数及分类变化,必要时做血培养及药物敏感试验。密切观察患者伤口敷料引流、渗液情况。

1.高热者

给予冰袋、酒精擦浴等物理降温措施,必要时遵医嘱应用解热镇痛药;脓肿切开引流后,保持引流通畅,定时更换切口敷料。

2.缓解疼痛

（1）患乳暂停哺乳，定时用吸乳器吸空乳汁。若乳房肿胀过大，不能使用吸乳器，应每天坚持用手揉挤乳房以排空乳汁，防止乳汁淤积。

（2）用乳罩托起肿大的乳房以减轻疼痛。

（3）疼痛严重时遵医嘱给予止痛药。

3.炎症已经发生

（1）消除乳汁淤积用吸乳器吸出乳汁或用手顺乳管方向加压按摩，使乳管通畅。

（2）局部热敷：每次 20～30 分钟，促进血液循环，利于炎症消散。

（二）饮食与运动

给予高蛋白、高维生素、低脂肪食物，保证足量水分摄入。注意休息，适当运动，劳逸结合。

（三）用药护理

遵医嘱早期使用抗菌药，根据药物敏感试验选择合适的抗菌药，注意评估患者有无药物不良反应。

（四）心理护理

观察了解患者心理状况，给予必要的疾病有关的知识宣教，抚慰其紧张急躁情绪。

（五）健康教育

1.保持乳头和乳晕清洁

每次哺乳前后清洁乳头，保持局部干燥清洁。

2.纠正乳头内陷

妊娠期每天挤捏、提拉乳头。

3.养成良好的哺乳习惯

定时哺乳，每次哺乳时让婴儿吸净乳汁，如有淤积及时用吸乳器或手法按摩排出乳汁；培养婴儿不含乳头睡眠的习惯；注意婴儿口腔卫生，及时治疗婴儿口腔炎症。

4.及时处理乳头破损

乳晕破损或皲裂时暂停哺乳，用吸乳器吸出乳汁哺乳婴儿；局部用温水清洁后涂以抗菌药软膏，待愈合后再行哺乳；症状严重时及时诊治。

五、护理效果评估

（1）患者的乳汁淤积情况有无改善，是否学会正确排出淤积乳汁的方法，是否坚持每天挤出已经淤积的乳汁，回乳措施是否产生效果，乳房胀痛有无逐渐减轻。

（2）患者乳房皮肤的红肿情况有无好转，乳房皮肤有无溃烂，乳房肿块有无消失或增大。

（3）患者应用抗生素后体温有无恢复正常，炎症有无消退，炎症有无进一步发展为脓肿。

（4）患者脓肿有无及时切开引流，伤口愈合情况是否良好。

（5）患者是否了解哺乳卫生和预防乳腺炎的知识，焦虑情绪是否改善。

（赵　红）

第七节　乳腺纤维腺瘤

乳腺纤维腺瘤是由纤维组织和上皮组织异常增生所致的良性肿瘤,是青年女性中最常见的乳腺良性肿瘤,约占乳腺良性肿瘤的 3/4,多发生在卵巢处于功能活跃时期的 20~35 岁青年女性,绝经后女性少见。

一、病因及病理

乳腺纤维腺瘤的发生与机体雌激素水平过高及局部乳腺组织对内分泌激素(雌激素)反应过于敏感有关,故常伴有乳腺小叶的其他增生性变化。大体观察:肿瘤多呈圆形或椭圆形,有完整包膜。直径 1~3 cm,也可大于 10 cm。表面光滑、结节状、中等硬度、质韧、与周围乳腺组织分界清楚。切面质地均匀,灰白或淡粉色,稍外突。当其上皮成分丰富时,切面呈淡粉红色,质地偏软;镜下观察,根据肿瘤中纤维组织和腺管结构之间的关系,一般将乳腺纤维腺瘤病理类型分为以下 5 型。

(1)向管型(管内型):主要为腺管上皮下结缔组织增生形成的肿瘤,上皮下平滑肌组织也参与肿瘤的形成,但无弹性纤维成分。

(2)围管型(管周型):病变主要为腺管周围弹力纤维层外的管周结缔组织增生,弹力纤维参与肿瘤形成,但无平滑肌成分,亦不成黏液变性。

(3)混合型:同时存在向管型及围管型两种病变者。

(4)囊性增生型:腺管上皮和上皮下或弹力层外结缔组织增生而形成。

(5)分叶型:基本结构似向管型纤维腺瘤,上皮下纤维组织从多点突入高度扩张的管腔,但不完全充满,因此无论用肉眼观察及镜下检查均呈明显分叶状。

二、临床表现

患者常无意中发现乳房肿块,无疼痛、压痛及乳头异常分泌物。肿块好发于乳腺外上象限。常为单发,亦有多发者。肿块多成圆形、卵圆形或扁形,表面光滑,质地坚韧,边界清楚,与表皮或胸肌无粘连,活动度大,触之有滑动感。腋下淋巴结无肿大。肿瘤增长速度很慢,数年或数十余年无变化。如果静止多年后肿瘤突然迅速增大,出现疼痛及腋窝淋巴结肿大,要高度怀疑恶变。根据肿瘤临床表现又可分为以下几种。

(一)普通型纤维腺瘤

此型最多见,瘤体小,生长缓慢,一般在 3 cm 以下。可发生于乳腺各个部位,以外上象限为主。大多为单发,也可多发。

(二)巨纤维腺瘤

此型多见于青春期和 40 岁以上女性。特点是生长迅速,短时间可占据整个乳房。肿块直径一般超过 5 cm,最大可达 20 cm,边界清,表面光滑,活动度良好,与表皮无粘连。乳房皮肤紧张,发红。

（三）青春型纤维腺瘤

此型临床上较少见。发病于月经初潮前，在初潮后数月及 1～2 年瘤体迅速增大，病程约1 年瘤体即可占满全乳房，肿块最大径为 1～13 cm。

由于瘤体快速膨胀生长，使乳房皮肤高度紧张，致使乳房表浅静脉曲张，此体征易被误诊为恶性肿瘤。

三、诊断

本病有典型的临床表现，并结合辅助检查即可作出诊断。辅助检查如下。

（一）乳腺彩超

瘤体多为圆形或卵圆形暗区，边界清晰，形态规则，包膜回声完整，呈均匀的中低回升。彩色多普勒表现为以周边性为主的血流信号，体积较大者，血流信号较丰富。频谱多普勒表现为RI≤0.7 作为纤维腺瘤的诊断标准。

（二）乳腺钼靶 X 线摄影

X 线下肿块表现为等密度，边缘光滑，边界清楚的肿块，有时伴有良性钙化灶，但比较少见。

（三）针吸细胞学检测

针感介于韧与脆之间，针吸细胞量较多。涂片常见 3 种成分：导管上皮细胞片段、裸核细胞和间质细胞片段，诊断符合率达 90% 以上。

四、鉴别诊断

（一）乳腺囊性增生病

乳腺囊性增生病好发于 30～50 岁。表现为单侧或双侧乳腺腺体增厚，肿块以双侧多发者较为常见，可呈结节状、片块状或颗粒状。肿块常有明显压痛，双侧或单侧乳房疼痛，且与月经有明显关系。经前整个乳房常有胀感，经后可缓解。必要时可行有关辅助检查予以鉴别，如钼靶X 线摄片等。病理检查可确诊。

（二）乳腺癌

乳癌肿块可呈圆形、卵圆形或不规则形，质地较硬，表面欠光滑，活动度差，易与皮肤及周围组织发生粘连，肿块生长迅速，同侧腋窝淋巴结常有肿大。乳癌肿块介于 0.5～1.0 cm 时，临床酷似纤维腺瘤。如发现肿瘤与表皮或深部组织有部分粘连者，应首先考虑乳腺癌。必要时行针吸细胞学检查及病理检查可提供组织学证据进行鉴别。

（三）乳腺囊肿

乳腺囊肿多见于绝经前后的中老年女性。乳腺囊肿的肿块较纤维腺瘤有囊性感，活动度不似纤维腺瘤那样大。此外，可行肿块穿刺予以鉴别，腺瘤为实性肿块，无液体，而囊肿则可抽出乳汁样或浆液性的液体。

五、治疗

（一）药物治疗

药物治疗纤维腺瘤效果不好。因此临床主张："一旦确诊，均应手术"的治疗原则。未婚女性一旦发现此病，应在婚前，至少妊娠前切除肿瘤。孕后发现肿瘤，可在妊娠 3～4 月时切除肿瘤。乳腺纤维腺瘤虽属良性肿瘤，但少数也有恶变可能，因此术后均应将切除的组织标本送病理检查,以明确肿块性质。

(二)开放手术

开放手术多采用以乳头为中心的放射状切口,不致损伤乳管;切口应尽量小而美观,使愈合后的瘢痕能缩小到最小程度。当肿瘤位于乳晕旁时,可在乳晕边缘作一弧形切口。当肿瘤位置较深、较大或多发时,可在乳腺下方作弧形切口,经乳腺后间隙切除肿瘤。由于该病有时包膜不完整,应作包括肿瘤及其周围至少 0.5 cm 正常组织在内的局部切除术。

(三)超声引导下 Mammotome 微创旋切术

超声引导下 Mammotome 微创旋切术适用于小于 2.5 cm 的乳腺良性肿物,以及病理性质不明、需要进行切除活检的乳房肿物。对可疑乳腺癌患者可进行活检,但应避免行肿块旋切手术。有出血倾向、血管瘤及糖尿病患者为手术的禁忌证。对于肿块较大且血流丰富以及肿块位于乳晕且直径>2.5 cm 者,仍然选择外科手术传统切除。与传统手术相比,超声引导下的 Mammotome 微创旋切技术的优点如下:精确定位,准确切除病灶。传统手术方式为凭手感盲切,Mammotome 微创旋切术在高频 B 超精确定位下完整切除病灶,其过程为实时监控,因此其精确度较高。切口微小,美容效果好。传统开放手术,切口较多、术后瘢痕明显。Mammotome 微创旋切术手术切口只有 3~5 mm,无须缝合、不留瘢痕。而且同一侧乳房多个病灶,可以通过一个切口切除,避免了切开皮肤、皮下组织和正常腺体。组织损伤小,恢复快。

六、临床护理

(一)术前护理

常规术前准备,如疑有恶变的可能时,按乳癌手术范围备皮,同时与病理科联系术中做冰冻切片,以便根据病理性质决定手术方式。

(二)术后护理

良性病变在局麻下将肿块切除,创伤较小,不影响术后患者的饮食和活动。术后 3 天换药,观察切口,如正常术后 7~8 天可拆线。如有恶变,按乳癌术后护理。

(三)康复护理

乳房纤维瘤术后患者能很快康复出院,进行正常的工作和生活。因乳房肿瘤早期无任何不适,易被忽视。故患者出院时要向其宣传卫生知识,教会患者经常进行乳房的自我检查。其方法是四指并拢,用手指的掌面上下、左右轻轻按摩,以左手检查右侧乳房,以右手检查左侧乳房,发现异常及时去医院诊治。

(赵　红)

第八节　胃　　癌

一、概念

胃癌是消化道最常见的恶性肿瘤,占我国消化道肿瘤的第一位。发病年龄以 40~60 岁为多见,但 40 岁以下仍占 15%~20%。男多于女,男女比例约为 3∶1。早期胃癌因症状不明显,易被忽视,若有胃不适症状出现而经诊断为胃癌者,往往多为进展期胃癌。胃癌多见于胃窦,其次为胃体小弯、贲门。胃癌分为早期胃癌和进展期胃癌:①早期胃癌,指所有局限于黏膜或黏膜下层的胃癌,胃镜检查直径在 $6 \sim 10$ mm 的癌灶为小胃癌,直径小于等于 5 mm 的癌灶为微小胃癌;②进展期胃癌在临床上又分为块状型、溃疡型和弥漫型癌三种。从组织学上看,胃癌分为腺癌、腺鳞癌、鳞状细胞癌、未分化癌和未分化类癌。其转移途径有直接蔓延、淋巴转移、血行转移及腹腔种植转移。

胃癌的发生原因目前尚未明确,但与以下因素有关。

(一)饮食形态

(1)从全球来看,胃癌的发病率差距大,中国、日本等发病率高,而美国、马来西亚发病率低,有人学习这些发病率低的国家的饮食形态后,胃癌发生率显著下降。

(2)食物或添加物内含有致癌物质。

(3)烹煮过程不当,如烟熏及腌制鱼肉,烤过的食物等。

(二)遗传因素

(1)胃癌常见于近亲中。双胞胎中,若有一人患胃癌,则另一人患病的概率也较高。

(2)调查发现,A 型血人的胃癌发病率较其他血型高 20%。

(三)其他

环境、土壤等;体质、种族、职业;恶性贫血、胃溃疡、萎缩性胃炎、胃酸缺乏症等患者的胃癌发病率比一般人高。近年发现胃幽门螺杆菌是胃癌发生的重要因素之一。某些疾病,如胃息肉、萎缩性胃炎、恶性贫血等胃癌发病率高。

二、临床表现

(1)胃癌早期临床症状多不明显,也不典型,表现为模糊的上腹不适、隐痛、食欲减退、嗳气、反酸、轻度贫血等。

(2)随着病情发展,上述症状加重,出现体重减轻症状。胃窦部癌可致幽门部分性或完全性梗阻,出现幽门梗阻症状。

(3)癌肿破溃或侵袭血管可导致出血,通常为隐血和黑便,也可突发上消化道大出血。

(4)胃癌也可能发生急性穿孔,尤其是溃疡型胃癌发生穿孔者较多见。

(5)晚期患者消瘦,贫血更明显或呈恶病质,查体可有上腹部肿块、肝大、腹水、锁骨上淋巴结肿大。直肠指检在直肠前壁可摸到肿块。

三、辅助检查

(一)胃液分析

患者胃酸减低或缺乏。

(二)血常规检查

血常规显示血红蛋白、红细胞计数均下降,部分患者可有缺铁性贫血。

(三)粪便隐血试验

粪便隐血试验为阳性。

(四)X 线钡餐检查

X 线钡餐检查以观察胃的形态和黏膜变化、胃蠕动功能和排空时间,可发现不规则充盈缺损或腔内壁龛影,气钡双重造影更有助于发现早期胃癌,早期确诊率可达 90%。

(五)纤维胃镜检查

胃镜检查对胃癌诊断有重要价值,可直接观察病变部位,并可做活检确定诊断,是一种安全、有效、痛苦少的检查方法。

(六)细胞学检查

可采用一般冲洗法或采用纤维胃镜直接冲洗法,通过收集冲洗液查找癌细胞。

四、护理措施

到目前为止,胃癌治疗仍采取以手术治疗为主的综合治疗。早期胃癌的有效治疗方法是胃癌根治术,根治手术的原则是按癌肿位置整块地切除胃的全部或大部,以及大、小网膜和区域淋巴结,并重建消化道。如癌肿已有远处转移,无根治之可能,而原发肿瘤可切除者,可行包括原发肿瘤在内的胃部分切除术,又称姑息性切除。对于癌肿不能切除而又有幽门梗阻者,可行胃空肠吻合术,以解除梗阻。化学疗法是胃癌治疗的重要手段之一,根据不同的患者选择不同的治疗方案。护理措施如下。

(1)热情接待患者,耐心解答患者的问题,讲解有关疾病知识,消除患者不良心理,增强患者对手术的信心,使者及家属能积极配合治疗。

(2)给予高蛋白、高热量、富含维生素、易消化饮食,注意少量多餐。术前一天进流质饮食。

(3)营养状况较差的患者,术前应予以纠正,必要时静脉补充血浆或全血,以提高患者手术耐受力。

(4)术前 12 小时禁食,4 小时禁饮,术晨安置胃管,必要时放置尿管。

(5)术后护理:对于全胃切除者,除行胃大部分切除术后护理措施外,还应注意肺部并发症的预防及营养支持。如经胸全胃切除者,要注意胸腔闭式引流的护理。

(6)观察术后化疗期间出现的不良反应,如恶心、呕吐等消化道症状,也可出现脱发、口腔溃疡等,应给予对症处理;同时注意患者血常规变化,若白细胞总数低于 3×10^9/L,血小板计数低于 100×10^9/L,此时应酌情停药,给予相应的处理;有时可出现腹泻、便血,如患者出现持续腹泻等应引起高度重视,及时处理。

(赵　红)

第九节　胆　囊　结　石

一、概述

胆囊结石是指原发于胆囊的结石,是胆石症中最多的一种疾病。近年来随着卫生条件的改善及饮食结构的变化,胆囊结石的发病率呈升高趋势,已高于胆管结石。胆囊结石以女性多见,男女之比为 1:3～1:4;其以胆固醇结石或以胆固醇为主要成分的混合性结石为主。少数结石可经胆囊管排入胆总管,大多数存留于胆囊内,且结石越聚越大,可呈多颗小米粒状,在胆囊内可存在数百粒小结石,也可呈单个巨大结石;有些终身无症状而在尸检中发现(静止性胆囊结石),

大多数反复发作腹痛症状,一般小结石容易嵌入胆囊管发生阻塞引起胆绞痛症状,发生急性胆囊炎。

二、诊断

(一)症状

1.胆绞痛

胆绞痛是胆囊结石并发急性胆囊炎时的典型表现,多在进油腻食物后胆囊收缩,结合移位并嵌顿于胆囊颈部,胆囊压力升高后强力收缩而发生绞痛。小结石通过胆囊管或胆总管时可发生典型的胆绞痛,疼痛位于右上腹,呈阵发性,可向右肩背部放射,伴恶心、呕吐,呕吐物为胃内容物,吐后症状并不减轻。存留在胆囊内的大结石堵塞胆囊腔时并不引起典型的胆绞痛,故胆绞痛常反映结石在胆管内的移动。急性发作特别是坏疽性胆囊炎时还可出现高热、畏寒等显著的感染症状,严重病例由于炎性渗出或胆囊穿孔可引起局限性腹膜炎,从而出现腹膜刺激症状。胆囊结石一般无黄疸,但30%的患者因伴有胆管炎或肿大的胆囊压迫胆管,肝细胞损害时也可有一过性黄疸。

2.胃肠道症状

大多数慢性胆囊炎患者有不同程度的胃肠道功能紊乱,表现为右上腹隐痛不适、厌油、进食后上腹饱胀感,常被误认为"胃病"。有近半数的患者早期无症状,称为静止性胆囊结石,此类患者在长期随访中仍有部分出现腹痛等症状。

(二)体征

1.一般情况

无症状期间患者大多一般情况良好,少数急性胆囊炎患者在发作期可有黄疸,症状重时可有感染中毒症状。

2.腹部情况

如无急性发作,患者腹部常无明显异常体征,部分患者右上腹可有深压痛;急性胆囊炎患者可有右上腹饱满、呼吸运动受限、右上腹触痛及肌紧张等局限性腹膜炎体征,Murphy征阳性。有1/3～1/2的急性胆囊炎患者,在右上腹可扪及肿大的胆囊或由胆囊与大网膜粘连形成的炎性肿块。

(三)检查

1.化验检查

胆囊结石合并急性胆囊炎有血液白细胞升高,少数患者谷丙转氨酶也升高。

2.B超检查

B超检查简单易行,价格低廉,且不受胆囊大小、功能、胆管梗阻或结石含钙多少的影响,诊断正确率可达96%以上,是首选的检查手段。典型声像特征是胆囊腔内有强回声光团并伴声影,改变体位时光团可移动。

3.胆囊造影

能显示胆囊的大小及形态并了解胆囊收缩功能,但易受胃肠道功能、肝功能及胆囊管梗阻的影响,应用很少。

4.X线检查

腹部X线平片对胆囊结石的显示率为10%～15%。

5.十二指肠引流

通过十二指肠引流有无胆汁可确定是否有胆囊管梗阻,胆汁中出现胆固醇结晶提示结石存在,但此项检查目前已很少用。

6.CT、MRI、ERCP、PTC 检查

在 B 超不能确诊或者怀疑有肝内胆管、肝外胆管结石或胆囊结石术后多年复发又疑有胆管结石者,可酌情选用其中某一项或几项诊断方法。

(四)诊断要点

1.症状

20%~40%的胆囊结石可终生无症状,称"静止性胆囊结石"。有症状的胆囊结石的主要临床表现:进食后,特别是进油腻食物后,出现上腹部或右上腹部隐痛不适、饱胀,伴嗳气、呃逆等。

2.胆绞痛

胆囊结石的典型表现,疼痛位于上腹部或右上腹部,呈阵发性,可向肩胛部和背部放射,多伴恶心、呕吐。

3.Mirizzi 综合征

持续嵌顿和压迫胆囊壶腹部和颈部的较大结石,可引起肝总管狭窄或胆囊管瘘,及反复发作的胆囊炎、胆管炎及梗阻性黄疸,称"Mirizzi 综合征"。

4.Murphy 征

右上腹部局限性压痛、肌紧张,阳性。

5.B 超检查

胆囊暗区有一个或多个强回声光团,并伴声影。

(五)鉴别诊断

1.肾绞痛

胆绞痛需与肾绞痛相鉴别,后者疼痛部位在腰部,疼痛向外生殖器放射,伴有血尿,可有尿路刺激症状。

2.胆囊非结石性疾病

胆囊良、恶性肿瘤,胆囊息肉样病变等,B 超、CT 等影像学检查可提供鉴别线索。

3.胆总管结石

患者可表现为高热、黄疸、腹痛,超声等影像学检查可以鉴别,但有时胆囊结石可与胆总管结石并存。

4.消化性溃疡性穿孔

患者多有溃疡病史,腹痛发作突然并很快波及全腹,腹壁呈板状强直,腹部 X 线平片可见膈下游离气体。较小的十二指肠穿孔,或穿孔后很快被网膜包裹,形成一个局限性炎性病灶时,易与急性胆囊炎混淆。

5.内科疾病

一些内科疾病如肾盂肾炎、右侧胸膜炎、肺炎等,亦可发生右上腹疼痛症状,若注意分析不难获得正确的诊断。

三、治疗

(一)一般治疗

饮食宜清淡,防止急性发作,对无症状的胆囊结石应定期 B 超随诊;伴急性炎症者宜进食,注意维持水、电解质平衡,并静脉应用抗生素。

(二)药物治疗

溶石疗法服用鹅去氧胆酸或熊去氧胆酸对胆固醇结石有一定溶解效果,主要用于胆固醇结石。但此种药物有肝毒性,服药时间长,反应大,价格贵,停药后结石易复发。其适应证:胆囊结石直径在 2 cm 以下;结石为含钙少的 X 线能够透过的结石;胆囊管通畅;患者的肝脏功能正常,无明显的慢性腹泻史。目前多主张采取熊去氧胆酸单用或与鹅去氧胆酸合用,不主张单用鹅去氧胆酸。鹅去氧胆酸总量为15 mg/(kg · d),分次口服。熊去氧胆酸为 8~10 mg/(kg · d),分餐后或晚餐后 2 次口服。疗程1~2 年。

(三)手术治疗

对于无症状的静止胆囊结石,一般认为无须施行手术切除胆囊。但有下列情况时,应进行手术治疗:①胆囊造影胆囊不显影;②结石直径超过 2~3 cm;③并发糖尿病且在糖尿病已控制时;④老年人或有心肺功能障碍者。

腹腔镜胆囊切除术适于无上腹创伤及手术史者,无急性胆管炎、胰腺炎和腹膜炎及腹腔脓肿的患者。对并发胆总管结石的患者应同时行胆总管探查术。

1.术前准备

择期胆囊切除术后引起死亡的最常见原因是心血管疾病。这强调了详细询问病史发现心绞痛和仔细进行心电图检查注意有无心肌缺血或以往心肌梗死证据的重要性。此外还应寻找脑血管疾病特别是一过性缺血发作的症状。若病史阳性或有问题时应做非侵入性颈动脉血流检查。此时对择期胆囊切除术应当延期,按照指征在冠状动脉架桥或颈动脉重新恢复血管流通后施行。除心血管病外,引起择期胆囊切除术后第 2 位的死亡原因是肝胆疾病,主要是肝硬化。除术中出血外,还可发生肝功能衰竭和败血症。自从在特别挑选的患者中应用预防性措施以来,择期胆囊切除术后感染中毒性并发症的发生率已有显著下降。慢性胆囊炎患者胆汁内的细菌滋生率占10%~15%;而在急性胆囊炎消退期患者中则高达 50%。细菌菌种为肠道菌如大肠埃希菌、产气克雷伯菌和粪链球菌,其次也可见到产气荚膜杆菌、类杆菌和变形杆菌等。胆管内细菌的发生率随年龄而增长,故主张年龄在 60 岁以上、曾有过急性胆囊炎发作刚恢复的患者,术前应预防性使用抗生素。

2.手术治疗

对有症状胆石症已成定论的治疗是腹腔镜胆囊切除术。虽然此技术的常规应用时间尚短,但是其结果十分突出,以致仅在不能施行腹腔镜手术或手术不安全时,才选用开腹胆囊切除术,包括无法安全地进入腹腔完成气腹,或者由于腹内粘连,或者解剖异常不能安全地暴露胆囊等。外科医师在遇到胆囊和胆管解剖不清及遇到止血或胆汁渗漏而不能满意地控制时,应当及时中转开腹。目前,中转开腹率在 5% 以下。

(四)其他治疗

体外震波碎石适用于胆囊内胆固醇结石,直径不超过 3 cm,且胆囊具收缩功能。治疗后部分患者可发生急性胆囊炎或结石碎片进入胆总管而引起胆绞痛和急性胆管炎,此外碎石后仍不能防止结石的复发。因并发症多,疗效差,现已基本不用。

四、护理

(一)术前护理

1.饮食

指导患者选用低脂肪、高蛋白质、高糖饮食。因为脂肪饮食可促进胆囊收缩排出胆汁,加剧疼痛。

2.术前用药

严重的胆石症发作性疼痛可使用镇痛剂和解痉剂,但应避免使用吗啡,因吗啡有收缩胆总管的作用,可加重病情。

3.病情观察

应注意观察胆石症急性发作患者的体温、脉搏、呼吸、血压、尿量及腹痛情况,及时发现有无感染性休克征兆。注意患者皮肤有无黄染及粪便颜色变化,以确定有无胆管梗阻。

(二)术后护理

1.症状观察及护理

定时监测患者生命体征的变化,注意有无血压下降、体温升高及尿量减少等全身中毒症状,及时补充液体,保持出入量平衡。

2.“T”形管护理

胆总管切开放置“T”形管的目的是为了引流胆汁,使胆管减压;①“T”形管应妥善固定,防止扭曲、脱落;②保持“T”形管无菌,每天更换引流袋,下地活动时引流袋应低于胆囊水平,避免胆汁回流;③观察并记录每天胆汁引流量、颜色及性质,防止胆汁淤积引起感染;④拔管:如果“T”形管引流通畅,胆汁色淡黄、清澄、无沉渣且无腹痛无发热等症状,术后 10~14 天可夹闭管道。开始每天夹闭 2~3 小时,无不适可逐渐延长时间,直至全日夹管。在此过程中要观察患者有无体温增高、腹痛、恶心、呕吐及黄疸等。经“T”形管造影显示胆管通畅后,再引流 2~3 天,及时排出造影剂。经观察无特殊反应,可拔除“T”形管。

(三)健康指导

(1)进少油腻、高维生素、低脂饮食。烹调方式以蒸煮为宜,少吃油炸类的食物。

(2)适当体育锻炼,提高机体抵抗力。

(徐文博)

第十节 胆 囊 炎

胆囊炎是最常见的胆囊疾病,常与胆石症同时存在。女性多于男性。胆囊炎分为急性和慢性两种。

一、临床表现

急性胆囊炎可出现右上腹撑胀疼痛,体位改变和呼吸时疼痛加剧,右肩或后背部放射性疼痛,高热,寒战,并可有恶心,呕吐。慢性胆囊炎,常出现消化不良,上腹不适或钝疼,可有恶心,腹胀及嗳气,进食油腻食物后加剧。

胆囊炎并发胆石症者,结石嵌顿时,可引起穿孔,导致腹膜炎,疼痛加重,甚至出现中毒性休克或衰竭。胆囊炎胆石症可加重或诱发冠心病,引起心肌缺血性改变。专家认为:胆囊结石是诱发胆囊癌的重要因素之一。胆囊炎胆石症常可引起胰腺炎,由胆管疾病引起的急性胰腺炎约占50%。

二、治疗

(1)无症状的胆囊结石根据结石大小数目,胆囊壁病变确定是否手术及手术时机。应择期行胆囊切除术,有条件医院应用腹腔镜行胆囊切除术。

(2)有症状的胆囊结石用开放法或腹腔镜方法。

(3)胆囊结石伴有并发症时,如急性、胆囊积液或积脓,急性胆石性胰腺炎胆管结石或胆管炎,应即刻行胆囊切除术。

三、护理

(一)术前护理

(1)按一般外科术前常规护理。

(2)低脂饮食。

(3)急性期应给予静脉输液,以纠正电解质紊乱,输血或血浆,以改善全身情况。

(4)患者如有中毒性休克表现,应先补足血容量,用升压药等纠正休克,待病情好转后手术治疗。

(5)黄疸严重者,有皮肤瘙痒,做好皮肤护理,防止瘙痒时皮肤破损,出现皮肤感染,同时注意黄疸患者,由于胆管内胆盐缺乏,维生素 K 吸收障碍,容易引起凝血功能障碍,术前应注射维生素 K。出现高热者,按高热护理常规护理。

(6)协助医师做好各项检查,如肝功能、心电图、凝血酶原时间测定、超声波、胆囊造影等,肝功能损害严重者应给予保肝治疗。

(7)需做胆总管与胆管吻合术时,应做胆管准备。

(8)手术前一天晚餐禁食,术晨按医嘱留置胃管,抽尽胃液。

(二)术后护理

(1)按一般外科手术后护理常规及麻醉后护理常规护理。

(2)血压平稳后改为半坐卧位,以利于引流。

(3)禁食期间,给予静脉输液。维持水、电解质平衡。

(4)停留胃管,保持胃管通畅,观察引流液性质并记录量,术后 2～3 天肠蠕动恢复正常,可拔除胃管,进食流质,以后逐渐改为低脂半流,注意患者进食后反应。

(5)注意腹部伤口渗液,如渗液多应及时更换敷料。

(6)停留"T"形管引流,保持胆管引流管通畅,并记录 24 小时引流量及性质。

(7)引流管停留时间长,引流量多者,要注意患者饮食及消化功能,食欲差者,可口服去氧胆酸、胰酶片或中药。

(8)胆总管内有残存结石或泥沙样结石,术后两周可行"T"形管冲洗。

(9)防止"T"形管脱落,除手术时要固定牢靠外,应将"T"形管用别针固定于腹带上。

(10)防止逆行感染。"T"形管引流所接的消毒引流瓶(袋)每周更换两次,更换引流袋要在无菌操作下进行。腹壁引流伤口每天更换敷料一次。

(11)注意水、电解质平衡,注意有无低钾、低钠症状出现,注意黄疸消退情况。

(12)拔"T"形管指征及注意事项:一般术后10~14天,患者无发热、无腹痛、大便颜色正常,黄疸消退,胆汁引流量逐日减少至50 mL以下,胆汁颜色正常,呈金黄色、澄清时,用低浓度的胆影葡胺作"T"形管造影,以了解胆管远端是否通畅,如通畅可试行钳夹"T"形管或提高"T"形管距离腋后线10~20 mL,如有上腹胀痛、发热、黄疸加深等情况出现,说明胆管下端仍有梗阻,应即开放引流管,继续引流,如钳夹"T"形管48小时后无任何不适,方可拔管。拔管后1~2天可有少量胆汁溢出,应及时更换敷料,如有大量胆汁外溢应报告医师处理。拔管后还应观察患者食欲及腹胀、腹痛、黄疸、体温和大便情况。

(徐文博)

第十一节 肝 脓 肿

一、细菌性肝脓肿患者的护理

当全身性细菌感染,特别是腹腔内感染时,细菌侵入肝脏,如果患者抵抗力弱,可发生细菌性肝脓肿。细菌可以从下列途径进入肝脏。①胆道:细菌沿着胆管上行,是引起细菌性肝脓肿的主要原因。包括胆石、胆囊炎、胆道蛔虫、其他原因所致胆管狭窄与阻塞等。②肝动脉:体内任何部位的化脓性病变,细菌可经肝动脉进入肝脏。如败血症、化脓性骨髓炎、痈、疖等。③门静脉:已较少见,如坏疽性阑尾炎、细菌性痢疾等,细菌可经门静脉入肝。④肝开放性损伤:细菌可直接经伤口进入肝,引起感染而形成脓肿。细菌性肝脓肿的致病菌多为大肠埃希菌、金葡菌、厌氧链球菌等。肝脓肿可以是单个脓肿,也可以是多个小脓肿,数个小脓肿可以融合成为一个大脓肿。

(一)护理评估

1.健康史

注意询问有无胆道感染和胆道疾病、全身其他部位的化脓性感染特别是肠道的化脓性感染、肝脏外伤病史。是否有肝脓肿病史,是否进行过系统治疗。

2.身体状况

通常继发于某种感染性先驱疾病,起病急,主要症状为骤起寒战、高热、肝区疼痛和肝大。体温可高达39~40 ℃,多表现为弛张热,伴有大汗、恶心、呕吐、食欲缺乏。肝区疼痛多为持续性钝痛或胀痛,有时可伴有右肩牵涉痛,右下胸及肝区叩击痛,增大的肝有压痛。肝前下缘比较表浅的脓肿,可有右上腹肌紧张和局部明显触痛。巨大的肝脓肿可使右季肋区呈饱满状态,甚至可见局限性隆起,局部皮肤可出现凹陷性水肿。严重时或并发胆道梗阻者,可出现黄疸。

3.心理、社会状况

细菌性肝脓肿起病急剧,症状重,如果治疗不彻底容易反复发作转为慢性,并且细菌性肝脓肿极易引起严重的全身性感染,导致感染性休克,患者产生焦虑。

4.辅助检查

(1)血液检查:化验检查白细胞计数及中性粒细胞增多,有时出现贫血。肝功能检查可出现不同程度的损害和低蛋白血症。

(2)X线胸腹部检查:右叶脓肿可见右膈肌升高,运动受限;肝影增大或局限性隆起;有时伴有反应性胸膜炎或胸腔积液。

(3)B超:在肝内可显示液平段,可明确其部位和大小,阳性诊断率在96％以上,为首选的检查方法。必要时可进行CT检查。

(4)诊断性穿刺:抽出脓液即可证实本病。

(5)细菌培养:脓液细菌培养有助于明确致病菌,选择敏感的抗生素,并与阿米巴性肝脓肿相鉴别。

5.治疗要点

(1)全身支持疗法:给予充分营养,纠正水、电解质及酸碱平衡失调,必要时少量多次输血和血浆以纠正低蛋白血症,增强机体抵抗力。

(2)抗生素治疗:应使用大剂量抗生素。由于肝脓肿的致病菌以大肠埃希菌、金葡菌和厌氧性细菌最为常见,在未确定病原菌之前,可首选对此类细菌有效的抗生素,然后根据细菌培养和抗生素敏感试验结果选用有效的抗生素。

(3)经皮肝穿刺脓肿置管引流术:适用于单个较大的脓肿。在B超引导下进行穿刺。

(4)手术治疗:对于较大的单个脓肿,估计有穿破可能,或已经穿破胸腹腔;胆源性肝脓肿;位于肝左外叶脓肿,穿刺易污染腹腔;慢性肝脓肿,应施行经腹切开引流。病程长的慢性局限性厚壁脓肿,也可行肝叶切除或部分肝切除术。多发性小脓肿不宜行手术治疗,但对其中较大的脓肿,也可行切开引流。

(二)护理诊断及合作性问题

1.营养失调

低于机体需要量,与高代谢消耗或慢性消耗病程有关。

2.体温过高

其与感染有关。

3.急性疼痛

其与感染及脓肿内压力过高有关。

4.潜在并发症

急性腹膜炎、上消化道出血、感染性休克。

(三)护理目标

患者能维持适当营养,维持体温正常,疼痛减轻;无急性腹膜炎休克等并发症发生。

(四)护理措施

1.术前护理

(1)病情观察,配合抢救中毒性休克。

(2)高热护理:保持病室空气新鲜、通风、温湿度合适,物理降温。衣着适量,及时更换汗湿衣。

(3)维持适当营养:对于非手术治疗和术前的患者,给予高蛋白、高热量饮食,纠正水、电解质平衡失调和低蛋白血症。

(4)遵医嘱正确应用抗生素。

2.术后护理

（1）经皮肝穿刺脓肿置管引流术术后护理：术前做术区皮肤准备，协助医师进行穿刺部位的准确定位。术后向医师询问术中情况及术后有无特殊观察和护理要求。患者返回病房后，观察引流管固定是否牢固，引流液性状，引流管道是否密闭。术后第2天或数天开始进行脓腔冲洗，冲洗液选用等渗盐水（或遵医嘱加用抗生素）。冲洗时速度缓慢，压力不宜过高，估算注入液与引出液的量。每次冲洗结束后，可遵医嘱向脓腔内注入抗生素。待到引流出或冲洗出的液体变清澈，B超检查脓腔直径小于2 cm即可拔管。

（2）切开引流术术后护理：切开引流术术后护理遵循腹部手术术后护理的一般要求。除此之外，每天用生理盐水冲洗脓腔，记录引流液量，少于10 mL或脓腔容积小于15 mL，即考虑拔除引流管，改凡士林纱布引流，致脓腔闭合。

3.健康指导

为了预防肝脓肿疾病的发生，应教育人们积极预防和治疗胆道疾病，及时处理身体其他部位的化脓性感染。告知患者应用抗生素和放置引流管的目的和注意事项，取得患者的信任和配合。术后患者应加强营养和提高抵抗力，定期复查。

（五）护理评价

患者是否能维持适当营养，体温是否正常；疼痛是否减轻，有无急性腹膜炎、上消化道出血、感染性休克等并发症发生。

二、阿米巴性肝脓肿患者的护理

阿米巴性肝脓肿是阿米巴肠病的并发症，阿米巴原虫从结肠溃疡处经门静脉血液或淋巴管侵入肝内并发脓肿。常见于肝右叶顶部，多数为单发性。原虫产生溶组织酶，导致肝细胞坏死、液化组织和血液、渗液组成脓肿。

（一）护理评估

1.健康史

注意询问有无阿米巴痢疾病史。

2.身体状况

阿米巴性肝脓肿有着跟细菌性肝脓肿相似的表现，两者的区别详见表8-3。

表8-3 细菌性肝脓肿与阿米巴性肝脓肿的鉴别

鉴别要点	细菌性肝脓肿	阿米巴性肝脓肿
病史	继发于胆道感染或其他化脓性疾病	继发于阿米巴痢后
症状	病情急骤严重，全身中毒症状明显，有寒战、高热	起病较缓慢，病程较长，可有高热，或不规则发热、盗汗
血液化验	白细胞计数及中性粒细胞可明显增加。血液细菌培养可阳性	白细胞计数可增加，如无继发细菌感染液细菌培养阴性。血清学阿米巴抗体检查阳性
粪便检查	无特殊表现	部分患者可找到阿米巴滋养体或结肠溃面（乙状结肠镜检）黏液或刮取涂片可找阿米巴滋养体或包囊
脓液	多为黄白色脓液，涂片和培养可发现细菌	大多为棕褐色脓液，无臭味，镜检有时可到阿米巴滋养体。若无混合感染，涂片和培养无细菌
诊断性治疗	抗阿米巴药物治疗无效	抗阿米巴药物治疗有好转
脓肿	较小，常为多发性	较大，多为单发，多见于肝右叶

3.心理、社会状况

由于病程长,忍受较重的痛苦,担忧预后或经济拮据等原因,患者常有焦虑、悲伤或恐惧反应。

4.辅助检查

基本同细菌性肝脓肿。

5.治疗要点

阿米巴性肝脓肿以非手术治疗为主。应用抗阿米巴药物,加强支持疗法纠正低蛋白、贫血等,无效者穿刺置管闭式引流或手术切开引流,多可获得良好的疗效。

(二)护理诊断及合作性问题

(1)营养失调:低于机体需要量,与高代谢消耗或慢性消耗病程有关。

(2)急性疼痛:与脓肿内压力过高有关。

(3)潜在并发症:合并细菌感染。

(三)护理措施

1.非手术疗法和术前护理

(1)加强支持疗法:给予高蛋白、高热量和高维生素饮食必要时少量多次输新鲜血、补充丙种球蛋白,增强抵抗力。

(2)正确使用抗阿米巴药物,注意观察药物的不良反应。

2.术后护理

除继续做好非手术疗法护理外,重点做好引流的护理。宜用无菌水封瓶闭式引流,每天更换消毒瓶,接口处保持无菌,防止继发细菌感染。如继发细菌感染需使用抗生素。

（徐文博）

第十二节　小肠破裂

一、概述

小肠是消化管中最长的一段肌性管道,也是消化与吸收营养物质的重要场所。人类小肠全长 3～9 m,平均 5～7 m,个体差异很大。小肠分为十二指肠、空肠和回肠三部分,十二指肠属上消化道,空肠及其以下肠段属下消化道。

各种外力作用所致的小肠穿孔称为小肠破裂。小肠破裂多见于交通事故、工矿事故、生活事故,如坠落、挤压、刀伤和火器伤。小肠可因穿透性与闭合性损伤引发肠管破裂或肠系膜撕裂。小肠占满整个腹部,又无骨骼保护,因此易于受到损伤,但由于小肠壁厚,血运丰富,故无论是穿孔修补还是肠段切除吻合术,其成功率均较高,发生肠瘘的可能性小。

二、护理评估

(一)健康史

了解患者腹部损伤发生的时间、地点,以及致伤源、伤情、就诊前的急救措施、受伤至就诊之间的病情变化,如果患者神志不清,应询问目击人员。

(二)临床表现

小肠破裂后在早期即产生明显的腹膜炎体征,这是因为肠管破裂肠内容物溢出腹腔所致。小肠破裂的症状以腹痛为主,轻重不同,可伴有恶心及呕吐,腹部检查肠鸣音消失,腹膜刺激征明显。

小肠损伤初期一般均有轻重不等的休克症状,休克的深度除与损伤程度有关外,主要取决于内出血的多少,表现为面色苍白、烦躁不安、脉搏细速、血压下降、皮肤发冷等。若为多发性小肠损伤或肠系膜撕裂大出血,可迅速发生休克并进行性恶化。

(三)辅助检查

1.实验室检查

白细胞计数升高说明有腹腔炎症;血红蛋白含量取决于内出血的程度,内出血少时变化不大。

2.X线检查

行X线透视或摄片检查,判断有无气腹与肠麻痹的征象,因为一般情况下小肠内气体很少,且损伤后伤口很快被封闭,不但膈下少见游离气体,且使一部分患者的早期症状隐匿。因此,阳性气腹有诊断价值,但阴性结果也不能排除小肠破裂。

3.腹部B超检查

腹部B超检查对小肠及肠系膜血肿、腹水均有重要的诊断价值。

4.CT或磁共振检查

CT或磁共振检查对小肠损伤有一定诊断价值,而且可对其他脏器进行检查,有时可能发现一些未曾预料的损伤,有助于减少漏诊。

5.腹腔穿刺

若有混浊的液体或胆汁色的液体,说明肠破裂,穿刺液中白细胞、淀粉酶含量均升高。

(四)治疗原则

一旦确诊小肠破裂,应立即进行手术治疗,手术方式以简单修补为主。肠管损伤严重时,则应做部分小肠切除吻合术。

(五)心理、社会因素

小肠损伤大多在意外情况下突然发生,加之伤口、出血及内脏脱出的视觉刺激和对预后的担忧,患者多表现为紧张、焦虑、恐惧。应了解其患病后的心理反应,对本病的认知程度和心理承受能力,家属及亲友对其支持情况、经济承受能力等。

三、护理问题

(一)有体液不足的危险
体液不足与创伤致腹腔内出血、体液过量丢失、渗出及呕吐有关。

(二)焦虑、恐惧
焦虑、恐惧与意外创伤的刺激、疼痛、出血、内脏脱出的视觉刺激及担心疾病的预后等有关。

(三)体温过高
体温过高与腹腔内感染毒素和伤口感染等因素有关。

(四)疼痛

疼痛与小肠破裂或手术有关。

(五)潜在并发症

腹腔感染、肠瘘、失血性休克。

(六)营养失调

营养失调与消化道的吸收面积减少有关。

四、护理目标

(1)患者体液平衡得到维持,生命体征稳定。

(2)患者情绪稳定,焦虑或恐惧减轻,主动配合医护工作。

(3)患者体温维持正常。

(4)患者主诉疼痛有所缓解。

(5)护士密切观察病情变化,如发现异常,及时报告医师,并配合处理。

(6)患者体重不下降。

五、护理措施

(一)一般护理

1.伤口处理

对开放性腹部损伤者,妥善处理伤口,及时止血和包扎固定。若有肠管脱出,可用消毒或清洁器皿覆盖保护后再包扎,以免肠管受压、缺血而坏死。

2.病情观察

密切观察生命体征的变化,每 15 分钟测定脉搏、呼吸、血压一次。重视患者的主诉,若主诉心慌、脉快、出冷汗等,应及时报告医师。不注射止痛药(诊断明确者除外),以免掩盖伤情。不随意搬动伤者,以免加重病情。

3.腹部检查

每 30 分钟检查一次腹部体征,注意腹膜刺激征的程度和范围变化。

4.禁食和灌肠

禁食和灌肠可避免肠内容物进一步溢出,造成腹腔感染或加重病情。

5.补充液体和营养

注意纠正水、电解质及酸碱平衡失调,保证输液通畅,对伴有休克或重症腹膜炎的患者可进行中心静脉补液,这不仅可以保证及时输入大量的液体,而且有利于监测中心静脉压,根据患者具体情况,适量补给全血、血浆或人血清蛋白,尽可能补给足够的热量、蛋白质、氨基酸及维生素等。

(二)心理护理

关心患者,加强交流;讲解相关病情、治疗方式及预后,使患者了解自己的病情,消除患者的焦虑和恐惧,保持良好的心理状态;并与其一起制定合适的应对机制,鼓励患者,增加治疗的信心。

(三)术后护理

1.妥善安置患者

麻醉清醒后,患者取半卧位,有利于腹腔炎症的局限,改善呼吸状态。了解手术的过程,查看手术的部位,对引流管、输液管、胃管及氧气管等进行妥善固定,做好护理记录。

2.监测病情

观察患者血压、脉搏、呼吸、体温的变化,注意腹部体征的变化。适当应用止痛药,减轻患者的不适,若切口疼痛明显,应检查切口,排除感染。

3.引流管的护理

保持腹腔引流管通畅,准确记录引流液的性状及量。腹腔引流液应为少量血性液,若为绿色或褐色渣样物,应警惕腹腔内感染或肠瘘的发生。

4.饮食

继续禁食、胃肠减压,待肠功能逐渐恢复、肛门排气后,方可拔除胃肠减压管。拔除胃管当天可进清流食,第2天进流质饮食,第3天进半流食,逐渐过渡到普食。

(5)营养支持

维持水、电解质和酸碱平衡,增加营养。维生素主要是在小肠被吸收,小肠部分切除后,要及时补充维生素C、维生素D、维生素K和复合维生素B等维生素,以及微量元素、钙、镁等,可经静脉、肌内注射或口服进行补充,预防贫血,促进伤口愈合。

(四)健康教育

(1)注意饮食卫生,避免暴饮暴食,进易消化食物,少食刺激性食物,避免腹部受凉和饭后剧烈活动,保持排便通畅。

(2)注意适当休息,加强锻炼,增加营养,特别是回肠切除的患者要长期定时补充维生素 B_{12} 等营养素。

(3)定期门诊随访。若患者有腹痛、腹胀、停止排便,以及伤口红、肿、热、痛等不适,应及时就诊。

(4)加强社会宣传,传播劳动保护、安全生产、安全行车、遵守交通规则等知识,避免损伤等意外的发生。

(5)普及各种急救知识,在发生意外损伤时,能进行简单的自救或急救。

(6)无论腹部损伤轻重,都应经专业医务人员检查,以免贻误诊治。

(赵 红)

第十三节 肠 梗 阻

肠腔内容物不能正常运行或通过肠道发生障碍时,称为肠梗阻,是外科常见的急腹症之一。

一、疾病概要

(一)病因和分类

1.按梗阻发生的原因分类

(1)机械性肠梗阻:最常见,是由各种原因引起的肠腔变窄、肠内容物通过障碍,主要原因如下。①肠腔堵塞:如寄生虫、粪块、异物等。②肠管受压:如粘连带压迫、肠扭转、嵌顿性疝等。③肠壁病变:如先天性肠道闭锁、狭窄、肿瘤等。

(2)动力性肠梗阻:较机械性肠梗阻少见。肠管本身无病变,梗阻原因是神经反射和毒素刺激引起肠壁功能紊乱,致肠内容物不能正常运行。可分为:①麻痹性肠梗阻。常见于急性弥漫性腹膜炎、腹部大手术、腹膜后血肿或感染等。②痉挛性肠梗阻。由于肠壁肌肉异常收缩所致,常见于急性肠炎或慢性铅中毒。

(3)血运性肠梗阻:较少见。由于肠系膜血管栓塞或血栓形成,使肠管血运障碍,继而发生肠麻痹,肠内容物不能通过。

2.按肠管血运有无障碍分类

(1)单纯性肠梗阻:无肠管血运障碍。

(2)绞窄性肠梗阻:有肠管血运障碍。

3.按梗阻发生的部位分类

高位性肠梗阻(空肠上段)和低位性肠梗阻(回肠末段和结肠)。

4.按梗阻的程度分类

完全性肠梗阻(肠内容物完全不能通过)和不完全性肠梗阻(肠内容物部分可通过)。

5.按梗阻病情的缓急分类

急性肠梗阻和慢性肠梗阻。

(二)病理生理

1.肠管局部的病理生理变化

(1)肠蠕动增强:单纯性机械性肠梗阻,梗阻以上的肠蠕动增强,以克服肠内容物通过的障碍。

(2)肠管膨胀:肠腔内积气、积液所致。

(3)肠壁充血水肿、血运障碍,严重时可导致坏死和穿孔。

2.全身性病理生理变化

(1)体液丢失和电解质、酸碱平衡失调。

(2)全身性感染和毒血症,甚至发生感染中毒性休克。

(3)呼吸和循环功能障碍。

(三)临床表现

1.症状

(1)腹痛:单纯性机械性肠梗阻的特点是阵发性腹部绞痛;绞窄性肠梗阻表现为持续性剧烈腹痛伴阵发性加剧;麻痹性肠梗阻呈持续性胀痛。

(2)呕吐:早期常为反射性,呕吐胃内容物,随后因梗阻部位不同,呕吐的性质各异。高位肠梗阻呕吐出现早且频繁,呕吐物主要为胃液、十二指肠液、胆汁;低位肠梗阻呕吐出现晚,呕吐物常为粪样物;若呕吐物为血性或棕褐色,常提示肠管有血运障碍;麻痹性肠梗阻呕吐多为溢出性。

(3)腹胀:高位肠梗阻腹胀不明显;低位肠梗阻及麻痹性肠梗阻则腹胀明显。

(4)停止肛门排气排便:完全性肠梗阻时,患者多停止排气、排便,但在梗阻早期,梗阻以下肠管内尚存的气体或粪便仍可排出。

2.体征

(1)腹部体征。①视诊:单纯性机械性肠梗阻可见腹胀、肠型和异常蠕动波,肠扭转时腹胀多不对称。②触诊:单纯性肠梗阻可有轻度压痛但无腹膜刺激征,绞窄性肠梗阻可有固定压痛和腹膜刺激征。③叩诊:绞窄性肠梗阻时腹腔有渗液,可有移动性浊音。④听诊:机械性肠梗阻肠鸣音亢进,可闻及气过水声或金属音,麻痹性肠梗阻肠鸣音减弱或消失。

(2)全身体征:单纯性肠梗阻早期多无明显全身性改变,梗阻晚期可有口唇干燥、眼窝凹陷、皮肤弹性差、尿少等脱水征。严重脱水或绞窄性肠梗阻时,可出现脉搏细速、血压下降、面色苍白、四肢发冷等中毒和休克征象。

3.辅助检查

(1)实验室检查:肠梗阻晚期,血红蛋白和血细胞比容升高,并有水、电解质及酸碱平衡失调。绞窄性肠梗阻时,白细胞计数和中性粒细胞比例明显升高。

(2)X线检查:一般在肠梗阻发生4~6小时后,立位或侧卧位X线平片可见肠胀气及多个液气平面。

(四)治疗原则

1.一般治疗

(1)禁食。

(2)胃肠减压:是治疗肠梗阻的重要措施之一。通过胃肠减压,吸出胃肠道内的气体和液体,从而减轻腹胀、降低肠腔内压力,改善肠壁血运,减少肠腔内的细菌和毒素。

(3)纠正水、电解质及酸碱平衡失调。

(4)防治感染和中毒。

(5)其他:对症治疗。

2.解除梗阻

解除梗阻的手段分为非手术治疗和手术治疗两大类。

(五)常见几种肠梗阻

1.粘连性肠梗阻

粘连性肠梗阻是肠粘连或肠管被粘连带压迫所致的肠梗阻,较为常见。主要由于腹部手术、炎症、创伤、出血、异物等所致。以小肠梗阻为多见,多为单纯性不完全性梗阻。粘连性肠梗阻多采取非手术治疗,如无效或发生绞窄性肠梗阻时立及时手术治疗。

2.肠扭转

肠扭转指一段肠管沿其系膜长轴旋转而形成的闭襻性肠梗阻,常发生于小肠,其次是乙状结肠。①小肠扭转:多见于青壮年,常在饱餐后立即进行剧烈活动时发病。表现为突发腹部绞痛,呈持续性伴阵发性加剧,呕吐频繁,腹胀不明显。②乙状结肠扭转:多见于老年人,常有便秘习惯,表现为腹部绞痛,明显腹胀,呕吐不明显。肠扭转是较严重的机械性肠梗阻,可在短时间内发生肠绞窄、坏死,一经诊断,应急症手术治疗。

3.肠套叠

肠套叠指一段肠管套入与其相连的肠管内,以回结肠型(回肠末端套入结肠)最多见。肠套叠多见于2岁以下婴幼儿。典型表现为阵发性腹痛、果酱样血便和腊肠样肿块(多位于右上腹),右下腹触诊有空虚感。X线空气或钡剂灌肠显示空气或钡剂在结肠内受阻,梗阻端的钡剂影像呈"杯口状"或"弹簧状"阴影。早期肠套叠可试行空气灌肠复位,无效者或病期超过48小时,怀疑有肠坏死或肠穿孔者,应行手术治疗。

4.蛔虫性肠梗阻

由于蛔虫聚集成团并刺激肠管痉挛致肠腔堵塞,多见于2~10岁儿童,驱虫不当常为诱因。主要表现为阵发性脐部周围腹痛,伴呕吐,腹胀不明显。部分患者腹部可触及变形、变位的条索状团块。少数患者可并发肠扭转或肠壁坏死穿孔,蛔虫进入腹腔引起腹膜炎。单纯性蛔虫堵塞多采用非手术治疗,包括解痉挛止痛、禁食、酌情胃肠减压、输液、口服植物油驱虫等,若无效或并发肠扭转、腹膜炎时,应行手术取虫。

二、肠梗阻患者的护理

(一)护理诊断/问题

1.疼痛

疼痛与肠内容物不能正常运行或通过障碍有关。

2.体液不足

体液不足与呕吐、禁食、胃肠减压、肠腔积液有关。

3.潜在并发症

肠坏死、腹腔感染、休克。

(二)护理措施

1.非手术治疗的护理

(1)饮食:禁食,梗阻缓解 12 小时后可进少量流质饮食,忌甜食和牛奶;48 小时后可进半流食。

(2)胃肠减压:做好相关护理。

(3)体位:生命体征稳定者可取半卧位。

(4)解痉挛、止痛:若无肠绞窄或肠麻痹,可用阿托品解除痉挛、缓解疼痛,禁用吗啡类止痛药,以免掩盖病情。

(5)输液:纠正水、电解质和酸碱失衡,记录 24 小时出入液量。

(6)防治感染和中毒:遵照医嘱应用抗生素。

(7)严密观察病情变化:出现下列情况时应考虑有绞窄性肠梗阻的可能,应及早采取手术治疗。①腹痛发作急骤,为持续性剧烈疼痛,或在阵发性加重之间仍有持续性腹痛。肠鸣音可不亢进。②早期出现休克。③呕吐早、剧烈而频繁。④腹胀不对称,腹部有局部隆起或触及有压痛的包块。⑤明显的腹膜刺激征,体温升高,脉快,白细胞计数和中性粒细胞比例增高。⑥呕吐物、胃肠减压抽出液、肛门排出物为血性或腹腔穿刺抽出血性液。⑦腹部 X 线检查可见孤立、固定的肠襻;⑧经积极非手术治疗后症状、体征无明显改善者。

2.手术前后的护理

(1)术前准备:除上述非手术护理措施外,按腹部外科常规行术前准备。

(2)术后护理:①病情观察,观察患者生命体征、腹部症状和体征的变化,伤口敷料及引流情况,及早发现术后并发症。②麻醉清醒、血压平稳后取半卧位。③禁食、胃肠减压,待排气后逐步恢复饮食。④防止感染,遵照医嘱应用抗生素。⑤鼓励患者早期活动。

(徐文博)

第十四节　大　肠　癌

一、疾病概述

(一)概念

大肠癌是消化道最常见的恶性肿瘤之一,包括结肠癌及直肠癌。结肠癌以41～50岁发病率最高,近年来结肠癌在世界范围内的发病率呈明显上升且有多于直肠癌的趋势,而直肠癌的发病率基本稳定。大肠癌的发病率随年龄的增加而逐步上升,尤其60岁以后,大肠癌的发病率及病死率均显著增加。在我国,直肠癌比结肠癌发病率略高,比例为(1.2～1.5)∶1;中低位直肠癌所占直肠癌比例高,约为70%;青年人(<30岁)比例较高,占12%～15%。

(二)相关病理生理

1.大体分型

(1)隆起型:肿瘤主体向肠腔内突出,呈结节状、菜花状或息肉状隆起,大的肿块表面易发生溃疡。此型恶性程度较低,预后最好。

(2)溃疡型:溃疡型肿瘤最为常见,肿瘤中央形成较深的溃疡,溃疡底部深达或超过肌层。此型转移早,恶性程度高。

(3)浸润型:肿瘤沿肠壁各层呈浸润生长,易引起肠腔狭窄、梗阻。此型转移早,预后最差。

2.组织学分型

大肠癌按组织学分型,主要有腺癌、黏液癌、未分化癌。其中腺癌最多见,未分化癌预后最差。

3.转移途径

大肠癌可通过直接浸润、淋巴转移、血行转移和种植转移四种途径扩散和转移。其中淋巴转移是大肠癌最常见的转移途径。

4.临床病理分期

目前常用的是国际抗癌联盟(UICC)和美国癌症联合委员会(AJCC)于2003年修改的TNM分期及我国1984年提出的杜氏(Dukes)改良分期,以后者更为简化,应用方便。杜氏改良分期法如下。

(1)A期:癌肿局限于肠壁,A期包括三个分期,分别为A1期(癌肿侵及黏膜或黏膜下层),A2期(癌肿侵及肠壁浅肌层),A3期(癌肿侵及肠壁深肌层)。

(2)B期:癌肿穿透肠壁或侵及肠壁外组织,尚能整块切除,无淋巴转移。

(3)C期:癌肿侵及肠壁任何一层,但有淋巴转移。

(4)D期:有远处转移、腹腔转移或广泛浸润,侵及邻近脏器。

(三)病因与诱因

大肠癌的确切病因尚不清楚,根据流行病学调查和临床观察发现与下列因素有关。

1.饮食习惯

大肠癌的发生与高脂肪、高蛋白和低纤维饮食有一定相关性。此外,过多摄入腌制及油煎炸食品可增加肠道中致癌物质,诱发大肠癌;而维生素、微量元素及矿物质的缺乏均可能增加大肠癌的发病概率。

2.遗传因素

10%~15%的大肠癌患为遗传性结直肠肿瘤,常见的有家族性腺瘤性息肉病及遗传性非息肉病性结肠癌,在散发性大肠癌患者的家族成员中,大肠癌的发病率高于一般人群。

3.癌前病变

多数大肠癌来自腺瘤癌变,其中以绒毛状腺瘤及家族性结肠息肉病癌变率最高;而近年来大肠的某些慢性炎症改变,如溃疡性结肠炎、克罗恩病及血吸虫性肉芽肿等也已被列为癌前病变。

(四)临床表现

早期多无症状或症状不明显,随病程的发展与病灶的增大,至中晚期可出现一系列症状。

1.结肠癌

(1)排便习惯和粪便性状改变是结肠癌最早出现的症状,多表现为排便次数增加,腹泻、便秘交替出现,粪便中带血、脓或黏液。

(2)腹痛也是早期症状之一,常为定位不确切的持续性隐痛,或仅为腹部不适、腹胀感。出现肠梗阻时腹痛加重或为阵发性绞痛。

(3)腹部包块以右半结肠癌多见,位于横结肠或乙状结肠的癌肿可有一定的活动度。若癌肿穿透肠壁并发感染,可表现为固定压痛的肿块。

(4)肠梗阻一般属晚期症状,多表现为腹胀、便秘、腹部胀痛或阵发性绞痛等慢性不完全性肠梗阻征象,当发生完全性肠梗阻时,症状加剧。

(5)全身症状有贫血、消瘦、乏力和低热等。晚期可有肝大、黄疸、水肿、腹水、锁骨上淋巴结肿大及恶病质等。

由于癌肿的病理分型和生长部位不同,左侧结肠癌和右侧结肠癌的临床表现存在差异。①左侧结肠癌:由于左侧肠腔较小,肿瘤多呈浸润生长,易使肠腔狭窄,加之粪便在肠腔已经成形,故主要是肠梗阻症状。当肿瘤破溃时,粪便表面可染有鲜血或黏液。由于症状出现较早,患者往往就诊早,没有出现明显的贫血、消瘦等。②右侧结肠癌:右侧肠腔较大,肿瘤多突出于肠腔,呈肿块型;粪便稀薄,患者可有腹胀、便秘交替出现,排便不困难,有便血,肉眼不易看出。因症状不明显,右侧结肠癌不易被早期发现,患者往往有明显贫血、乏力、消瘦、腹部肿块时才就诊。

2.直肠癌

(1)直肠刺激症状:癌肿刺激直肠产生频繁便意,引起排便习惯改变,里急后重,有排便不尽感,晚期可有下腹痛。

(2)黏液血便:是直肠癌最常见的早期症状。80%~90%的患者可发生便血,癌肿破溃感染时,大便表面带血及黏液,甚至发生脓血便。

(3)肠腔狭窄症状:随癌肿增大,肠腔变窄,出现大便变形、变细,癌肿造成肠管部分梗阻时,出现腹胀、腹痛、排便困难等梗阻征象。

(4)转移症状:癌肿侵犯前列腺、膀胱,可发生尿频、尿痛;癌肿侵犯骶前神经则出现骶尾部疼痛;肝转移是出现腹水、肝大、黄疸、贫血、消瘦、水肿等恶病质的表现。

(五)辅助检查

1.直肠指检

直肠指检是诊断直肠癌最简便而又最重要的方法。75%以上的直肠癌为低位,能在直肠指检时触及,可了解癌肿的部位、大小、范围、固定程度、与周围组织的关系。

2.大便潜血试验

大便潜血试验可作为高危人群的初筛方法及普及手段。持续阳性者应行进一步检查。

3.内镜检查

内镜检查包括直肠镜、乙状结肠镜或纤维结肠镜检查,是诊断大肠癌最有效、可靠的方法。可在肉眼直视下做出诊断并可取活组织进行病理检查。

4.X线钡剂灌肠或气钡双重对比造影检查

X线钡剂灌肠或气钡双重对比造影检查是诊断结肠癌的重要方法,可明确癌肿范围,了解结肠其他部位有无病变,但对直肠癌的诊断意义不大。

5.血清癌胚抗原(CEA)测定

CEA的诊断特异性不高,主要用于监测大肠癌的预后、疗效和复发。

6.B超、CT检查

B超、CT检查可帮助了解癌肿浸润肠壁的深度、周围淋巴结肿大情况,以及有无肝内转移、侵犯邻近脏器等。

7.其他

女患者应做直肠阴道双合诊检查。男患者有泌尿系统症状时,应做膀胱镜检查,有利于了解癌肿浸润范围。

(六)治疗原则

手术切除是大肠癌的主要治疗方法,同时配合化疗、放疗等综合治疗可在一定程度上提高疗效。

1.非手术治疗

(1)放疗。放疗作为手术切除的辅助疗法有提高疗效的作用。术前放疗可提高手术切除率,降低术后复发率,术后放疗可杀灭残留微小病灶,适用于晚期患者或局部复发者。

(2)化疗。化疗作为根治性手术的辅助治疗可提高患者的五年生存率。给药途径有区域动脉灌注、门静脉给药、静脉给药、术后腹腔置管灌注、肠腔内化疗给药等。化疗方案包括以氟尿嘧啶为基础的联合用药。大量文献证明,Ⅲ、Ⅳ期大肠癌患者应用新辅助化疗和术后辅助化疗疗效显著。

(3)中医中药治疗。利用中药补益气血、调理脏腑,配合手术后或化疗后治疗,以减轻毒副作用。

(4)局部治疗。对于不能手术切除且发生肠管缩窄的大肠癌患者,可局部放置金属支架扩张肠管;对直肠癌患者亦可用电灼、液氮冷冻和激光烧灼等治疗,以改善症状。

(5)其他。其他非手术治疗方法还有基因治疗、分子靶向治疗、生物免疫治疗、干细胞研究等,但尚处于摸索阶段,疗效尚待评价。

2.手术治疗

(1)结肠癌根治性手术:手术切除范围应包括癌肿在内的两端肠段,一般要求距肿瘤边缘10 cm,还包括所属系膜和区域淋巴结。①右半结肠切除术:适用于盲肠、升结肠、结肠肝曲癌。②横结肠切除术:适用于结肠肿瘤。③左半结肠切除术:适用于结肠脾曲、降结肠、乙状结肠癌肿。④乙状结肠切除术:根据肿瘤的位置调整切除范围。

(2)直肠癌根治性手术:手术切除范围包括癌肿两端肠段、受累器官的全部或部分、周围可能被浸润的组织及全直肠系膜,根据直肠癌部位、大小、活动度、细胞分化程度等,手术方式各异。①局部切除术适用于早期癌体小、局限于黏膜或黏膜下层、分化程度高的直肠癌。②腹会阴联合直肠癌根治术(Miles手术)适用于腹膜反折以下的直肠癌。乙状结肠近端在左下腹做永久性人工肛门。③经腹腔直肠癌切除术(Dixon手术)适用于癌肿下缘距肛缘5 cm以上的直肠癌,切除乙状结肠和直肠大部,做直肠和乙状结肠端-端吻合,保留正常肛门。④经腹直肠癌切除、近端造口、远端封闭术(Hartmann手术)适用于一般情况差,不能耐受Miles手术或因急性肠梗阻不宜行Dixon手术的患者。

(3)大肠癌腹腔镜根治术:可减少创伤,减轻患者痛苦,减少术后并发症,加快愈合,且经远期随访研究证实其具备与传统手术相同的局部复发率及五年生存率,已逐步在临床推广使用,但对术者要求较高。

(4)姑息性手术:对癌症晚期、有远处转移,但局部肿瘤尚能切除者,可做癌肿所在肠段局部切除与肠吻合术。局部不能切除时,为解除梗阻,做梗阻近端与远端肠管端-侧或侧-侧吻合,或于梗阻近端做结肠造口术。

二、护理评估

(一)一般评估
1.生命体征(T、P、R、BP)

癌肿晚期患者可有低热表现。

2.患者主诉

询问患者是否有排便习惯的改变;是否有腹泻、便秘、腹痛、腹胀、肛门停止排气排便等肠梗阻症状;是否有腹部包块;是否有直肠刺激症状;有无大便表面带血、黏液和脓液的情况;是否有大便变形变细;有无食欲减退、消瘦、贫血、乏力;有无淋巴结肿大,肿块大小、活动度和压痛程度改变。

3.相关记录

患者的体重、饮食习惯、营养情况、排便习惯、家族史、既往史,以及有无烟酒、饮茶等嗜好等。

(二)身体评估
(1)视诊:无特殊。

(2)触诊:有无扪及肿块,以及肿块大小、部位、硬度、活动度、有无局部压痛等;有无淋巴结肿大、肿块大小、活动及压痛程度。

(3)叩诊:无特殊。

(4)听诊:无特殊。

(5)直肠指诊:直肠癌癌肿与肛缘的距离、大小、硬度、形态及其与周围组织的关系。

(三)心理、社会因素
了解患者和家属对疾病的认识,患者是否接受手术的方式及理解手术可能导致的并发症;对结肠造口带来的生活不便和生理功能改变的心理承受能力;是否产生焦虑、恐惧、悲观和绝望心理;了解家庭对患者手术及进一步治疗的经济承受能力和支持程度等。

(四)辅助检查阳性结果评估
直肠指检、癌胚抗原测定、粪便隐血试验、影像学和内镜检查有无异常发现;有无重要器官功能检查结果异常及肿瘤转移情况等。

(五)治疗效果的评估

1.非手术治疗评估要点

非手术治疗是大肠癌综合治疗的一部分,有助于改善症状、提高手术切除率、控制转移和提高生存率。因此,行非手术治疗时要注意评估患者是否出现化疗药物和放疗的毒副作用。

2.手术治疗评估要点

观察患者体温、脉搏、呼吸和血压有无变化;患者的营养状况能否得到维持或改善;观察患者腹部体征有无变化;观察患者的引流管是否妥善固定,引流是否通畅,引流液的颜色、性质、量;观察患者切口的愈合情况等;观察患者术后有无发生切口感染、吻合口瘘、造口缺血坏死或狭窄及造口周围皮炎等并发症。

三、主要护理诊断(问题)

(一)焦虑、恐惧或预感性悲哀

焦虑、恐惧或预感性悲哀与担心或害怕癌症、手术、化疗、结肠造口等影响生活、工作等有关。

(二)营养不良

营养不良与癌肿慢性消耗、手术创伤、放化疗反应有关。

(三)自我形象紊乱

自我形象紊乱与行肠造口后排便方式改变有关。

(四)知识缺乏

知识缺乏与缺乏手术有关的知识,以及肠造口术后的护理知识有关。

(五)潜在并发症

(1)切口感染:与手术污染、存留异物和血肿、引流不畅等有关。

(2)吻合口瘘:与术中误伤、吻合口缝合过紧影响血供、术前肠道准备不充分、患者营养状况不良、术后护理不当等有关。

(3)造口缺血坏死:与造口血运不良、张力过大等有关。

(4)造口狭窄:与术后瘢痕牵缩有关。

(5)造口周围粪水性皮炎:与造口位置差、难贴造口袋,底板开口剪裁过大等导致粪水长时间刺激皮肤有关。

四、主要护理措施

(一)休息与活动

病情平稳后,可改半坐卧位,以利腹腔引流。术后早期,可鼓励患者在床上多翻身、活动四肢;术后2～3天,患者情况许可时,协助患者下床活动,以促进肠蠕动恢复,减轻腹胀,避免肠粘连。活动时注意保护伤口,避免牵拉。

(二)饮食

留置胃管期间应禁食,由静脉输液补充营养,并准确记录24小时出入量,避免水和电解质紊乱。术后48～72小时肛门排气或开放造口后,若无腹胀、恶心、呕吐等不良反应,即可拔除胃管,经口进流质饮食,但早期切忌进食易引起胀气的食物,例如牛奶等;术后1周进少渣半流质饮食,逐步过渡到软食;2周左右可以进普食,注意补充高热量、高蛋白、低脂、维生素丰富的食品,如豆制品、蛋、鱼类等。目前大量研究表明,术后早期(约6小时)开始应用肠内全营养制剂可促进肠功能的恢复,维持并修复肠黏膜屏障,改善患者营养状况,减少术后并发症。

（三）用药护理

遵医嘱及时应用有效抗生素,控制感染,防止并发症的发生。

（四）造口护理

（1）开放造口前,用凡士林纱条外敷结肠造口,外层敷料浸湿后应及时更换,防止感染。一般术后 3 天拆除凡士林纱条。

（2）结肠造口一般于术后 2～3 天,肠功能恢复后开放,开放时宜取左侧卧位,并预先用塑料薄膜将腹部切口与造口隔开,以防流出的粪便污染切口。

（3）术后早期,根据患者肠造口的类型、造口的大小、造口的位置等选择一件式或两件式无碳片的白色透明的开口造口袋,以便于观察造口的血运、肠蠕动功能的恢复和排泄物的颜色。

（4）指导患者正确使用造口袋,基本步骤包括备物、除袋、清洗、度量造口大小、剪裁造口袋、粘贴、扣好造口尾部袋夹等;造口袋内充满三分之一排泄物时,须及时更换。

（5）注意饮食卫生,避免进食产气或刺激性的食物,以免腹胀或腹泻;少进食产生异味的食物,以免散发不良气味;适量进食粗纤维食物,多饮水,防止便秘。

（五）心理护理

了解患者的实际心理承受力,有技巧地与家属共同做好安慰、解释工作,增加患者积极配合治疗和护理的信心及勇气。对于造口患者来说,应对造口手术带来的各种问题是一项巨大的挑战,无论是身体的康复还是心理上对造口的接受都需要较长的时间。有研究显示,大部分患者至少需要半年才能适应有造口的生活。术后早期,这些患者经常感到焦虑无助和虚弱无力,因而也就更依赖于医护人员的帮助和照顾。在术后早期,造口护士应注意患者造口自我护理能力及信心的提高,有助于提高其对造口的适应水平,早日恢复正常生活。

（六）造口及其周围并发症的观察和护理

1.造口缺血坏死

正常肠造口黏膜为牛肉红色或粉红色,若黏膜呈暗紫色或黑色,则说明造口肠管血运有障碍,应首先为患者去除或避免一切可能加重造口缺血坏死的因素,最好选用一件式透明造口袋。评估造口活力并通知医师。

2.造口狭窄

小指不能通过肠造口时为造口狭窄。程度较轻者,每天两次用小指扩张肠造口开口处,每次10 分钟以上,需长期进行。情况严重者须行外科手术治疗。

3.造口回缩

肠造口高度最好能突出皮肤水平 1.0～2.5 cm,因为当肠造口过于平坦时,常易引起渗漏,导致造口周围皮肤损伤。轻度回缩者使用凸面猪油膏底板,乙状结肠造口而皮肤有持续损伤者,可考虑采用结肠灌洗法,肥胖患者宜减轻体重。如果肠造口断端已回缩至腹腔,产生腹膜炎征象,应立即手术治疗。

4.粪水性皮炎

造口周围皮肤糜烂,患者主诉皮肤烧灼样疼痛。应检查刺激原因并及时去除;指导患者重新选择合适的造口用品,并指导患者正确的造口底板剪裁技术;指导患者掌握需要更换造口袋的指征,如有渗漏要随时更换。

（七）健康教育

（1）提高大众的防癌意识,尤其对有家族史、有癌前期病变及其他相关疾病者,养成定期体检的习惯,及时发现早期病变。

（2）促进健康的生活方式,注意调整饮食,进低脂、适当蛋白质及纤维素的食物,保持排便通畅,避免体重增加。

（3）参加适量体育锻炼,生活规律,保持心情舒畅,尽快回归术前的生活方式。有条件的造口患者可参加造口患者联谊会,交流经验和体会,找回自信。

（4）指导患者做好造口自我护理,出院后每周扩肛一次,用示指戴上指套,涂上润滑剂后轻轻插入造口至第2指关节处,停留5～10分钟。若发现造口狭窄、排便困难,应及时到医院就诊。

（5）指导患者定期复查,一般从出院后2周开始,每3～6个月定期门诊复查。行化疗、放疗的患者,应定期检查血常规,出现白细胞和血小板计数明显减少时,遵医嘱及时暂停化疗和放疗。

五、护理效果评估

（1）患者情绪是否稳定,食欲、睡眠未受影响。

（2）患者的营养状况是否得以维持或改善。

（3）造口患者是否能正视造口,对今后的生活、工作充满信心,情绪是否稳定。

（4）患者是否掌握了疾病和造口的有关护理知识,是否主动配合治疗护理工作。

（5）未发生术后并发症和造口并发症,或并发症得到及时发现和处理。

（赵　红）

第十五节　结直肠息肉

凡从黏膜表面突出到肠腔的息肉状病变,在未确定病理性质前均称为息肉。分为腺瘤性息肉和非腺瘤性息肉两类,腺瘤性息肉上皮增生活跃,多伴有上皮内瘤变,可以恶变成腺癌;非腺瘤性息肉一般不恶变,但如伴有上皮内瘤变则也可恶变。结直肠息肉是一种癌前病变,近年来随着生活条件和饮食结构的改变,结直肠息肉发展为癌性病变的发病率也呈增高趋势。其发生率随年龄增加而上升,男性多见。临床上以结肠和直肠息肉为最多,小肠息肉较少,可分为单个或多个。小息肉一般无症状,大的息肉可有出血、黏液便及直肠刺激症状。息肉可采用经肠镜下切除,经腹或经肛门切除等多种方法进行治疗。

一、病因与发病机制

（一）感染

炎性息肉与肠道慢性炎症有关,腺瘤性息肉的发生可能与病毒感染有关。

（二）年龄

结直肠息肉的发病率随年龄增大而增高。

（三）胚胎异常

幼年性息肉病多为错构瘤,可能与胚胎发育异常有关。

(四)生活习惯

低食物纤维饮食与结直肠息肉有关,吸烟与腺瘤性息肉有密切关系。

(五)遗传

某些息肉病的发生与遗传有关,如家族性腺瘤性息肉病(FAP)。

二、临床表现

根据息肉生长的部位、大小、数量多少,临床表现不同。

(1)多数结直肠息肉患者无明显症状,部分患者可有间断性便血或大便表面带血,多为鲜红色;继发炎症感染可伴多量黏液或黏液血便;可有里急后重;便秘或便次增多。长蒂息肉较大时可引致肠套叠;息肉巨大或多发者可发生肠梗阻;长蒂且位置近肛门者息肉可脱出肛门。

(2)少数患者可有腹部闷胀不适、隐痛或腹痛症状。

(3)伴发出血者可出现贫血,出血量较大时可出现休克状态。

三、辅助检查

(1)直肠指诊可触及低位息肉。

(2)肛镜、直肠镜或纤维结肠镜可直视到息肉。

(3)钡灌肠可显示充盈缺损。

(4)病理检查明确息肉性质,排除癌变。

四、治疗要点

结直肠息肉是临床常见的、多发的一种疾病,因为其极易引起癌变,在临床诊疗过程中,一旦确诊就应及时切除。结直肠息肉完整的治疗方案应该包括正确选择首次治疗方法,确定是否需要追加肠切除,以及术后随访等三部分连续的过程。

(一)微创治疗(内镜摘除)

随着现代医疗技术的不断发展和进步,结肠镜检查和治疗结直肠息肉已经成为一种常见的诊疗手段,由于其方便、安全、有效,被越来越多的医护工作者和患者所接受。但内镜下治疗结直肠息肉依然存在着术后病情复发及穿孔、出血等手术并发症。符合内镜下治疗指征的息肉可行内镜下切除,并将切除标本送病理检查。直径<2 cm的结直肠息肉,外观无恶性表现者,一律予以切除;<0.3 cm息肉,以电凝器凝除;对于>0.3 cm且<2 cm的结直肠息肉,或息肉体积较大,但蒂部<2 cm者可行圈套器高频电凝电切除术。

(二)手术治疗

息肉有恶变倾向或不符合内镜下治疗指征,或内镜切除后病理发现有残留病变或癌变,则需手术治疗。距肛门缘8 cm以下且直径≥2 cm的单发直肠息肉可以经肛门摘除;距肛缘8 cm以上盆腹膜反折以下的直径≥2 cm单发直肠息肉者可以经切断肛门括约肌入路或经骶尾入路直肠切开行息肉局部切除术;息肉直径≥2 cm的长蒂、亚蒂或广基息肉,经结肠镜切除风险大,需行经腹息肉切除,术前钛夹定位或术中结肠镜定位。

(三)药物治疗

如有出血,给予止血,并根据出血量多少进行相应处置。

五、护理诊断

(一)焦虑、恐惧
焦虑、恐惧与担忧预后有关。

(二)急性疼痛
急性疼痛与血栓形成、术后创伤等有关。

(三)便秘
便秘与不良饮食、排便习惯等有关。

(四)潜在并发症
贫血、创面出血、感染等。

六、护理措施

(1)电子结肠镜检查及经电子结肠镜息肉电切前1天进半流质、少渣饮食,检查及治疗前4～5小时口服复方聚乙二醇电解质散行肠道准备,术前禁食。如患者检查前所排稀便为稀薄水样,说明肠道准备合格;如所排稀便为粪水,或混有大量粪渣,说明肠道准备差,可追加清洁灌肠或重新预约检查,待肠道准备合格后再行检查或治疗。

(2)肠镜下摘除息肉后应卧床休息,以减少出血并发症,息肉<1 cm的患者手术后卧床休息6小时,1周内避免紧张、情绪激动和过度活动,息肉>1 cm的患者应卧床休息4天,2周内避免过度体力活动和情绪激动。注意观察有无活动性出血、呕血、便血,有无腹胀、腹痛及腹膜刺激症状,有无血压、心率等生命体征的改变。

(3)结直肠息肉内镜下摘除术后即可进流质或半流质饮食,1周内忌食粗糙食物。禁烟酒及干硬刺激性食物,防止肠胀气和疼痛的发生。避免便秘摩擦使结痂过早脱落引起出血。

七、护理评价

通过治疗与护理,患者是否情绪稳定,能配合各项诊疗和护理;疼痛得到缓解;术后并发症得到预防,或被及时发现和处理。

八、健康教育

(一)饮食指导
多食新鲜蔬菜、水果等含膳食纤维高的食物,少吃油炸、烟熏和腌制的食物。

(二)生活指导
保持健康的生活方式;增加体育锻炼,增强免疫力,戒烟酒。

(三)随访
单个腺瘤性息肉切除,术后第1年随访复查,如检查阴性者则每3年随访复查一次。多个腺瘤切除或腺瘤>20 mm伴不典型增生,则术后6个月随访复查一次,阴性则以后每年随访复查一次,连续两次阴性者则改为3年随访复查一次,随访复查时间不少于15年。

(徐文博)

第十六节 直 肠 脱 垂

直肠脱垂可分为直肠外脱垂和直肠内脱垂。脱垂的直肠如果超出了肛缘即直肠外脱垂直肠内脱垂指直肠黏膜层或全层套入远端直肠腔或肛管内而未脱出肛门的一种疾病。直肠内脱垂又称不完全直肠脱垂、隐性直肠脱垂。由于直肠黏膜松弛脱垂,特别是全层脱垂,可导致直肠容量适应性下降,排便困难、大便失禁和直肠孤立性溃疡等。直肠内脱垂是出口梗阻型便秘的最常见临床类型,31%～40%的排便异常患者排便造影检查可发现直肠内脱垂。

一、病因与发病机制

解剖因素,腹压增高,其他内痔或直肠息肉经常脱出,向下牵拉直肠黏膜,造成直肠黏膜脱垂。影像学及临床观察结果等均表明直肠内脱垂和直肠外脱垂的变化相似,手术所见盆腔组织器官变化基本相似;因此,多数学者认为两者是同一疾病的不同阶段,直肠外脱垂是直肠内脱垂进一步发展的结果。

二、临床表现

排便梗阻感、肛门坠胀、排便次数增多、排便不尽感,排便时直肠由肛门脱出,严重时不仅排便时脱出,在腹压增高时均可脱出,大便失禁、肛门瘙痒。黏液血便、腹痛、腹泻及相应的排尿障碍症状等。

三、辅助检查

(一)肛门直肠指检
指检时可触及直肠壶腹部黏膜折叠堆积、柔软光滑、上下移动,内脱垂的部分与肠壁之间可有环状沟。典型病例在直肠指检时让患者做排便动作,可触及套叠环。

(二)肛门镜检查
了解直肠黏膜是否存在炎症或孤立性溃疡及痔疮。

(三)结肠镜及钡餐
排除大肠肿瘤、炎症等其他器质性疾病。

(四)排粪造影
排粪造影是诊断直肠内脱垂的主要手段,可以明确内脱垂的类型是直肠黏膜脱垂还是全层脱垂;明确内脱垂的部位:是高位、中位、低位;并可显示黏膜脱垂的深度。排粪造影的典型表现是直肠壁向远侧肠腔脱垂,肠腔变窄,近侧直肠进入远端的直肠和肛管,而鞘部呈杯口状。并常伴有盆底下降、直肠前突和耻骨直肠肌痉挛等。典型的影像学改变:直肠前壁脱垂、直肠全环内脱垂、肛管内直肠脱垂。

(五)盆腔多重造影
能准确全面了解是否伴有复杂性盆底功能障碍及伴随盆底疝的直肠内脱垂。

(六)肌电图检查

肌电图是通过记录神经肌肉的生物电活动,从电生理角度来判断神经肌肉的功能变化,对判断括约肌、肛提肌的神经电活动情况有重要参考价值。

(七)直肠肛门测压

了解肛管的功能状态。

四、治疗要点

(一)非手术治疗

1.建立良好的排便习惯

让患者了解直肠脱垂发生、发展的原因,认识到过度用力排便会加重直肠脱垂和盆底肌肉神经的损伤。在排便困难时,应避免过度用力,避免排便时间过久。

2.提肛锻炼

直肠内脱垂多伴有盆底肌肉松弛,盆底下降,甚至阴部神经的牵拉损伤。坚持定期进行膝胸位下进行提肛锻炼,可增强盆底肌肉及肛门括约肌的力量。

3.饮食调节

多食富含纤维素的水果、蔬菜,多饮水,每天 2 000 mL 以上;必要时可口服润滑油或缓泻剂,使粪便软化易于排出。

(二)手术治疗

1.直肠黏膜下注射术

治疗部分脱垂的患者,按前后左右四点注射至直肠黏膜下,每点注药1~2 mL。注射到直肠周围可治疗完全性脱垂,造成无菌炎症,使直肠固定。

2.脱垂黏膜切除术

对部分性黏膜脱垂患者,将脱出黏膜作切除缝合。

3.肛门环缩术

在肛门前后各切一小口,用血管钳在皮下绕肛门潜行分离,使两切口相通,置入金属线(或涤纶带)结成环状,使肛门容一指通过,以制止直肠脱垂。

4.直肠悬吊固定术

对重度的直肠完全性脱垂患者,经腹手术,游离直肠,用两条阔筋膜将直肠悬吊固定在骶骨岬筋膜上,抬高盆底,切除过长的乙状结肠。

5.脱垂肠管切除术

经会阴部切除直肠乙状结肠或经腹部游离直肠后,提高直肠,将直肠侧壁与骶骨骨膜固定,同时切除冗长的乙状结肠。

五、护理评估

(一)术前护理评估

(1)询问患者是否有慢性咳嗽、便秘、排便困难等腹压增高情况,既往是否有内痔或直肠息肉病史。

(2)了解排便情况,有无排便不尽感,排便时是否有肿物脱出,便后能否回纳。

(3)了解辅助检查结果及主要治疗方式。

（4）评估患者对疾病的病因、治疗和预防的认识水平，是否因疾病引起焦虑、不安等情绪。

（二）术后护理评估

（1）了解术中情况，包括手术、麻醉方式、术中用药、输血、出血等情况。

（2）了解患者的生命体征，伤口的渗血、出血情况，及早发现出血；了解术后排尿情况，及时处理尿潴留。

（3）了解血生化、血常规的检验结果。了解患者的饮食及排尿、排便情况。

（4）评估患者对术后饮食、活动、疾病预防的认知程度。

（5）对术后的肛门收缩训练是否配合，对术后的康复是否有信心，对出院后的继续肛门收缩训练是否清楚。

六、护理诊断

（一）急性疼痛

急性疼痛与直肠脱垂、排便梗阻有关。

（二）皮肤完整性受损

皮肤完整性受损与肛周炎症、皮肤瘙痒等有关。

（三）潜在并发症

潜在并发症与出血、直肠脱垂有关。

（四）焦虑

焦虑与担心治疗效果有关。

七、护理措施

（一）术前护理措施

（1）观察患者排便情况，有无排便困难、排便不尽感，排便时是否有肿物脱出、便后能否回纳。

（2）是否有出血、肛门周围肿胀、疼痛、黏液、瘙痒，症状明显时，嘱其卧床休息，肛门局部给予热水坐浴，以减轻疼痛。

（3）鼓励患者进食高纤维的蔬菜、水果，如番薯叶、芹菜、韭菜、茼蒿及苹果、香蕉，主食以燕麦、麦皮、番薯等，以软化大便，缓解患者的排便困难。

（4）术前1天半流质饮食，术前晚进食流质，配合灌肠，以减少术后早期粪便排出。术前视手术和麻醉方式给予禁食禁饮。

（5）准备手术区域皮肤，保持肛门皮肤清洁。

（二）术后护理措施

（1）腰麻、硬膜外麻醉，术后需去枕平卧6小时，避免脑脊液从蛛网膜下腔针眼处漏出，致脑脊液压力降低引起头痛。监测脉搏、呼吸、血压至生命体征平稳。

（2）做好排便管理：术后给予轻泻软便药乳果糖或麻仁丸及纤维增加剂，使粪便松软，易于排出。排便后及时坐浴和换药，以保持肛门周围皮肤清洁。

（3）术后3～5天，指导患者肛门收缩训练。

八、护理评价

（1）能配合术前的饮食，灌肠，保证粪便的排出。

(2)能配合坐浴、换药,肛周皮肤清洁。

(3)能配合术后的饮食、盆底肌锻炼及肛门收缩训练技巧。

(4)掌握复诊指征。

九、健康教育

(1)饮食指导:术后1～2天少渣半流质饮食,之后正常饮食,忌辛辣刺激性食物如辣椒及烈性酒等,进食高纤维的蔬菜、水果,如番薯叶、芹菜、韭菜、茼蒿及苹果、香蕉,主食以燕麦、麦皮、番薯等为主,以软化大便,利于粪便排出。

(2)肛门伤口的清洁:每天排便后用1∶5 000高锰酸钾溶液或温水坐浴,坐浴时应将局部创面全部浸入药液中,药液温度适中。

(3)改变如厕的不良习惯:如长时间蹲厕或阅读,减少排便努挣和腹压。

(4)肛门收缩训练:具体做法包括以下内容。戴手套,示指涂石蜡油,轻轻插入患者肛内,嘱患者收缩会阴、肛门肌肉,感觉肛门收缩强劲有力为正确有效的收缩,嘱患者每次持续30秒以上。患者掌握正确方法后,嘱每天上午、中午、下午、睡前各锻炼1次,每次连续缩肛100下,每下30秒以上,术后早期锻炼次数依据患者耐受情况而定,要坚持,不可间断,至术后3个月。

(5)如发现排便困难、排便有肿物脱出,应及时就诊。

(徐文博)

第十七节　先天性直肠肛门畸形

先天性直肠肛门畸形是因胚胎期直肠肛门发育障碍而形成的各类消化道畸形,先天性直肠肛门畸形为该类畸形较常见的一种。本病的手术死亡率虽在2%以下,但术后并发症多,如肛门失禁,肛门狭窄、瘘管复发等。

一、临床特点

(一)症状体征

1.无瘘组

出生后正常肛门处封闭,其他部位无瘘口、无胎便排出,继之出现腹胀、呕吐。呕吐物早期为含胆汁样物,后为粪便样物。

(1)低位畸形:原肛门位有薄膜覆盖,哭闹时肛门处有冲击感。

(2)高位畸形:原肛门处皮肤略凹陷,色泽较深,哭闹时无冲击感。

(3)中间位畸形:介于低位畸形与高位畸形之间。

(4)直肠闭锁者:可见正常肛门口,但伸入2～3 cm即受阻不通。

2.有瘘组

正常肛门处闭锁,但可在会阴部、女性前庭或阴道(男性尿道)找到瘘口,有粪便排出。

(二)辅助检查

(1)X线倒立侧位摄片:生后12小时后摄片检查充气的直肠盲端与闭锁肛门位置的间距来

判别畸形类型。间距小于 2 cm 为低位畸形,2~4 cm 为中间型畸形,大于 4 cm 为高位畸形。另可用 P-C 线(耻骨联合上缘与骶尾关节的联合处连线)及 I 线(从坐骨下缘最低点作一与 P-C 线的平行线)作标志线,直肠盲端位于 P-C 线以上为高位畸形,I 线以下为低位,介于 P-C 线及 I 线之间为中间型,但其影响因素较多。

(2)瘘管造影可显示瘘管走向、长度及与直肠关系。

(3)阴道造影可了解直肠阴道瘘患儿的泄殖腔畸形与直肠阴道瘘的关系。

(4)排泄性膀胱尿道造影可显示直肠泌尿道瘘的走向、位置。

二、护理评估

(一)健康史

了解母亲妊娠史。询问患儿会阴部是否有瘘口和有无胎便排出。评估患儿有无合并其他畸形。

(二)症状、体征

评估腹胀程度及呕吐的次数,性质及量。有无脱水及电解质紊乱,检查原始肛门处位置及在阴部、女性前庭阴道、男性尿道有无瘘口,排尿时有无粪便排出。

(三)社会、心理

评估患儿家长对该疾病的认识程度及心理反应,有无自卑心理,对手术治疗有无信心、接受程度及家庭经济支持能力等。

(四)辅助检查

了解 X 线倒立侧位摄片结果,判断无肛位置的高低。

三、常见护理问题

(1)有窒息的危险:与呕吐有关。

(2)舒适的改变:与肛门闭锁致腹胀、呕吐有关。

(3)营养失调:低于机体需要量,与营养供给不足、消化吸收功能减弱有关。

(4)体液不足:与禁食、呕吐、胃肠减压有关。

(5)有感染的危险:与粪便污染伤口、患儿抵抗力低下有关。

(6)知识缺乏:缺乏康复期家庭护理知识。

四、护理措施

(一)术前

(1)注意保暖,维持体温恒定,必要时放入保温箱。

(2)评估腹胀情况,观察、记录呕吐的次数、量和性质,防止呕吐窒息。

(3)评估有无脱水症状,开放静脉通路,根据医嘱按时完成补液。

(4)给予禁食、胃肠减压,保持胃管引流通畅,并观察引流液的量和性质。

(5)观察外阴部有无胎便痕迹,并观察其粪便出口。

(6)做好禁食、备皮、皮试等术前准备。

(二)术后

(1)监测生命体征,保持呼吸道通畅,有缺氧症状时,予氧气吸入。

（2）麻醉清醒后取蛙式仰卧位或俯卧位，充分暴露肛门口，保持肛门口清洁，每天随时用生理盐水棉球或 PVP-I 棉球擦去肛门排出的粪便，观察肛门有无渗血红肿、脓性分泌物等感染症状，观察排便情况。

（3）注意保暖，维持体温正常，必要时入保温箱。

（4）评估腹胀情况，观察有无呕吐，观察肛门排气排便情况，保持胃肠减压通畅，观察引流液的量和性质。

（5）禁食期间，做好口腔护理，保证液体输入，及时纠正水电解质紊乱，根据医嘱予以清蛋白、血浆等支持疗法。

（6）留置导尿管者，保持导尿管引流通畅，观察记录小便量，保持会阴部清洁。

（7）行肠造瘘者，注意观察肠管血液循环和排便情况，及时清除瘘口排出物，保持造瘘口周围皮肤清洁、干燥，造瘘口周围皮肤可涂以呋锌油、氧化锌粉等，保持腹部伤口的敷料清洁干燥。

（8）术后因切口瘢痕挛缩，可导致肛门不同程度狭窄，需定期扩肛，一般于手术后 2 周开始，术后 1～3 个月，每天一次，每次 5～10 分钟；术后 4～6 个月，每周 2～3 次，术后 7～12 个月每周 1 次，从小拇指开始，逐步到中指、示指扩肛，或用扩肛器，由细到粗。

（三）健康教育

（1）护理人员要热情向家长介绍疾病的性质，手术的必要性及预后，以排除家长顾虑，使其积极配合治疗。

（2）向家长讲解各项术前准备（胃肠减压、备皮、禁食、皮试、术前用药）的目的和注意事项，以取得家长的配合和理解。

（3）向家长说明术后扩肛的重要性，并指导家长掌握扩肛技术和注意事项。

五、出院指导

（一）饮食

向家长讲解母乳喂养的优点，提倡母乳喂养，按时添加辅食。

（二）造瘘口护理

注意观察造瘘口肠管的血液循环和排便情况，继续做好造瘘口周围皮肤的护理，保持清洁干燥。

（三）定期扩肛

指导并教会家长正确的扩肛方法，须强调必须坚持 1 年，不得随意中断，以保证扩肛效果。

（四）定时复查

根据医嘱，定期来院复查。

（徐文博）

第十八节　直肠肛管周围脓肿

直肠肛管周围脓肿是指直肠肛管周围间隙内或其周围软组织内的急性化脓性感染，并发展成为脓肿。

一、病因

大多数直肠肛管周围脓肿源于肛腺感染,少数可继发于损伤、内痔、肛裂或痔疮药物注射治疗等,溃疡性结肠炎、Crohn病及血液病患者易并发直肠肛管周围脓肿。

二、临床表现

(一)肛门周围脓肿

以肛门周围皮下脓肿最为常见,占40%~48%,位置多表浅,以局部症状为主,全身感染症状不明显。疼痛、肿胀和局部压痛为主要表现。疼痛为持续跳动性,可因排便、局部受压、按摩或咳嗽而疼痛加剧,坐立不安,行动不便;早期局部红肿、发硬,压痛明显,脓肿形成后则波动明显,若自行穿破皮肤,则脓液排出。

(二)坐骨肛管间隙脓肿(坐骨直肠窝脓肿)

较多见,占20%~25%,该间隙较大,因此形成的脓肿较大且深,全身感染症状明显,患者在发病初期就可出现寒战、发热、乏力、恶心等全身表现。早期局部症状不明显,之后出现持续性胀痛并逐渐发展为明显持续性跳痛,排便或行走时疼痛加剧;有的患者可出现排尿困难,里急后重,感染初期无明显局部体征,以后出现患处红肿,双臀不对称。

(三)骨盆直肠间隙脓肿(骨盆直肠窝脓肿)

较前两者少见,此处位置深、空隙大,因此全身感染症状严重而无明显局部表现,早期即出现持续高热、寒战、头痛、疲倦等全身中毒症状;局部症状为直肠坠胀感、便意不尽等,常伴排尿困难。会阴部多无异常体征,直肠指诊可在直肠壁上触及肿块隆起,有压痛及波动感。

(四)其他

肛管括约肌间隙脓肿、直肠后间隙脓肿、高位肌间脓肿、直肠壁内脓肿(黏膜下脓肿)。由于位置较深,局部症状多不明显,主要表现为会阴、直肠坠胀感,排便时疼痛加重,患者同时有不同程度的全身感染症状。直肠触诊可扪及疼痛性肿块。

三、治疗原则及要点

(一)非手术治疗

可应用抗生素治疗,控制感染;温水坐浴;局部理疗;为缓解患者排便时疼痛,可口服缓泻剂或液状石蜡促进排便。

(二)手术治疗

主要方法是脓肿切开引流。

(1)肛门周围脓肿:在局麻下,于波动最明显处作与肛门呈放射状切口,不必填塞以保证引流通畅。

(2)坐骨肛管间隙脓肿:在腰麻或骶管麻醉下,于压痛明显处,用粗针头先做穿刺,抽出脓液后,作一平行于肛缘的弧形切口,置管或放油纱条引流,切口距离肛缘要3~5 cm,避免损伤括约肌。

(3)骨盆直肠间隙脓肿:在腰麻或全麻下,根据脓肿位置选择切开部位,脓肿向肠腔突出,手指于直肠内可触及波动,在肛镜下行相应部位直肠壁切开引流。

四、护理评估

(一)健康史
了解患者有无肛周软组织感染、内痔、损伤、肛裂、药物注射等病史,有无血液病、溃疡性结肠炎等。

(二)身体状况
1.局部

评估脓肿位置,局部有无肿胀和压痛,评估疼痛的性质,是否因排便、局部受压、按摩或咳嗽疼痛加剧,是否有肛周瘙痒、分泌物等肛窦炎或肛腺感染的临床表现;有无排尿困难。

2.全身

患者是否出现寒战、高热、头痛、乏力、食欲缺乏、恶心等表现。

(三)辅助检查
评估实验室检查结果,有无白细胞计数及中性粒细胞比例增高,MRI检查明确脓肿与括约肌的关系,有无多发脓肿。

(四)心理、社会状况
由于疾病迁延不愈,甚至形成肛瘘,为患者的生活和工作带来不便,注意评估患者心理状态变化,有无因疾病产生的情绪变化,了解其家属对患者疾病的认识程度及支持情况。

五、护理措施

(一)休息与活动
术后24小时内,卧床休息,协助并指导患者在床上翻身、活动四肢。但不宜过早下床,以免伤口疼痛、出血,24小时后可适当下床活动。

(二)饮食护理
术后1~2天以无渣或少渣流质、半流质为主,如稀粥、面条等,以减少肠蠕动,促进切口愈合。鼓励患者多饮水,摄入有助于促进排便的食物。

(三)控制感染
(1)遵医嘱应用抗生素,脓肿切开引流者,密切观察引流液的色、量、性状并记录。

(2)定时冲洗脓腔,保持引流通畅。

(3)当脓液变稀且引流量小于 50 mL/d 时,可考虑拔管。

(4)高热患者嘱其多饮水并给予物理降温。

(5)其他护理措施参见痔围术期护理

六、健康教育

(1)疾病相关知识:向患者讲解疾病的发病原因及相应的治疗及护理配合要点,鼓励患者养成良好的饮食及排便习惯,预防便秘;避免长时间久站或久坐;术后告知患者进行肛门括约肌舒缩运动,防止肛门括约肌松弛。

(2)直肠肛管周围脓肿主要是因肛窦腺感染引起,注意个人肛门卫生和生活习惯避免肛窦炎的发生。

(3)对未行一次性切开治疗的患者术后存在较高的肛瘘风险,一旦发生肛瘘应行二次肛瘘手术治疗。

(徐文博)

第十九节 肛门失禁

肛门失禁又称大便失禁,是指因各种原因引起的肛门自制功能紊乱,以致不能随意控制排气和排便,不能辨认直肠内容物的物理性质,不能保持排便能力。它是多种复杂因素参与而引起的一种临床症状。据过外文献报道,大便失禁在老年人中的发生率高达1.5%,女性多于男性。

一、病因及发病机制

(一)先天异常
肛门闭锁、直肠发育不全、脊椎裂、脊髓膜突出等先天性疾病均可造成肛门失禁。

(二)解剖异常
医源性损伤、产科损伤(阴道分娩)、直肠肛管手术、骨盆骨折、肠道切除手术后、肛门撕裂、直肠脱垂、内痔脱出等。

(三)神经源性
各种精神及中枢、外周神经病变和直肠感觉功能改变如痴呆、脑动脉硬化、运动性共济失调、脑萎缩、精神发育迟缓;中风、脑肿瘤、脊柱损伤、多发性硬化、脊髓瘤;马尾损伤,多发性神经炎、肛门、直肠、盆腔及会阴部神经损伤、"延迟感知"综合征等疾病均能导致肛门失禁。

(四)平滑肌功能异常
放射性肠炎、炎症性肠病、直肠缺血、粪便嵌顿、糖尿病、儿童肛门失禁。

(五)骨骼肌疾病
重症肌无力、肌营养不良、硬皮病、多发性硬化等。

(六)其他
精神疾病、全身营养不良、躯体残疾、肠套叠、肠易激综合征、特发性甲状腺功能减退等。

二、临床表现

(一)症状特点
患者不能随意控制排便和排气。完全失禁时,粪便自然流出,污染内裤,睡眠时粪便排出污染被褥;肛门、会阴部经常潮湿、粪性皮炎、疼痛瘙痒、湿疹样改变。不完全失禁时,粪便干时无失禁,粪便稀时和腹泻时则不能控制。

(二)专科体征
1.视诊

(1)完全性失禁:视诊常见肛门张开呈圆形,或有畸形、缺损、瘢痕、肛门部排出粪便、肠液,肛门部皮肤可有湿疹样改变或粪性皮炎的发生。

(2)不完全失禁:肛门闭合不紧,腹泻时可在肛门部有粪便污染。

2.直肠指诊

肛门松弛,收缩肛管时括约肌及肛管直肠环收缩不明显和完全消失,如损伤引起,则肛门部可扪及瘢痕组织,不完全失禁时指诊可扪及括约肌收缩力减弱。

3.肛门镜检查

肛门镜检查可观察肛管部有无畸形,肛管皮肤黏膜状态,肛门闭合情况。

三、辅助检查

(一)肛管直肠测压

肛管直肠测压可测定内、外括约肌及耻骨直肠肌有无异常。肛门直肠抑制反射,了解其他基础压、收缩压和直肠膨胀耐受容量。失禁患者肛管基础、收缩压降低,内括约肌反射松弛消失,直肠感觉膨胀耐受容量减少。

(二)肌电图测定

肌电图可测定括约肌功能范围,确定随意肌、不随意肌及其神经损伤恢复程度。

(三)肛管超声检查

应用肛管超声检查,能清晰显示出肛管直肠黏膜下层、内外括约肌及其周围组织结构,可协助诊断肛门失禁,观察有无括约肌受损。

四、治疗要点

(一)非手术治疗

1.提肛训练

通过提肛训练以改进外括约肌、耻骨直肠肌、肛提肌随意收缩能力,从而锻炼盆底功能。

2.电刺激治疗

电刺激治疗常用于神经性肛门失禁。将刺激电极置于内、外括约肌和盆底肌,使之有规律收缩和感觉反馈,提高患者对大便的感受,增加直肠顺应性,调节局部反射,均可改善肛门功能。

3.生物反馈治疗

生物反馈治疗是一种有效的治疗肛门失禁的方法。生物反馈仪监测到肛周肌肉群的生物信号,并将信号以声音传递给患者,患者通过声音和图片高低形式显示进行模拟排便的动作,达到锻炼盆底肌功能的作用。生物反馈的优点是安全无痛,但需要医患双方的耐心和恒心。

(二)手术治疗

由于手术损伤或产后、外力暴力损伤括约肌致局部缺陷。先天性疾病、直肠癌术后肛管括约肌切除等则需要进行手术治疗,手术方式较多,根据情况选用。包括肛管括约肌修补术、括约肌折叠术、肛管成形术等。

五、护理评估

(一)焦虑

焦虑与大便不受控制影响生活质量有关。

(二)自我形象紊乱

自我形象紊乱与大便失禁污染有关。

(三)粪性皮炎

粪性皮炎与大便腐蚀肛周皮肤有关。

(四)睡眠型态紊乱

睡眠型态紊乱与大便失禁影响睡眠质量有关。

（五）疼痛

疼痛与术后伤口有关。

（六）潜在并发症

尿潴留、出血、伤口感染。

六、护理措施

（一）焦虑护理

（1）术前患者心理护理：与患者及家属进行沟通，向患者及家属讲解所患疾病发生的原因、治疗方法、护理要点、影响手术效果的因素、可能出现的并发症和不适，使其对肛门失禁有正确的认识，积极配合手术治疗，对术后出现的并发症有心理准备。

（2）术后做好家属宣教使其亲人陪护在身边，使患者有安全感。向患者讲解手术的过程顺利使其放心，护士在护理过程中以耐心、细心的优质服务理念贯穿整个护理工作中让患者感到安心。

（二）自我形象紊乱的护理

护士做好患者基础护理，保持肛周及会阴清洁。及时协助患者更换衣裤及病床。护理操作过程中注意保护患者隐私。

（三）粪性皮炎护理

（1）一旦患者发生粪性皮炎护士应指导患者正确清洗肛周的方法。

（2）及时更换被粪便污染的衣裤。

（3）保持肛周、会阴局部清洁干燥。需要在护理粪性皮炎时同压疮做好鉴别。

（四）睡眠形态紊乱护理

病房保持安静，定时通风，鼓励患者养成良好的睡眠习惯。向患者及家属做好沟通，使其放松心情，评估影响患者睡眠的因素，帮助其排除，并讲解良好的睡眠质量对术后恢复的重要性。

（五）疼痛护理

术后建立疼痛评分表，根据评分值采取相应的护理措施，必要时常规使用镇痛泵。给予患者心理疗法，让其分散注意力，以缓解疼痛。

（六）并发症的护理

1.尿潴留

嘱患者小便时可听流水声、热敷小腹诱导排便。

2.出血

严密观察患者伤口敷料是否有渗血渗液；严密观察患者的生命体征、脉搏、心率、呼吸、神志、体温；观察患者排便时有无带血，嘱患者勿用力排便，以免引起伤口出血。如患者伤口敷料有鲜红色血液渗出，应立即通知医师并协助医师进行止血甚至抢救处理。

3.伤口感染

每天给予伤口换药，严密观察患伤口愈合情况及有无发热等症状。

七、护理评价

患者围术期细致的护理不仅是提高患者满意度，也是提高手术成功的重要保障，通过相应的护理措施可促进患者早日康复，在治疗护理过程中，心理护理尤为重要，可帮助患者及家属减轻心理负担,减少和消除患者术后不必要的并发症,提高患者的生活质量,使患者早日回归社会。

八、健康教育

(1)嘱患者清淡饮食避免刺激辛辣等食物。

(2)指导患者正确的提肛运动。

(3)向患者讲解扩肛的目的、方法、注意事项。

(4)以多种形式的健康教育指导患者包括口头讲解、书面法、操作示范等,使患者充分掌握自我观察和自我调护的方法。

(5)对出院患者进行出院指导,并讲解随访时间,定期随访。

(6)告知患者适当活动,不可进行剧烈运动,保持肛周局部清洁干燥。

(徐文博)

第/九/章

泌尿外科护理

第一节 肾脏损伤

一、概述

肾脏隐藏于腹膜后，一般受损伤机会很少，但肾脏为一实质性器官，结构比较脆弱，外力强度稍大即可造成肾脏的创伤。肾损伤大多为闭合性损伤，占 60%～70%，可由直接暴力，如腰、腹部受硬物撞击或车辆撞击，肾受到沉重打击或被推向肋缘而发生损伤；肋骨和腰椎骨折时，骨折片可刺伤肾，间接暴力，如从高处落下、足跟或臀部着地时发生对冲力，可引起肾或肾蒂伤。开放性损伤多见于战时和意外事故，常伴有胸腹部创伤，在临床上按其损伤的严重程度可分为肾挫伤、肾部分裂伤、肾全层裂伤、肾蒂损伤、病理性肾破裂等类型。

二、诊断

(一)症状

1.血尿

损伤后血尿是肾损伤的重要表现，多为肉眼血尿，血尿的轻重程度与肾脏损伤严重程度不一定一致。

2.疼痛

疼痛局限于上腹部及腰部，若血块阻塞输尿管，则可引起绞痛。

3.肿块

因出血和尿外渗引起腰部不规则的弥散性胀大的肿块，常伴肌强直。

4.休克

面色苍白，心率加快，血压降低，烦躁不安等。

5.高热

血、尿外渗后引起肾周感染所致。

(二)体征

1.一般情况

患者可有腰痛或上腹部疼痛、发热。大出血时可有血流动力学不稳定的表现,如面色苍白、四肢发凉等。

2.专科体检

上腹部及腰部压痛,腹部包块。刀伤或穿透伤累及肾脏时,伤口可流出大量鲜血。出血量与肾脏损伤程度,以及是否伴有其他脏器或血管损伤有关。

(三)检查

1.实验室检查

尿中含多量红细胞。血红蛋白与血细胞比容持续降低提示有活动性出血。血白细胞数增多应注意是否存在感染灶。

2.特殊检查

早期积极的影像学检查可以发现肾损伤部位、程度、有无尿外渗或肾血管损伤,以及对侧肾情况。根据病情轻重,除需紧急手术外,有选择地应用以下检查。

(1)B型超声检查:能提示肾损害的程度,包膜下和肾周血肿及尿外渗情况。为无创检查,病情重时更有实用意义,并有助于了解对侧肾情况。

(2)CT扫描:可清晰显示肾皮质裂伤、尿外渗和血肿范围,显示无活力的肾组织,并可了解与周围组织和腹腔内其他脏器的关系,为首选检查。

(3)排泄性尿路造影:使用大剂量造影剂行静脉推注造影,可发现造影剂排泄减少,肾、腰大肌影消失,脊柱侧突及造影剂外渗等。可评价肾损伤的范围和程度。

(4)动脉造影:适宜于尿路造影未能提供肾损伤的部位和程度,尤其是伤侧肾未显影,选择性肾动脉造影可显示肾动脉和肾实质损伤情况。若伤侧肾动脉完全梗阻,表示为创伤性血栓形成,宜紧急施行手术。有持久性血尿者,动脉造影可以了解有无肾动静脉瘘或创伤性肾动脉瘤,但因动脉造影为有创检查,已少用。

(5)逆行肾盂造影:易招致感染,不宜应用。

(四)诊断要点

一般都有创伤史,可有腰痛、血尿、腰部肿块等症状体征,出血严重时出现休克。定时查血、尿常规,根据血尿增减、血红蛋白变化评估伤情。检查首选。肾脏超声,快速并且无创伤,对于评价肾脏损伤程度有意义,CT检查可以进一步显示肾实质损伤、肾脏出血及肾蒂损伤情况。条件允许时行静脉肾盂造影检查。

(五)鉴别诊断

1.腹腔脏器损伤

腹腔脏器损伤主要为肝、脾损伤,有时可与肾损伤同时发生。其表现为出血、休克等危急症状,有明显的腹膜刺激症状。腹腔穿刺可抽出血性液体。尿液检查无红细胞;超声检查肾脏无异常发现;静脉尿路造影(IVU)示肾盂、肾盏形态正常,无造影剂外溢情况。

2.肾梗死

肾梗死表现为突发性腰痛、血尿、血压升高;IVU示肾显影迟缓或不显影。逆行肾盂造影可发现肾被膜下血肿征象。肾梗死患者往往有心血管疾病或肾动脉硬化病史,血清乳酸脱氢酶及碱性磷酸酶升高。

3.自发性肾破裂

突然出现腰痛及血尿病状。体检示腰腹部有明显压痛及肌紧张,可触及边缘不清的囊性肿块。IVU 检查示肾盂、肾盏变形和造影剂外溢。B 超检查示肾集合系统紊乱,肾周围有液性暗区。一般无明显的创伤史,既往多有肾肿瘤、肾结核、肾积水等病史。

三、治疗

肾损伤的处理与损伤程度直接相关。轻微肾挫伤经短期休息可以康复,多数肾挫裂伤可用保守治疗,仅少数需手术治疗。

(一)紧急治疗

有大出血、休克的患者需迅速给以抢救措施,观察生命体征,进行输血、复苏,同时明确有无并发其他器官损伤,做好手术探查的准备。

(二)保守治疗

(1)绝对卧床休息 2～4 周,病情稳定,血尿消失后才可以允许患者离床活动。通常损伤后4～6 周肾挫裂伤才趋于愈合,过早过多离床活动,有可能再度出血。恢复后 2～3 个月不宜参加体力劳动或竞技运动。

(2)密切观察,定时测量血压、脉搏、呼吸、体温,注意腰、腹部肿块范围有无增大。观察每次排出的尿液颜色深浅的变化。定期检测血红蛋白和血细胞比容。

(3)及时补充血容量和热量,维持水、电解质平衡,保持足够尿量。必要时输血。

(4)应用广谱抗生素以预防感染。

(5)使用止痛剂、镇静剂和止血药物。

(三)手术治疗

1.开放性肾损伤

几乎所有这类损伤的患者都要施行手术探查,特别是枪伤或从前面腹壁进入的锐器伤,需经腹部切口进行手术,清创、缝合及引流并探查腹部脏器有无损伤。

2.闭合性肾损伤

一旦确定为严重肾裂伤、肾碎裂及肾蒂损伤需尽早经腹入路施行手术。若肾损伤患者在保守治疗期间发生以下情况,需施行手术治疗:①经积极抗休克后生命体征仍未见改善,提示有内出血。②血尿逐渐加重,血红蛋白和血细胞比容继续降低。③腰、腹部肿块明显增大。④有腹腔脏器损伤可能。

手术方法:经腹部切口施行手术,先探查并处理腹腔损伤脏器,再切开后腹膜,显露肾静脉、肾动脉,并阻断之,而后切开肾周围筋膜和肾脂肪囊,探查患肾。先阻断肾蒂血管,并切开肾周围筋膜,快速清除血肿,依具体情况决定做肾修补、部分肾切除术或肾切除。必须注意,在未控制肾动脉之前切开肾周围筋膜,往往难以控制出血,而被迫施行肾切除。只有在肾严重碎裂或肾血管撕裂,无法修复,而对侧肾良好时,才施行肾切除。肾实质破损不大时,可在清创与止血后,用脂肪或网膜组织填入肾包膜缝合处,完成一期缝合,既消除了无效腔,又减少了血肿引起继发性感染的机会。肾动脉损伤性血栓形成一旦被确诊即应手术取栓,并可行血管置换术,以挽救肾功能。

(四)并发症及其处理

并发症常由血或尿外渗及继发性感染等引起。腹膜后囊肿或肾周脓肿可切开引流。输尿管狭窄、肾积水需施行成形术或肾切除术。恶性高血压要做血管修复或肾切除术。动静脉瘘和假性肾动脉瘤应予以修补,如在肾实质内则可行部分肾切除术。持久性血尿可施行选择性肾动脉造影及栓塞术。

四、病情观察

(1)观察生命体征,如:体温、血压、脉搏、呼吸、神智反应。

(2)专科变化,腹部或腰腹部有无肿块及大小变化,血尿程度。

(3)重要生命脏器,心、肺、肝、脾等脏器及骨骼系统有无合并伤。

五、注意事项

(一)医患沟通

(1)如拟保守治疗,应告知患者及家属仍有做手术的可能性及肾损伤后的远期并发症。

(2)做开放手术,应告知可能切肾的方案,如做保肾手术,则有继续出血、尿外渗的可能。

(3)手术探查决定做肾切除时,应再一次告知家属,并告知术后肾功能失代偿或需做肾代替治疗的可能。如合并腹腔或其他部位脏器损伤,手术时要一期处理,亦应告知家属并签字。

(4)交代病情时要立足于当前患者病情,对于病情变化不做肯定与否定的预测。

(二)经验指导

(1)对于肾损伤的患者应留院观察或住院 1 天,必须每半小时至 1 小时监测 1 次血压、心率、呼吸,记录每小时尿量。并做好血型分析及备血。

(2)对于肾损伤病情明确者,生命体征不稳时,可重复做腹腔穿刺及 CT、B 超影像学检查。

(3)手术后要观察腹部情况,伤口有无渗血,敷料有无潮湿,为防止切口裂开,可使用腹带保护。

(4)肾切除患者要计算每天出入量,了解肾功能变化。

(5)确保引流管无扭曲,密切观察引流量、颜色的变化。

(6)腹部创伤合并。肾损伤的比例不是很高,临床工作中易忽视。血尿是肾创伤的重要表现,但与病情严重程度不成比例;输尿管有血块堵塞、肾蒂损伤或低血压休克时可无血尿出现。

六、护理

(一)护理评估

1.健康史

详细了解受伤的原因、部位、受伤的经过,以往的健康状况等。

2.身体状况

(1)血尿:是肾损伤的主要症状。肾挫伤时血尿轻微,肾部分裂伤或肾全层裂伤时,可出现大量肉眼血尿。当血块堵塞输尿管、肾盂或输尿管断裂、肾蒂血管断裂时,血尿可不明显,甚至无血尿。

(2)疼痛:肾包膜张力增加、肾周围软组织损伤,可引起患侧腰、腹部疼痛;血液、尿液渗入腹腔或伴有腹部器官损伤时,可出现全腹痛和腹膜刺激征;血块通过输尿管时,可发生肾绞痛。

(3)腰、腹部包块:血液、尿液渗入肾周围组织,可使局部肿胀形成包块,可有触痛。

(4)休克:严重的肾损伤,尤其是合并其他器官损伤时,易引起休克。

(5)发热：肾损伤后，由于创伤性炎症反应，伤区血液、渗出液及其他组织的分解产物吸收引起发热，多为低热；由于血肿、尿外渗继发感染引起的发热多为高热。

3.心理状况

由于突发的暴力致伤，或因损伤出现大量肉眼血尿、疼痛、腰腹部包块等表现时，患者常有恐惧、焦虑等心理状态的改变。

4.辅助检查

(1)尿常规检查：了解尿中有无大量红细胞。

(2)B 型超声检查：能提示肾损害的程度，包膜下和肾周血肿及尿外渗情况。

(3)X 线平片检查：肾区阴影增大，提示有肾周围血肿的可能。

(4)CT 检查：可清晰显示肾皮质裂伤、尿外渗和血肿范围。

(5)排泄性尿路造影：可评价肾损伤的范围和程度。

(6)肾动脉造影：可显示肾动脉和肾实质损伤的情况。

(二)护理诊断及相关合作性问题

1.不舒适

不舒适与疼痛等有关。

2.恐惧、焦虑

恐惧、焦虑与损伤后出现血尿等有关。

3.有感染的危险

感染与损伤后免疫力降低有关。

4.体温过高

体温过高与损伤后的组织产物吸收和血肿、尿外渗继发感染等有关。

(三)护理目标

(1)疼痛不适感减轻或消失。

(2)情绪稳定，能安静休息。

(3)患者发生感染和休克的危险性降低，未发生感染和休克。

(4)体温正常。

(四)护理措施

1.非手术治疗及手术前患者的护理

(1)嘱患者绝对卧床休息 2～4 周，待伤情稳定、血尿消失 1 周后方可离床活动，以防再出血。

(2)迅速建立静脉输液通路，及时输血、输液，维持水、电解质及酸碱平衡，防治休克。

(3)急救护理：有大出血、休克的患者需配合医师迅速进行抢救及护理。

(4)心理护理：对恐惧不安的患者，给予心理疏导、安慰、体贴和关怀。

(5)伤情观察：患者的生命体征；血尿的变化；腰、腹部包块大小的变化；腹膜刺激征的变化。

(6)配合医师做好影像学检查前的准备工作。

(7)做好必要的术前常规准备，以便随时中转手术。

2.手术后患者的护理

(1)卧床休息：肾切除术后需卧床休息 2～3 天，肾修补术、肾部分切除术或肾周引流术后需卧床休息 2～4 周。

(2)饮食：禁食 24 小时，适当补液，肠功能恢复后进流质饮食，并逐渐过渡到普通饮食，但要注意少食易胀气的食物,以减轻腹胀。鼓励患者适当多饮水。

(3)伤口护理:保持伤口清洁、干燥,注意无菌操作,注意观察有无渗血、渗尿,应用抗菌药物,预防感染。

3.健康指导

(1)向患者介绍康复的基本知识、卧床的意义,以及观察血尿、腰腹部包块的意义。

(2)告诉患者恢复后3个月内不宜参加重体力劳动或竞技运动;肾切除术后患者,应注意保护对侧肾,尽量不要应用对肾有损害的药物。

(3)定期到医院复诊。

（王　凤）

第二节　输尿管损伤

一、概述

输尿管位于腹膜后间隙,位置隐蔽,一般由外伤直接引起输尿管损伤不常见,多见于医源性损伤,如手术损伤或器械损伤及放射性损伤。凡腹腔、盆腔手术后患者发生无尿、漏尿,腹腔或盆腔有刺激症状时均应想到输尿管损伤的可能。对怀疑输尿管损伤的患者,应进行系统的泌尿系统检查。妇科手术特别是宫外孕破裂、剖宫产等急诊手术或妇科肿瘤根治术中,输尿管被钳夹或误扎等医源性损伤最为常见。

二、护理评估

采集患者外伤史,盆腔、腹腔、腹膜后手术史,妇科手术史及泌尿系统手术史,如出现相应的症状应警惕输尿管损伤的可能。

(一)临床表现

手术损伤输尿管引起临床表现需根据输尿管损伤程度而定,术中发现输尿管损伤,立即处理可不留后遗症。倘未被发现,多在3～5天起病。尿液起初渗在组织间隙里,临床上表现为高热、寒战、恶心、呕吐、损伤侧腰痛、肾肿大、下腹或盆腔内肿物、压痛及肌紧张等。

1.腹痛及感染症状

其表现为腰部胀痛、寒战、局部触痛、叩击痛。若输尿管被误扎,多数病例数天内患侧腰部出现胀痛,并可出现寒战、发热,局部触痛、叩击痛并可扪及肿大的肾脏。若采用输尿管镜套石或碎石操作,不慎造成输尿管穿孔破损者,由于漏尿或尿液外渗可引起患侧腰痛及腹胀,继发感染后则出现寒战、发热,肾区压痛并可触及尿液积聚而形成的肿块。

2.尿瘘

尿瘘分急性尿瘘与慢性尿瘘两种。前者在输尿管损伤后当天或数天内出现伤口漏尿,腹腔积尿或阴道漏尿。后者以盆腔手术所致输尿管阴道瘘最常见。尿瘘形成前,多有尿外渗引起感染症状,常在伤后2～3周内形成尿瘘。

3.无尿

双侧输尿管发生断裂或误扎,伤后即可无尿,应注意与创伤性休克所致急性肾衰竭的无尿鉴别。

4.血尿

输尿管损伤后可以出现肉眼或镜下血尿,但也可以尿液检查正常,一旦出现血尿,应高度怀疑有输尿管损伤。

(二)辅助检查

1.静脉肾盂造影

静脉肾盂造影可显示患肾积水,损伤以上输尿管扩张、扭曲、成角、狭窄及对比剂外溢。

2.膀胱镜及逆行造影

膀胱镜及逆行造影可观察瘘口部位并与膀胱损伤鉴别,逆行造影对明确损伤部位、损伤程度有价值。

3.B超

B超可显示患肾积水和输尿管扩张。

4.CT

CT对输尿管外伤性损伤部位、尿外渗及合并肾损伤或其他脏器损伤有一定的诊断意义。

5.阴道检查

阴道检查有时可直接观察到瘘口的部位。

6.体格检查

膀胱腹膜外破裂后尿外渗,下腹耻骨上区有明显触痛,有时可触及包块。膀胱腹膜内破裂后,若有大量尿液进入腹腔,检查有腹壁紧张、压痛、反跳痛及移动性浊音。

(三)护理问题

首先对患者进行心理评估,了解患者的身体和心理状态,患者主要存在以下护理问题。

1.疼痛

疼痛与尿外渗及手术有关。

2.舒适的改变

舒适的改变与术后放置支架管、造瘘管有关。

3.恐惧、焦虑

恐惧、焦虑与尿瘘、担心预后不良有关。

4.有感染的危险

有感染的危险与尿外渗及各种管路有关。

三、护理措施

(一)心理护理

输尿管损伤因为手术的损伤发生率较高,因此,心理护理显得尤为重要。要做到详细评估患者的心理状况及接受治疗的心理准备,与患者建立良好的护患关系,掌握患者的心理变化并给予相应的健康指导,减少医疗纠纷的发生。输尿管损伤后患者情绪紧张、恐惧,尤其是发生漏尿或无尿时,护士在密切观察病情的同时要向患者宣讲损伤后注意的问题,鼓励患者树立信心,保持平和的心态,积极配合治疗,减轻患者的焦虑。

（二）生活护理

（1）主动巡视患者,帮助患者完成生活护理,保持"七洁":皮肤、头发、指甲、会阴、口腔、手足、床单的干净整洁,使患者感到舒适。

（2）观察并保持各种管路的清洁通畅,正确记录引流液的颜色及量,尿袋、引流袋定期更换。

（3）关心患者,讲解健康保健知识。

（4）观察尿外渗的腹部体征,腹痛的程度;观察体温的变化,每天测量体温 4 次,并记录在护理病例中,发热时及时通知医师。

（5）观察 24 小时尿量,注意血尿情况,少尿、无尿要立即通知医师处理。

（6）饮食要均衡,富于营养,易消化。不吃易引起腹胀的食物,如牛奶、大豆等。保持排便通畅,必要时服润肠药。

（三）治疗及护理配合

输尿管损伤后治疗采取修复输尿管、保持通畅、保护肾功能的原则。及时采用双 J 管引流,有利于损伤的修复和狭窄的改善。

1.治疗方法

（1）外伤所致输尿管损伤,应首先注意处理其全身情况及有无合并其他脏器的损伤,断裂的输尿管应根据具体情况给予修补或吻合。除不得已时不宜摘除肾脏。

（2）器械所致的输尿管损伤往往为裂伤,保守治疗多可痊愈。如尿外渗症状不断加重,应及早施行引流术。

（3）手术时误伤输尿管应根据具体情况及时予以修补或吻合,如输尿管被结扎,应尽早松解结扎线,并在输尿管内安置导管保留数天。输尿管切开,可进行缝合修补,然后置管引流。输尿管被切断,则进行端端吻合,置管引流两周左右。输尿管在低位切断可行输尿管膀胱吻合术。输尿管被钳夹,损伤轻微时按结扎处理;较重时,为防止组织坏死形成尿瘘,可切除损伤部分,进行端端吻合。若输尿管缺损太多,根据具体情况可以选择输尿管外置造瘘,肾造瘘,利用膀胱组织或小肠做输尿管成形手术。

2.保守治疗的护理配合

（1）密切监测生命体征的变化,记录及时准确。

（2）观察腹痛情况,不能盲目给予止痛剂。

（3）保持各种管路的清洁通畅,正确记录引流液的颜色及量,尿袋定期更换。

（4）备皮、备血、皮试,做好必要时手术探查的准备。

（5）正确记录 24 小时尿量,注意血尿情况,少尿、无尿要立即通知医师处理。

（6）嘱患者卧床休息,做好生活护理,保持排便通畅,必要时服润肠药。

3.手术治疗的护理

（1）输尿管断端吻合术后留置双 J 管,在此期间嘱患者多饮水,保证引流尿液通畅,防止感染,促进输尿管损伤的愈合。

（2）预防感染,术后留置导尿管,注意各引流管的护理,定期更换引流袋。更换引流袋应无菌操作,防止感染,尿道口护理每天 1～2 次。女性患者每天会阴冲洗。

（3）严密观察尿量,间接地了解有无肾衰竭的发生。

（4）高热的护理,给予物理降温,鼓励患者多饮水,及时更换干净衣服,必要时遵医嘱给予药物降温。

4.留置双 J 管的护理

(1)留置双 J 管可引起患侧腰部不适,术后早期多有腰痛,主要是插管引起输尿管黏膜充血、水肿及放置双 J 管后输尿管反流有关。

(2)患者出现膀胱刺激症状,主要由于双 J 管放置与不当或双 J 管下移,刺激膀胱三角区和后尿道所致。

(3)术后输尿管内放置双 J 管做内支架以利内引流,勿打折,保持通畅,同时防止血块聚集造成输尿管阻塞。

(4)要调整体位保持导尿管通畅,防止膀胱内尿液反流。

(5)观察尿液及引流状况。由于双 J 管置管时间长,且上下端盘曲刺激肾盂、膀胱黏膜易引起血尿。因此,术后要注意尿液颜色及尿量的变化。观察血尿颜色的方法是每天清晨留取标本,用无色透明玻璃试管,观察比较尿色。若患者突然出现鲜红尿液或肾区胀痛及腹部不适等症状,应及时报告医师。

(6)双 J 管于手术后 1～3 个月在膀胱镜下拔除。

四、健康教育

(1)输尿管损伤严重易引起输尿管狭窄,因此告之患者双 J 管需要定期更换直至狭窄改善为止。

(2)定期复查了解损伤愈合的情况及双 J 管的位置。若出现尿路刺激征、发热、腹痛、无尿等症状时,及时就诊。

(3)拔除留置导尿管后,指导患者增加饮水量,增加排尿次数,不宜憋尿。不宜做剧烈运动。有膀胱刺激征患者应遵医嘱给予解痉药物治疗。

（王　凤）

第三节　膀　胱　损　伤

一、概述

膀胱深藏在骨盆内,排空后肌肉层厚,一般不易受伤。膀胱充盈时伸展至下腹部高出耻骨联合,若下腹部遭到暴力打击,易发生膀胱损伤。骨盆骨折的骨折断端可以刺破膀胱;难产时,胎头长时间压迫可造成膀胱壁缺血性坏死。一般分为闭合性损伤、开放性损伤和医源性损伤。

二、病因及临床表现

(一)闭合性损伤

膀胱空虚时位于骨盆深处受到周围组织保护,不易受外界暴力损伤。当膀胱膨胀时,因膀胱扩张且高出耻骨联合,下腹部受到暴力时,如踢伤、击伤和跌伤等可造成膀胱损伤,骨盆骨折的骨折断端可以刺破膀胱;难产时,胎头长时间压迫可造成膀胱壁缺血性坏死。

（二）开放性损伤

其多见于火器伤,常合并骨盆内其他组织器官的损伤。

（三）手术损伤

膀胱镜检查、尿道扩张等器械检查可造成膀胱损伤。盆腔和下腹部手术,如疝修补、妇科恶性肿瘤切除等易致膀胱损伤。

（四）挫伤

挫伤是指膀胱壁保持完整,仅黏膜或部分肌层损伤,膀胱腔内有少量出血,无尿外渗,不引起严重后果。

（五）破裂

膀胱破裂可分两种类型。

1.腹膜外破裂

破裂多发生在膀胱前壁的下方,尿液渗至耻骨后间隙,沿筋膜浸润腹壁或蔓延到腹后壁,如不及时引流,可发生组织坏死、感染,引起严重的蜂窝组织炎。

2.腹膜内破裂

腹膜内破裂多发生于膀胱顶部。大量尿液进入腹腔可引起尿性腹膜炎。大量尿液积存于腹腔有时要与腹水鉴别。

（六）尿瘘

膀胱与附近脏器相通可形成膀胱阴道瘘或膀胱直肠瘘等。发生瘘后,泌尿系统容易继发感染。

（七）出血与休克

骨盆骨折合并大出血,膀胱破裂致尿外渗及腹膜炎,伤势严重,常有休克。

（八）排尿困难和血尿

膀胱破裂后,尿液流入腹腔或膀胱周围,有尿意,但不能排尿或仅排出少量血尿。

三、护理评估

评估患者受伤的时间、地点、暴力性质、部位,临床表现、合并伤、尿外渗、感染,特殊检查结果。

（一）临床表现

膀胱挫伤因范围仅限于黏膜或肌层,故患者仅有下腹不适,小量终末血尿等。一般在短期内症状可逐渐消失。膀胱破裂则有严重表现,临床症状依裂口大小、位置及其他器官有无损伤而不同。腹膜内破裂会引起弥漫性腹膜刺激症状,如腹部膨胀、压痛、肌紧张、肠蠕动音降低和移动性浊音等。膀胱与附近器官相通形成尿瘘时,尿液可从直肠、阴道或腹部伤口流出,往往同时合并泌尿系统感染。

1.腹痛

尿外渗及血肿引起下腹部剧痛,尿液流入腹腔则引起急性腹膜炎症状。伴有骨盆骨折时,耻骨处有明显压痛。尿外渗和感染引起盆腔蜂窝组织炎时,患者可有全身中毒表现。

2.尿瘘

贯穿性损伤可有体表伤口、直肠或阴道漏尿。闭合性损伤在尿外渗感染后破溃,也可形成尿瘘。膀胱与附近脏器相通可形成膀胱阴道瘘或膀胱直肠瘘等。发生瘘后,泌尿系统容易继发感染。

(二)辅助检查

根据外伤史及临床体征诊断并不困难。凡是下腹部受伤或骨盆骨折后,下腹出现疼痛、压痛、肌紧张等征象,除考虑腹腔内脏器损伤外,也要考虑到膀胱损伤的可能性。当出现尿外渗、尿性腹膜炎或尿瘘时,诊断更加明确。怀疑膀胱损伤时,应做进一步检查。

1.导尿术

如无尿道损伤,导尿管可顺利放入膀胱,若患者不能排尿液,而导出尿液为血尿,应进一步了解是否有膀胱破裂。可保留导尿管进行注水试验,抽出量比注入量明显减少,表示有膀胱破裂。

2.膀胱造影

经导尿管注入碘化钠或空气,摄取前后位及斜位X线片,可以确定膀胱有无破裂,破裂部位及外渗情况。

3.膀胱镜检查

对于膀胱瘘的诊断很有帮助,但当膀胱内有活跃出血或当膀胱不能容纳液体时,不能采用此项检查。

4.排泄性尿路造影

如疑有上尿道损伤,可考虑采用,以了解肾脏及输尿管情况。

(三)护理问题

1.疼痛

疼痛与损伤后血肿和尿外渗及手术切口有关。

2.潜在并发症

出血,与损伤后出血有关。

3.有感染的危险

感染与损伤后血肿、尿外渗及免疫力低有关。

4.恐惧、焦虑

恐惧、焦虑与外伤打击、担心预后不良有关。

(四)护理目标

(1)患者主诉疼痛减轻或能耐受。

(2)严密观察患者出血情况,如有异常出血及时通知医师。

(3)在患者住院期间不发生因护理不当造成的感染。

(4)患者主诉恐惧、焦虑心理减轻。

四、护理措施

(一)生活护理

(1)满足患者的基本生活需要,做到"七洁"。

(2)做好引流管护理:①妥善固定、保持通畅。②准确记录引流液量、性质。③保持尿道口清洁,定期更换尿袋。

(3)多饮水,多食易消化食物,保持排便通畅。

(二)心理护理

(1)损伤后患者恐惧、焦虑,担心预后情况。护士主动向患者介绍康复知识,介绍相似病例,鼓励患者树立信心,配合治疗,减少焦虑。

（2）从生活上关心、照顾患者,满足基本生活护理,使其感到舒适。

（3）加强病房管理,创造整洁安静的休养环境。

（三）治疗及护理配合

膀胱挫伤无需手术,通过支持疗法、适当休息、充分饮水、给予抗菌药物和镇静剂在短期内即可痊愈。

1.紧急处理

膀胱破裂是一种较严重的损伤,常伴有出血和尿外渗,病情严重,应尽早施行手术。护士需协助做好手术前的各项相关检查和护理,积极采取抗休克治疗,如输液、输血、镇静及止痛等各项措施。

2.保守治疗的护理

患者的症状较轻,膀胱造影显示少量尿外渗,可从尿道插入导尿管持续引流尿液,可以采取保守治疗,保持尿液引流通畅,预防感染。

（1）密切观察生命体征,及时发现有无持续出血,观察有无休克发生。

（2）保持尿液引流通畅,及时清除血块防止阻塞膀胱,观察并记录24小时尿的色、质、量。妥善固定导尿管。

（3）适当休息、充分饮水,保证每天尿量3 000 mL以上,以起到内冲洗的作用。

（4）注意观察体温的变化,警惕有无盆腔血肿、感染。观察腹膜刺激症状。

3.手术治疗的护理

膀胱破裂伴有出血和尿外渗,病情严重,须尽早施行手术。

（1）按外科术前准备进行备皮、备血、术前检查。

（2）开放静脉通道,观察生命体征。

（3）准确填写手术护理记录单,与手术室护士认真交接。

（4）术后监测生命体征,并详细记录。

（5）按医嘱正确输入药物,掌握液体输入的速度,保持均匀的摄入。

（6）保持各种管路通畅,并妥善固定,防止脱落。定期更换引流袋。

（7）观察伤口渗出情况,及时更换敷料,遵守无菌操作原则。

（8）保持排便通畅,避免增加腹压,有利于伤口愈合。术后采取综合疗法,使患者获得充分休息、足够营养、适当水分,纠正贫血,控制感染。

五、健康教育

（1）讲解引流管护理的要点,如防止扭曲、打折、保持引流袋位置低于伤口及导尿管,防止尿液反流。

（2）拔除导尿管前要训练膀胱功能,先夹管训练1～2天,拔管后多饮水,达到冲洗尿路预防感染的目的。

（3）卧床期间防止压疮、防止肌肉萎缩,进行功能锻炼。

（王　凤）

第四节　上尿路结石

一、肾结石

肾结石也称尿路结石,结石病是现代社会最常见的疾病之一,并在古代已有所描述。肾结石男性发病率是女性的 3 倍。肾结石发病高峰年龄为 20～30 岁,手术虽可以去除结石,但结石形成的趋势往往是终身的。

(一)病因

肾结石形成原因非常复杂,人们对尿石症发病机制的认识仍未完全明了,可能包括的危险因素有外界环境、职业因素和泌尿系统因素等。

1.外界环境

外界环境包括自然环境和社会环境、气候和地理位置等,而社会环境包括社会经济水平和饮食文化等。相关研究表明结石病的季节性变化很可能与温度有关,通过出汗导致体液丧失,进而促进结石形成。

2.个体因素

种族遗传因素、饮食习惯、职业因素、代谢性疾病等。其中职业环境中暴露于热源和脱水同样是结石病的危险因素。水分摄入不足可导致尿液浓缩,结石形成的概率增加。大量饮水导致尿量增多,可显著降低易患结石患者的结石发病率。

3.泌尿系统因素

泌尿系统因素包括肾损伤、感染、泌尿系统梗阻、异物等。梗阻可以导致感染和结石形成,而结石本身也是尿中异物,会加重梗阻与感染程度,所以两者会相互促进疾病发展程度。

上述因素最终都导致人类尿液中各种成分过饱和、滞留因素和促进因素的增加等机制,进而导致肾结石形成。

(二)分类

泌尿系统结石最常见的成分是钙,以草酸钙为主,多在肾脏和膀胱处形成。肾结石按照结石晶体的成分,主要分为 4 类,即钙结石、感染性结石、尿酸结石和胱氨酸结石(表 9-1)。

表 9-1　肾结石的组成与成分

结石成分	比例	外观和性质
含钙结石	80%	
草酸钙	60%	一水草酸钙呈褐色,铸型或桑葚状,质地坚硬;二水草酸钙呈白色,表面结晶,质地松脆
磷酸钙、磷酸氢钙	20%	浅灰色,坚硬,可有同心层
感染性结石	10%	
碳酸磷灰石		深灰色或灰白色,鹿角形,松散易碎
磷酸镁铵		
磷酸氢镁		

续表

结石成分	比例	外观和性质
尿酸结石	10%	
尿酸、尿酸盐结石	9%	黄色或砖红色,圆形光滑,结构致密,稍硬
胱氨酸结石、黄嘌呤	1%	土黄色、蜡样外观,表面光滑,可呈鹿角形
其他结石		
药物结石	1%	

(三)临床表现

1.症状

(1)疼痛:肾结石最常见的症状是肾绞痛,经常突然起病,这通常是结石阻塞输尿管引起的。最常见的是从腰部开始,可辐射到腹股沟。肾盂为大结石和肾盏结石可无明显临床症状,患者活动后会出现上腹或腰部钝痛。40%～50%的肾结石患者有腰痛的症状,发生的原因是结石造成肾盂梗阻。通常可表现为腰部酸胀、钝痛。

(2)血尿:绝大多数尿路结石患者存在血尿,通常为镜下血尿,少数也可见肉眼血尿。常常在腰痛后发生。有时患者活动后出现镜下血尿是上尿路结石的唯一临床表现,但当结石完全阻塞尿路时也可以没有血尿。血尿产生的原因是结石移动或结石对集合系统的损伤。血尿的多少取决于结石对尿路黏膜损伤程度大小。

(3)发热:由于结石、梗阻和感染可互相促进,所以肾结石造成梗阻可继发或加重感染,出现腰痛伴高热、寒战。出现脓尿的患者很少见,若出现需要行尿培养,检测是否存在尿路感染。结石继发急性肾盂肾炎或肾积脓时可有畏寒、发热、寒战等全身症状出现。

(4)无尿和急性肾功能不全:双侧肾结石、功能性或解剖孤立肾结石阻塞导致尿路急性梗阻,可以出现无尿和急性肾后性肾功能不全的症状。

2.体征

肾结石典型体征是患侧肾区叩击痛。患者脊肋角和腹部压痛也可不明显,一般不伴有腹部肌紧张。肾结石慢性梗阻时引起巨大肾积水,这时可出现腹部包块。

(四)辅助检查

1.实验室检查

(1)血常规:肾绞痛时可伴血 WBC 短时轻度增高。结石合并感染或发热时,血中 WBC 可明显增高。结石导致肾功能不全时,可有贫血表现。

(2)尿液检查:常能见到肉眼或镜下血尿;脓尿很少见,伴感染时有脓尿、感染性尿路结石患者应行尿液细菌培养;尿液分析也可测定尿液 pH、钙、磷、尿酸、草酸等。

2.影像学检查

(1)超声:肾钙化和尿路结石都可通过超声诊断,可显示结石梗阻引起的肾积水及肾实质萎缩等。可发现尿路平片不能显示的小结石和 X 线透光结石,当肾脏显示良好时,超声还可检测到 5 mm 的小结石。超声作为无创检查应作为首选影像学检查,适合于所有患者包括肾功能不全患者、孕妇、儿童及对造影剂过敏者。

(2)X 线检查:由于大约 90% 尿路结石不透 X 线,腹部 X 线片对于怀疑尿路结石的患者,是一种非常有用的检查。

（3）尿路系统平片：腹部 X 线摄影（KUB）是《CUA 尿路结石诊疗指南》推荐的常规检查方法，KUB 平片上结合可显示出致密影。KUB 平片可初步判断肾结石是否存在，以及肾结石的位置、数目、形态和大小，并且可以初步地提示结石的化学性质。

（4）CT：螺旋 CT 平扫对肾结石的诊断准确、迅速。有助于鉴别不透光的结石、肿瘤、凝血块等，以及了解有无肾畸形。

（5）内镜检查：包括经皮肾镜、软镜、输尿管和膀胱镜检查。通常在尿路平片未显示结石时，静脉尿路造影有充盈缺损不能确诊时，借助于内镜可以明确诊断和进行治疗。

（6）肾盂造影像：可以确定透 X 线结石的存在，可以确诊引起患者形成结石的解剖部位。

（四）诊断要点

任何评估之前都应先明确是否有与结石复发有关的代谢性疾病。至少应进行筛选性评估，包括远端肾小管性酸中毒、原发性甲状旁腺功能亢进症、痛风体质等疾病。只有明确了相关疾病才可以从根本上纠正治疗。

尿路结石与腹膜后和腹腔内病理状态引起的症状相似，所以应与急腹症进行全面的鉴别诊断，其中包括急性阑尾炎异位或未被认识的妊娠，卵巢囊肿蒂扭转等，体检时应注意检查有无腹膜刺激征。

（五）治疗原则

肾结石治疗的总体原则：解除疼痛和梗阻、保护肾功能、有效祛石、治疗病因、预防复发。由于约 80% 的尿路结石可自发排出，因此可能没必要进行干预，有时多饮水就能自行排出结石。其他结石的性质、形态、大小部位不同，患者个体差异等因素，治疗方法的选择和疗效也大不相同。因此，对尿石症的治疗应该实施患者个体化治疗，通常需要各种方法综合治疗，来保证治疗效果。

1.病因治疗

少数患者能找到结石成因如甲状腺旁腺功能亢进（主要是甲状旁腺瘤），只有积极治疗原发病防止尿路结石复发；尿路梗阻的患者，需要解除梗阻，这样可以避免结石复发，因此此类患者积极治疗病因即可。

2.非手术治疗

（1）药物治疗：结石小于 0.6 cm 且表面光滑、结石以下尿路无梗阻时可采用药物排石治疗。多选择口服 α 受体阻滞剂（如坦索罗辛）或钙通道阻滞剂。尿酸结石选用枸橼酸氢钾钠，碳酸氢钠碱化尿液。口服别嘌醇及饮食调节等方法治疗也可取得良好的效果。

（2）增加液体摄入量：机械性多尿可以预防有症状结石的形成和滞留，每天饮水 2 000～3 000 mL，尽量保持昼夜均匀。限制蛋白、钠摄入，避免草酸饮食摄入和控制肥胖都可防止结石的发病概率。

3.微创碎石

（1）体外冲击波碎石（extracorporeal shock wave lithotripsy，ESWL）：通过 X 线或超声对结石进行定位，利用高能冲击波聚焦后作用于结石，将结石粉碎成细沙，然后通过尿液排出体外。实践证明它是一种创伤小、并发症少、安全有效的非侵入性治疗，大多数上尿路结石可采用此方法治疗。ESWL 碎石术后可能形成"石街"。引起患者的腰痛不适，也可能合并继发感染，患者病程也将相应延长。

（2）经皮肾镜碎石取石术（percutaneous nephrolithotomy，PCNL）：它是通过建立经皮肾操

作通道,击碎结石并同时通过工作通道冲出结石及取出肾结石。本手术通常在超声或 X 线定位下操作,在肾镜下取石或碎石。较小的结石通过肾镜用抓石钳取出,较大的结石将结石粉碎后用水冲出。

(3)输尿管肾镜取石术(ureteroscope lithotr_psy,URL):适用于中、下段输尿管结石,泌尿系统平片不显影结石,因结石硬、停留时间长、患者自身因素(肥胖)而使用 ESWL 困难者,也可用于 ESWL 治疗所致的"石街"。下尿路梗阻、输尿管狭窄或严重扭曲等不宜采用此法。

4.开放手术

由于 ESWL 及内镜技术的普遍开展,现在上尿路结石大多数已不再开放手术。

(六)临床护理

1.评估要点

(1)术前评估。①健康史:了解患者基本情况,包括年龄、职业、生活环境、饮食饮水习惯等。②相关因素:了解患者的既往史和家族史;有无可能引起结石的相关疾病如泌尿系统梗阻、感染和异物史,有无甲状旁腺功能亢进、肾小管酸中毒等。了解用药史如止痛药物、钙剂等药物的应用情况。③心理和社会支持状况:结石复发率较高,患者可能产生焦躁心理,故应了解患者及家属对相关知识的掌握程度和多治疗的期望,及时了解患者及家属心理状况。

(2)术后评估。①术后恢复:结石排出、尿液引流和切口愈合情况,有无尿路感染。②肾功能状态:梗阻解除程度,肾功能恢复情况,残余结石对泌尿系统功能的影响。

2.护理诊断/问题

(1)疼痛:与疾病、排石过程、损伤及平滑肌痉挛有关。

(2)尿形态异常:与结石或血块引起梗阻及术后留置尿管有关。

(3)潜在并发症:血尿、感染、结石导致阻塞、肾积水。

(4)部分生活自理缺陷:与疾病及术后管道限制有关。

(5)焦虑:与患者担心疾病预后有关。

(6)知识缺乏:缺乏疾病预防及治疗相关知识。

3.护理目标

(1)患者自述疼痛减轻,舒适感增强。

(2)患者恢复正常的排尿功能。

(3)患者无相关并发症发生,若发生能够得到及时发现和处理。

(4)患者了解相关疾病知识及预防知识。

(5)患者能满足相关活动需求。

4.护理措施

(1)缓解疼痛。①观察:密切观察患者疼痛的部位及相关生命体征变化。②休息:发作期患者应卧床休息。③镇痛:指导患者采用分散注意力、安排适当卧位、深呼吸、肌肉放松等非药物性方法缓解疼痛,不能缓解时,舒缓疼痛。

(2)促进排石:鼓励非手术治疗的患者大量饮水,每天保持饮水量在 2 000 mL 以上,在病情允许的情况下,下床运动,适当做些跳跃、改变体位的活动以促进结石排出。手术治疗后患者均可出现血尿,嘱患者多饮水,以免出现血块进而堵塞尿路。

(3)管道护理。①若患者有肾造瘘管,遵医嘱夹闭数小时开放,应保持通畅并妥善固定,密切观察引流性质及量。②留置导尿管应保持管路通畅,观察排石情况。③留置针妥善固定,保持补液的顺利进行。

(4)采用体外冲击波碎石(ESWL)的患者,在碎石准备前告知接受治疗前三天忌食产气性食物,治疗前一天服用缓泻剂,手术当天早晨禁饮食。碎石后应注意观察结石排出效果,协助患者采取相应体位(一般采取侧卧位,肾下盏取头低位),饮水量在3 000 mL以上,适当活动促进结石排出。

(5)血尿护理:观察血尿变化情况。遵医嘱应用止血药物。肾实质切开者,应绝对卧床2周,减少出血机会。

(6)感染护理。①加强护理观察:监测患者生命体征,注意观察尿液颜色和性状。②鼓励患者多饮水,也有利于感染的控制。③做好创腔引流管护理:患者留置肾盂造瘘管时应注意观察记录并妥善固定,保持通畅。开放性手术术后除注意相应管路护理外还应注意伤口护理,避免感染。④有感染者:遵医嘱应用抗菌药控制感染。

5.健康教育

根据结石成分、代谢状态及流行病学因素,坚持长期预防,对减少或延迟结石复发十分重要。

(1)饮食:大量饮水以增加尿量,稀释尿液,减少晶体沉积。成人保持每天尿量在2 000 mL以上,尤其是睡前及半夜饮水,效果更好。饮食以清淡易消化饮食为主,可根据结石成分调整饮食种类如含钙结石者宜食用含纤维丰富的食物;含草酸量高,避免大量摄入动物蛋白、精制糖和动物脂肪等;尿酸结石者不宜食用动物内脏、豆制品等。

(2)活动与休息:病情允许的情况下适当活动,注意劳逸结合。

(3)解除局部因素:尽早解除尿路梗阻、感染、异物等因素,可从根本上避免结石形成。

(4)药物成分:根据结石成分,应用药物降低有害成分、碱化或酸化尿液,预防结石复发。鼓励长期卧床者适当进行功能锻炼,防止骨脱钙,减少尿钙含量。

(5)定期复查:术后1个月门诊随访。以后3个月至半年复查排泄性尿路造影。

二、输尿管结石

输尿管结石是泌尿系统结石中的常见疾病,发病年龄多为20~40岁,男性略高于女性。其发病率高,约占上尿路结石的65%。其中90%以上为继发性结石,即结石在肾内形成后降入输尿管。原发于输尿管的结石较少见。通常会合并输尿管梗阻、憩室等其他病变。所以输尿管结石的病因与肾结石基本相同。从形态上看,由于输尿管的塑形作用,结石进入输尿管后常形成圆柱形或枣核形,亦可由于较多结石排入,形成结石串俗称"石街"。

(一)解剖

输尿管位于腹膜后间隙,上接肾脏下连膀胱,是一根细长的管道结构。输尿管全长在男性为27~30 cm,女性为25~28 cm。解剖学上输尿管的三个狭窄部将其分为上、中、下三段:①肾盂输尿管连接部;②输尿管与髂血管交叉处;③输尿管的膀胱壁内段,此三处狭窄部常为结石停留的部位。除此之外,输尿管与男性输精管或女性子宫阔韧带底部交叉处以及输尿管与膀胱外侧缘交界处管径较狭窄,也容易造成结石停留或嵌顿。结石最易停留或嵌顿的部位是输尿管的上段,约占全部输尿管结石的58%,其中又以第3腰椎水平最多见;而下段输尿管结石仅占33%。在结石下端无梗阻的情况下,直径≤0.4 cm的结石约有90%可自行降至膀胱随尿流排出,其他情况则多需要进行医疗干预。

(二)临床表现

1.症状

(1)疼痛:上中段结石引起的输尿管疼痛为一侧腰痛,疼痛性质为绞痛,输尿管结石可引起肾绞痛或输尿管绞痛,典型表现为阵发性腰部疼痛并向下腹部睾丸或阴唇部放射。

(2)血尿:90%的患者可出现镜下血尿也可有肉眼血尿,前者多见。血尿多发生在疼痛之后,有时是唯一的临床表现。输尿管结石急性绞痛发作时,可出现肉眼血尿。血尿的多少与结石对尿路黏膜的损伤程度有关。输尿管完全梗阻时也可无血尿。

(3)恶心、呕吐:输尿管结石引起尿路梗阻时,使输尿管管腔内压力增高管壁局部扩张痉挛或缺血,由于输尿管与肠有共同的神经支配而导致恶心呕吐常等胃肠道症状。

2.体征

结石可表现为肾区和胁腹部压痛和叩击痛,输尿管走行区可有深压痛;若伴有尿外渗时,可有腹膜刺激征。输尿管结石梗阻引起不同程度的肾积水,可触到腹部包块。

(三)辅助检查

1.实验室检查

(1)尿液检查:尿常规检查可见尿中红细胞,伴感染时有脓细胞。感染性尿路结石患者应行尿液细菌培养。肾绞痛有时可发现晶体尿,通过观察结晶的形态可以推测结石成分。

(2)血液检查:当输尿管绞痛可导致交感神经高度兴奋,机体出现血白细胞升高;当其升到13×10^9/L以上则提示存在尿路感染。血电解质、尿素和血肌酐水平是评价总肾功能的重要指标。

(3)24小时尿分析:主要用于评估结石复发危险性较高的患者,是目前常用的一种代谢评估技术。

(4)结石分析:结石成分分析可以确定结石的性质,是诊断结石病的核心技术,也是选择溶石和预防疗法的重要依据。

2.影像学检查

(1)超声:是一种简便无创的检查方法,是目前最常用的输尿管结石的筛查手段。能同时观察膀胱和前列腺,寻找结石形成诱因及并发症。

(2)螺旋CT:螺旋CT对结石的诊断能力最高,能分辨出0.5 mm以上任何成分的结石,准确测定结石大小。

(3)尿路平片(KUB平片):尿路平片可以发现90%非X线透光结石,能够大致地确定结石的位置、形态、大小和数目,并且通过结石影的明暗初步提示结石的化学性质。因此作为结石检查的常规方法。

(4)静脉尿路造影(intravenous urography,IVU):IVU应该在尿路平片的基础上进行,有助于确认结石在尿路上的位置、了解尿路解剖、发现有无尿路异常等。可以显示平片上不能显示的X线阴性结石,同时可以显示尿路的解剖结构,对发现尿路异常有重要作用。

(5)逆行尿路造影:逆行尿路造影很少用于上尿路结石的初始诊断,属于有创性的检查方法,不作为常规检查手段。

(6)放射性核素肾显像:放射性核素检查不能直接显示泌尿系统结石,主要用于确定分侧肾功能。提供肾血流灌注、肾功能及尿路梗阻情况等,因此对手术方案的选择及手术疗效的评价具有一定价值。

（四）诊断要点

尿路结石应该与急腹症进行全面鉴别诊断。输尿管结石的诊断应包括：①结石部位数目、大小、形态、成分等；②并发症的诊断；③病因学的评估。通过对病史症状的和体检后发现，具有泌尿系统结石或排石病史，出现右眼或镜下血尿或运动后输尿管绞痛的患者应进一步检查确诊。

（五）治疗原则

目前治疗输尿管结石的主要方法有保守治疗（药物治疗和溶石治疗）、体外冲击波碎石（ESWL）、输尿管镜（URSL）、经皮肾镜碎石术（PCNL）开放及腔镜手术。

1.保守治疗

（1）药物治疗：临床上多数尿路结石需要通过微创的治疗方法将结石粉碎并排出体外，少数比较小的尿路结石，可以选择药物排石。使用的排石药物为 α_1 受体阻滞剂如坦索罗辛等，排石治疗期间应保证有足够的尿量，每天需饮水 2 000～3 000 mL。双氯芬酸钠可以缓解症状并减轻输尿管水肿，有利于排石治疗。钙通道阻滞剂及一些中医中药对排石也有一定的效果。

（2）溶石治疗：我国在溶石治疗方面处于领先地位。如胱氨酸结石：口服枸橼酸氢钾钠或碳酸氢钠片，以碱化尿液，维持尿液 pH 在 7.0 以上，帮助结石治疗。

（3）微创手术：主要有体外冲击波碎石、经皮肾镜碎石取石术、输尿管肾镜取石术等。①体外冲击波碎石：详见本节肾结石内容。②经皮肾镜碎石取石术：详见本节肾结石内容。③输尿管肾镜取石术：和肾结石基本相同但在治疗输尿管上段结石的过程中发现，碎石后石块容易回流至肾盂，导致术后需要再行经皮取石术，所以现在临床通常会采取输尿管镜拦截网固定下采用钬激光碎石技术治疗输尿管上段结石。

2.开放手术治疗

随着 ESWL 及腔内治疗技术的发展，目前上尿路结石行开放手术治疗的比例已显著减少，逐渐被腹腔镜手术取代。

（六）临床护理

详见本节肾结石患者的临床护理内容。

（王　凤）

第五节　下尿路结石

一、膀胱结石

膀胱结石是较常见的泌尿系统结石，好发于男性，男女比例约为 10∶1，膀胱结石的发病率有明显的地区和年龄差异。总的来说，在经济不发达地区，膀胱结石以婴幼儿为常见，主要由营养不良所致。

（一）病因

膀胱结石分为原发性和继发性两种。原发性膀胱结石多发于男性，与营养不良有关。继发性膀胱结石主要继发于下尿路梗阻、膀胱异物等。

1.营养不良

婴幼儿原发性膀胱结石主要发生于贫困饥荒年代,营养缺乏,尤其是动物蛋白摄入不足是其主要原因。

2.下尿路梗阻

下尿路梗阻时,如良性前列腺增生、膀胱颈部梗阻、尿道狭窄、先天畸形、膀胱膨出、憩室、肿瘤等,均可使小结石和尿盐结晶沉积于膀胱而形成结石。

3.膀胱异物

医源性的膀胱异物主要有长期留置的导尿管、被遗忘取出的输尿管支架管、不被机体吸收的残留缝线、膀胱悬吊物等,非医源性异物如子弹头、发卡、电线、圆珠笔芯等。均可作为结石的核心而使尿盐晶体物质沉积于其周围而形成结石。

4.尿路感染

继发于尿潴留及膀胱异物的感染,尤其是分泌尿素酶的细菌感染,由于能分解尿素产生氯,使尿 pH 升高,使尿磷酸钙、铵和镁盐的沉淀而形成膀胱结石。

5.其他

临床手术后也可能导致膀胱结石发生如肠道膀胱扩大术、膀胱外翻-尿道上裂等。

(二)病理生理

膀胱结石的继发性病理改变主要表现为局部损害、梗阻和感染。膀胱结石如表面光滑且无感染者,在膀胱内存在相当长时间,也不至造成膀胱壁明显的病理改变。由于结石的机械性刺激,膀胱黏膜往往呈慢性炎症改变。光滑且无感染者,继发感染时,可出现滤泡样炎性病变、出血和溃疡,膀胱底部和结石表面均可见脓苔。晚期可发生膀胱周围炎,使膀胱和周围组织粘连,甚至发生穿孔。膀胱结石易堵塞于膀胱出口、膀胱颈及后尿道,导致排尿困难。

(三)临床表现

1.症状

(1)疼痛:疼痛可为下腹部和会阴部钝痛,亦可为明显或剧烈疼痛,常因活动和剧烈运动而诱发或加剧。膀胱结石的典型症状为排尿突然中断,疼痛放射至远端尿道及阴茎头部,伴排尿困难和膀胱刺激症状。由结石刺激膀胱底部黏膜而引起,常伴有尿频和尿急,排尿终末时疼痛加剧。

(2)血尿:膀胱壁由于结石的机械性刺激,可出现血尿,并往往表现为终末血尿。尿流中断后再继续排尿亦常伴血尿。

(3)其他:因排尿费劲,腹压增加,可并发脱肛。若结石位于膀胱憩室内,可仅有尿路感染的表现。少数患者,重时发生急性尿潴留。

2.体征

体检时下腹部有压痛。结石较大和腹壁较薄弱时,在膀胱区可触及结石。较大结石也可经直肠腹壁双合诊被触及。

(四)辅助检查

1.实验室检查

实验室检查可发现尿中有红细胞或脓细胞,伴有肾功能损害时可见血肌酐、尿素氮升高。如并发感染可见白细胞,尿培养可有细菌生长。

2.影像学检查

(1)超声:检查能发现膀胱及后尿道,强光团及声影,还可同时发现膀胱憩室良性前列腺增生等。

（2）X线检查：X线平片亦是诊断膀胱结石的重要手段，结合B超检查可了解结石大小、位置、形态和数目，怀疑有尿路结石可能还需作泌尿系统平片及排泄性尿路系平片及排泄性尿路造影。

（3）CT检查：所有膀胱中结石在CT中都为高密度，且CT可明确鉴别肿瘤钙化和结石。

（4）膀胱镜检查：膀胱镜检查是最确切的诊断方法，可直接观察膀胱结石的大小、数目和形状，同时还可了解有无前列腺增生、膀胱颈纤维化、尿道狭窄等病变。但膀胱镜检查属于有创操作，一般不作常规使用。

（五）诊断原则

膀胱结石的诊断，主要是根据病史、体检、B超、X线检查，必要时做膀胱镜检查。但需要注意引起结石的病因如良性前列腺增生、尿道狭窄等前尿道结石可沿尿道扪及，后尿道结石经直肠指检可触及，较大的膀胱结石可经直肠-腹壁双合诊被扪及。虽然不少病例可根据典型症状，如疼痛的特征，排尿时突然尿流中断和终末血尿，做出初步诊断。但这些症状绝非膀胱结石所独有。

（六）治疗

治疗应根据结石体积大小选择合适的治疗方法。膀胱结石的治疗应遵循两个原则，一是取出结石，二是去除结石形成的病因。一般来说，直径小于0.6 cm，表面光滑的膀胱结石可自行排出体外。绝大多数膀胱结石均需行外科治疗，方法包括体外冲击波碎石术、内腔镜手术和开放性手术。

1.体外冲击波碎石术

小儿膀胱结石多为原发性结石，可首选体外冲击波碎石术；成人原发性膀胱结石≤3 cm者亦可以采用体外冲击波碎石术。

2.内腔镜手术

几乎所有类型的膀胱结石都可以采用经尿道手术治疗。在内镜直视下经尿道碎石是目前治疗膀胱结石的主要方法，可以同时处理下尿路梗阻病变。目前常用的经尿道碎石方式包括机械碎石、液电碎石、气压弹道碎石、超声碎石、激光碎石等。

3.开放性手术

随着腔内技术的发展，目前采用开放手术取石已逐渐减少，开放手术取石不应作为膀胱结石的常规治疗方法，仅适用于需要同时处理膀胱内其他病变或结石体积＞4 cm时使用。膀胱结石采用手术治疗，并应同时治疗病因。膀胱感染严重时，应用抗生素治疗；若有排尿，则应先留置导尿管，以利于引流尿液及控制感染。

（七）临床护理

详见本章上尿路结石中肾结石患者的临床护理内容。

二、尿道结石

尿道结石是泌尿外科常见急症之一，但临床比较少见，且多以男性为主。大多数来自肾和膀胱。有尿管狭窄、尿道憩室及异物存在亦可致尿道结石，多数尿道结石位于前尿道。女性只有在有尿道憩室、尿道异物和尿道阴道瘘等特殊情况下才出现。男性尿道结石中，结石多见于前列腺部尿道，球部尿道，会阴尿道的阴茎阴囊交界处后方和舟状窝。女性尿道结石分原发性和继发性两种,传统认为尿道结石常继发于膀胱结石,多见于儿童与老年人。

(一)临床表现

1.症状

(1)疼痛:疼痛一般是钝性的,但也可能是锐利的,并常放射至阴茎龟头。原发性尿道结石常是逐渐长大,或位于尿道憩室内,早期可无疼痛症状。继发性结石多系上尿路排石排入尿道时,突然嵌入尿道内,常常突然感到局部剧烈疼痛及排尿痛。

(2)排尿紊乱:尿道结石的典型症状为排尿困难,点滴状排尿,尿线变细或分叉,射出无力,有时骤然出现尿流中断,并有强烈尿意,阻塞严重时出现残余尿和尿潴留,出现充盈性尿失禁。有时可出现急迫性尿失禁。也可伴尿痛,重者可发生急性尿潴留及会阴部剧痛。

(3)血尿及尿道分泌物:急症病例常有终末血尿或初始血尿,或排尿终末有少许鲜血滴出,伴有剧烈疼痛。慢性病例或伴有尿道憩室者,尿道口可有分泌物溢出,结石对尿道的刺激及尿道壁炎症溃疡,亦可出现脓尿。

2.体征

前尿道结石可在结石部位扪及硬结,并有压痛,后尿道结石应通过直肠指诊扪及后尿道部位的硬结。

(二)辅助检查

1.金属尿道探杆检查

在结石部位能探知尿道梗阻和结石的粗糙摩擦感。

2.尿道镜检查

能直接观察到结石,肯定尿道结石的诊断,并可发现尿道并发症。

3.X线检查

X线检查是尿道结石的主要诊断依据,因为绝大部分尿道结石是X线阳性结石,平片检查即可显示结石阴影和结石的部位、大小、形状。应行全尿路平片检查以明确有无上尿路结石。

4.尿道造影

目前由于内镜的发展及普及,尿道造影已很少应用。大多数辅助检查尿路有无他病变。

(三)诊断要点

详细询问病史,尿道结石患者过去多有肾绞痛史及尿道排石史,当患者突然感到排尿困难、尿流中断、排尿时尿道刺痛时应考虑尿道结石的可能。与尿道狭窄、尿道息肉、异物等鉴别。尿道狭窄虽有排尿困难,但其排尿时无疼痛及尿中断现象,X线平片无阳性结石影像。但尿道息肉无肾绞痛及排石史,尿道镜及尿道造影可以区别。尿道异物一般有外伤史及异物塞入史,临床上不难诊断。

(四)治疗原则

治疗原则为尽快取出结石,解除痛苦,改善急性情况后再考虑纠正形成结石的原因。

(五)临床护理

详见上尿路结石中肾结石患者的临床护理内容。

（王　凤）

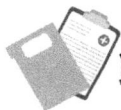

第/十/章

产 科 护 理

第一节 妊 娠 剧 吐

妊娠剧吐是指妊娠期恶心,频繁呕吐,不能进食,导致脱水,酸、碱平衡失调,以及水、电解质紊乱,甚至肝肾功能损害,严重可危及孕妇生命。其发生率为 $0.3\% \sim 1\%$。

一、病因

尚未明确,可能与下列因素有关。

(一)绒毛膜促性腺激素(HCG)水平增高

因早孕反应的出现和消失的时间与孕妇血清 HCG 值上升、下降的时间一致;另外多胎妊娠、葡萄胎患者 HCG 值,显著增高,发生妊娠剧吐的比率也增高;而终止妊娠后,呕吐消失。但症状的轻重与血 HCG 水平并不一定呈正相关。

(二)精神及社会因素

恐惧妊娠、精神紧张、情绪不稳、经济条件差的孕妇易患妊娠剧吐。

(三)幽门螺杆菌感染

近年研究发现妊娠剧吐的患者与同孕周无症状孕妇相比,血清抗幽门螺杆菌的 IgG 浓度升高。

(四)其他因素

维生素缺乏,尤其是维生素 B_6 缺乏可导致妊娠剧吐;变态反应;研究发现几种组胺受体亚型与呕吐有关,临床上抗组胺治疗呕吐有效。

二、病理生理

(1)频繁呕吐导致失水、血容量不足、血液浓缩、细胞外液减少,钾、钠等离子丢失使电解质平衡失调。

(2)不能进食,热量摄入不足,发生负氮平衡,使血浆尿素氮及尿酸升高;由于机体动用脂肪组织供给热量,脂肪氧化不全,导致丙酮、乙酰乙酸及 β-羟丁酸聚集,产生代谢性酸中毒。

(3)由于脱水、缺氧血转氨酶值升高,严重时血胆红素升高。机体血液浓缩及血管通透性增加,另外,钠盐丢失,不仅尿量减少,尿中可出现蛋白及管型。肾脏继发性损害,肾小管有退行性变,部分细胞坏死,肾小管的正常排泄功能减退,终致血浆中非蛋白氮、肌酐、尿酸的浓度迅速增加。肾功能受损和酸中毒使细胞内钾离子较多地移到细胞外,出现高钾血症,严重时心脏停搏。

(4)病程长达数周者,可致严重营养缺乏,由于维生素 C 缺乏,血管脆性增加,可致视网膜出血。

三、临床表现

(一)恶心、呕吐

恶心、呕吐多见于年轻初孕妇,一般停经 6 周左右出现,逐渐加重直至频繁呕吐不能进食。

(二)水电解质紊乱

严重呕吐、不能进食导致失水、电解质紊乱,使氢、钠、钾离子大量丢失,出现低钾血症。营养摄入不足可致负氮平衡,使血浆尿素氮及尿素增高。

(三)酸、碱平衡失调

机体动用脂肪组织供给能量,使脂肪代谢中间产物酮体增多,引起代谢性酸中毒。病情发展,可出现意识模糊。

(四)维生素缺乏

频繁呕吐、不能进食可引起维生素 B_1 缺乏,导致 Wernicke-Korsakoff 综合征。维生素 K 缺乏,可致凝血功能障碍,常伴血浆蛋白及纤维蛋白原减少,增加孕妇出血倾向。

四、辅助检查

(1)尿液检查:患者尿比重增加,尿酮体阳性,肾功能受损时,尿中可出现蛋白和管型。

(2)血液检查:血液浓缩,红细胞计数增多,红细胞比容上升,血红蛋白值增高;血酮体可为阳性,二氧化碳结合力降低;肝、肾功能受损害时胆红素、转氨酶、肌酐和尿素氮升高。

(3)眼底检查:严重者出现眼底出血。

五、诊断及鉴别诊断

根据病史、临床表现及妇科检查,诊断并不困难。可用 B 超检查排除滋养叶细胞疾病,此外尚需与可引起呕吐的疾病,如急性病毒性肝炎、胃肠炎、胰腺炎、胆管疾病、脑膜炎、脑血管意外及脑肿瘤等鉴别。

六、并发症

(一)Wernicke-Korsakoff 综合征

发病率为妊娠剧吐患者的 10%,是由于妊娠剧吐长期不能进食,导致维生素 B_1 缺乏引起的中枢系统疾病,Wernicke 脑病和 Korsakoff 综合征是一个病程中的先后阶段。

维生素 B_1 是糖代谢的重要辅酶,参与糖代谢的氧化脱羧代谢,维生素 B_1 缺乏时,体内丙酮酸及乳酸堆积,发生糖代谢的三羧酸循环障碍,使得主要靠糖代谢供给能量的神经组织、骨骼肌和心肌代谢出现严重障碍。病理变化主要发生在丘脑、下丘脑的脑室旁区域、中脑导水管的周围区灰质、乳头体、第四脑室底部,迷走神经运动背核,可出现不同程度的神经细胞和神经纤维轴索或髓鞘的丧失,伴有星形细胞和小胶质细胞的增生。毛细血管扩张,血管的外膜和内皮细胞明显增生,有散在小出血灶。

Wernicke 脑病表现为眼球震颤、眼肌麻痹等眼部症状,躯干性共济失调及精神障碍,可同时出现,但大多数患者精神症状迟发。Korsakoff 综合征表现为严重的近事记忆障碍,表情呆滞、缺乏主动性,产生虚构与错构。部分伴有周围神经病变。严重时发展为永久性的精神、神经功能障碍,出现神经错乱、昏迷甚至死亡。

(二)Mallory-Weis 综合征

胃-食管连接处的纵向黏膜撕裂出血,引起呕血和黑粪。严重时,可使食管穿孔,表现为胸痛、剧吐、呕血,需急症手术治疗。

七、治疗与护理

治疗原则:休息,适当禁食,计出入量,纠正脱水、酸中毒及电解质紊乱,补充营养,并需要良好的心理支持。

(一)补液治疗

每天应补充葡萄糖液、生理盐水、平衡液,总量 3 000 mL 左右,加维生素 B_6 100 mg。维生素 C 2~3 g,维持每天尿量大于等于 1 000 mL,肌内注射维生素 B_1,每天 100 mg。为了更好地利用输入的葡萄糖,可适当加用胰岛素。根据血钾、血钠情况决定补充剂量。根据二氧化碳结合力值或血气分析结果,予以静脉滴注碳酸氢钠溶液。

一般经上述治疗 2~3 天后,病情大多迅速好转,症状缓解。待呕吐停止后,可试进少量流食,以后逐渐增加进食量,调整静脉输液量。

(二)终止妊娠

经上述治疗后,若病情不见好转,反而出现下列情况,应迅速终止妊娠:①持续黄疸。②持续尿蛋白;③体温升高,持续在 38 ℃以上。④心率大于 120 次/分。⑤多发性神经炎及神经性体征。⑥出现Wernicke-Korsakoff 综合征。

(三)妊娠剧吐并发 Wernicke-Korsakoff 综合征的治疗

如不紧急治疗,该综合征的死亡率高达 50%,即使积极处理,死亡率约 17%。在未补给足量维生素 B_1 前,静脉滴注葡萄糖会进一步加重三羧酸循环障碍,使病情加重,导致患者昏迷甚至死亡。对长期不能进食的患者应给维生素 B_1,400~600 mg 分次肌内注射,以后每天 100 mg 肌内注射至能正常进食为止,然后改口服,并给予多种维生素。同时应对其内分泌及神经状态进行评价,对病情严重者及时终止妊娠。早期大量维生素 B_1 治疗,上述症状可在数天至数周内有不同程度的恢复,但仍有 60%患者不能得到完全恢复,特别是记忆恢复往往需要 1 年左右的时间。

八、预后

绝大多数妊娠剧吐患者预后良好,仅少数病例因病情严重而需终止妊娠。然而对胎儿方面,曾有报道妊娠剧吐发生酮症者,所生后代的智商较低。

(蒋娅丽)

第二节　异 位 妊 娠

受精卵在于子宫体腔以外着床称为异位妊娠,习称宫外孕。异位妊娠依受精卵在子宫体腔外种植部位不同分为输卵管妊娠、卵巢妊娠、腹腔妊娠、阔韧带妊娠和宫颈妊娠(图 10-1)。

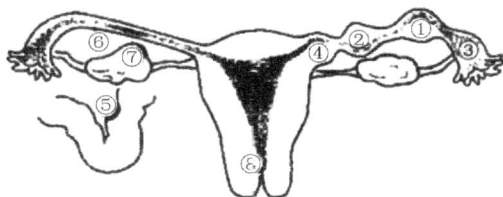

①输卵管壶腹部妊娠;②输卵管峡部妊娠;③输卵管伞部妊娠;④输卵
管间质部妊娠;⑤腹腔妊娠;⑥阔韧带妊娠;⑦卵巢妊娠;⑧宫颈妊娠
图 10-1　异位妊娠的发生部位

异位妊娠是妇产科常见的急腹症,发病率约 1%,是孕产妇的主要死亡原因之一。以输卵管妊娠最常见。输卵管妊娠占异位妊娠 95% 左右,其中壶腹部妊娠最多见,约占 78%,其次为峡部、伞部、间质部妊娠较少见。

一、病因

(一)输卵管炎症

此是异位妊娠的主要病因。可分为输卵管黏膜炎和输卵管周围炎。输卵管黏膜炎轻者可发生黏膜皱褶粘连、管腔变窄。或使纤毛功能受损,从而导致受精卵在输卵管内运行受阻并于该处着床;输卵管周围炎病变主要在输卵管浆膜层或浆肌层,常造成输卵管周围粘连、输卵管扭曲、管腔狭窄、蠕动减弱而影响受精卵运行。

(二)输卵管手术史输卵管绝育史及手术史者

输卵管妊娠的发生率为 10%~20%。尤其是腹腔镜下电凝输卵管及硅胶环套术绝育,可因输卵管瘘或再通而导致输卵管妊娠。曾经接受输卵管粘连分离术、输卵管成形术(输卵管吻合术或输卵管造口术)者,在再次妊娠时输卵管妊娠的可能性亦增加。

(三)输卵管发育不良或功能异常

输卵管过长、肌层发育差、黏膜纤毛缺乏、双输卵管、输卵管憩室或有输卵管副伞等,均可造成输卵管妊娠。输卵管功能(包括蠕动、纤毛活动及上皮细胞分泌)受雌、孕激素调节。若调节失败,可影响受精卵正常运行。

(四)辅助生殖技术

近年,由于辅助生育技术的应用,使输卵管妊娠发生率增加,既往少见的异位妊娠,如卵巢妊娠、宫颈妊娠、腹腔妊娠的发生率增加。1998 年,美国报道因助孕技术应用所致输卵管妊娠的发生率为 2.8%。

（五）避孕失败

宫内节育器避孕失败，发生异位妊娠的机会较大。

（六）其他

子宫肌瘤或卵巢肿瘤压迫输卵管，影响输卵管管腔通畅，使受精卵运行受阻。输卵管子宫内膜异位可增加受精卵着床于输卵管的可能性。

二、病理

（一）输卵管妊娠的特点

输卵管管腔狭小，管壁薄且缺乏黏膜下组织，其肌层远不如子宫肌壁厚与坚韧，妊娠时不能形成完好的蜕膜，不利于胚胎的生长发育，常发生以下结局。

1.输卵管妊娠流产

输卵管妊娠流产多见于妊娠 8～12 周输卵管壶腹部妊娠。受精卵种植在输卵管黏膜皱襞内，由于蜕膜形成不完整，发育中的胚泡常向管腔突出，最终突破包膜而出血，胚泡与管壁分离，若整个胚泡剥离落入管腔，刺激输卵管逆蠕动经伞端排出到腹腔，形成输卵管妊娠完全流产，出血一般不多。若胚泡剥离不完整，妊娠产物部分排出到腹腔，部分尚附着于输卵管壁，形成输卵管妊娠不全流产，滋养细胞继续侵蚀输卵管壁，导致反复出血，形成输卵管血肿或输卵管周围血肿，血液不断流出并积聚在直肠子宫陷窝形成盆腔血肿，量多时甚至流入腹腔。

2.输卵管妊娠破裂

输卵管妊娠破裂多见于妊娠 6 周左右输卵管峡部妊娠。受精卵着床于输卵管黏膜皱襞间，胚泡生长发育时绒毛向管壁方向侵蚀肌层及浆膜，最终穿破浆膜，形成输卵管妊娠破裂。输卵管肌层血管丰富。短期内可发生大量腹腔内出血，使患者出现休克。其出血量远较输卵管妊娠流产多，腹痛剧烈；也可反复出血，在盆腔与腹腔内形成血肿。孕囊可自破裂口排出，种植于任何部位。若胚泡较小则可被吸收；若过大则可在直肠子宫陷凹内形成包块或钙化为石胎。

输卵管间质部妊娠虽少见，但后果严重，其结局几乎均为输卵管妊娠破裂。由于输卵管间质部管腔周围肌层较厚、血运丰富，因此破裂常发生于孕 12～16 周。其破裂犹如子宫破裂，症状较严重，往往在短时间内出现低血容量休克症状。

3.陈旧性宫外孕

输卵管妊娠流产或破裂，若长期反复内出血形成的盆腔血肿不消散，血肿机化变硬并与周围组织粘连，临床上称为陈旧性宫外孕。

4.继发性腹腔妊娠

无论输卵管妊娠流产或破裂，胚胎从输卵管排入腹腔内或阔韧带内，多数死亡，偶尔也有存活者。若存活胚胎的绒毛组织附着于原位或排至腹腔后重新种植而获得营养，可继续生长发育，形成继发性腹腔妊娠。

（二）子宫的变化

输卵管妊娠和正常妊娠一样，合体滋养细胞产生 HCG 维持黄体生长，使类固醇激素分泌增加，致使月经停止来潮、子宫增大变软、子宫内膜出现蜕膜反应。若胚胎受损或死亡，滋养细胞活力消失，蜕膜自宫壁剥离而发生阴道流血。有时蜕膜可完整剥离，随阴道流血排出三角形蜕膜管型；有时呈碎片排出。排出的组织见不到绒毛，组织学检查无滋养细胞，此时血 β-HCG 下降。子宫内膜形态学改变呈多样性，若胚胎死亡已久，内膜可呈增生期改变，有时可见 Arias-Stella

（A-S）反应,镜检见内膜腺体上皮细胞增生、增穴,细胞边界不清,腺细胞排列成团突入腺腔,细胞极性消失,细胞核肥大、深染,细胞质有空泡。这种子宫内膜过度增生和分泌反应,可能为类固醇激素过度刺激所引起;若胚胎死亡后部分深入肌层的绒毛仍存活,黄体退化迟缓,内膜仍可呈分泌反应。

三、临床表现

输卵管妊娠的临床表现与受精卵着床部位、有无流产或破裂,以及出血量多少与时间长短等有关。

（一）症状

典型症状为停经后腹痛与阴道流血。

1.停经

除输卵管间质部妊娠停经时间较长外,多有 6～8 周停经史。有 20％～30％患者无停经史,将异位妊娠时出现的不规则阴道流血误认为月经。或由于月经过期仅数天而不认为是停经。

2.腹痛

腹痛是输卵管妊娠患者的主要症状。在输卵管妊娠发生流产或破裂之前,由于胚胎在输卵管内逐渐增大,常表现为一侧下腹部隐痛或酸胀感。当发生输卵管妊娠流产或破裂时,突感一侧下腹部撕裂样疼痛,常伴有恶心、呕吐。若血液局限于病变区,主要表现为下腹部疼痛,当血液积聚于直肠子宫陷凹时,可出现肛门坠胀感。随着血液由下腹部流向全腹,疼痛可由下腹部向全腹部扩散,血液刺激膈肌,可引起肩胛部放射性疼痛及胸部疼痛。

3.阴道流血

阴道流血多发生于胚胎死亡后。常有不规则阴道流血,色暗红或深褐,量少呈点滴状,一般不超过月经量,少数患者阴道流血量较多,类似月经。阴道流血可伴有蜕膜管型或蜕膜碎片排出,系子宫蜕膜剥离所致。阴道流血一般常在病灶去除后方能停止。

4.晕厥与休克

由于腹腔内出血及剧烈腹痛,轻者出现晕厥,严重者出现失血性休克。出血量越多越快,症状出现越迅速越严重,但与阴道流血量不成正比。

5.腹部包块

输卵管妊娠流产或破裂时所形成的血肿时间较久者,由于血液凝同并与周围组织或器官（如子宫、输卵管、卵巢、肠管或大网膜等）发生粘连形成包块,包块较大或位置较高者,腹部可扪及。

（二）体征

根据患者内出血的情况,患者可呈贫血貌。腹部检查:下腹压痛、反跳痛明显,出血多时,叩诊有移动性浊音。

四、处理原则

处理原则以手术治疗为主,其次是药物治疗。

（一）药物治疗

1.化学药物治疗

主要适用于早期输卵管妊娠、要求保存生育能力的年轻患者。符合下列条件可采用此法:
①无药物治疗的禁忌证;②输卵管妊娠未发生破裂或流产;③输卵管妊娠包块直径≤4 cm;④血

β-HCG<2 000 U/L；⑤无明显内出血，常用甲氨蝶呤（MTX），治疗机制是抑制滋养细胞增生，破坏绒毛，使胚胎组织坏死、脱落、吸收。但在治疗中若病情无改善，甚至发生急性腹痛或输卵管破裂症状，则应立即进行手术治疗。

2.中医药治疗

中医学认为本病属血瘀少腹，不通则痛的实证。以活血化瘀、消癥为治则，但应严格掌握指征。

（二）手术治疗

手术治疗分为保守手术和根治手术。保守手术为保留患侧输卵管，根治手术为切除患侧输卵管。手术治疗适用于：①生命体征不稳定或有腹腔内出血征象者；②诊断不明确者；③异位妊娠有进展者（如血β-HCG处于高水平，附件区大包块等）；④随诊不可靠者；⑤药物治疗禁忌证者或无效者。

1.保守手术

此适用于有生育要求的年轻妇女，特别是对侧输卵管已切除或有明显病变者。

2.根治手术

此适用于无生育要求的输卵管妊娠内出血并发休克的急症患者。

3.腹腔镜手术

这是近年治疗异位妊娠的主要方法。

五、护理

（一）护理评估

1.病史

应仔细询问月经史，以准确推断停经时间。注意不要将不规则阴道流血误认为末次月经，或由于月经仅过期几天，不认为是停经。此外，对不孕、放置宫内节育器、绝育术、输卵管复通术、盆腔炎等与发病相关的高危因素应予高度重视。

2.身心状况

输卵管妊娠发生流产或破裂前，症状及体征不明显。当患者腹腔内出血较多时呈贫血貌，严重者可出现面色苍白，四肢湿冷，脉快、弱、细，血压下降等休克症状。体温一般正常，出现休克时体温略低，腹腔内血液吸收时体温略升高，但不超过38 ℃。下腹有明显压痛、反跳痛，尤以患侧为重，肌紧张不明显，叩诊有移动性浊音。血凝后下腹可触及包块。

由于输卵管妊娠流产或破裂后，腹腔内急性大量出血及剧烈腹痛，以及妊娠终止的现实都将是孕妇出现较为激烈的情绪反应。可表现为哭泣、自责、无助、抑郁和恐惧等行为。

3.诊断检查

（1）腹部检查：输卵管妊娠流产或破裂者，下腹部有明显压痛或反跳痛，尤以患侧为甚，轻度腹肌紧张；出血多时，叩诊有移动性浊音；如出血时间较长，形成血凝块，在下腹可触及软性肿块。

（2）盆腔检查：输卵管妊娠未发生流产或破裂者，除子宫略大较软外，仔细检查可能触及胀大的输卵管并有轻度压痛。输卵管妊娠流产或破裂者，阴道后穹隆饱满，有触痛。将宫颈轻轻上抬或左右摇动时引起剧烈疼痛，称为宫颈抬举痛或摇摆痛，是输卵管妊娠的主要体征之一。子宫稍大而软，腹腔内出血多时子宫检查呈漂浮感。

（3）阴道后穹隆穿刺：是一种简单、可靠的诊断方法，适用于疑有腹腔内出血的患者。由于腹腔内血液易积聚于子宫直肠陷凹,抽出暗红色不凝血为阳性,说明存在血腹症。无内出血、内出血量少、血肿位置较高或子宫直肠陷凹有粘连者,可能抽不出血液,因而穿刺阴性不能排除输卵管妊娠存在。如有移动性浊音,可做腹腔穿刺。

(4)妊娠试验:放射免疫法测血中 HCG,尤其是 β-HCG 阳性有助诊断。虽然此方法灵敏度高,异位妊娠的阳性率一般可达 $80\%\sim90\%$,但 β-HCG 阴性者仍不能完全排除异位妊娠。

(5)血清黄体酮测定:对判断正常妊娠胚胎的发育情况有帮助,血清黄体酮值<5 ng/mL 应考虑宫内妊娠流产或异位妊娠。

(6)超声检查:B 超显像有助于诊断异位妊娠。阴道 B 超检查较腹部 B 超检查准确性高。诊断早期异位妊娠。单凭 B 超现象有时可能会误诊。若能结合临床表现及 β-HCG 测定等,对诊断的帮助很大。

(7)腹腔镜检查:适用于输卵管妊娠尚未流产或破裂的早期患者和诊断有困难的患者,腹腔内有大量出血或伴有休克者,禁做腹腔镜检查。在早期异位妊娠患者,腹腔镜可见一侧输卵管肿大,表面紫蓝色,腹腔内无出血或有少量出血。

(8)子宫内膜病理检查:诊刮仅适用于阴道流血量较多的患者,目的在于排除宫内妊娠流产。将宫腔排出物或刮出物做病理检查,切片中见到绒毛,可诊断为宫内妊娠,仅见蜕膜未见绒毛者有助于诊断异位妊娠。现已经很少依靠诊断性刮宫协助诊断。

(二)护理诊断

1.潜在并发症

出血性休克。

2.恐惧

恐惧与担心手术失败有关。

(三)预期目标

(1)患者休克症状得以及时发现并缓解。

(2)患者能以正常心态接受此次妊娠失败的事实。

(四)护理措施

1.接受手术治疗患者的护理

(1)护士在严密监测患者生命体征的同时,配合医师积极纠正患者休克症状,做好术前准备。手术治疗是输卵管异位妊娠的主要处理原则。对于严重内出血并发休克的患者,护士应立即开放静脉,交叉配血,做好输血输液的准备。以便配合医师积极纠正休克,补充血容量,并按急症手术要求迅速做好手术准备。

(2)加强心理护理:护士于术前简洁明了地向患者及家属讲明手术的必要性,并以亲切的态度和切实的行动赢得患者及家属的信任,保持周围环境的安静、有序,减少和消除患者的紧张、恐惧心理,协助患者接受手术治疗方案。术后,护士应帮助患者以正常的心态接受此次妊娠失败的现实,向她们讲述异位妊娠的有关知识,一方面可以减少因害怕再次发生移位妊娠而抵触妊娠的不良情绪,另一方面也可以增加和提高患者的自我保健意识。

2.接受非手术治疗患者的护理

对于接受非手术治疗方案的患者,护士应从以下几方面加强护理。

(1)护士需密切观察患者的一般情况、生命体征,并重视患者的主诉,尤应注意阴道流血量与腹腔内出血量不成比例,当阴道流血量不多时,不要误认为腹腔内出血量亦很少。

（2）护士应告诉患者病情发展的一些指征，如出血增多、腹痛加剧、肛门坠胀感明显等，以便当患者病情发展时，医患均能及时发现，给予相应处理。

（3）患者应卧床休息，避免腹部压力增大，从而减少异位妊娠破裂的机会。在患者卧床期间，护士需提供相应的生活护理。

（4）护士应协助正确留取血标本，以检测治疗效果。

（5）护士应指导患者摄取足够的营养物质，尤其是富含铁蛋白的食物，如动物肝脏、肉类、豆类、绿叶蔬菜及黑木耳等，以促进血红蛋白的增加，增强患者的抵抗力。

3.出院指导

输卵管妊娠的预后在于防治输卵管的损伤和感染，因此护士应做好妇女的健康保健工作，防止发生盆腔感染。教育患者保持良好的卫生习惯，勤洗浴、勤换衣，性伴侣稳定。发生盆腔炎后须立即彻底治疗，以免延误病情。另外，由于输卵管妊娠者中约有10%的再发生率和50%～60%的不孕率。因此，护士需告诫患者，下次妊娠时要及时就医，并且不宜轻易终止妊娠。

（五）护理评价

（1）患者的休克症状得以及时发现并纠正。

（2）患者消除了恐惧心理，愿意接受手术治疗。

（蒋娅丽）

第三节　过期妊娠

平时月经周期规则，妊娠达到或超过42周（＞294天）尚未分娩者，称为过期妊娠。其发生率占妊娠总数的3%～15%。过期妊娠使胎儿窘迫、胎粪吸入综合征、过熟综合征、新生儿窒息、围生儿死亡、巨大儿，以及难产等不良结局发生率增高，并随妊娠期延长而增加。

一、病因

过期妊娠可能与下列因素有关。

（一）雌、孕激素比例失调

内源性前列腺素和雌二醇分泌不足而黄体酮水平增高，导致孕激素优势；抑制前列腺素和缩宫素的作用，延迟分娩发动，导致过期妊娠。

（二）头盆不称

部分过期妊娠胎儿较大，导致头盆不称和胎位异常，使胎先露部不能紧贴子宫下段及宫颈内口，反射性子宫收缩减少，容易发生过期妊娠。

（三）胎儿畸形

如无脑儿，由于无下丘脑，垂体肾上腺轴发育不良或缺如，促肾上腺皮质激素产生不足，胎儿肾上腺皮质萎缩，使雌激素的前身物质16α-羟基硫酸脱氢表雄酮不足，从而雌激素分泌减少；小而不规则的胎儿不能紧贴子宫下段及宫颈内口诱发宫缩，导致过期妊娠。

（四）遗传因素

某家族、某个体常反复发生过期妊娠，提示过期妊娠可能与遗传因素有关。胎盘硫酸酯酶缺乏症是一种罕见的伴性隐性遗传病,可导致过期妊娠。其发生机制是因胎盘缺乏硫酸酯酶,胎儿肾上腺与肝脏产生的 16α-羟基硫酸脱氢表雄酮不能脱去硫酸根转变为雌二醇及雌三醇,从而使血雌二醇及雌三醇明显减少,降低子宫对缩宫素的敏感性,使分娩难以启动。

二、临床表现

(一)胎盘

过期妊娠的胎盘病理有两种类型:一种是胎盘功能正常,除重量略有增加外。胎盘外观和镜检均与妊娠足月胎盘相似;另一种是胎盘功能减退,肉眼观察胎盘母体面呈片状或多灶性梗死及钙化,胎儿面及胎膜常被胎粪污染,呈黄绿色。

(二)羊水

正常妊娠 38 周后,羊水量随妊娠推延逐渐减少,妊娠 42 周后羊水减少迅速,从 30% 减至 300 mL 以下;羊水粪染率明显增高,是足月妊娠的 2~3 倍,若同时伴有羊水过少,羊水粪染率达 71%。

(三)胎儿

过期妊娠胎儿生长模式与胎盘功能有关,可分以下 3 种。

1.正常生长及巨大儿

胎盘功能正常者,能维持胎儿继续生长,约 25% 成为巨大儿,其中 1.4% 胎儿出生体重>4 500 g。

2.胎儿成熟障碍

10%~20% 过期妊娠并发胎儿成熟障碍。胎盘功能减退与胎盘血流灌注不足、胎儿缺氧及营养缺乏等有关。由于胎盘合成、代谢、运输及交换等功能障碍,胎儿不易再继续生长发育。临床分为3期:第Ⅰ期为过度成熟期,表现为胎脂消失、皮下脂肪减少、皮肤干燥松弛多皱褶,头发浓密,指(趾)甲长,身体瘦长,容貌似"小老人"。第Ⅱ期为胎儿缺氧期,肛门括约肌松弛,有胎粪排出,羊水及胎儿皮肤黄染,羊膜和脐带绿染,同胎儿患病率及围生儿死亡率最高。第Ⅲ期为胎儿全身因粪染历时较长广泛黄染,指(趾)甲和反肤呈黄色,脐带和胎膜呈黄绿色,此期胎儿已经历和渡过第Ⅱ期危险阶段,其预后反较第Ⅱ期好。

3.胎儿生长受限

小样儿可与过期妊娠共存,后者更增加胎儿的危险性,约 1/3 过期妊娠死产儿为生长受限小样儿。

三、处理原则

应根据胎盘功能、胎儿大小、宫颈成熟度综合分析,以确诊过期妊娠,并选择恰当的分娩方式终止妊娠,在产程中密切观察羊水情况、胎心监护,出现胎儿窘迫征象,行剖宫产尽快结束分娩。

四、护理

(一)护理评估

1.病史

准确核实孕周,确定胎盘功能是否正常是关键。诊断过期妊娠之前必须准确核实孕周。

2.身心诊断

平时月经周期规则,妊娠达到或超过42周(>294天)未分娩者,可诊断为过期妊娠。由于孕妇结果的不可预知、恐惧、焦虑、猜测是过期妊娠孕妇常见的情绪反应。

3.诊断检查

实验室检查:①根据B超检查确定孕周,妊娠20周内,B超检查对确定孕周有重要意义。妊娠5~12周内以胎儿顶臀径推算孕周较准确,妊娠12~20周以内以胎儿双顶径、股骨长度推算预产期较好。②根据妊娠初期血、尿HCG增高的时间推算孕周。

(二)可能的护理诊断

1.有新生儿受伤的危险

新生儿受伤与过期胎儿生长受限有关。

2.焦虑

焦虑与担心分娩方式、过期胎儿预后有关。

(三)预期目标

(1)新生儿不存在因护理不当而产生的并发症。

(2)患者能平静地面对事实,接受治疗和护理。

(四)护理措施

1.预防过期妊娠

(1)加强孕期宣教,使孕妇及家属认识过期妊娠的危害性。

(2)定期进行产前检查,适时结束妊娠。

2.加强监测,判断胎儿在宫内情况

(1)教会孕妇进行胎动计数:妊娠超过40周的孕妇,通过计数胎动进行自我监测尤为重要。胎动计数>30次/12小时为正常,<10次/12小时或逐日下降,超过50%,应视为胎盘功能减退,提示胎儿宫内缺氧。

(2)胎儿电子监护仪检测:无应激试验(NST)每周2次,胎动减少时应增加检测次数;住院后需每天1次监测胎心变化。NST无反应型需进一步做缩宫素激惹试验(OCT),若多次反复相互现胎心晚期减速,提示胎盘功能减退、胎儿明显缺氧。因NST存在较高假阳性率,需结合B超检查,估计胎儿安危。

3.终止妊娠应根据胎盘功能、胎儿大小、宫颈成熟度综合分析,选择恰当的分娩方式

(1)终止妊娠的指征:已确诊过期妊娠,严格掌握终止妊娠的指征如下。①宫颈条件成熟;②胎儿体重>4 000 g或胎儿生长受限;③12小时内胎动<10次或NST为无反应型,OCT可疑;④尿E/C比值持续低值;⑤羊水过少(羊水暗区<3 cm)和/或羊水粪染;⑥并发重度子痫前期或子痫。终止妊娠的方法应酌情而定。

(2)引产:宫颈条件成熟、Bishop评分>7分者,应予引产;胎头已衔接者,通常采用人工破膜,破膜时羊水多而清者,可静脉滴注缩宫素。在严密监视下经阴道分娩。对羊水Ⅱ度污染者,若阴道分娩,要求在胎肩娩出前用负压吸管或吸痰管吸净胎儿鼻咽部黏液。

(3)剖宫产:出现胎盘功能减退或胎儿窘迫征象,不论宫颈条件成熟与否,均应行剖宫产尽快结束分娩。过期妊娠时,胎儿虽有足够储备力,但临产后宫缩应激力的显著增加超过其储备力,出现隐性胎儿窘迫,对此应有足够认识。最好应用胎儿监护仪,及时发现问题,采取应急措施,适时选择剖宫产挽救胎儿。进入产程后。应鼓励产妇左侧卧位、吸氧。产程中最好连续监测胎心,注意羊水性状,必要时取胎儿头皮血测 pH,及早发现胎儿窘迫,并及时处理。过期妊娠时,常伴有胎儿窘迫、羊水粪染,分娩时应做相应准备。胎儿娩出后立即在直接喉镜指引下行气管插管吸出气管内容物,以减少胎粪吸入综合征的发生。过期儿患病率和死亡率均增高,应及时发现和处理新生儿窒息、脱水、低血容量及代谢性酸中毒等并发症。

（五）护理评价

（1）患者能积极配合医护措施。

（2）新生儿未发生窒息。

（蒋娅丽）

第四节　前置胎盘

妊娠 28 周后,胎盘附着于子宫下段,甚至胎盘下缘达到或覆盖宫颈内口,其位置低于胎先露部,称为前置胎盘。前置胎盘是妊娠晚期严重并发症,也是妊娠晚期阴道流血最常见的原因。其发病率国外报道 0.5%,国内报道 0.24%～1.57%。

一、病因

目前尚不清楚,高龄初产妇（年龄＞35 岁）、经产妇及多产妇、吸烟或吸毒妇女为高危人群。其病因可能与下述因素有关。

（一）子宫内膜病变或损伤

多次刮宫、分娩、子宫手术史等是前置胎盘的高危因素。上述情况可损伤子宫内膜,引起子宫内膜炎或萎缩性病变,再次受孕时子宫蜕膜血管形成不良、胎盘血供不足,刺激胎盘面积增大延伸到子宫下段。前次剖宫产手术瘢痕可妨碍胎盘在妊娠晚期向上迁移。增加前置胎盘的可能性。据统计发生前置胎盘的孕妇,85%～95%为经产妇。

（二）胎盘异常

双胎妊娠时胎盘面积过大,前置胎盘发生率较单胎妊娠高一倍;胎盘位置正常而副胎盘位于子宫下段接近宫颈内口;膜状胎盘大而薄,扩展到子宫下段,均可发生前置胎盘。

（三）受精卵滋养层发育迟缓

受精卵到达子宫腔后,滋养层尚未发育到可以着床的阶段,继续向下游走到达子宫下段,并在该处着床而发育成前置胎盘。

二、分类

根据胎盘下缘与宫颈内口的关系,将前置胎盘分为 3 类（图 10-2）。

（1）完全性前置胎盘:又称中央性前置胎盘,胎盘组织完全覆盖宫颈内口。

（2）部分性前置胎盘:宫颈内口部分为胎盘组织所覆盖。

（3）边缘性前置胎盘:胎盘附着于子宫下段,胎盘边缘到达宫颈内口,未覆盖宫颈内口。

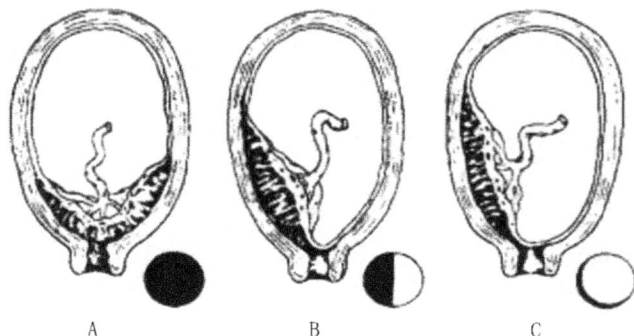

图 10-2 前置胎盘的类型
A.完全性前置胎盘;B.部分性前置胎盘;C.边缘性前置胎盘

胎盘位于子宫下段,与胎盘边缘极为接近,但未达到宫颈内口,称为低置胎盘。胎盘下缘与宫颈内口的关系可因宫颈管消失、宫口扩张而改变。前置胎盘类型可因诊断时期不同而改变,如临产前为完全性前置胎盘,临产后因口扩张而成为部分性前置胎盘。目前临床上均依据处理前最后一次检查结果来决定其分类。

三、临床表现

(一)症状

前置胎盘的典型症状是妊娠晚期或临产时,发生无诱因、无痛性反复阴道流血。妊娠晚期子宫下段逐渐伸展,牵拉宫颈内口,宫颈管缩短;临产后规律宫缩使宫颈管消失成为软产道的一部分。宫颈外口扩张,附着于子宫下段及宫颈内口的胎盘前置部分不能相应伸展而与其附着处分离,血窦破裂出血。前置胎盘出血前无明显诱因,初次出血量一般不多,剥离处血液凝固后,出血自然停止;也有初次即发生致命性大出血而导致休克的。由于子宫下段不断伸展,前置胎盘出血常反复发生,出血量也越来越多。阴道流血发生的迟早、反复发生次数、出血量多少与前置胎盘类型有关。完全性前置胎盘初次出血时间早,多在妊娠28周左右,称为"警戒性出血"。边缘性前置胎盘出血多发生于妊娠晚期或临产后,出血量较少。部分性前置胎盘的初次出血时间、出血量及反复出血次数,介于两者之间。

(二)体征

患者一般情况与出血量有关,大量出血呈现面色苍白、脉搏增快微弱、血压下降等休克表现。腹部检查:子宫软,无压痛,大小与妊娠周数相符。由于子宫下段有胎盘占据,影响胎先露部入盆,故胎先露高浮,易并发胎位异常。反复出血或一次出血量过多,使胎儿宫内缺氧,严重者胎死宫内。当前置胎盘附着于子宫前壁时,可在耻骨联合上方听到胎盘杂音。临产时检查见宫缩为阵发性,间歇期子宫完全松弛。

四、处理原则

处理原则是抑制宫缩、止血、纠正贫血和预防感染。根据阴道流血量、有无休克、妊娠周数、胎位、胎儿是否存活、是否临产及前置胎盘类型等综合作出决定。

(一)期待疗法

应在保证孕妇安全的前提下尽可能延长孕周,以提高围生儿存活率。适用于妊娠<34周、

胎儿体重<2 000 g、胎儿存活、阴道流血量不多、一般情况良好的孕妇。

尽管国外有资料证明，前置胎盘孕妇的妊娠结局住院与门诊治疗并无明显差异，但我国仍应强调住院治疗。住院期间密切观察病情变化，为孕妇提供全面优质护理是期待疗法的关键措施。

(二)终止妊娠

1.终止妊娠指征

孕妇反复发生多量出血甚至休克者，无论胎儿成熟与否，为了母亲安全应终止妊娠；期待疗法中发生大出血或出血量虽少，但胎龄达孕 36 周以上，胎儿成熟度检查提示胎儿肺成熟者；胎龄未达孕 36 周，出现胎儿窘迫征象，或胎儿电子监护发现胎心异常者；出血量多，危及胎儿；胎儿已死亡或出现难以存活的畸形，如无脑儿。

2.剖宫产

剖宫产可在短时间内娩出胎儿，迅速结束分娩，对母儿相对安全，是处理前置胎盘的主要手段。剖宫产指征：完全性前置胎盘，持续大量阴道流血；部分性和边缘性前置胎盘出血量较多，先露高浮，短时间内不能结束分娩；胎心异常。术前应积极纠正贫血、预防感染等，备血，做好处理产后出血和抢救新生的准备。

3.阴道分娩

边缘性前置胎盘、枕先露、阴道流血不多、无头盆不称和胎位异常，估计在短时间内能结束分娩者，可予试产。

五、护理

(一)护理评估

1.病史

除个人健康史外，在孕产史中尤其注意识别有无剖宫产术、人工流产术及子宫内膜炎等前置胎盘的易发因素。此外妊娠中特别是孕 28 周后，是否出现无痛性、无诱因、反复阴道流血症状，并详细记录具体经过及医疗处理情况。

2.身心状况

患者的一般情况与出血量的多少密切相关。大量出血时可见面色苍白、脉搏细速、血压下降等休克症状。孕妇及其家属可因突然阴道流血而感到恐惧或焦虑，既担心孕妇的健康，更担心胎儿的安危，可能显得恐慌、紧张、手足无措。

3.诊断检查

(1)产科检查：子宫大小与停经月份一致，胎儿方位清楚，先露高浮，胎心可以正常，也可因孕妇失血过多致胎心异常或消失。前置胎盘位于子宫下段前壁时，可于耻骨联合上方听见胎盘血管杂音。临产后检查，宫缩为阵发性，间歇期子宫肌肉可以完全放松。

(2)超声波检查：B超断层相可清楚看到子宫壁、胎头、宫颈和胎盘的位置，胎盘定位准确率达95％以上，可反复检查，是目前最安全、有效的首选检查方法。

(3)阴道检查：目前一般不主张应用。只有在近临产期出血不多时，终止妊娠前为除外其他出血原因或明确诊断决定分娩方式前考虑采用。要求阴道检查操作必须在输血、输液和做好手术准备的情况下方可进行。怀疑前置胎盘的个案，切忌肛查。

(4)术后检查胎盘及胎膜：胎盘的前置部分可见陈旧血块附着呈黑紫色或暗红色，如这些改变位于胎盘的边缘，而且胎膜破口处距胎盘边缘<7 cm，则为部分性前置胎盘。如行剖宫产术，

术中可直接了解胎盘附着的部分并确立诊断。

（二）护理诊断

1.潜在并发症

出血性休克。

2.有感染的危险

前置胎盘剥离面靠近子宫颈口,细菌易经阴道上行感染。

（三）预期目标

(1)接受期待疗法的孕妇血红蛋白不再继续下降,胎龄可达或更接近足月。

(2)产妇产后未发生产后出血或产后感染。

（四）护理措施

根据病情须立即接受终止妊娠的孕妇,立即安排孕妇去枕侧卧位,开放静脉,配血,做好输血准备。在抢救休克的同时,按腹部手术患者的护理进行术前准备,并做好母儿生命体征监护及抢救准备工作。接受期待疗法的孕妇的护理措施如下。

1.保证休息

减少刺激孕妇需住院观察,绝对卧床休息,尤以左侧卧位为佳,并定时间断吸氧,每天 3 次,每次 1 小时,以提高胎儿血氧供应。此外,还需避免各种刺激,以减少出血可能。医护人员进行腹部检查时动作要轻柔,禁做阴道检查和肛查。

2.纠正贫血

除采取口服硫酸亚铁、输血等措施外,还应加强饮食营养指导,建议孕妇多食高蛋白及含铁丰富的食物,如动物肝脏、绿叶蔬菜和豆类等,一方面有助于纠正贫血,另一方面还可以增强机体抵抗力,同时也促进胎儿发育。

3.监测生命体征

及时发现病情变化严密观察并记录孕妇生命体征,阴道流血的量、色,流血事件及一般状况,检测胎儿宫内状态。按医嘱及时完成实验室检查项目,并交叉配血备用。发现异常及时报告医师并配合处理。

4.预防产后出血和感染

(1)产妇回病房休息时严密观察产妇的生命体征及阴道流血情况,发现异常及时报告医师处理,以防止或减少产后出血。

(2)及时更换会阴垫,以保持会阴部清洁、干燥。

(3)胎儿分娩后,及早使用宫缩剂,以预防产后大出血;对新生儿严格按照高危儿处理。

5.健康教育

护士应加强对孕妇的管理和宣教。指导围孕期妇女避免吸烟、酗酒等不良行为,避免多次刮宫、引产或宫内感染,防止多产,减少子宫内膜损伤或子宫内膜炎。对妊娠期出血,无论量多少均应就医,做到及时诊断、正确处理。

（五）护理评价

(1)接受期待疗法的孕妇胎龄接近(或达到)足月时终止妊娠。

(2)产妇产后未出现产后出血和感染。

（蒋娅丽）

第五节 胎盘早剥

妊娠 20 周以后或分娩期正常位置的胎盘在胎儿娩出前部分或全部从子宫壁剥离,称为胎盘早剥。胎盘早剥是妊娠晚期严重并发症,具有起病急、发展快特点,若处理不及时可危及母儿生命。胎盘早剥的发病率:国外 1‰～2‰,国内 0.46‰～2.1‰。

一、病因

胎盘早剥确切的原因及发病机制尚不清楚,可能与下述因素有关。

(一)孕妇血管病变

孕妇患严重妊娠期高血压疾病、慢性高血压、慢性肾脏疾病或全身血管病变时,胎盘早剥的发生率增高。妊娠合并上述疾病时,底蜕膜螺旋小动脉痉挛或硬化,引起远端毛细血管变性坏死甚至破裂出血,血液流至底蜕膜层与胎盘之间形成胎盘后血肿,致使胎盘与子宫壁分离。

(二)机械性因素

外伤尤其是腹部直接受到撞击或挤压;脐带过短(<30 cm)或脐带围绕颈、绕体相对过短时,分娩过程中胎儿下降牵拉脐带造成胎盘剥离;羊膜穿刺时刺破前壁胎盘附着处,血管破裂出血引起胎盘剥离。

(三)宫腔内压力骤减

双胎妊娠分娩时,第一胎儿娩出过速;羊水过多时,人工破膜后羊水流出过快,均可使宫腔内压力骤减,子宫骤然收缩,胎盘与子宫壁发生错位剥离。

(四)子宫静脉压突然升高

妊娠晚期或临产后,孕妇长时间仰卧位,巨大妊娠子宫压迫下腔静脉,回心血量减少,血压下降。此时子宫静脉淤血、静脉压增高、蜕膜静脉床淤血或破裂,形成胎盘后血肿,导致部分或全部胎盘剥离。

(五)其他一些高危因素

如高龄孕妇、吸烟、可卡因滥用、孕妇代谢异常、孕妇有血栓形成倾向、子宫肌瘤(尤其是胎盘附着部位肌瘤)等与胎盘早剥发生有关。有胎盘早剥史的孕妇再次发生胎盘早剥的危险性比无胎盘早剥史者高 10 倍。

二、分类及病理变化

胎盘早剥主要病理改变是底蜕膜出血并形成血肿,使胎盘从附着处分离。按病理类型,胎盘早剥可分为显性、隐性及混合性 3 种(图 10-3)。若底蜕膜出血量少,出血很快停止,多无明显的临床表现,仅在产后检查胎盘时发现胎盘母体面有凝血块及压迹。若底蜕膜继续出血,形成胎盘后血肿,胎盘剥离面随之扩大,血液冲开胎盘边缘并沿胎膜与子宫壁之间经过颈管向外流出,称为显性剥离或外出血。若胎盘边缘仍附着于子宫壁或由于胎先露部固定于骨盆入口,使血液积聚于胎盘与子宫壁之间,称为隐性剥离或内出血。由于子宫内有妊娠产物存在,子宫肌不能有效收缩,以压迫破裂的血窦而止血,血液不能外流,胎盘后血肿越积越大,子宫底随之升高。当出血达到一定程度时,血液终会冲开胎盘边缘及胎膜外流,称为混合型出血。偶有出血穿破胎膜溢入羊水中成为血性羊水。

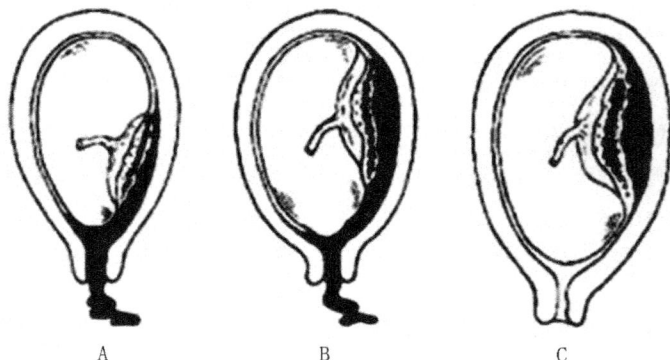

图 10-3 胎盘早剥类型
A.显性剥离;B.隐性剥离;C.混合性剥离

胎盘早剥发生内出血时,血液积聚于胎盘与子宫壁之间,随着胎盘后血肿压力的增加,血液浸入子宫肌层,引起肌纤维分离、断裂甚至变性,当血液渗透至子宫浆膜层时,子宫表面现紫蓝色瘀斑,称为子宫胎盘卒中,又称为库弗莱尔子宫。有时血液还可渗入输卵管系膜、卵巢生发上皮下、阔韧带内。子宫肌层由于血液浸润、收缩力减弱,造成产后出血。

严重的胎盘早剥可以引发一系列病理生理改变。从剥离处的胎盘绒毛和蜕膜中释放大量组织凝血活酶,进入母体血循环,激活凝血系统,导致弥散性血管内凝血(DIC),肺、肾等脏器的毛细血管内微血栓形成,造成脏器缺血和功能障碍。胎盘早剥持续时间越长,促凝物质不断进入母血,激活纤维蛋白溶解系统,产生大量的纤维蛋白原降解产物(FDP),引起继发性纤溶亢进。发生胎盘早剥后,消耗大量凝血因子,并产生高浓度 FDP,最终导致凝血功能障碍。

三、临床表现

根据病情严重程度,Sher 将胎盘早剥分为 3 度。

(一)Ⅰ度

Ⅰ度胎盘早剥多见于分娩期,胎盘剥离面积小,患者常无腹痛或腹痛轻微,贫血体征不明显。腹部检查见子宫软,大小与妊娠周数相符,胎位清楚,胎心率正常。产后检查见胎盘母体面有凝血块及压迹即可诊断。

(二)Ⅱ度

胎盘剥离面为胎盘面积 1/3 左右。主要症状为突然发生持续性腹痛、腰酸或腰背痛,疼痛程度与胎盘后积血量成正比。无阴道流血或流血量不多,贫血程度与阴道流血量不相符。腹部检查见子宫大于妊娠周数,子宫底随胎盘后血肿增大而升高。胎盘附着处压痛明显(胎盘位于后壁则不明显),宫缩有间歇,胎位可扪及,胎儿存活。

(三)Ⅲ度

胎盘剥离面超过胎盘面积 1/2。临床表现较Ⅱ度重。患者可出现恶心、呕吐、面色苍白、四肢湿冷、脉搏细数、血压下降等休克症状,且休克程度大多与阴道流血量不成正比。腹部检查见子宫硬如板状,宫缩间歇时不能松弛,胎位扪不清,胎心消失。

四、处理原则

纠正休克、及时终止妊娠是处理胎盘早剥的原则。患者入院时,情况危重、处于休克状态,应积极补充血容量,及时输入新鲜血液,尽快改善患者状况。胎盘早剥一旦确诊,必须及时终止妊娠。终止妊娠的方法根据胎次、早剥的严重程度、胎儿宫内状况及宫口开大等情况而定。此外,对并发症如凝血功能障碍、产后出血和急性肾衰竭等进行紧急处理。

五、护理

(一)护理评估

1.病史

孕妇在妊娠晚期或临产时突然发生腹部剧痛,有急性贫血或休克现象,应引起高度重视。护士需结合有无妊娠期高血压疾病或高血压病史、胎盘早剥史、慢性肾小球肾炎史、仰卧位低血压综合征史及外伤史,进行全面评估。

2.身心状况

胎盘早剥孕妇发生内出血时,严重者常表现为急性贫血和休克症状,而无阴道流血或有少量阴道流血。因此对胎盘早剥孕妇除进行阴道流血的量、色评估外,应重点评估腹痛的程度、性质,孕妇的生命体征和一般情况,以及时、准确地了解孕妇的身体状况。胎盘早剥孕妇入院时情况危急,孕妇及其家属常常感到高度紧张和恐惧。

3.诊断检查

(1)产科检查:通过四步触诊判断胎方位、胎心情况、宫高变化、腹部压痛范围和程度等。

(2)B超检查:正常胎盘B超图像应紧贴子宫体部后壁、前壁或侧壁,若胎盘与子宫体之间有血肿时,在胎盘后方出现液性低回声区,暗区常不止一个,并见胎盘增厚。若胎盘后血肿较大时,能见到胎盘胎儿面凸向羊膜腔,甚至能使宫内的胎儿偏向对侧。若血液渗入羊水中,见羊水回声增强、增多,系羊水浑浊所致。当胎盘边缘已与子宫壁分离,未形成胎盘后血肿,则见不到上述图像,故B超检查诊断胎盘早剥有一定的局限性。重型胎盘早剥时常伴胎心、胎动消失。

(3)实验室检查:主要了解患者贫血程度及凝血功能。重型胎盘早剥患者应检查肾功能与二氧化碳结合力。若并发DIC时进行筛选试验血小板计数、凝血酶原时间、纤维蛋白原测定),结果可疑者可做纤溶确诊试验(凝血酶时间、优球蛋白溶解时间、血浆鱼精蛋白副凝时间)。

(二)可能的护理诊断

1.潜在并发症

弥散性血管内凝血。

2.恐惧

此与胎盘早剥引起的起病急、进展快,危及母儿生命有关。

3.预感性悲哀

此与死产、切除子宫有关。

(三)预期目标

(1)孕妇出血性休克症状得到控制。

(2)患者未出现凝血功能障碍、产后出血和急性肾衰竭等并发症。

（四）护理措施

胎盘早剥是一种妊娠晚期严重危及母儿生命的并发症,积极预防非常重要。护士应使孕妇接受产前检查,预防和及时治疗妊娠期高血压疾病、慢性高血压、慢性肾病等;妊娠晚期避免仰卧位及腹部外伤;施行外倒转术时动作要轻柔;处理羊水过多和双胎者时,避免子宫腔压力下降过快等。对于已诊断为胎盘早剥的患者,护理措施如下。

1.纠正休克

改善患者的一般情况护士应迅速开放静脉,积极补充其血容量,及时输入新鲜输血。既能补充血容量,又可补充凝血因子。同时密切监测胎儿状态。

2.严密观察病情变化

及时发现并发症凝血功能障碍表现为皮下、黏膜或注射部位出血,子宫出血不凝,有时有尿血、咯血及呕血等现象;急性肾衰竭可表现为尿少或无尿。护士应高度重视上述症状,一旦发现,及时报告医师并配合处理。

3.为终止妊娠做好准备

一旦确诊,应及时终止妊娠,以孕妇病情轻重、胎儿宫内状况、产程进展、胎产式等具体状态决定分娩方式,护士需为此做好相应准备。

4.预防产后出血

胎盘早剥的产妇胎儿娩出后易发生产后出血,因此分娩后应及时给予宫缩剂,并配合按摩子宫,必要时按医嘱做切除子宫的术前准备。未发生出血者,产后仍应加强生命体征观察,预防晚期产后出血的发生。

5.产褥期的处理

患者在产褥期应注意加强营养,纠正贫血。更换消毒会阴垫,保持会阴清洁,预防感染。根据孕妇身体情况给予母乳指导。死产者及时给予退乳措施,可在分娩后 24 小时内尽早服用大剂量雌激素,同时紧束双乳,少进汤类;水煎生麦芽当茶饮;针刺足临泣、悬钟等穴位等。

（五）护理评价

（1）母亲分娩顺利,婴儿平安出生。

（2）患者未出现并发症。

（蒋娅丽）

第六节　胎儿窘迫

胎儿窘迫是指孕妇、胎儿、胎盘等各种原因引起的胎儿宫内缺氧,影响胎儿健康甚至危及生命。胎儿窘迫是一种综合征,主要发生在临产过程,也可发生在妊娠后期。发生在临产过程者,可以是妊娠后期的延续和加重。

一、病因

胎儿窘迫的病因涉及多方面,可归纳为三大类。

（一）母体因素

妊娠妇女患有高血压疾病、慢性肾小球肾炎、妊娠高血压综合征、重度贫血、心脏病、肺源性心脏病、高热、吸烟、产前出血性疾病和创伤、急产或子宫不协调性收缩、缩宫素使用不当、产程延长、子宫过度膨胀、胎膜早破等；或者产妇长期仰卧位,镇静药、麻醉药使用不当等。

（二）胎儿因素

胎儿心血管系统功能障碍、胎儿畸形,如严重的先天性心血管疾病、母婴血型不合引起的胎儿溶血、胎儿贫血、胎儿宫内感染等。

（三）脐带、胎盘因素

脐带因素有长度异常、缠绕、打结、扭转、狭窄、血肿、帆状附着；胎盘因素有植入异常、形状异常、发育障碍、循环障碍等。

二、病理生理

胎儿窘迫的基本病理生理变化是缺血、缺氧引起的一系列变化。缺氧早期或者一过性缺氧时.机体主要通过减少胎盘和自身耗氧量代偿,胎儿则通过减少对肾与下肢血供等方式来保证心脑血流量,不产生严重的代偿障碍及器官损害。缺氧严重则可引起严重的并发症。缺氧初期通过自主神经反射兴奋交感神经,使肾上腺儿茶酚胺及皮质醇分泌增多,引起血压上升及心率加快。此时胎儿的大脑、肾上腺、心脏及胎盘血流增加,而肾、肺、消化系统等血流减少,出现羊水减少、胎儿发育迟缓等。若缺氧继续加重,则转为兴奋迷走神经,血管扩张,有效循环血量减少,主要器官的功能由于血流不能保证而受损,于是胎心率减慢。缺氧继续发展下去可引起严重的器官功能损害,尤其可以引起缺血缺氧性脑病甚至胎死宫内。此过程基本是低氧血症至缺氧,然后至代谢性酸中毒,主要表现为胎动减少、羊水少、胎心监护基线变异差、出现晚期减速甚至呼吸抑制。由于缺氧时肠蠕动加快,肛门括约肌松弛引起胎粪排出。此过程可以形成恶性循环,更加重母体及胎儿的危险。不同原因引起的胎儿窘迫表现过程可以不完全一致,所以应加强监护、积极评价、及时发现高危征象并积极处理。

三、临床表现

胎儿窘迫的主要表现为胎心音改变、胎动异常及羊水胎粪污染或羊水过少,严重者胎动消失。根据其临床表现,胎儿窘迫可以分为急性胎儿窘迫和慢性胎儿窘迫。急性胎儿窘迫多发生在分娩期,主要表现为胎心率加快或减慢；CST 或者 OCT 等出现频繁的晚期减速或变异减速；羊水胎粪污染和胎儿头皮血 pH 下降,出现酸中毒。羊水胎粪污染可以分为三度：Ⅰ度羊水呈浅绿色；Ⅱ度羊水呈黄绿色,浑浊；Ⅲ度羊水呈棕黄色,稠厚。慢性胎儿窘迫发生在妊娠末期,常延续至临产并加重,主要表现为胎动减少或消失、NST 基线平直、胎儿发育受限、胎盘功能减退、羊水胎粪污染等。

四、处理原则

急性胎儿窘迫者,应积极寻找原因并给予及时纠正。若宫颈未完全扩张、胎儿窘迫情况不严重者,给予吸氧,嘱产妇左侧卧位,若胎心率变为正常,可继续观察；若宫口开全、胎先露部已达坐骨棘平面以下3 cm者,应尽快助产经阴道娩出胎儿；若因缩宫素使宫缩过强造成胎心率减慢者.应立即停止使用,继续观察,病情紧迫或经上述处理无效者立即剖宫产结束分娩。慢性胎儿窘迫者,应根据妊娠周、胎儿成熟度和窘迫程度决定处理方案。首先应指导妊娠妇女采取左侧卧位,间断吸氧,积极治疗各种并发症或并发症,密切监护病情变化。若无法改善,则应在促使胎儿成熟后迅速终止妊娠。

五、护理评估

(一)健康史

了解妊娠妇女的年龄、生育史、内科疾病史如高血压疾病、慢性肾小球肾炎、心脏病等;本次妊娠经过,如妊娠高血压综合征、胎膜早破、子宫过度膨胀(如羊水过多和多胎妊娠);分娩经过,如产程延长(特别是第二产程延长)、缩宫素使用不当。了解有无胎儿畸形、胎盘功能的情况。

(二)身心状况

胎儿窘迫时,妊娠妇女自感胎动增加或停止。在窘迫的早期可表现为胎动过频(每24小时大于20次);若缺氧未纠正或加重,则胎动转弱且次数减少,进而消失。胎儿轻微或慢性缺氧时,胎心率加快(＞160次/分);若长时间或严重缺氧。则会使胎心率减慢。若胎心率＜100次/分则提示胎儿危险。胎儿窘迫时主要评估羊水量和性状。

孕产妇夫妇因为胎儿的生命遭遇危险而产生焦虑,对需要手术结束分娩产生犹豫、无助感。对于胎儿不幸死亡的孕产妇夫妇,其感情上受到强烈的创伤,通常会经历否认、愤怒、抑郁、接受的过程。

(三)辅助检查

1.胎盘功能检查

出现胎儿窘迫的妊娠妇女一般24小时尿 E_3 值急骤减少30％～40％,或于妊娠末期连续多次测定在每24小时10 mg 以下。

2.胎心监测

胎动时胎心率加速不明显,基线变异率＜3次/分,出现晚期减速、变异减速等。

3.胎儿头皮血血气分析

结果示 pH＜7.20。

六、护理诊断/诊断问题

(一)气体交换受损

气体交换受损与胎盘子宫的血流改变、血流中断(脐带受压)或血流速度减慢(子宫-胎盘功能不良)有关。

(二)焦虑

焦虑与胎儿宫内窘迫有关。

(三)预期性悲哀

预期性悲哀与胎儿可能死亡有关。

七、预期目标

(1)胎儿情况改善,胎心率在120～160次/分。

(2)妊娠妇女能运用有效的应对机制控制焦虑。

(3)产妇能够接受胎儿死亡的现实。

八、护理措施

(1)妊娠妇女左侧卧位,间断吸氧。严密监测胎心变化,一般每15分钟听1次胎心或进行胎心监护,注意胎心变化。

(2)为手术者做好术前准备,如宫口开全、胎先露部已达坐骨棘平面以下3 cm者,应尽快阴道助产娩出胎儿。

(3)做好新生儿抢救和复苏的准备。

(4)心理护理。①向孕产妇提供相关信息,包括医疗措施的目的、操作过程、预期结果及孕产妇需做的配合;将真实情况告知孕产妇,有助于其减轻焦虑,也可帮助产妇面对现实。必要时陪伴产妇,对产妇的疑虑给予适当的解释。②对于胎儿不幸死亡的父母亲,护理人员可安排一个远离其他婴儿和产妇的单人房间,陪伴他们或安排家人陪伴他们,勿让其独处;鼓励其诉说悲伤,接纳其哭泣及抑郁的情绪,陪伴在旁提供支持及关怀;若他们愿意,护理人员可让他们看看死婴并同意他们为死产婴儿做一些事情,包括沐浴、更衣、命名、拍照或举行丧礼,但事先应向他们描述死婴的情况,使之有心理准备。解除"否认"的态度而进入下一个阶段,提供足印卡、床头卡等作为纪念,帮助他们使用适合自己的压力应对技巧和方法。

九、结果评价

(1)胎儿情况改善,胎心率在120～160次/分。
(2)妊娠妇女能运用有效的应对机制来控制焦虑,叙述心理和生理上的感受。
(3)产妇能够接受胎儿死亡的现实。

（蒋娅丽）

第/十/一/章

新生儿科护理

第一节　新生儿的皮肤护理

皮肤是对抗感染的第一道屏障,正确的皮肤护理不仅能保护皮肤的完整性,还能帮助皮肤对抗损伤。新生儿皮肤娇嫩脆弱,容易感染并引起血行播散。早产儿的皮肤护理甚至能直接影响其死亡率与患病率。新生儿的皮肤护理与成人的皮肤护理有许多不同之处,医护人员不仅要掌握新生儿皮肤护理的原则,更要向新生儿的父母传播皮肤护理的知识。

一、新生儿皮肤的特点

新生儿的皮肤同成人一样,分为表皮、真皮和皮下组织,但是其各结构与成人存在很大差别。

(一)表皮

表皮的最外层是角质层,提供了重要的屏障功能。成人皮肤的角质层包含 10~20 层,但出生一年内的婴儿皮肤角质层的功能还达不到成人皮肤的屏障能力。此期婴儿皮肤的角质层比成人薄 30%,在角质层下的表皮基底层也只有成人的 80%。新生儿基底层中角质细胞具有较强的细胞更新速率,因此正常新生儿伤口愈合较成人快。皮肤角质层数取决于孕周,因此早产儿的角质层数量远不及足月新生儿,极早产儿的角质层甚至仅有 2~3 层。角质层的不足会导致出生后前几周体液蒸发量增加和体温丧失,从而引起体内电解质的变化。

成人皮肤 pH 为 4.7,足月新生儿出生时皮肤表面呈碱性,pH 高于 6.0,出生后几天(96 小时)pH 下降到 4.95 左右,皮肤 pH 小于 5.0 能有效对抗微生物的侵害。沐浴和其他局部治疗会影响皮肤的 pH,由于尿液的作用,接触尿布的皮肤 pH 偏高。

(二)真皮

新生儿的真皮层较薄,发育不完善,具有较少的皮脂腺,易受到损伤和感染。表皮与真皮之间起连接作用的小纤维比成人少,早产儿更少,因此在去除医用粘胶时容易导致表皮剥离而致皮肤损伤。

(三)皮下脂肪

足月儿脂肪层发育与成人类似,但厚度比成人薄,早产儿更薄,因此新生儿皮肤保温能力比成人差。

二、新生儿皮肤的评估

护理人员应当在入院、每班交接及每次更换尿片时对新生儿的皮肤进行评估。观察颈部、耳后、腋下和腹股沟等褶皱部位的皮肤。皮肤干燥、发红均是皮肤完整性受损的前兆,如发现皮肤损伤,应及时与医师沟通,进行处理。

(一)皮肤评估前考虑因素

皮肤评估前需考虑影响新生儿皮肤完整性的因素:①早产;②吸引产或钳产;③皮肤水肿、感染;④镇静或无法移动;⑤气管插管、持续气道正压通气、鼻/口胃管、体外膜肺(ECMO);⑥使用监护仪、电极片、探头等;⑦外科伤口、造口;⑧使用粘胶、胶布;⑨环境湿度;⑩尿布疹;⑪营养状况;⑫特异性皮炎家族史。

(二)新生儿皮肤状况评分(NSCS)

新生儿皮肤状况评分是美国妇女健康、产科和新生儿护士协会(Association of Women's Health,Obstetric,and Neonatal Nurses,AWHONN)2001年发布的新生儿皮肤护理指南中应用的皮肤评分工具。我国《新生儿皮肤护理指导原则》中也推荐使用该评分,详见表11-1。NSCS的最佳分为3分,最差为9分,如评分大于3分,则应采取措施积极处理皮肤问题,或请皮肤科医师进一步诊治。

表11-1　AWHONN新生儿皮肤状况评分

评估项目	分值
干燥程度	1=正常,皮肤无干燥迹象
	2=皮肤干燥,可见脱屑
	3=皮肤非常干燥,开裂/皲裂
红斑	1=无红斑迹象
	2=可见红斑,<50%体表面积
	3=可见红斑,≥50%体表面积
皮肤破损	1=无破损
	2=局部小部位破损(1个体表部位)
	3=大范围破损(≥2个体表部位)

三、新生儿皮肤管理

(一)保暖

新生儿出生后立即采取保暖措施,如有条件应尽快放于母亲胸前进行皮肤接触。由于新生儿头部占体表面积的20%,头部皮肤热量损失大,因此可给新生儿戴上帽子。

(二)胎脂处理

胎脂含有脂肪和蛋白质成分,在宫内保护胎儿的皮肤免受羊水和细菌的损伤;出生后胎脂可隔离角质层,保护新生儿皮肤发育成熟。因此新生儿生后不必急于将胎脂一次完全清理干净,没有吸收的胎脂可在之后的沐浴中去除,早产儿的胎脂更不宜太早去除。

(三)沐浴

正常新生儿在出生后4~6小时且生命体征平稳时,可开始沐浴。

新生儿自母体娩出后,其皮肤就开始接受来自外界的各种刺激。由于其皮肤生理结构的特点,新生儿的皮肤还需要很长时间才能像成人一样完全发育成熟,这其中的经历包括建立酸性皮肤表面、皮肤水分增多、角质层增厚、皮脂腺及汗腺的功能发育等。皮肤屏障功能对新生儿来说是最为重要的,它包括皮肤表面 pH、经皮失水量(transepidermal water loss,TEWL)、皮肤卫生等生理指标。而新生儿的第一次沐浴就发生在这些生理指标转变的重要时期,因此医护人员应当学习新生儿正确沐浴的方法,以达到维持新生儿皮肤卫生、保护皮肤并促进皮肤发育的目的。

1.新生儿沐浴产品选择

作为医护人员,在使用新生儿沐浴产品前应当阅读产品标签,知晓产品成分。建议家属选择已被认证的新生儿适用的安全产品,尤其应当了解新生儿是否有特异性皮炎等皮肤问题的家族史,对于该类新生儿,在选择沐浴产品时应当更加审慎。

(1)皮肤清洁剂的选择:目前关于新生儿第一次沐浴是否应当选择皮肤清洁剂仍然存在争议。由 AWHONN 和国家新生儿护士协会(National Association of Neonatal Nurses,NANN)编写的《新生儿皮肤护理循证临床实践指南》中建议完全使用温水为新生儿进行第一次沐浴;如要选择皮肤清洁剂,也应使用 pH 中性的皮肤清洁剂,以帮助去除新生儿皮肤上的羊水和血液。WHO 也建议使用温水为新生儿进行沐浴,未提及皮肤清洁剂的使用。

然而仅用温水为新生儿进行沐浴有时并不能起到很好的清洁效果,因为皮肤上的某些污垢不是水溶性的,而是脂溶性的,皮肤上仅有 65％的污垢能完全用清水去除,皮肤清洁剂能乳化皮肤上的污垢和微生物,因而能轻易去除。温和的皮肤清洁剂能有效去除新生儿皮肤表面的粪便和尿液残留。碱性的香皂(pH＞7.0)会提高皮肤表面的 pH,从而破坏新生儿皮肤的酸性屏障并刺激皮肤。因此应当选择温和中性或弱酸性(pH 5.5～7.0)的皮肤清洁剂作为新生儿的沐浴产品。

另外,关于"天然"或"有机"皮肤清洁剂的研究十分有限,医护人员应当注意"天然"并不意味着更好,反而意味着含有许多化学物质。橙皮中含有 24 种不同的化学物质,包括几种已知的变应原,尽管对于成人来说,可以安全使用许多草本产品,但由于缺少新生儿的试验测试,因此对于新生儿,不建议使用草本产品。含有芦荟、金盏花、雏菊或茶树油等成分的产品可能会导致新生儿发生皮炎或湿疹。

由于含高水分的皮肤护理产品容易引起微生物滋生,因此防腐剂是液体皮肤护理产品中的常见原料。但是,防腐剂也是许多过敏性皮炎的致病因素,因此,选择新生儿洗护用品时,要注意避免添加高致敏性防腐剂的产品。新生儿的洗护用品应当放置在干爽的环境中,同时应选择以泵出或挤出的形式包装的洗护用品,避免需要开瓶用手舀出的产品,因为这样会增加微生物滋生的风险。

芳香剂也是洗护产品中常见的原料。部分芳香剂会导致新生儿皮肤过敏,因此在选择新生儿洗护用品时应尽量选择无香料添加产品,避免使用含高致敏性香料的产品。某些无香料添加产品仍有香味是因为添加了某些芳香原料以防腐或修饰产品的气味。

正常新生儿皮肤还应避免使用抗菌皂或抗菌护肤品,因为抗菌成分会对表皮正常定植菌群造成影响,会损伤新生儿脆弱而幼嫩的皮肤屏障。

总之,新生儿沐浴时应选用不含皂基、抗菌成分、致敏性香料和防腐剂的温和中性或弱酸性皮肤清洁剂。对于小于 32 周的早产儿,在出生后的第一周应使用温水沾湿的棉球或棉布清洁皮肤,不能摩擦皮肤。如发现皮肤上有破损,应使用无菌水清洁。

（2）新生儿润肤剂的选择。新生儿皮肤娇嫩，经皮水分丧失量大，容易出现干燥，甚至出现脱屑、开裂等问题。沐浴后使用润肤剂可以减少经皮水分丧失量，维持角质层完整并加强皮肤屏障功能。小于30周的早产儿则不应常规使用润肤剂，而是应当通过调节环境湿度来减少经皮失水量。

与新生儿皮肤清洁剂的选择类似，应当选择不含致敏性香料、染料、酒精和防腐剂的润肤剂。新生儿润肤剂最好使用单剂量包装或专用容器，以避免微生物污染而造成皮肤感染。润肤剂应在沐浴后5分钟内使用，要轻柔涂抹，避免用力摩擦皮肤。

2.沐浴时间与频率

第一次沐浴的目的在于去除皮肤表面的血液及羊水等污垢残留，正常新生儿在出生后4～6小时且生命体征平稳时即可开始沐浴，第一次沐浴时医护人员应当做好标准预防，以免造成感染。

如每次更换尿片能做好臀部护理，正常新生儿一般每周沐浴2～3次即可。早产儿在出生后的头两个月应当减少沐浴，以免皮肤干燥或造成过度刺激。小于32周的早产儿，在出生后的第一周可用温水沾湿的棉球或棉布进行床上皮肤清洁，但要注意不能摩擦皮肤。

（四）臀部护理

护理人员要注意评估新生儿臀部皮肤受损的危险因素，如水样便、大便次数增多等。每3～4小时或发现尿片污染时应更换尿片，每次更换时密切观察臀部皮肤状况，尽量使用一次性尿片。由于湿纸巾会刺激皮肤，因此不要使用湿纸巾擦拭破损或发红的臀部皮肤，可使用清水或棉球清洁。如臀部皮肤上大便较多，不要用力擦拭皮肤，可使用新生儿专用的中性护肤清洁剂、水性护肤品、橄榄油等进行臀部皮肤清洁，不要使用爽身粉、添加芳香剂或其他化学添加剂的护肤品。为保持臀部皮肤完整性，也可使用含氧化锌的乳膏涂抹在臀部皮肤上，以形成一层隔离屏障。

（五）医用粘胶、胶布的使用

对新生儿，要尽量减少医用粘胶及胶布的使用。在去除粘胶及胶布时应动作轻柔，可使用温水棉球浸润胶布，并缓慢去除。早产儿不可使用粘胶溶解剂来去除粘胶或胶布，足月新生儿如使用粘胶溶解剂，应在使用后用温水擦拭干净。医护人员可使用半透明敷料固定胃管、静脉输液装置、鼻导管等。此外，在使用医用粘胶和胶布前，可将水胶体敷料等保护敷料贴于新生儿待使用粘胶或胶布的皮肤部位，从而起到隔离保护新生儿皮肤的作用。

（六）润肤剂的使用

如新生儿皮肤出现干燥、脱屑、皲裂，可使用新生儿专用的润肤剂。使用润肤剂时应注意保持瓶口清洁，不要与其他新生儿共用润肤剂。小于30周的早产儿不应常规使用润肤剂，而是应当通过调节环境湿度来减少经皮失水量。

（刘　伟）

第二节　新生儿的脐部护理

脐带是连接胎儿和胎盘之间的条索状组织，是母体与胎儿之间进行气体交换、营养物质供应和代谢产物排出的重要通道。新生儿出生后脐带被结扎,但脐部此时仍然是一个开放创面,是病原微生物入侵的主要通道。如护理不当,轻者可致局部感染或出血,重者可致败血症甚至死亡。正常情况下脐带脱落时间为5～15天,由于护理及个体因素,部分新生儿可能需要更长时间脱落。在脐带残端脱落前,对脐部进行恰当的护理以预防脐部感染,这些措施非常必要。

一、脐带结扎方法及处理

在胎儿时期,脐带是连接胎儿与胎盘的条索状组织。羊膜覆盖的灰白色带内有一条脐静脉、两条脐动脉,血管周围有来自外胚中胚层、含水量较丰富的胶样胎盘结缔组织,称为华通胶,有保护脐血管的作用。

(一)棉线结扎法

棉线结扎法为最传统方法。在距脐根0.5 cm处用棉线结扎第1道,再在离脐根1 cm处结扎第2道。在第2道结扎线外0.5 cm处剪断脐带,用碘伏或酒精消毒后使用无菌敷料包扎。24小时后可去除敷料暴露残端。棉线结扎法属于手法打结,松紧不易掌握。对于水肿的脐带,结扎过紧会引起脐带断裂,过松又会引起出血,如处理不当容易导致残端被细菌入侵,引发感染。目前临床已极少用到棉线结扎法。

(二)脐带夹结扎法

新生儿出生断脐后,在距离脐根2 cm处使用医用脐带夹结扎再次断脐。清理脐带残端血液,使用碘伏或酒精消毒后用无菌敷料包扎。24小时后可去除敷料暴露残端,一般3天后可用脐夹剪剪断脐带夹。一次性脐带夹采用医用高分子材料制成,结扎血管性能好,使脐带基质干枯快,利于脐带脱落。但脐带夹体积较大,质地较硬,如护理不当容易导致新生儿脐部周围皮肤压迫损伤。

(三)气门芯结扎法

在距离脐根1 cm处夹上套有气门芯的血管钳,然后将气门芯套扎在脐带上。在距离气门芯约1 cm处剪断脐带,清理脐带残端血液,松开血管钳,使用碘伏或酒精消毒后用无菌敷料包扎,24小时后可去除敷料暴露残端。气门芯是橡皮筋,有较好的弹性和韧性,结扎脐带的力度较均匀,但气门芯结扎法需要二次修剪断脐,会增加感染机会,且对医护人员操作要求较脐带夹结扎法高。目前临床广泛使用的方法为脐带夹结扎法和气门芯结扎法。

二、脐部护理方法选择

在正常分娩后,新生儿的脐部与皮肤通常会被凝固酶阴性葡萄球菌、类白喉杆菌等非致病菌定植,此外,大肠埃希菌、链球菌等致病菌也可能会定植,并能从脐根部感染新生儿。因此保持脐部的清洁非常重要。

目前国际上对于脐部护理有使用乙醇、氯己定等消毒剂,也有使用新霉素等抗生素的软膏或其他制剂,还有使用清水或无菌水进行清洁的自然干燥法。祖潘(Zupan)等人在2013年的科克伦(Cochrane)系统评价中指出,与自然干燥法相比,局部使用抗生素或消毒剂有减少定植菌的趋势,但目前没有足够的临床证据证明使用抗生素或消毒剂护理脐部有明显的益处,反而用自然干燥法护理的脐部脐带脱落时间更短,这间接减少了脐带感染的风险。而且,由于新生儿皮肤发育不成熟,从抗生素或消毒剂中吸收毒素的可能性会增加。

Zupan等人还提出,其系统评价纳入的研究均来自发达国家,其医疗与护理环境较好,但对于存在感染高风险的新生儿,如早产儿、危重新生儿或出生、医疗、居住环境差的新生儿,还是建议使用消毒剂。辛哈(Sinha)等人在 2015 年的系统评价中也提出,在社区中对新生儿应用氯己定进行脐部护理,与自然干燥法相比,能降低新生儿脐炎的发生率。因此,对于正常新生儿的脐部护理,可采用自然干燥法;而对于有感染高风险的新生儿,则建议采用消毒剂进行脐部护理。

三、脐部护理原则

(一)保持脐部清洁

在进行脐部护理之前应当严格执行手卫生。每天检查脐部有无红肿、出血、异常分泌物或异常气味。在脐带残端脱落前,如需清洁脐部,可用棉签蘸无菌水轻轻擦净脐带残端和脐轮,再用无菌干纱块将多余水分吸干;对于有感染高风险的新生儿,建议每天使用酒精或氯己定消毒脐带残端和脐轮。

(二)保持脐部干燥

保持脐部干燥有利于脐带残端脱落。勤换尿片,更换尿片时应当将尿片前端反折,如图 11-1所示,以暴露脐部,保持干燥,同时减少脐带残端与尿片之间的摩擦。在沐浴后应注意清洁脐部,并用无菌干纱块将脐带多余水分吸干。脐带未脱落前尽量选择床上擦浴。

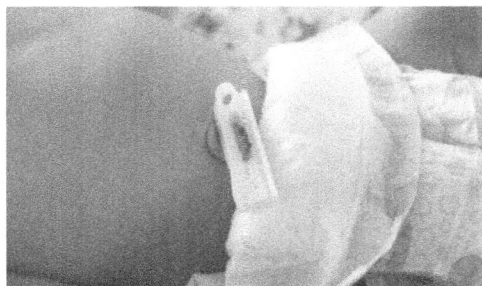

图 11-1 反折尿片暴露脐部

(三)脐带延迟脱落处理

正常新生儿脐带在生后 1～2 周时脱落,应护理脐部至脐带残端自然脱落,不应用力拉扯脐带,或在残端未完全脱落前撕扯脐带。若超过这个时间脐带仍未脱落,则可能存在其他问题。如新生儿三周大时脐带仍未脱落,应至医院进行检查,查看是否存在感染、肉芽肿等问题,并仔细询问家属是否采用正确的脐部护理方法。如无其他问题可继续进行正确的脐部护理,并仔细观察脐带至残端自然脱落。如新生儿足月后脐带仍未脱落,可考虑使用硝酸银棒涂擦,促进脱落。

(四)脐带异常处理

刚出生后,脐带根部周围有少量血痂属于正常现象,应当做好脐部清洁,观察是否出现脐炎的症状。

1.感染

如脐部周围皮肤出现红肿,或脐部出现渗血、异常分泌物或气味,应当立即进行医疗处理。脐周无扩散者每天局部用消毒剂 2～3 次加强护理;有明显脓液、脐周有扩散或有全身症状者,除行局部消毒处理外,可先根据涂片结果经验性选择适当抗生素治疗,以后结合临床疗效及药敏试验再调整用药。

2.肉芽肿

如脐带并未完全干燥萎缩,而是脱落后形成肉芽肿,部分肉芽肿还有可能流出淡黄色液体,也需进行医疗处理。可使用硝酸银棒灼烧,严重的肉芽肿可行激光术或手术处理。

3.脐疝

如新生儿在哭闹时出现脐部膨出,膨出直径约 1 cm,用手指可轻轻还纳,则新生儿出现了脐疝。一般在 12~18 个月可以自愈,2 岁以下的患儿不需要做特别处理,每 6 个月进行常规保健检查即可。2 岁以上如仍不闭合应考虑实施手术治疗。家属在平日护理过程中如发现脐疝膨出越来越大,或出现膨出嵌顿、婴儿剧烈哭闹,应立即就医。

（刘　伟）

第三节　新生儿的家庭护理

儿童意外死亡是儿童死亡的重要原因之一。正确的家庭护理是避免新生儿意外死亡,降低患病率的重要环节。因此,保证新生儿居家环境安全,做好新生儿家庭护理在儿童成长中非常重要。

一、新生儿健康观察

(一)腹胀

正常新生儿在喂养过后腹部会轻微膨起,但摸起来是柔软的。如果新生儿的腹部膨起,却又胀又硬,而且合并了未排大便、呕吐等症状,则应当考虑出现了胃肠道的问题,应及时带到医院检查治疗。

(二)腹泻

根据新生儿的饮食情况和个体差异,其排便次数和规律有所不同。母乳喂养的新生儿每天可能出现数次的少量排便。然而,当新生儿的大便突然变成了稀软的水样便,而且排便频率明显高于平时,则可能发生了腹泻。此时应带新生儿及时就医。

(三)青紫

青紫又称发绀。寒冷状态下,新生儿的手脚容易发青,一旦暖和起来就会恢复正常。少数情况下,当新生儿剧烈哭闹时也会出现颜面部发青,一旦安静下来身上发青的部位又会恢复正常。但如果发现新生儿经常出现皮肤青紫,还伴有呼吸困难和喂养困难时,应怀疑存在心肺功能异常,导致新生儿在血液中无法获得足够的氧气,此时应当立即就医。

(四)发热

新生儿家中应常备电子体温计,使用方法应遵照说明书。当新生儿直肠温度高于 37.5 ℃,但低于 38 ℃时,可为新生儿进行温水擦浴或用松解、更换衣物等方法进行物理降温,30 分钟后再复测体温看是否恢复正常,如未恢复正常则应及时就医。如新生儿直肠温度大于 38 ℃,应及时就医。

(五)呼吸窘迫

如发现新生儿呼吸频率过快(每分钟超过 60 次)、出现呼吸费力、三凹征、呼吸有咕噜声、持续皮肤青紫等问题时,应立即就医。

(六)嗜睡

正常新生儿一般睡 2～4 小时会醒来并表现出喂养的需要,喂养完毕后会继续睡觉。如新生儿在一天之中很少有清醒的状态,或不会因为饥饿而醒过来,或表现疲倦、拒奶,则应考虑新生儿患有严重疾病,应立即就医。

(七)哭闹不止

哭闹是新生儿表达自己的语言,是新生儿饥饿、不舒适或疼痛的象征。如果家属已经尝试喂养、更换尿片、改善环境或安抚等措施,新生儿仍不能停止哭闹,应当怀疑是否为疾病原因导致,如疝气或其他导致疼痛的疾病。如新生儿出现了奇怪的哭声,或者突然尖叫,也提示新生儿可能出现了疾病。出现以上情况时应当及时就医。

(八)黄疸

新生儿会出现生理性黄疸,只要合理喂养、注意观察,一般无须特殊治疗就可消退。因此有些家属不认为黄疸是重要的问题,这种观念是错误的。足月儿生理性黄疸生后 2～3 天出现,4～5 天达到高峰,2 周左右消退,整个过程中一般没有其他症状。但当足月新生儿生后 24 小时内出现黄疸、黄疸的持续时间长(超过 4 周),或在医院检查发现胆红素值达到干预水平,就应当引起重视。尤其在家中还发现新生儿出现嗜睡、拒奶,或者烦躁、尖叫等症状,都应当立即就医,否则将对新生儿的神经功能及生命造成威胁。

二、新生儿居家环境安全

在迎接新生儿到来之前,家属就应该开始整理家中环境,营造利于新生儿生长发育的家庭环境。

在家中应当禁止吸烟。注意保持家中卫生,如使用地毯应经常吸尘;床上用品应使用枕套、被套,经常更换清洗,以免灰尘及微生物残留滋生,引发新生儿呼吸道问题。

房间应保持通风良好,厕所、厨房保持干爽,以免霉菌滋生。在家的每个家庭成员均应保持良好的个人卫生习惯,注意手卫生。尤其在为新生儿进行喂养前,应当做好洗手工作,保持喂养工具清洁。如要储存母乳,应当在冰箱中单独选择一个隔间存放,不要将母乳与其他食品、菜品、生冷肉食等混放。

(刘　伟)

第四节　新生儿窒息与复苏

新生儿窒息是指生后 1 分钟内,无自主呼吸或未能建立规律呼吸而导致低氧血症和混合性酸中毒。凡能造成胎儿或新生儿缺氧的因素均可引起窒息。本病是引起新生儿伤残和死亡的重要原因之一,需要争分夺秒抢救。

一、临床特点

(一)胎动、胎心率改变

缺氧早期胎动增加,胎心率加快,高于等于 160 次/分;晚期为胎动减少或消失,胎心率减慢(<100 次/分)或消失。

(二)羊水呈黄绿或墨绿色

缺氧胎儿肛门括约肌松弛,排出胎粪,污染羊水。

(三)阿普加(Apgar)评分降低

Apgar 评分 0～3 分为重度窒息,4～7 分为轻度窒息,8～10 分为正常。如出生 1 分钟评分为 8～10 分,5 分钟后复评降到 7 分及以下亦属窒息。窒息患儿 5 分钟再评分仍低于 6 分,神经系统损伤较大,预后较差(表 11-2)。

表 11-2　Apgar 评分标准

体征	0 分	1 分	2 分
心率	无	<100 次/分	>100 次/分
呼吸	无	浅慢,哭声弱	正常,哭声响
肌张力	松弛	四肢稍屈曲	四肢动作好
刺激反应	无反应	少有动作,皱眉	咳嗽、喷嚏、哭
皮肤颜色	青紫或苍白	躯干红,四肢青紫	全身红

(四)部分患儿复苏后可出现各系统受损及并发症

1.呼吸系统

羊水、胎粪吸入性肺炎,肺透明膜病,呼吸暂停。

2.神经系统

颅内出血、缺氧缺血性脑病。

3.血液系统

出血倾向及弥漫性血管内凝血(DIC)。

4.消化系统

应激性溃疡、坏死性小肠结肠炎、肝功能损害。

5.泌尿系统

尿少、蛋白尿及管型,重者可发生急性肾小管坏死,有血尿素氮及肌酐增高、高钾血症等。

6.循环系统

心肌受损、三尖瓣闭锁不全、心力衰竭、心源性休克或肺动脉高压。

7.代谢紊乱

低血钙、低血糖或高血糖、酸中毒。

(五)辅助检查

1.血气分析

动脉血氧分压降低、二氧化碳分压增高、pH 下降。

2.血生化

血糖升高或降低、血钙降低、高血钾、心肌酶谱增高、血肌酐及尿素氮增高。

3.心电图

心电图可有心肌受损改变。

4.胸部 X 线检查

胸部 X 线检查可有肺气肿、肺不张等。

5.头颅 B 超或 CT

头颅 B 超或 CT 可有缺氧缺血性脑病或颅内出血改变。

二、护理评估

(一)健康史

详细询问妊娠期孕母的身体状况,产前的胎心和胎动,以及破膜时间、胎盘脐带情况、胎位、产程长短、羊水情况等。

(二)症状、体征

评估新生儿皮肤颜色、呼吸情况、心率、四肢肌张力及对刺激的反应;观察其皮肤、指甲有无胎粪污染;评估其有无各系统受损表现。

(三)社会、心理

了解家长对小儿治疗预后的担忧和焦虑,以及对后遗症康复护理知识和方法的了解程度。

(四)辅助检查

了解血气分析电解质检查结果,尤其注意酸中毒程度及新生儿窒息时二氧化碳分压情况,了解血生化检查值及胸部 X 线摄片、头颅 B 超或 CT 检查结果。

三、常见护理问题

(一)不能进行有效呼吸

新生儿不能进行有效呼吸与肺动脉收缩、肺血管阻力增加、肺血流减少、吸入羊水胎粪、中枢神经系统受损有关。

(二)心排血量减少

新生儿心排血量减少与肺水肿、肺动脉收缩、液体转移到组织间隙、心肌受损有关。

(三)组织灌注改变

新生儿组织灌注改变与低血容量、缺血有关。

(四)体温异常

新生儿体温异常与缺氧、体温调节中枢受损有关。

(五)感染风险

新生儿感染风险与免疫功能低下、吸入污染的羊水有关。

(六)焦虑(家长)

家长的焦虑情绪与新生儿病情危重及担心其预后有关。

四、护理措施

(一)早期预测

预测胎儿娩出后有窒息危险时应事先做好复苏准备。复苏必备物品:婴儿辐射保暖台(事先预热)、负压吸引器、吸引管(5 Fr、6 Fr、8 Fr)、复苏皮囊及面罩、供氧系统、新生儿喉镜、气管插管

(2.5 mm、3 mm、3.5 mm、4 mm)、胃管、脐静脉插管包、各种型号注射器、手套、胶布、听诊器、心电监护仪、氧饱和度监护仪等。复苏药品:1:10 000 肾上腺素、生理盐水、10%葡萄糖、5%碳酸氢钠、注射用水、多巴胺、纳洛酮、5%白蛋白等。

(二)正确复苏

熟练掌握复苏程序。新生儿娩出后立即评估其是否足月妊娠、羊水清否、有无呼吸及哭声、肌张力情况是否良好正常,如果 4 个问题中有一个答案是"否",则通常认为这个婴儿需要按顺序进行下列四种措施中的一种或多种。新生儿复苏过程中每隔 30 秒评估一次,并根据呼吸、心率、肤色同步评估是否需要进行下一步措施。

1.A(最初复苏步骤)

新生儿出生后,快速评估新生儿羊水情况是否正常、有无呼吸及哭声、肌张力情况是否正常、是否足月,如回答有"否",立即将婴儿置于已预热好的辐射保暖台上或用预热的毯子将其裹住以减少热量散失。摆正体位,将头摆成"鼻吸位"(新生儿仰卧或侧卧,颈部轻度伸仰到吸气位置),为使新生儿保持正确体位,仰卧时可在其肩胛下垫一折叠的毛巾(垫高2~3 cm)。迅速清理呼吸道,先吸口腔后吸鼻腔(因鼻腔较敏感,吸鼻腔时比吸口腔时更容易受刺激而引发呼吸运动,易造成口腔咽部的黏液、羊水在清理之前被吸入肺内)。过度用力吸引可能导致喉痉挛和迷走神经性的心动过缓,并使自主呼吸出现延迟,因此应限制吸管插入的深度和吸引时间(<10 秒/次),吸引器的负压不超过 13.3 kPa(100 mmHg)。用温热干毛巾快速擦干全身。重新摆正头部,使颈部轻微伸仰保持气道最佳开放状态。如患儿仍无呼吸,可拍打或弹足底两次或沿身体长轴快速摩擦腰背皮肤 1~2 次来促使呼吸出现。如出现正常呼吸、心率高于100 次/分、肤色红润,此时应做好观察。如出现正常心率、呼吸,但有中心性发绀则予常压吸氧,如这些努力无效则需要正压通气。

2.B(正压通气)

如经上述处理仍无规律呼吸建立,出现持续呼吸暂停或喘息或心率低于 100 次/分或婴儿经100%浓度常压给氧仍持续中心性发绀,应进行正压通气。正压通气可使用气流充气式气囊、自动充气式气囊等设备。通气频率一般为 40~60 次/分(胸外按压时为30 次/分)。最初的几次正压呼吸需要 30~40 cmH$_2$O(早产儿 20~25 cmH$_2$O,1 cmH$_2$O = 0.01 kPa),以后维持在 20 cmH$_2$O,如无法监测压力应该使用能使心率增加的最小压力。充分的人工呼吸应显示双肺扩张,可由胸廓起伏、呼吸音、心率及肤色来评价,如胸廓扩张不良可能与密闭不良、气道阻塞或压力不足有关,应重新调整面罩位置(面罩应正好封住口鼻)或纠正患儿头部位置或检查并清除气道分泌物或增大压力,必要时行气管插管。在新生儿复苏过程中应用气管插管术有以下几个指征:需要气管内吸引胎粪;复苏囊面罩通气无效或需长时间使用;需要胸外按压;需要气管内给药。正压通气 30 秒后如有自主呼吸,且心率大于 100 次/分、肤色红润可停止正压通气。如自主呼吸不充分,或心率小于 100 次/分,需继续正压人工呼吸;如心率低于 60 次/分,继续正压人工呼吸并开始胸外按压。持续气囊面罩人工呼吸 2 分钟以上可产生胃充盈,应常规插入8 Fr胃管,用注射器抽气和在空气中敞开端口来缓解。

3.C(胸外按压)

100%氧充分正压通气 30 秒后如心率低于 60 次/分,开始胸外按压,并继续正压通气。胸外按压的部位位于胸骨下 1/3 处(两乳头连线下方,剑突之上)。按压深度为胸廓前后径的 1/3,产生可触及的脉搏为有效。有两种按压方法:双拇指重叠或并列按压,其余手指环抱胸廓支撑背部

（双拇指-环抱术）；或以右手食、中指指尖放在胸骨上按压，另一手支撑背部（双指法）。因为双拇指-环抱术比双指法可产生更高的收缩期峰值和冠状动脉灌注压，所以建议采用前者。然而当需要进行脐插管术时，双指法也许更合适。胸外按压下压时间稍短于放松时间，这样的按压比率在理论上可以提供更多的血流，同时胸外按压与通气应该协调一致，避免同时施行。在放松时，胸壁应被完全扩张，但复苏者的拇指不应离开胸壁。胸外按压与通气的次数比例应达到3：1，即每分钟120次动作中给予90次胸外按压和30次通气，约1/2秒的时间内完成每次动作，2秒完成一个循环（做3次胸外按压和1次正压通气）。30秒后再次评估心率，协调的胸外按压与通气应持续到自主心率达到60次/分以上。如心率仍低于60次/分，除继续胸外按压外，应考虑使用肾上腺素。

4.D（用药）

在新生儿复苏时，很少需要用药。但如果30秒100％氧正压通气和胸外按压后心率仍持续低于60次/分，则需要使用肾上腺素。①1：10 000肾上腺素0.1～0.3 mL/kg。过去的指南推荐通过气管插管给予初始剂量的肾上腺素，然而动物实验研究表明使用该推荐剂量插管内给药无效，插管内给予肾上腺素，其剂量需比现在的推荐剂量高出很多，而高浓度、大剂量肾上腺素可导致新生儿高血压、心肌功能下降和神经功能受损，因此现在主张通过静脉给药，需要每3～5分钟重复一次（心率＞100次/分停止给药）。②扩容剂。当怀疑新生儿有失血或出现休克症状（皮肤苍白、低灌注、脉搏弱）和对复苏措施无明显反应时，应考虑使用扩容剂。等张晶体液较清蛋白好，推荐用生理盐水，剂量为10 mL/kg，静脉缓慢推入（＞10分钟），必要时可重复给予。当复苏早产儿时应避免扩容剂输注太快，因为快速输注大量溶液可导致脑室内出血。③碳酸氢钠。在一般的心肺复苏过程中不鼓励使用碳酸氢钠，但在对其他治疗无反应或严重代谢性酸中毒时可使用，剂量为2 mmol/kg，将5％（0.6 mmol/mL）碳酸氢钠溶液3.3 mL/kg用等量5％～10％葡萄糖溶液稀释后经脐静脉或外周静脉缓慢注射（＞5分钟）。注意碳酸氢钠的高渗透性和产生CO_2的特性对心肌和大脑功能有害，应在建立充分的人工呼吸和血液灌注后应用。④纳洛酮。不推荐在产房新生儿呼吸抑制的初步复苏过程中使用纳洛酮。如果需要使用纳洛酮，心率和肤色必须首先被通气支持纠正，首选的途径是静脉或肌内注射，推荐剂量为0.1 mg/kg。有报告提示给予吸毒母亲生出的婴儿纳洛酮后，会导致其癫痫发作，因此应避免将其应用于那些长期暴露于阿片类物质的母亲生出的新生儿身上。纳洛酮较母源性阿片类物质的半衰期更短，因此应严密监测新生儿，如反复出现呼吸暂停或通气不足，应给予后续剂量的纳洛酮。

（三）复苏后护理

1.加强监护

对于复苏后的新生儿，不应将其视同正常新生儿，而必须给予其密切观察监护，监护内容有以下几种。

（1）生命体征：包括呼吸、心率、血压、氧饱和度，呼吸是监护的重点，应密切观察呼吸的频率、节律的变化，注意有无呼吸困难，若复苏后患儿呼吸已正常，两天后又加快，这常是继发肺炎的征兆。

（2）重要脏器受损的表现：观察患儿反应是否灵敏，有无两眼凝视、四肢抖动、肌张力改变、颅内压增高等神经系统表现；记录出入液量，尤其注意小便的次数、量及颜色，了解肾功能情况；注意观察有无腹胀、呕吐咖啡色物等应激性溃疡表现，以及腹胀、胃潴留、便血等坏死性小肠结肠炎表现等。

（3）皮肤颜色：如有发绀应仔细查找原因，及时处理。

（4）监测各种实验室检查结果：血气分析、血钾、血氯、血钠值、血糖、血胆红素、心肌酶谱、肌酐、尿素氮值等。

2.保证营养

维持患儿血糖正常，严防低血糖造成神经系统损伤。如无并发症，出生后半小时可吸吮母亲乳头；重度窒息儿复苏恢复欠佳者，应适当延迟开奶时间，并防止呕吐物吸入再次引起窒息，喂养不能保证营养者予静脉补液。

3.预防感染

曾气管插管的新生儿，对于疑有感染者用抗生素预防感染，加强口腔、皮肤、脐部护理，工作人员应严格执行无菌操作技术。

（四）维持合适体温

有缺氧缺血损伤的婴儿应避免体温过高。必要时应用人工低温疗法，如适度的全身低温（34～34.5 ℃）或选择性脑部低温（34～35 ℃），但目前尚无足够的证据证明这些疗法可以被常规推荐使用。

（五）安慰家长

耐心细致地解答病情，取得家长的理解，减轻家长的恐惧心理，得到家长最佳的配合。

（刘　伟）

第五节　新生儿颅内出血

新生儿颅内出血（intracranial hemorrhage of the newborn，ICHN）是主要由缺氧或产伤引起的严重脑损伤性疾病，主要表现为神经系统的兴奋或抑制症状。早产儿多见，病死率高，存活者常留有神经系统后遗症。

一、概述

新生儿颅内出血主要由缺氧和产伤引起。

（一）缺氧

凡能引起缺氧的因素均可导致颅内出血，以早产儿为多见。如宫内窘迫、产时及产后窒息缺氧，导致脑血管壁通透性增加，血液外渗，出现脑室管膜下、蛛网膜下腔、脑实质出血。

（二）产伤

产伤以足月儿、巨大儿为多见。如胎头过大、头盆不称、急产、臀位产、高位产钳、负压吸引助产等，使胎儿头部受挤压、牵引，导致大脑镰、小脑幕撕裂，引起硬脑膜下出血，脑表面静脉撕裂常伴有蛛网膜下腔出血。

（三）其他

快速输入高渗液体、机械通气不当、血压波动过大、颅内先天性血管畸形或全身出血性疾病等也可引起新生儿颅内出血。

二、护理评估

(一)健康史

评估患儿有无窒息缺氧及产伤史;评估患儿惊厥发作的次数、部位、程度、持续时间,以及意识障碍、发绀、脑性尖叫等症状。

(二)身体状况

临床表现主要与出血部位和出血量有关,多于出生后 1~2 天内出现。

(1)意识改变:激惹、过度兴奋或表情淡漠、嗜睡、昏迷等。

(2)颅内压增高表现:脑性尖叫、惊厥、前囟隆起、颅缝增宽等。

(3)眼部症状:凝视、斜视、眼球固定、眼震颤,并发脑疝时可出现两侧瞳孔大小不等、对光反射迟钝或消失。

(4)呼吸改变:增快或减慢、不规则或暂停等。

(5)肌张力及原始反射改变:肌张力早期增高,以后减低,原始反射减弱或消失。

(6)其他表现:黄疸和贫血。

(7)后遗症:脑积水、智力低下、癫痫、脑瘫等。

(三)社会、心理状况

多数家长对本病的严重性、预后缺乏认识;因担心孩子致残,家长可出现焦虑、恐惧、内疚、悲伤等反应。应重点评估家长对本病的认知态度及心理、经济承受能力。

(四)辅助检查

头颅 B 超、CT 检查可提供出血部位和范围,有助于确诊和判断预后;腰穿脑脊液检查为均匀血性,镜下有皱缩红细胞,有助于脑室内及蛛网膜下腔出血的诊断,但病情重者不宜行腰穿检查。

(五)治疗原则及主要措施

(1)镇静止惊:选用苯巴比妥钠、地西泮等。

(2)止血:选用维生素 K_1、酚磺乙胺(止血敏)、卡巴克络(安络血)、巴曲酶(立止血)等,必要时输新鲜血、血浆。

(3)降低颅内压:选用呋塞米静脉注射,并发脑疝时应用小剂量 20% 甘露醇静脉注射。

(4)给氧:对呼吸困难、发绀者给予吸氧。

三、常见护理诊断/问题

(1)潜在并发症:颅内压增高。

(2)低效性呼吸型态:与呼吸中枢受损有关。

(3)有窒息的危险:与惊厥、昏迷有关。

(4)营养失调:营养低于机体需要量,与摄入不足及呕吐有关。

(5)体温调节无效:与体温调节中枢受损有关。

(6)焦虑、恐惧(家长):与患儿病情危重及预后差有关。

四、护理措施

(一)降低颅内压

(1)减少刺激,保持安静:所有护理操作与治疗尽量集中进行,动作要轻、稳、准,尽量减少移动和刺激患儿,静脉穿刺选用留置针,减少反复穿刺,以免加重颅内出血。

(2)护理体位:抬高头肩部15°～30°,侧卧位或头偏向一侧。

(3)严密观察病情:观察患儿生命体征、神志、瞳孔、囟门、神经反射及肌张力等变化,及时发现颅内高压。

(4)遵医嘱降颅压:有颅内压增高时,选用呋塞米降颅压;若出现两侧瞳孔大小不等、对光反射迟钝或消失、呼吸节律不规则等,应考虑并发脑疝,选用20%甘露醇降颅压。

(二)防止窒息,改善呼吸功能

及时清除呼吸道分泌物,保持呼吸道通畅,防止窒息;合理用氧,改善呼吸功能,呼吸衰竭或严重呼吸暂停者需气管插管、机械通气。

(三)保证营养和能量供给

对于不能进食者,应给予鼻饲,遵医嘱静脉输液,每天液体量为60～80 mL/kg,速度宜慢,于24小时内均匀输入,以保证患儿营养和能量的供给。

(四)维持体温稳定

体温过高时给予物理降温,体温过低时采用远红外辐射保温床、暖箱或热水袋保暖。

(刘　伟)

第六节　新生儿缺血缺氧性脑病

新生儿缺氧缺血性脑病(HIE)是由各种围生期因素引起的缺氧、脑血流减少或暂停导致的胎儿或新生儿的脑损伤,病情重,病死率高,并可产生永久性功能缺陷,常遗留神经系统后遗症。目前对缺氧缺血性脑病缺乏有效的治疗手段,仍采取以支持治疗为主的综合治疗方法,而护理是综合治疗的关键环节。

一、病情评估

(1)患儿家属评估:对有关疾病知识的了解程度、心理状态。

(2)意识和精神状态。①轻度表现为过度兴奋,易激惹,肢体可出现颤动,肌张力正常或增高,拥抱反射和吸吮反射稍活跃,一般无惊厥,呼吸规则,瞳孔无改变,1天内症状好转,预后佳。②中度表现为嗜睡,反应迟钝,肌张力降低,拥抱反射和吸吮反射减弱,常有惊厥,呼吸可能不规则,瞳孔可能缩小。症状在3天内已很明显,约1周内消失,存活者可能留有后遗症。③重度表现为患儿意识不清,肌张力松软,拥抱反射和吸吮反射消失,反复发生惊厥,呼吸不规则,瞳孔不对称,对光反射消失,病死率高。重度患儿多在1周内死亡,存活者症状可持续数周,并留有后遗症。另外,无论患儿躁动或安静,都应做到动态观察,及时发现意识的细微变化,以获得救治机会。如患儿出现烦躁不安、脑性尖叫,并伴有抽搐,结合有分娩窒息史或有脐绕颈、剖宫产者,往往提示有小脑幕上出血,应及时报告医师给予镇静和止血治疗,并对抽搐持续的时间、次数做详细记录,为诊治提供依据。

二、护理关键

(1)保持呼吸道通畅,根据缺氧情况选择给氧方式。

(2)协助患者绝对卧床休息。

(3)快速建立静脉通道,注意滴速及用药反应。

三、护理措施

(一)高压氧舱治疗的护理

(1)体位:患儿取右侧卧位,头部略高 20°～30°,防止呕吐物吸入。

(2)进舱不宜输液,注意保暖。

(3)患儿入舱后先虚掩舱门洗舱,常压下向舱内输入氧气,用以置换舱内空气,当测氧仪显示氧浓度为 50%以上时,即达洗舱目的。轻轻关上舱门,缓慢匀速升压,速度为 0.004～0.003 MPa/min,检查氧气管线路有无漏气、曲折,以保持吸氧的有效性和安全性。每隔 10 分钟换气一次,以保证舱内氧气浓度的恒定,稳压治疗时间为 30 分钟。首次治疗压力宜低,使患儿有一适应过程,新生儿稳压治疗的压力一般为0.03～0.04 MPa,升压时间持续 15 分钟。

(4)注意观察患儿有无呕吐、面肌抽搐、出冷汗等早期氧中毒症状,若有发生,应停止升压,并可适当排气减压至症状消失。

(5)压力升高后继续密切观察,稳压治疗时间为 40 分钟。

(6)在减压阶段,必须严格执行减压方案,缓慢等速减压,速度为 0.015～0.02 MPa/min,时间不得少于 15 分钟,否则体内溶解的大量氧气从组织中排出,游离成气态,以气泡形式在血管内外栓塞和压迫血管,使局部血液循环障碍,致组织缺氧缺血产生损伤而发生减压病等并发症。

(二)亚低温治疗的护理

(1)在进行亚低温治疗过程中,患儿应始终保持头颈部在冰帽内,避免上移或下滑,并随时更换浸湿衣物,保持干燥;同时使机温控制在 32.5～33.0 ℃,以维持鼻咽温度为(34.0±0.2)℃,并注意患儿的保暖,使腋温保持在正常范围。

(2)观察患儿的面色、反应、末梢循环等情况,并总结 24 小时的出入液量,做好记录。在护理过程中应随时观察心率的变化,如出现心率过缓或心律失常,及时与医师联系是否停止亚低温治疗。

(3)在亚低温治疗期间,低温时间不宜过长,否则易致呼吸道分泌物增多,发生肺炎或肺不张,因此要及时清除呼吸道分泌物,保持呼吸道通畅。

(4)不要搬动患儿,更不要将患儿突然抱起,以免发生直立性休克,危及生命。

(5)注意皮肤的血运情况,尤其是头部,由于低温期间皮肤血管收缩,血液黏稠度增高,血流缓慢,易发生皮肤破损或硬肿。

(6)输液患儿应防止静脉外渗,如有外渗应及时处理。

(7)亚低温治疗中,患儿处于亚冬眠状态,一般不提倡喂奶,以避免乳汁反流后窒息。但少数患儿有哭闹,可给予安慰奶嘴。如果热量不够,应给予静脉高营养摄入。

(三)心理护理

由于患儿病情危重,家长心理负担大,在康复期间做好心理护理是非常重要的,排除思想顾虑,安慰家属,使其配合治疗,增强治疗信心,保持乐观的情绪。

四、健康指导

(1)合理调整饮食,加强营养,增强免疫力。

(2)如有后遗症,鼓励患儿家属坚持对患儿的治疗和随访,康复期进行康复锻炼。

(刘　伟)

第七节　新生儿肺炎

新生儿肺炎是一种常见病。按病因不同可分为吸入性肺炎和感染性肺炎两大类。

一、临床特点

(一)吸入性肺炎

吸入性肺炎主要指胎儿或新生儿吸入羊水、胎粪、乳汁等引起的肺部炎症。胎儿在宫内或娩出时吸入羊水所致的肺炎称羊水吸入性肺炎;吸入被胎粪污染的羊水引起的肺炎称胎粪吸入性肺炎;出生后因喂养不当、吞咽功能不全、反流或呕吐、食管闭锁和唇裂、腭裂等引起乳汁吸入而致的肺炎称乳汁吸入性肺炎。其中以胎粪吸入性肺炎最为严重,病死率最高。

1.羊水、胎粪吸入者

羊水、胎粪吸入者多有宫内窘迫和/或产时的窒息史。

(1)羊水吸入量少者可无症状或仅轻度呼吸困难,吸入量多者常在窒息复苏后出现呼吸窘迫、青紫,口腔流出液体或泡沫,肺部可闻及粗湿啰音。

(2)胎粪吸入者症状常较重,分娩时可见羊水混胎粪,患儿皮肤、脐窝、指(趾)甲被胎粪污染,口鼻腔、气管内吸引物中含胎粪。窒息复苏后很快出现呼吸急促、鼻翼翕动、三凹征、呼气呻吟及发绀,甚至呼吸衰竭。双肺可闻及干湿性啰音,可并发肺不张、肺气肿、纵隔气肿或气胸、持续肺动脉高压、急性呼吸窘迫综合征(ARDS)等。

2.乳汁吸入者

乳汁吸入者常有喂奶时或喂奶后呛咳,乳汁从口、鼻腔流出或涌出,症状与吸入程度有关。患儿可有咳嗽、喘憋、气促、发绀、肺部啰音等,严重者可发生窒息。

3.辅助检查

(1)血气分析:常有低氧血症或高碳酸血症,pH降低。

(2)胸部X线检查:双肺纹理增粗,常伴肺气肿或肺不张,可见结节状阴影或不规则斑片状影。胎粪吸入性肺炎双肺可有广泛粗颗粒阴影或斑片状云絮影,常伴气漏。

(二)感染性肺炎

感染性肺炎是指出生前、出生时或出生后感染细菌、病毒、原虫等微生物引起的肺炎。宫内和分娩过程中感染以大肠埃希菌、B族链球菌、巨细胞病毒为主;出生后感染以金黄色葡萄球菌、大肠埃希菌为主,近年来条件致病菌,如克雷伯菌、表皮葡萄球菌、厌氧菌、真菌等亦可引起感染性肺炎。新生儿感染性肺炎多数为产后感染性肺炎,可由上呼吸道炎症向下蔓延引起,也可为败血症并发。

宫内、产时感染发病早,产后感染发病较晚。

1.症状与体征

症状与体征主要有发绀、呻吟、口吐泡沫、呼吸急促、鼻翼翕动、点头样呼吸、三凹征、体温异常、反应差、吃奶差。早产儿可见呼吸暂停,日龄大的新生儿可有咳嗽,双肺可闻及干湿性啰音,严重者可出现呼吸衰竭、心力衰竭。金黄色葡萄球菌肺炎易并发气胸、脓胸、脓气胸,病情常较严重。

2.辅助检查

(1)外周血象:白细胞总数在发生细菌感染时大多增高,在病毒感染时保持正常或降低。

(2)宫内感染脐血或出生早期血免疫球蛋白M(IgM)高于200 mg/L。

(3)血气分析和电解质测定:常有低氧血症或高碳酸血症,pH降低,可伴有电解质紊乱。

(4)病原学检查:采集深部气道分泌物或支气管肺泡灌洗液做细菌培养,必要时做病毒学、支原体、衣原体、解脲脲原体检测,可呈阳性。

(5)胸部X线摄片:产前感染者常以肺间质病变为主;产时感染B族链球菌,胸片与肺透明膜病相似,后期呈大片毛玻璃影;产后感染者多见两肺散在斑片状阴影,可伴大片融合或肺不张、肺气肿等。

二、护理评估

(一)健康史

询问母亲孕期,尤其是孕后期有无感染病史,如巨细胞病毒或弓形虫等感染;有无羊膜早破;询问羊水颜色、性质,有无宫内窘迫或产时窒息;了解Apgar评分。了解新生儿有无脐部或皮肤等感染病史及呼吸道感染性疾病接触史;有无长期住院、气管插管等医源性感染的因素。

(二)症状、体征

注意评估患儿是否反应差、发热或体温不升,注意呼吸频率、节律、深浅度,观察有无发绀、呻吟、口吐白沫、呼吸急促、吸气性三凹征、胸腹式呼吸、咳嗽、呼吸暂停等。

(三)社会、心理

新生儿肺炎多数预后良好,可痊愈出院。少数患有肺炎、胎粪吸入性肺炎、呼吸机肺炎等病的患儿病情较重、病死率高或病程迁延,应注意评估家长有无焦虑与恐惧。

(四)辅助检查

了解痰、血化验、胸部X线片检查结果,尤其应注意了解血气分析结果,以指导氧疗。

三、常见护理问题

(一)不能有效清理呼吸道

不能有效清理患儿的呼吸道与炎症使呼吸道分泌物增多、咳嗽无力等有关。

(二)气体交换功能受损

患儿气体交换功能受损与吸入羊水、胎粪、奶汁及肺部炎症有关。

(三)喂养困难

患儿喂养困难与呼吸困难、反应差、拒奶、呛奶等有关。

(四)体温异常

患儿体温异常与肺部感染有关。

(五)合作性问题

心力衰竭、气胸、脓胸或纵隔气肿。

四、护理措施

(一)保持呼吸道畅通,改善肺部血液循环,改善通气和换气功能

(1)胎头娩出后立即吸尽口、咽、鼻黏液,无呼吸及疑有分泌物堵塞气道者,立即进行气管插管,并通过气管内导管将黏液吸出,再吸氧或人工呼吸。

(2)室内空气宜新鲜,保持湿度在60%左右。分泌物黏稠者可行雾化吸入,湿化气道分泌物,使之易排出。雾化液可用生理盐水,也可加入抗感染、平喘、化痰药物,雾化吸入每次不超过15分钟,以免引起肺水肿。

(3)胸部物理疗法促进血液循环,有利于肺部炎症吸收。①头高位或半卧位以利呼吸,肺不张者取健侧卧位。经常翻身、有条件多怀抱。②拍背:由下而上,由外周向肺门用弓状手掌拍击,使小气道分泌物松动,易于进入大气道。③吸痰:吸痰负压10.0~13.3 kPa(75~100 mmHg),有下呼吸道分泌物黏稠,造成局部阻塞引起肺不张、肺气肿者可用纤维支气管镜术吸痰。④根据病情和胸片中病变的部位选用适当的体位引流,以利呼吸道分泌物或胎粪的清除。⑤病程迁延者可行胸部超短波或红外线理疗。

保持安静,减少氧耗,避免剧烈哭闹,必要时遵医嘱使用镇静剂。

(二)合理给氧

轻、中度缺氧采用鼻导管给氧,氧流量为0.5~1 L/min;或面罩给氧,氧流量为2~3 L/min。重度缺氧可用头罩给氧,氧流量为5~8 L/min。还需要根据动脉血氧分压及时调节吸入氧浓度,氧分压($PaCO_2$)维持在6.7~10.7 kPa(50~80 mmHg),至青紫消失为止。如青紫无改善,二氧化碳分压(PaO_2)持续低于6.7 kPa(50 mmHg)或$PaCO_2$持续高于8.0 kPa(60 mmHg),并发生呼吸衰竭时,可气管内插管进行机械通气。给氧浓度不宜过高,时间不宜太长,以免发生早产儿视网膜病、支气管肺发育不良等并发症。

(三)维持正常体温

置患儿于中性环境温度中。患新生儿肺炎时,体温可能升高也可能降低,应根据病情不同,采取相应方法维持正常体温。

(四)耐心喂养,保证营养供给

患儿易呛奶,能喂奶时应将其头部抬高或将其抱起,并耐心行间隙喂奶,不宜过饱,以免影响呼吸和引起呕吐、吸入。呛奶严重或呼吸困难明显者可行鼻饲。对于进食少者,根据不同日龄、体重,以及其他因素给予静脉补液,对重症肺炎患儿补液时,适当控制输液速度避免诱发心力衰竭。

(五)密切观察病情,及时发现异常并积极处理

监测体温、心率、呼吸、血压、经皮氧饱和度、动脉血气,记录出入液量。注意观察以下几点。

(1)呼吸系统表现是否改善,如青紫、呼吸困难、咳嗽有无改善。

(2)全身症状是否好转,如反应、体温、进奶量等是否好转。

(3)观察有无并发症,如面色苍白或发绀加重、烦躁、短期内呼吸明显加快、心率加快、肝脏增大,若有这些并发症提示并发心力衰竭,应配合做好给氧、镇静、强心、利尿等处理。如烦躁不安、突然呼吸困难伴青紫加重、一侧胸廓饱满及呼吸音降低可能合并气胸,应立即做好胸腔穿刺或胸

腔闭锁引流准备。如出现烦躁、前囟隆起、惊厥、昏迷,则可能并发中毒性脑病,应遵医嘱行止痉、脱水等治疗。如腹胀明显,可能存在中毒性肠麻痹或低血钾,予禁食、胃肠减压、肛管排气,以及根据血钾报告补钾。

五、出院指导

(一)环境

选择阳光充足、空气流通的朝南房间为佳。室温要求在 22～24 ℃,夏冬季可借助空调或取暖器调节;相对湿度 55%～65% 为宜,气候干燥时可在室内放一盆水;保持室内空气新鲜,无层流或新风系统的病室应定时通风,冬天可每天通风两次,每次 30 分钟,避免对流风。

(二)用药

患儿病愈出院后,一般不需要用药。如需服用药物要根据医嘱,不可随意增减。请勿在小儿哭闹时喂药,以免误吸入气管。

(三)喂养

喂养要有耐心,以少量多餐为宜。奶头孔大小要适宜。喂好后将小儿竖直,头伏于母亲肩上,轻拍其背以排出咽下的空气,避免溢乳和呕吐,待打嗝后再取右侧卧位数分钟。容易吐奶的小儿可同时抬高肩背部,以促进胃排空,减少吐奶的发生。当小儿发生呕吐时,迅速将小儿的头侧向一边,轻拍其背部,并及时清除口鼻腔内的奶汁,防止奶汁吸入。

(四)日常护理

多怀抱小儿,如小儿处于肺炎未愈出院或肺炎恢复期,可自脊柱两侧由下而上,由外向内用弓状手掌拍其背部。经常检查鼻孔是否通畅,清除鼻孔内的分泌物。卧位一般取右侧卧位,如仰卧时要避免颈部前屈或过度后伸。洗澡时,要求室温 26～30 ℃,水温 38～40 ℃,关好门窗,动作轻快,及时擦干,注意保暖避免着凉。根据季节及气候及时增减衣服,防止过热或着凉,衣着以小儿的手足温暖而不出汗为宜。少去公共场所,减少探视,避免接触呼吸道感染者。

(刘 伟)

第八节 新生儿肺出血

新生儿肺出血是指两叶以上融合出血,不包括散在、局灶性出血。新生儿肺出血是新生儿死亡最重要的原因之一,其发病机制尚未明了。

一、护理关键

(1)协助患儿行侧卧位。
(2)注意保暖;合理喂养;做好口腔、皮肤护理。
(3)保持呼吸道通畅,间断或持续给氧,必要时使用呼吸机。
(4)快速建立静脉通道,注意滴速及用药反应。

二、一般护理

(1)有条件的患儿应置于单人抢救室或心血管监护室,给予床边心电、呼吸、血压的监测,室内应配备必要的抢救设备和用物,如氧气装置、吸引装置、人工呼吸机、急救车,各种抢救机械包及药品等。

(2)卧床休息。协助患儿采用侧卧位以利于呼吸。

(3)给予吸氧,根据血氧浓度采取不同吸氧方式和氧气流量。准确测量体温、呼吸,认真填写抢救过程中的治疗、用药、护理、交接班记录等。

(4)建立好静脉通道,严格掌握好输液速度及输液量,了解药物药理作用及可能出现的不良反应。

(5)做好急性期生活护理,保持皮肤和口腔的清洁。

三、症状护理

(1)加强心电监护,密切观察24小时心电图、血压、呼吸,必要时进行血流动力学监测,注意尿量、意识等情况。

(2)若气体交换受损,应使用呼吸机。使用呼吸机的护理要点如下。

1)保持气管的通畅,要及时吸痰,注意无菌操作。床头铺一无菌治疗盘(内放已消毒的弯盘、钳子2把,无菌手套1盒,治疗碗1个,治疗碗内装呋喃西林溶液),待吸痰时使用。每次吸完痰后,用呋喃西林溶液冲洗吸痰管,用完后把吸痰管弃掉,关闭吸痰装置后把吸痰管接头端放到无菌盘内的治疗碗中,从而减少感染的发生。

2)注意气道的湿化,一般24小时内气管滴入50 mL左右生理盐水,痰液黏稠时用 α-糜蛋白酶稀释,为预防和治疗呼吸道炎症,可在雾化液内加入抗生素,如庆大霉素等。

3)注意呼吸频率、节律及血氧饱和度的观察,发现问题通知医师处理,并做好各项抢救措施。

4)若患者出现高热,体温为38～39 ℃,考虑为肺部感染,应给予物理降温、头部冰敷及药物降温,并每天测4次体温,按医嘱应用抗生素。应密切注意患儿体温的变化,并注意保暖。

(3)合并心力衰竭的护理,按心力衰竭护理常规执行。

(4)密切观察生命体征变化,预防并发症。

四、并发症护理

(一)感染
遵医嘱给予抗感染治疗,严格执行无菌操作及保护性措施。
(二)酸碱平衡失调
做好病情观察及给药护理。

五、心理护理

应让家属了解治疗过程,取得家属的最佳配合,排除思想顾虑,安慰患儿家长,使其配合治疗,增强治疗信心,保持乐观的情绪。

六、健康指导

(1)积极治疗原发疾病。

(2)合理调整饮食,适当控制进食量,少食多餐。

（3）避免各种诱发因素,如上呼吸道感染。

（4）指导家属,当病情突然变化时应采取简易应急措施。

（刘 伟）

第九节 新生儿黄疸

新生儿黄疸又称高胆红素血症,是由于新生儿时期血清胆红素浓度升高而引起的皮肤、巩膜等黄染的临床现象,分生理性黄疸及病理性黄疸两大类。严重者非结合胆红素进入脑部可引起胆红素脑病(核黄疸),会危及生命或导致中枢神经系统永久性损害而留下智力落后、听力障碍等后遗症。

一、临床特点

(一)生理性黄疸

生理性黄疸主要由新生儿肝葡萄糖醛酸转移酶活力不足引起。黄疸一般在生后 2～3 天开始出现,4～5 天达高峰,10～14 天消退,早产儿可延迟到 3～4 周。血清胆红素:足月儿低于 221 μmol/L(12.9 mg/dL),早产儿低于 256.5 μmol/L(15 mg/dL)。一般情况良好,以血中非结合胆红素升高为主要特征。

(二)病理性黄疸

1.一般特点

①黄疸出现早,一般在生后 24 小时内出现。②黄疸程度重,血清胆红素足月儿大于 221 μmol/L(12.9 mg/dL),早产儿大于 256.5 μmol/L(15 mg/dL)。③黄疸进展快,血清胆红素每天上升大于 85 μmol/L(5 mg/dL)。④黄疸持续时间长,足月儿超过 2 周或早产儿超过4 周黄疸仍不退或退而复现。⑤血清结合胆红素大于 26 μmol/L(1.5 mg/dL)。⑥重者可引起胆红素脑病,又称核黄疸,是由于血中游离非结合胆红素通过血-脑屏障引起的脑组织的病理性损害。胆红素脑病一般发生在生后 2～7 天,早产儿更易发生。临床分警告期、痉挛期、恢复期、后遗症期。警告期表现为嗜睡、吸吮力减弱、肌张力低下,持续 12～24 小时。痉挛期表现为发热、两眼凝视、肌张力增高、抽搐、两手握拳、双臂伸直内旋、角弓反张,多数因呼吸衰竭或肺出血死亡,持续12～48 小时。恢复期表现为抽搐减少或消失,恢复吸吮能力,反应好转,此期约持续 2 周。后遗症期于生后 2 个月或更晚时出现,表现为手足徐动、眼球运动障碍、听力障碍、牙釉质发育不良、智力障碍等。

2.不同病因引起病理性黄疸的特点

(1)胆红素来源增多引起的病理性黄疸以非结合胆红素增高为主。

1)新生儿溶血:①同族免疫性溶血如新生儿 ABO 或 Rh 溶血症,以及其他血型不合溶血。ABO 或 Rh 溶血症患儿往往于生后 24 小时内出现黄疸,并迅速加重,可有进行性贫血。ABO 溶血症可呈轻中度贫血或无明显贫血;Rh 溶血症贫血出现早且重,严重会出现死胎或出生时已有严重贫血、心力衰竭,部分患儿因抗体持续存在,可于生后 3～6 周发生晚期贫血。全身水肿主要见于 Rh 溶血症;肝大、脾大为髓外造血活跃所致;低血糖见于重症 Rh 溶血症大量溶血时造成还原型谷胱甘肽增高刺激胰岛素释放;重症者可有皮肤瘀点、瘀斑、肺出血等出血倾向;容易发生胆红素脑病。血型鉴定母婴 Rh 或 ABO 血型不合;血中有致敏红细胞及免疫性抗体,改良直接抗人球蛋白试验阳性,抗体释放试验阳性,游离抗体试验阳性。②红细胞酶缺陷溶血,如葡萄糖6-磷酸脱氢酶(G-6-PD)缺乏症,往往生理性黄疸持续不退或进行性加重、贫血、易发生胆红素脑病、高铁血红蛋白还原率下降。③红细胞形态异常,如遗传性球形、椭圆形、口形红细胞增多症等。球形红细胞增多症早期可出现溶血性贫血,外周血直径较小的球形红细胞增多,红细胞脆性试验阳性,有家族史。④血红蛋白病如地中海贫血,可引起胎儿水肿综合征、低色素小细胞性贫血、黄疸、肝大、脾大。

2)体内出血:发生头颅血肿、颅内出血、内脏出血等情况时,逸至血管外的红细胞寿命会缩短而出现黄疸,有相应部位出血的表现。

3)红细胞增多症:常见于宫内缺氧、胎-胎输血、脐带结扎延迟等,一般在生后 48 小时出现黄疸加深,病儿有多血貌或青紫,呼吸暂停,静脉血红细胞大于 $6 \times 10^{12}/L$,血红蛋白大于 220 g/L,血细胞比容大于 65%。

4)肠肝循环增加:①开奶延迟,吃奶少,大便排出延迟、排出少或不排,使胆红素重吸收增加而出现黄疸,以非结合胆红素升高为主;②母乳性黄疸见于母乳喂养儿,可能与母乳中 β-葡萄糖醛酸苷酶活性高使胆红素重吸收增加有关,黄疸于生后 3~8 天出现,1~3 周达高峰,6~12 周消退,停喂母乳 3~5 天黄疸明显减轻或消退,如重新母乳喂养黄疸可稍加重,患儿一般情况良好。

5)其他:维生素 E 缺乏、低锌血症可影响红细胞膜功能;孕母分娩前静脉滴注催产素(>5 U)和不含电解质的葡萄糖溶液,使胎儿处于低渗状态导致红细胞通透性及脆性增加而溶血,母亲有分娩前用药史,以非结合胆红素升高为主。

(2)肝摄取结合胆红素减少以非结合胆红素升高为主。

1)葡萄糖醛酸转移酶受抑制:家族性、窒息、缺氧、低体温、低血糖、使用水合氯醛、婴儿室应用酚类清洁剂可抑制肝酶活力,患儿有血糖及体温异常、窒息、用药等相应病史,以非结合胆红素升高为主。

2)先天性葡萄糖醛酸转移酶缺乏症(Crigler-Najjar 综合征):分两型。Crigler-Najjar I 型为葡萄糖醛酸转移酶完全缺乏,常染色体隐性遗传病,多于出生后 3 天内出现明显黄疸,并持续终身,黄疸不能被光疗所控制,需换血再行光疗方能奏效,如不换血大多发生胆红素脑病,酶诱导剂无效。Crigler-Najjar II 型为葡萄糖醛酸转移酶部分缺乏,常染色体显性遗传病,酶诱导剂有效,个别发生胆红素脑病。

3)家族性暂时性新生儿高胆红素血症(Lucey-Driscoll 综合征):母孕中、后期,血清中一种能通过胎盘到达胎儿体内的孕激素抑制了葡萄糖醛酸转移酶,有明显家族史,多于出生后 48 小时内出现严重黄疸,如不及时换血可发生胆红素脑病,生后 2 周内黄疸逐渐消退。

4)先天性非溶血性黄疸(Gilbert 综合征):常染色体显性遗传病,肝细胞摄取胆红素功能障碍,也可伴有葡萄糖醛酸转移酶活性部分减低,一般黄疸轻,呈慢性或间歇性。

5)酸中毒、低蛋白血症:影响非结合胆红素与清蛋白结合,血气分析 pH 降低或血清蛋白低。

6)药物:磺胺类、水杨酸盐、维生素 K_3、吲哚美辛、毛花苷 C 与胆红素竞争 Y、Z 蛋白结合位点;噻嗪类利尿剂可使胆红素与清蛋白分离等。

7)其他:甲状腺功能低下、脑垂体功能低下、先天愚型等常伴血胆红素升高或生理性黄疸消退延迟。甲状腺功能低下的表现为少哭、喂奶困难、吸吮无力、肌张力低、腹膨大、便秘、生理性黄疸持续不退,血清 T_3、T_4 降低,促甲状腺激素(TSH)增高。

(3)胆红素排泄障碍引起结合胆红素增高或混合性高胆红素血症。

1)肝细胞对胆红素的排泄障碍。①新生儿肝炎综合征:如 TORCH(T:弓形虫;R:风疹病毒;C:巨细胞病毒;H:单纯疱疹病毒;O:其他,如乙肝病毒、梅毒螺旋体、EB 病毒等)感染引起,以巨细胞病毒感染最常见。病原体可经胎盘传给胎儿或在通过产道时引发感染,常在生后 1～3 周或更晚时出现黄疸,粪便色浅或灰白,尿色深黄,可有厌食、呕吐、肝脏肿大、肝功能异常;血清巨细胞病毒、疱疹病毒、风疹病毒、弓形虫 IgM 抗体阳性;巨细胞病毒(CMV)感染者还可有 CMV 特异性结构蛋白 CMV-PP65 阳性、尿 CMV-DNA 阳性;梅毒患儿梅毒螺旋体间接血凝试验(TPHA)及快速血浆反应素试验(RPR)阳性。②先天性代谢缺陷病:如半乳糖血症,患儿进食乳类后出现黄疸、呕吐、体重不增、白内障、低血糖和氨基酸尿,红细胞 1-磷酸半乳糖尿苷转移酶活性低,血半乳糖升高。③先天性遗传性疾病:如家族性进行性胆汁淤积、先天性非溶血性黄疸(结合胆红素增高型)等,以结合胆红素升高为主,家族性进行性胆汁淤积最初的症状为间隙性黄疸,常因感染而诱发,以后转变为慢性进行性胆汁淤积,肝硬化。

2)胆管胆红素的排泄障碍。①新生儿先天性胆道闭锁:出生后 1～3 周出现黄疸并逐渐加重,大便出生后不久即呈灰白色,皮肤呈深黄绿色,肝脏明显增大,质硬,大多于 3～4 个月后发展为胆汁性肝硬化,以结合胆红素增高为主,腹部 B 超检查可发现异常。②先天性胆总管囊肿:呈间隙性黄疸、腹部肿块、呕吐、无黄色大便,超声检查可确诊。③胆汁黏稠综合征:严重新生儿溶血病时,大量溶血造成胆总管被黏液或浓缩胆汁所阻塞,皮肤呈深黄绿色,大便呈灰白色,尿色深黄,以结合胆红素升高为主。④肝和胆道肿瘤、胆道周围淋巴结病压迫胆总管引起黄疸,以结合胆红素升高为主,腹部 B 超或 CT 协同做出诊断。

(4)混合性病因。如新生儿败血症,感染的病原体或病原体产生毒素,破坏红细胞及抑制肝酶活性引起黄疸。常表现为生理性黄疸持续不退或退而复现或进行性加重,有全身中毒症状,有时可见感染灶,早期以非结合胆红素升高为主或结合胆红素与非结合胆红素均高,晚期有的以结合胆红素升高为主,血培养可阳性,白细胞总数、C 反应蛋白增高。

(三)辅助检查

(1)血常规:溶血者红细胞和血红蛋白含量降低(早期新生儿小于 145 g/L),网织红细胞含量显著增高(大于 6%),有核红细胞含量增高(大于 10/100 个白细胞)。

(2)血清总胆红素增高,结合和/或非结合胆红素升高。

二、护理评估

(一)健康史

了解母亲妊娠史(胎次、有无不明原因的流产、早产及死胎、死产史和输血史,妊娠并发症,产前有无感染和羊膜早破);有无黄疸家族史;患儿的兄、姐有无在新生儿期死亡或者明确有新生儿溶血病;询问父母血型、母婴用药史;了解患儿喂养方式(母乳或人工喂养)、喂养量,以及大小便颜色、量;了解患儿有无接触樟脑丸、萘;询问黄疸出现时间及动态变化。

(二)症状、体征

评估黄疸程度、范围;有无皮肤黏膜苍白、水肿、肝大、脾大;评估患儿有无心率快等心力衰竭表现及嗜睡、角弓反张、抽搐等胆红素脑病的表现;检查有无头颅血肿;注意有无脓疱疹、脐部红肿等感染灶;注意大小便颜色及大便次数、量。

（三）社会、心理

评估家长对黄疸病因、预后、治疗、护理的认识程度；了解家长心理状态，判断其有无认识不足和焦虑。

（四）辅助检查

了解母子血型，血红蛋白、网织红细胞、血清胆红素值，尤其是非结合胆红素值是否升高，抗人球蛋白试验、红细胞抗体释放试验等是否阳性。了解红细胞脆性试验、肝功能检查是否异常，高铁血红蛋白还原率是否小于75%。了解血培养是否阳性、白细胞总数、C反应蛋白是否增高。了解血、宫内感染病原学检查结果及腹部B超等检查结果。

三、常见护理问题

（一）合作性问题
合作性问题见于胆红素脑病患儿。

（二）有体液不足的危险
体液不足与光照使失水增加有关。

（三）皮肤完整性受损
皮肤完整性受损与光照疗法引起结膜炎、皮疹，腹泻致尿布疹有关。

（四）感染风险
感染与机体免疫功能低下有关。

（五）知识缺乏
家长缺乏黄疸的护理知识。

四、护理措施

（一）密切观察病情
（1）观察黄疸的进展和消退情况：监测胆红素值；观察皮肤黄染程度、范围及其变化；注意大小便色泽。

（2）注意有无拒食、嗜睡、肌张力减退等胆红素脑病的早期表现。

（3）观察贫血进展情况：严密监测患儿贫血的实验室检查结果，观察患儿面色、呼吸、心率、尿量、水肿、肝脏大小等情况，判断有无心力衰竭。

（二）减少胆红素产生，促进胆红素代谢，预防胆红素脑病
1.做好蓝光疗法和换血疗法的准备与护理工作

具体见蓝光疗法和换血疗法。需做换血疗法者用无菌生理盐水持续湿敷脐带残端以保持新鲜，防止脐血管干燥闭合，为脐动脉插管做准备。

2.遵医嘱给予血浆、清蛋白和肝酶诱导剂

非结合胆红素增高明显者应遵医嘱尽早使用血浆、清蛋白，以降低胆红素脑病的危险。清蛋白一般稀释至5%静脉输注。溶血症者遵医嘱正确输注丙种球蛋白以抑制溶血。

3.杜绝一切能加重黄疸、诱发胆红素脑病的因素

避免发生低温、低血糖、窒息、缺氧、酸中毒、感染，避免不恰当使用药物等。①做好保暖工作，监测体温，维持体温正常。②供给足够的热量和水分，如病情允许，及早、足量地喂养，不能进食者由静脉补充液体和热量。监测血糖，及时处理低血糖。③监测血气分析、电解质，缺氧时给

予吸氧,及时纠正酸中毒。④避免使用影响胆红素代谢的药物,如磺胺类、吲哚美辛等。⑤防止感染:加强皮肤、黏膜、脐带、臀部护理,接触患儿前洗手。⑥保持大便通畅,必要时开塞露灌肠,促进胆红素排泄。⑦避免快速输入高渗性药液,以免血-脑屏障暂时开放而使胆红素进入脑组织。

(三)减轻心脏负担,防止心力衰竭

(1)保持患儿安静,减少不必要的刺激,各项治疗护理操作尽量集中进行。

(2)静脉输注清蛋白 4 小时左右,必要时在输注后遵医嘱预防性使用呋塞米,以减轻心脏负荷。

(3)心力衰竭时输液速度为 5 mL/(kg·h)左右。遵医嘱给予利尿剂和洋地黄类药物,并密切观察药物反应,防止中毒。

五、出院指导

(一)用药

出院时若黄疸程度较轻,日龄已大,可不必再服用退黄药物;若黄疸仍明显,可能需要服用苯巴比妥与尼可刹米联合制剂(酶诱导剂)3~6 天。贫血者应强调铁剂的补充。葡萄糖-6-磷酸脱氢酶(G-6-PD)缺陷者,可因某些药物,如维生素 K_3、磺胺类、解热镇痛药及新生霉素等引起溶血和黄疸,乳母和小儿都应避免应用。肝炎综合征病程较长,一般需 4~6 个月,出院后常需要服用保肝药,如葡醛内酯、胆酸钠等,同时小儿要加强脂溶性维生素的补充。

(二)复查

疑有胆红素脑病或已确诊胆红素脑病的患儿,应加强神经系统方面的随访,以便尽早做康复治疗。新生儿溶血病的患儿,一般在出生后 2~3 个月内每 1~2 周复查一次血红蛋白,若血红蛋白降至 80 g/L 以下,应输血以纠正贫血。患肝炎综合征的小儿,应每隔 1~2 个月复查肝功能,直至完全康复。

(三)就诊

孩子出现下列情况,如小儿黄疸持续时间较长,足月儿大于 2 周,早产儿大于 4 周,黄疸消退或减轻后又再出现或加重,更换尿布时发现大便颜色淡黄或发白,甚至呈陶土色,尿色变深黄或呈茶色,或者皮肤出现瘀斑、瘀点、大便变黑等,家长要引起重视,及时就诊。

(四)喂养

母乳营养高、吸收快、无菌且含有多种免疫活性物质,即使患有新生儿溶血病仍提倡母乳喂养,可按需喂养。若为 G-6-PD 缺陷者,乳母和小儿忌食蚕豆及其制品。母乳性黄疸,若黄疸较深可暂停或减少母乳喂养,改喂其他乳制品,2~4 天后黄疸会减退,再喂母乳时黄疸再现,但较前为轻且会逐渐消退,所以不必因黄疸而放弃母乳喂养。

(五)促进孩子康复的措施

婴儿和产妇的房间应该空气清新,阳光充足;抱孩子适当进行户外活动,多晒太阳;保持婴儿大便通畅,如大便秘结,及时用开塞露灌肠以排出大便,减少胆红素吸收。由于低温、低血糖会加重黄疸,应避免受寒和饥饿,保管 G-6-PD 缺陷者衣服时勿放樟脑丸。

溶血症患儿母亲如再次妊娠,需做好产前监测与处理。孕期监测抗体滴度,对于不断增高者,可采用反复血浆置换术。胎儿水肿,或胎儿血红蛋白(Hb)低于 80 g/L,而肺尚未成熟者,可行宫内输血;重症 Rh 阴性孕妇既往有死胎、流产史,再次妊娠中 Rh 抗体效价升高,羊水中胆红

素增高,且羊水中磷脂酰胆碱与鞘磷脂的比值大于 2,可提前分娩,减轻胎儿受累。胎儿娩出后及时送新生儿科诊治。

(刘　伟)

第十节　新生儿溶血病

新生儿溶血病是因母婴血型不合引起的同种免疫性溶血,治疗不及时将导致严重的贫血、心力衰竭,或留有神经系统后遗症,甚至危及患儿生命。新生儿溶血病以 ABO 溶血病和 Rh 溶血病最为常见。

一、护理关键

(1)观察患儿皮肤黄染的部位和范围,估计血清胆红素,判断其发展速度。
(2)协助患儿绝对卧床休息。
(3)做好家属心理护理,避免精神紧张,积极配合治疗。
(4)预防并发症。

二、一般护理

(1)频繁哺乳促进患儿康复。对溶血病患儿,应当坚持早期、足量母乳喂养,每天可哺乳 8～12 次。频繁有效的哺乳可减少患儿体内胆红素的肠肝循环,特别在患儿出生后的最初 3～4 天,做到频繁有效的吸吮,可有效预防高胆红素血症的发生。

(2)为患儿营造温暖、清洁的环境。患儿体温过低不利于血清胆红素的降低,因此,室温以 22～24 ℃为宜,相对湿度以 50%～60%为宜。为患儿换衣服、换尿布、洗澡等操作应尽量集中进行,动作快速、轻柔,避免患儿受凉。要保持居室清洁,应用湿布擦灰,以防灰尘扬起。室内每天可用紫外线灯消毒 1 次,用消毒液拖地 1 次。室内严禁吸烟,尽量减少亲友探视,不要让宠物入内,以免患儿发生感染。此外,患儿的各类用品可用水煮、日晒、消毒液浸泡等方法消毒。

(3)患儿基础护理。①脐部护理:观察脐部有无渗血渗液、红肿、脓性分泌物等现象,如发生感染,可用络合碘不定时涂抹,并把尿裤敞开,避免摩擦。②眼睛护理:观察双眼是否有分泌物增多、发炎等现象,如有感染,可涂红霉素眼膏。③皮肤护理:做到四勤,勤翻身、勤换尿布、勤沐浴、勤换衣,保证患儿的皮肤清洁舒适。

(4)还应密切观察是否有潜在的并发症,有无惊厥及抽搐,如双眼凝视、上翻、四肢抽动等现象。

三、症状护理

(一)监测体温和箱温变化

光疗时应每 2～4 小时测体温一次,或根据病情、体温情况随时测量,使体温保持在 36～37 ℃,根据体温调节箱温。光疗最好在空调病室中进行。冬天要特别注意保暖,夏天则要防止过热,若光疗时体温上升超过 38.5 ℃时,要暂停光疗,经处理,体温恢复正常后再继续治疗。

306

(二)保证水分及营养供给

光疗过程中,应按医嘱静脉输液,按需喂奶,因光疗时患儿不显性失水比正常小儿高 2～3 倍,故应在喂奶间期喂水,观察出入量。

(三)严密观察病情

光疗前后及期间要监测血清胆红素变化,以判断疗效。光疗过程要观察患儿精神反应及生命体征;注意黄疸的部位、程度及其变化;大小便颜色与性状;皮肤有无发红、干燥、皮疹;有无呼吸暂停、烦躁、嗜睡、发热、腹胀、呕吐、惊厥等;注意吸吮能力、哭声变化。若有异常,及时与医师联系,以便检查原因,及时进行处理。

一般采用光照 12～24 小时才能使血清胆红素下降,光疗总时间按医嘱执行,一般情况下,血清胆红素低于171 $\mu mol/L$时可停止光疗。出箱时给患儿穿好衣服,除去眼罩,抱回病床,并做好各项记录。

四、并发症护理

(一)黄疸
做好病情观察,实施光照和换血疗法,并做好相应护理。

(二)胆红素脑病
做好病情观察及给药护理。

(三)溶血性贫血
做好病情观察及给药护理,加强营养。

五、心理护理

患儿患溶血病时,父母常表现出忧虑和恐慌,这种情绪会感染患儿,不利于患儿的康复。父母应消除紧张、焦虑的心理,用笑脸来面对患儿,和患儿一起积极地战胜疾病。

六、健康指导

(1)使家长了解病情,取得家长的配合。

(2)对于新生儿溶血症,做好产前咨询及孕妇预防性服药。

(3)对于发生胆红素脑病者,注意后遗症的出现,给予康复治疗和护理。

(4)若为母乳性黄疸,可继续母乳喂养,如吃母乳后仍出现黄疸,可改为隔次母乳喂养逐步过渡到正常母乳喂养。若黄疸严重,患儿一般情况差,可考虑暂停母乳喂养,黄疸消退后再恢复母乳喂养。

(5)若为红细胞 G-6-PD 缺陷者,需忌食蚕豆及其制品,保管患儿衣物时勿放樟脑丸,并注意药物的选用,以免诱发溶血。

(刘　伟)

第十一节 新生儿败血症

新生儿败血症系病原体侵入新生儿血液循环并在其中生长繁殖,产生毒素所造成的全身性感染。常见病原体为细菌,也可为真菌、病毒或其他病原体。细菌感染以葡萄球菌、大肠埃希菌为主。近年来,条件致病菌引起的败血症有增多的趋势。

一、临床特点

(一)产前、产时感染
本病一般在出生后 3 天内出现症状,而产后感染一般在出生 3 天后出现症状。

(二)临床表现
本病无特异性,表现为全身中毒症状,可累及多个系统。

(1)体温不稳定,可表现为发热或体温不升,面色苍白或青灰。

(2)神经系统:精神萎靡、嗜睡、反应低下、少哭少动、重者不哭不动。并发化脓性脑膜炎时则有激惹、凝视、颈部抵抗、前囟饱满、抽搐等。

(3)消化系统:少吃、不吃、呕吐、腹胀、腹泻、体重不增,严重患儿出现中毒性肠麻痹(腹胀、肠鸣音消失)和坏死性小肠结肠炎(吃奶量减少、胃潴留、腹胀、呕吐、腹泻、血便等)。

(4)呼吸系统:气促、发绀、呼吸暂停。

(5)循环系统:心率加快、脉搏细速、皮肤花纹、四肢末端凉或冷。重者出现毛细血管充盈时间延长、血压下降、酸碱平衡紊乱、出血、DIC 等循环衰竭表现。

(6)黄疸常加重,持续不退或退而复现,可伴肝大、脾大。

(7)硬肿。

(8)迁徙性病灶:脓毒败血症时可出现局部蜂窝组织炎、脓气胸、骨髓炎、肝脓肿等。

(9)发病前可有脐炎、脓皮病、甲沟炎等。

(三)辅助检查
(1)血常规:白细胞总数低于 $5.0 \times 10^9 / L$ 或超过 $20 \times 10^9 / L$,中性粒细胞比例升高,血小板总数小于 $100 \times 10^9 / L$。

(2)末梢血 C 反应蛋白(CRP)增高,大于 8 mg/L。

(3)末梢血中性杆状核粒细胞细胞所占比例大于等于 0.20。

(4)血培养阳性。

二、护理评估

(一)健康史
询问患儿有无宫内、产时和产后感染史,如母亲产前有无发热、胎膜早破、产程延长、羊水混浊发臭;是否为早产;患儿出生时有无复苏抢救史,是否接受过损伤性操作;近期有无皮肤黏膜破损,有无脐炎、脓疱疹等。

（二）症状、体征

注意患儿体重增长情况。评估患儿的面色、肤色、反应、哭声、吃奶、体温情况；有无感染性病灶，特别是脐部和皮肤有无破损或化脓；有无腹胀、呼吸暂停、黄疸、肝大、脾大、硬肿、出血倾向及休克等；有无神经系统阳性体征。

（三）社会、心理

评估家长有无焦虑及家长对该病的认识程度、护理新生儿知识和技能的掌握程度、家庭的卫生习惯和居住环境等。

（四）辅助检查

注意白细胞总数、血小板值，有无中毒颗粒和核左移。了解血培养结果，但血培养阳性率低，约 10%，阳性可确诊，阴性而症状和体征非常明显者仍不能排除败血症，尤其是对于应用抗生素之后做血培养者。了解 CRP 是否升高。

三、常见护理问题

（一）体温失调：体温升高或低于正常

体温失调与感染有关。

（二）皮肤黏膜完整性受损

皮肤黏膜完整性受损与皮肤破损或化脓性感染有关。

（三）营养失调：低于机体需要量

营养失调与食欲缺乏、摄入量不足及疾病消耗增加有关。

（四）有血管损伤的可能

血管损伤与败血症疗程长、需反复静脉穿刺有关。

（五）合作性问题

合作性问题见于感染性休克、化脓性脑膜炎、骨髓炎等患儿。

（六）知识缺乏

家长缺乏护理新生儿知识和技能。

四、护理措施

（一）血培养采集

应在使用抗生素之前抽血，以提高血培养阳性率。抽血时严格无菌操作，避免杂菌污染，取血量至少为 1 mL，采血后即送细菌室培养。必要时同时做双部位采血，分别培养。

（二）保证有效静脉用药

（1）抗生素现配现用，遵医嘱准时分次使用，以维持抗生素的有效血浓度。熟悉所用抗生素的药理作用、用法、不良反应及配伍禁忌。

（2）遵医嘱正确静脉输入免疫球蛋白。部分患儿输注免疫球蛋白 1 小时内可出现头痛、哭闹、心率加快、恶心。因此最初半小时以 5 mL/h 速度输入，如无不良反应再加快速度。血管活性药物应尽可能于上肢近心端静脉输入，以较快发挥效果。用碳酸氢钠纠正酸中毒一般需要稀释至 1.4%，30～60 分钟内输完。

（3）本病治疗疗程长，且需每 12 小时或每 8 小时用药一次，加上部分抗生素，如万古霉素等药物静脉刺激性强，因此静脉损伤大。应注意保护静脉，如采用外周静脉置管，应从远端到近端有计划地使用静脉,提高静脉穿刺成功率,尽量做到一针见血。暂时保留肘部静脉以备必要时行中心静脉置管。对于血培养持续阳性或并发化脓性脑膜炎、脓胸、骨髓炎等,抗生素预计使用时间达 2 周以上者应及早行中心静脉置管。

(三)清除局部病灶

脐部感染时先用 3％过氧化氢溶液清洗,再涂 5％聚维酮碘溶液,必要时用抗生素溶液湿敷;对于脓疱疹,可用无菌针头将其刺破后涂 5％聚维酮碘溶液或抗生素软膏;对于鹅口疮,在吃奶后或两餐奶间涂制霉菌素甘油;皮肤破损者局部涂 5％聚维酮碘溶液,创面大者必要时给予保温箱暴露疗法。

(四)维持正常体温

提供中性环境温度。患儿体温偏低或体温不升时,及时予加盖包被、热水袋或保温箱保温;患儿体温过高时给予松解包被、洗温水澡、多喂水,新生儿一般不用药物降温,以免体温过度下降。

(五)耐心喂养,保证营养供给

不能进食时可行鼻饲或通过静脉补充能量和水分,必要时输注鲜血或血浆。

(六)密切观察病情,发现异常及时处理。

1.症状体征的观察

监测体温,观察面色、精神反应、哭声、吃奶、黄疸情况。注意有无出血倾向,如皮肤黏膜出血,重症出血时可口吐咖啡色液体,应及时将其吸引清除,防止窒息,并给予吸氧和止血药物。注意有无腹胀、潴留、呕吐、黏液血便等坏死性小肠结肠炎表现,必要时禁食,给予腹胀明显者胃肠减压、肛管排气。注意观察有无迁徙性病灶。

2.并发症的观察

如患儿出现持续发热、激惹、面色青灰、颈部抵抗、呕吐、前囟饱满、两眼凝视、呼吸暂停,提示有化脓性脑膜炎可能;如患儿面色青灰、脉搏细速、毛细血管充盈时间延长、皮肤出现花纹、四肢厥冷、皮肤有出血点等,应考虑感染性休克;黄疸突然加重伴拒食、嗜睡、肌张力减退,提示有胆红素脑病的可能。出现以上情况应及早与医师联系,积极处理。

3.观察药物疗效和毒不良反应

应用抗生素后如病情无改善、反复或恶化,应及时与医师联系,以便适当调整抗生素的使用。头孢类抗生素可引起二重感染和凝血功能障碍;万古霉素可造成听力、肾脏损害,输液速度宜慢,保证输注 1 小时以上,并监测尿常规,及时做听力检查。

接触患儿前洗手,保持患儿皮肤黏膜清洁、干燥、完整,做好脐部护理等,以防止院内继发感染。

五、出院指导

(1)出院后用药。新生儿败血症的抗菌治疗必须用足疗程。病情治愈出院者,出院后不必再用药,用药疗程未足而自主出院者,可遵医嘱口服抗生素直至用足疗程。口服药物一般在新生儿两餐奶间服用,服药时,将药物置于奶瓶中,用适量的温开水溶化后套上奶嘴喂入,喂后再喂少许温开水,以冲尽奶瓶、奶嘴及口腔内的残余药液。

(2)出院时新生儿如存在某些问题,应告之家长做相应处理。对于脓疱疹,每天在脓疱部位涂擦少许聚维酮碘溶液两次,勿用手挤压脓疱;脐炎者每天先用 3％过氧化氢溶液清洗两次脐部,再涂 5% 聚维酮碘溶液至脐部完全愈合。

(3)家庭观察,需要引起警惕的异常症状:精神食欲欠佳、嗜睡、哭声减弱、体温改变、脐轮红肿、脐部有脓性渗液等。危险征兆:面色苍白或青灰、肢端厥冷、皮肤花斑等休克表现;并发化脓性脑膜炎时主要症状有发热、拒乳、呕吐、烦躁、颈部抵抗、尖叫、双眼发直、抽搐等。出现以上情况请立即就诊。

(4)做好日常护理,预防感染。保持婴儿皮肤黏膜、臀部及脐部的清洁干燥。勿用不洁布等揩洗新生儿口腔,不能针刺、艾灸、挑割和擦伤婴儿的皮肤黏膜。勤换尿布,每次大便后洗净臀部,预防尿布疹。避免尿液污染未愈合的脐部,包裹脐带的敷料必须无菌。接触婴儿前洗手,护理时动作应轻柔。减少探视,避免患病者护理婴儿。根据气候变化及时添减衣被,避免婴儿过冷或过热。

(刘 伟)

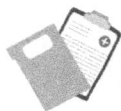

风湿免疫科护理

第一节　系统性红斑狼疮

一、概述

系统性红斑狼疮(systemic lupus erythematosus,SLE)是自身免疫介导的,以免疫性炎症为突出表现的弥漫性结缔组织病。血清中出现以抗核抗体为代表的多种自身抗体和多系统受累是SLE的两个主要临床特征。多数为慢性起病,病程迁延反复。死亡原因主要是感染、肾衰竭和中枢神经系统病变。SLE好发于生育年龄的女性,多见于15~45岁的人群,女性与男性的比例为7/1~9/1,患病率为0.7‰。

二、病因与病理生理

遗传、感染、环境、性激素、药物等综合因素所致的免疫紊乱导致了SLE的发生。其基本病理改变是免疫复合物介导的血管炎。

三、临床表现

SLE的临床表现复杂多样。多数呈隐匿起病,开始时仅累及1~2个系统,表现为轻度的关节炎、皮疹、隐匿性肾小球肾炎、血小板减少性紫癜等,部分患者长期稳定在亚临床状态或轻型狼疮,部分患者可由轻型突然变为重症狼疮,更多的则由轻型逐渐转变为多系统损害,也有一些患者一起病就累及多个系统,甚至表现为狼疮危象。SLE的自然病程多表现为病情加重与缓解的交替。

(一)全身表现

患者常常出现发热,可能是SLE活动的表现,但应除外感染因素,尤其需要警惕在免疫抑制治疗中出现的发热。疲乏是SLE常见但容易被忽视的症状,常是狼疮活动的先兆。

(二)皮肤与黏膜

在鼻梁和双颧颊部呈蝶形分布的红斑是SLE特征性的改变,其他皮肤损害还有光敏感、脱发、手足掌面红斑、甲周红斑、盘状红斑、结节性红斑、脂膜炎、网状青斑、雷诺现象等。

(三)关节和肌肉

患者的关节和肌肉常出现对称性多关节疼痛、肿胀,通常不引起骨质破坏。SLE 可出现肌痛和肌无力,少数可有肌酶谱的增高。激素治疗中的 SLE 患者出现髋关节区域隐痛不适,需排除无菌性股骨头坏死。

(四)肾脏损害

肾脏损害主要为狼疮性肾炎(lupus nephritis,LN),表现为蛋白尿、血尿、管型尿,乃至肾衰竭。50%～70%的 SLE 病程中会出现临床肾脏受累,肾活检显示,几乎所有 SLE 均有肾脏病理学改变。LN 对 SLE 预后影响甚大,肾衰竭是 SLE 的主要死亡原因之一。病理分型对于评估预后和指导治疗有积极的意义,通常Ⅰ型和Ⅱ型的预后较好,Ⅳ型和Ⅵ型预后较差。

(五)神经系统损害

神经系统损害又称神经精神狼疮。轻者仅有偏头痛、性格改变、记忆力减退或轻度认知障碍;重者可表现为脑血管意外、昏迷、癫痫持续等。中枢神经系统表现包括无菌性脑膜炎、脑血管病、脱髓鞘综合征、头痛、运动障碍、脊髓病、癫痫发作、急性精神错乱、焦虑、认知障碍、情绪失调、精神障碍,周围神经系统表现包括吉兰-巴雷综合征、自主神经系统功能紊乱、单神经病变、重症肌无力、脑神经病变、神经丛病变、多发性神经病变等。存在一种或一种以上上述表现,并除外感染、药物等继发因素,结合影像学、脑脊液、脑电图等检查可诊断神经精神狼疮。

(六)血液系统表现

血液系统表现常见贫血、白细胞减少和/或血小板减少。贫血可能为慢性病贫血或肾性贫血。短期内出现的重度贫血常是自身免疫性溶血所致,多有网织红细胞升高,抗人球蛋白试验(Coomb's)试验阳性。本病所致的白细胞减少,一般发生在治疗前或疾病复发时,多数对激素治疗敏感;而细胞毒药物所致的白细胞减少,其发生与用药有关,恢复也有一定规律。血小板减少与血清中存在抗血小板抗体、抗磷脂抗体,以及骨髓巨核细胞成熟障碍有关。部分患者在起病初期或疾病活动期伴有淋巴结肿大和/或脾大。

(七)肺部表现

SLE 常出现胸膜炎,如合并胸腔积液,其性质为渗出液。SLE 所引起的肺脏间质性病变主要是急性和亚急性期的磨玻璃样改变和慢性期的纤维化,表现为活动后气促、干咳、低氧血症,肺功能检查常显示弥散功能下降。少数病情危重、伴有肺动脉高压或血管炎累及支气管黏膜者可出现咯血。SLE 合并弥漫性出血性肺泡炎病死率极高。SLE 还可出现肺动脉高压、肺梗死、肺萎缩综合征。后者表现为肺容积的缩小,横膈上抬,盘状肺不张,呼吸肌功能障碍,而无肺实质、肺血管的受累,也无全身性肌无力、肌炎、血管炎的表现。

(八)心脏表现

患者常出现心包炎,表现为心包积液,但少见心脏压塞。可有心肌炎、心律失常,多数情况下 SLE 的心肌损害不太严重,但重症者可伴有心功能不全,为预后不良指征。

(九)消化系统表现

消化系统症状表现为恶心、呕吐、腹痛、腹泻或便秘,其中以腹泻较常见,可伴有蛋白丢失性肠炎,并引起低蛋白血症。活动期 SLE 可出现肠系膜血管炎,其表现类似急腹症,甚至被误诊为胃穿孔、肠梗阻而行手术探查。当 SLE 有明显的全身病情活动,有胃肠道症状和腹部阳性体征(反跳痛、压痛),在排除感染、电解质紊乱、药物、合并其他急腹症等继发性因素后,应考虑本病。

（十）其他

眼部受累包括结膜炎、葡萄膜炎、眼底改变、视神经病变等。眼底改变包括出血、视盘水肿、视网膜渗出等,视神经病变可以导致突然失明。SLE 常伴有继发性干燥综合征,有外分泌腺受累,表现为口干、眼干,常有血清抗 SSB、抗 SSA 抗体阳性。

四、辅助检查

（一）免疫学异常

（1）抗核抗体谱（ANAs）免疫荧光抗核抗体（IFANA）是 SLE 的筛选检查。对 SLE 诊断的敏感性为 95%,特异性相对较低,为 65%。除 SLE 之外,其他结缔组织病的血清中也常存在 ANA,一些慢性感染也可出现低滴度的 ANA。ANAs 包括一系列针对细胞核中抗原成分的自身抗体。其中,抗双链脱氧核糖核酸（ds-DNA）抗体对 SLE 的特异性为 95%,敏感性为 70%,它与疾病活动性及预后有关。抗 Sm 抗体的特异性高达 99%,但敏感性仅为 25%,该抗体的存在与疾病活动性无明显关系。抗核糖体 P 蛋白抗体与 SLE 的精神症状有关;抗单链 DNA、抗组蛋白、抗 u1 核糖核蛋白（u1RNP）、抗 SSA 抗体和抗 SSB 抗体等也可出现于 SLE 的血清中,但其诊断特异性低,因为这些抗体也见于其他自身免疫性疾病。抗 SSB 与继发干燥综合征有关。

（2）与抗磷脂抗体综合征有关的抗磷脂抗体（包括抗心磷脂抗体和狼疮抗凝物）;与溶血性贫血有关的抗红细胞抗体;与血小板减少有关的抗血小板抗体;与神经精神性狼疮有关的抗神经元抗体。

（3）血清类风湿因子阳性,高 γ 球蛋白血症和低补体血症。

（二）肾活检

LN 的肾脏免疫荧光多呈现多种免疫球蛋白和补体成分沉积,被称为"满堂亮"。

（三）腰穿

中枢神经受累时常有脑脊液压力增高、蛋白和白细胞增多。

（四）X 线表现

（1）胸膜增厚或胸腔积液。

（2）斑点或片状浸润性阴影,阴影呈游走性。

（3）双中下肺网状结节状阴影,晚期出现蜂窝状。

（4）肺水肿。

（5）心影增大。

（五）CT 表现

肺纹理增粗,肺门周围的片状阴影,表现为间质性或肺泡性肺水肿、肺出血等。

（六）心脏超声

心脏超声用于诊断心脏瓣膜病变、心包积液、肺动脉高压等。

（七）SLE 的免疫病理学检查

皮肤狼疮带试验表现为皮肤的表真皮交界处有免疫球蛋白（IgG、IgM、IgA 等）和补体（C_{3c}、C_{1q} 等）沉积,对 SLE 具有一定的特异性。

五、治疗原则

SLE 是一种高度异质性的疾病,临床医师应根据病情的轻重程度,掌握好治疗的风险与效益之比。既要清楚药物的毒副反应,又要明白药物给患者带来的生机。SLE 活动性和病情轻重程度的评估是治疗方案拟订的先决条件。常需要有经验的专科医师参与和多学科的通力协作。

(一)轻型 SLE 的药物治疗

患者虽有疾病活动,但症状轻微,仅表现光过敏、皮疹、关节炎或轻度浆膜炎,而无明显内脏损害。药物治疗方法如下。

1.非甾体抗炎药(NSAIDs)

NSAIDs 可用于控制关节炎。用药过程中应注意消化道溃疡、出血、肾、肝功能等方面的不良反应。

2.抗疟药

抗疟药可控制皮疹和减轻光敏感,常用氯喹 0.25 g,每天一次,或羟氯喹 200 mg,每天 1～2 次。主要不良反应是眼底病变,用药超过 6 个月者,可停药一个月,有视力明显下降者,应检查眼底,明确原因。有心脏病史者,特别是心动过缓或有传导阻滞者禁用抗疟药。

3.激素治疗

可短期局部应用激素治疗皮疹,但脸部应尽量避免使用强效激素类外用药,一旦使用,不应超过 1 周。小剂量激素(泼尼松≤10 mg,每天一次)可减轻症状。

注意事项:权衡利弊,必要时可用硫唑嘌呤、氨甲蝶呤或环磷酰胺等免疫抑制剂,应注意轻型 SLE 可因过敏、感染、妊娠生育、环境变化等因素而加重,甚至发生狼疮危象。

(二)重型 SLE 的治疗

治疗主要分两个阶段,即诱导缓解和巩固治疗。诱导缓解的目的在于迅速控制病情,阻止或逆转内脏损害,力求疾病完全缓解(包括血清学指标、症状和受损器官的功能恢复),但应注意过分免疫抑制诱发的并发症,尤其是感染、性腺抑制等。目前,多数患者的诱导缓解期需要半年至 1 年以上才能达到缓解,不可急于求成。

1.糖皮质激素

糖皮质激素具有强大的抗炎作用和免疫抑制作用,是治疗 SLE 的基础药。糖皮质激素对免疫细胞的许多功能及免疫反应的多个环节均有抑制作用,尤以对细胞免疫的抑制作用为突出,在大剂量时还能够明显抑制体液免疫,使抗体生成减少,超大剂量则可有直接的淋巴细胞溶解作用。重型 SLE 的激素标准剂量是泼尼松 1 mg/(kg·d),通常晨起服用 1 次,高热者可分次服用,病情稳定后 2 周或疗程 8 周内,开始以每 1～2 周减 10% 的速度缓慢减量,减至泼尼松 0.5 mg/(kg·d)后,减药速度按病情适当调慢。如果病情允许,维持治疗的激素剂量应尽量小于每天 10 mg。在减药过程中,如果病情不稳定,可暂时维持原剂量不变或酌情增加剂量,或是加用免疫抑制剂联合治疗。可选用的免疫抑制剂如环磷酰胺、硫唑嘌呤、氨甲蝶呤等,可联合应用以便更快地诱导病情缓解和巩固疗效,并避免长期使用较大剂量激素导致的严重不良反应。对有重要脏器受累,乃至出现狼疮危象的患者,可以使用较大剂量[泼尼松≥2 mg/(kg·d)]甚至甲泼尼龙(MP)冲击治疗,甲泼尼龙可用至 500～1 000 mg,每天 1 次,加入 5% 葡萄糖 250 mL,缓慢静脉滴注 1～2 小时,连续 3 天为 1 个疗程,疗程间隔期为 5～30 天,间隔期和冲击后需口服泼尼松0.5～1 mg/(kg·d),疗程和间隔期长短视具体病情而定。甲泼尼龙冲击疗法对狼疮危象常具有立竿见影的效果,疗程多少和间隔期长短应视病情而异。MP 冲击疗法只能解决急性期的症状,疗效不能持久,必须与环磷酰胺冲击疗法配合使用,否则病情容易反复。需强调的是,在大剂量冲击治疗前或治疗中,应密切观察有无感染发生,如有感染,应及时给予相应的抗感染治疗。

激素的不良反应除感染外,还包括高血压、高血糖、高血脂、低钾血症、骨质疏松、无菌性骨坏死、白内障、体重增加、水钠潴留等。治疗开始时,应记录血压、血糖、血钾、血脂、骨密度、胸片等作为评估基线,并定期随访。应指出对重症 SLE 患者,尤其是在危及生命的情况下,股骨头无菌性坏死并非是使用大剂量激素的绝对禁忌。大剂量 MP 冲击疗法常见的不良反应包括脸红、失眠、头痛、乏力、血压升高、短暂的血糖升高;严重不良反应包括感染、上消化道大出血、水钠潴留、诱发高血压危象、诱发癫痫大发作、精神症状、心律失常,有因注射速度过快导致突然死亡的报道,所以 MP 冲击治疗应强调缓慢静脉滴注 60 分钟以上,用药前需注意水-电解质和酸碱平衡。

2.环磷酰胺(CTX)

CTX 是主要作用于 S 期的细胞周期特异性烷化剂,通过影响 DNA 合成发挥细胞毒作用。其对体液免疫的抑制作用较强,能抑制 B 细胞增殖和抗体生成,且抑制作用较持久,是治疗重症 SLE 的有效的药物之一,尤其是在狼疮性肾炎和血管炎的患者中,环磷酰胺与激素联合治疗能有效地诱导疾病缓解,阻止和逆转病变的发展,改善远期预后。目前普遍采用的标准环磷酰胺冲击疗法是 $0.5\sim1.0$ g/m^2 体表面积,加入生理盐水 250 mL,静脉滴注,每 $3\sim4$ 周一次,个别难治、危重患者可缩短冲击间期。白细胞计数对指导环磷酰胺治疗有重要意义,治疗中应注意避免白细胞过低,一般要求白细胞低谷不小于 3.0×10^9/L。环磷酰胺冲击治疗对白细胞影响有一定规律,一次大剂量环磷酰胺进入体内,第 3 天左右白细胞开始下降,$7\sim14$ 天至低谷,之后白细胞逐渐上升,至 21 天左右恢复正常。对于间隔期少于 3 周者,应更密切注意血象监测。大剂量冲击前需查血常规。

除白细胞减少和诱发感染外,环磷酰胺冲击治疗的不良反应还包括性腺抑制(尤其是女性的卵巢功能衰竭)、胃肠道反应、脱发、肝功能损害,少见远期致癌作用(主要是淋巴瘤等血液系统肿瘤)、出血性膀胱炎、膀胱纤维化和长期口服而导致的膀胱癌。

3.硫唑嘌呤

硫唑嘌呤为嘌呤类似物,可通过抑制 DNA 合成发挥淋巴细胞的细胞毒作用。疗效不及环磷酰胺冲击疗法,控制肾脏和神经系统病变效果较差,而对浆膜炎、血液系统、皮疹等的治疗效果较好。硫唑嘌呤的用法为 $1\sim2.5$ mg/(kg·d),常用剂量为 $50\sim100$ mg,每天一次。不良反应包括骨髓抑制、胃肠道反应、肝功能损害等。少数对硫唑嘌呤极敏感者,用药短期就可出现严重脱发和造血危象,引起严重粒细胞和血小板缺乏症,轻者血象多在停药后 $2\sim3$ 周内恢复正常,重者则需按粒细胞缺乏或急性再障处理,以后不宜再用。

4.氨甲蝶呤(MTX)

MTX 为二氢叶酸还原酶拮抗剂,通过抑制核酸的合成发挥细胞毒作用。疗效不及环磷酰胺冲击疗法,但长期用药耐受性较佳。剂量为 $10\sim15$ mg,每周 1 次,或依据病情适当加大剂量。主要用于关节炎、肌炎、浆膜炎和皮肤损害为主的 SLE。其不良反应有胃肠道反应、口腔黏膜糜烂、肝功能损害、骨髓抑制,偶见氨甲蝶呤导致的肺炎和肺纤维化。

5.环孢素

环孢素可特异性抑制 T 淋巴细胞 IL-2 的产生,发挥选择性的细胞免疫抑制作用,是一种非细胞毒性的免疫抑制剂。对狼疮性肾炎(特别是 V 型)有效,环孢素剂量为 $3\sim5$ mg/(kg·d),分两次口服。用药期间注意肝、肾功能及高血压、高尿酸血症、高血钾等,有条件者应测血药浓度,调整剂量,血肌酐较用药前升高 30%时需要减药或停药。环孢素对 LN 的总体疗效不如环磷酰胺冲击疗法,且价格昂贵,毒副作用较大,停药后病情容易反跳。

6.霉酚酸酯

霉酚酸酯为次黄嘌呤单核苷酸脱氢酶抑制剂,可抑制嘌呤从头合成途径,从而抑制淋巴细胞活化。治疗狼疮性肾炎有效,能够有效地控制Ⅳ型LN。剂量为 $10\sim30$ mg/(kg·d),分两次口服。

(三)狼疮危象的治疗

治疗目的在于挽救生命、保护受累脏器、防止后遗症。通常需要大剂量甲泼尼龙冲击治疗,针对受累脏器的对症治疗和支持治疗,以帮助患者度过危象。后继的治疗可按照重型 SLE 的治疗原则,继续诱导缓解和维持巩固治疗。

1.急进性肾小球肾炎

急进性肾小球肾炎表现为急性进行性少尿、浮肿、蛋白尿/血尿、低蛋白血症、贫血、肾功能进行性下降、血压增高、高血钾、代谢性酸中毒等。B超常可见肾脏体积增大,肾脏病理往往呈新月体肾炎,多符合 WHO 的Ⅳ型 LN。治疗包括纠正水电解质酸碱平衡紊乱、纠正低蛋白血症、防治感染、纠正高血压、纠正心力衰竭等,为保护重要脏器,必要时需要行透析支持治疗。为判断肾损害的急慢性指标,明确肾损病理类型,制定治疗方案和判断预后,应抓住时机肾穿。对明显活动、非纤维化/硬化等不可逆病变为主的患者,应积极使用激素[泼尼松≥2 mg/(kg·d)],或使用大剂量 MP 冲击疗法,同时每 2 周用环磷酰胺 $0.4\sim0.8$ g 行静脉冲击治疗。

2.神经精神狼疮

神经精神狼疮必须排除化脓性脑膜炎、结核性脑膜炎、隐球菌性脑膜炎、病毒性脑膜脑炎等中枢神经系统感染。弥漫性神经精神狼疮在基础药物的选择上强调对症治疗,包括抗精神病药物(与精神科医师配合),癫痫大发作或癫痫持续状态时需积极行抗癫痫治疗,注意加强护理。抗心磷脂抗体(ACL)相关神经精神狼疮,应加用抗凝、抗血小板聚集药物。有全身血管炎表现的明显活动证据,应用大剂量 MP 冲击治疗。中枢狼疮,包括横贯性脊髓炎,在排除中枢神经系统感染的情况下,可试用地塞米松 10 mg,或地塞米松 10 mg 加 MTX 10 mg,鞘内注射,每周 1 次,共 $2\sim3$ 次。

3.重症血小板减少性紫癜

血小板低于 20×10^9/L,有自发出血倾向,常规激素治疗无效[1 mg/(kg·d)],应加大激素用量至 2 mg/(kg·d)以上。还可静脉滴注长春新碱(VCR),每周 1 次,每次 $1\sim2$ mg,共注射 $3\sim6$ 次。静脉输注大剂量静脉注射用人免疫球蛋白(IVIG)对重症血小板减少性紫癜有效,可按 0.4 g/(kg·d),静脉滴注,连续注射 $3\sim5$ 天为 1 个疗程。IVIG 一方面对 SLE 本身具有免疫治疗作用,另一方面具有非特异性的抗感染作用,可以对大剂量甲泼尼龙和环磷酰胺的联合冲击治疗所致的免疫力挫伤起到一定的保护作用,能够明显提高各种狼疮危象治疗的成功率。无骨髓增生低下的重症血小板减少性紫癜还可试用其他免疫抑制剂,如环磷酰胺、环孢素等。其他药物包括达那唑、三苯氧胺、维生素 C 等。内科保守治疗无效,可考虑脾切除。

4.弥漫性出血性肺泡炎和急性重症肺间质病变

部分弥漫性出血性肺泡炎的患者起病可无咯血,支气管镜有助于明确诊断。本病极易合并感染,常同时有大量蛋白尿,预后很差,迄今无治疗良策。SLE 累及肺脏时应提高警惕,结合 SLE 病情系统评估、影像学、血气分析和纤维支气管镜等手段,以求早期发现、及时诊断。治疗包括氧疗(必要时机械通气)、控制感染和支持治疗。可试用大剂量 MP 冲击治疗,IVIG 和血浆置换。

5.严重的肠系膜血管炎

严重的肠系膜血管炎常需 2 mg/(kg·d)以上的激素剂量方能控制病情。应注意水、电解质、酸碱平衡,加强肠外营养支持,防治合并感染,避免不必要的手术探查。一旦并发肠坏死、穿孔、中毒性肠麻痹,应及时行手术治疗。

(四)特殊治疗

血浆置换等治疗不宜列入常规治疗,应视患者具体情况来选择应用。

六、护理问题

(一)体温过高

体温过高与原发病有关。

(二)皮肤黏膜受损

皮肤黏膜受损与狼疮导致的皮疹与血管炎有关。

(三)体液过多

体液过多与无菌性炎症引起的多浆膜腔积液有关。

(四)潜在并发症

(1)感染:与长期应用激素及白细胞减少有关。

(2)出血:与血小板低下有关。

(3)狼疮脑病:与原发病有关。

(4)排便异常:腹泻或肠梗阻。

(5)血栓:与原发病有关。

七、护理措施

(一)一般护理

保持病室温湿度,急性期嘱患者卧床休息,嘱患者进食高热量、高维生素、低盐、低蛋白的食物,准确记录 24 小时液体出入量,如肾脏受损时要注意低盐饮食,同时注意补钙。活动时注意勿发生碰撞,以防发生骨折。

(二)专科护理

1.全面护理

监测体温,并及时通知医师,必要时遵医嘱给予物理或药物降温,使体温下降,勤换被服,增加舒适感,多饮水,必要时补液,保证出入量平衡,满足生理需求。

2.注意休息

活动期患者应卧床休息,卧床期间要注意保持关节功能位,慢性期或病情稳定的患者可以适当活动或工作,并注意劳逸结合。对关节疼痛者,遵医嘱给予镇痛药及外涂药,给予心理安慰,协助患者摆放关节功能位,指导患者进行关节、肌肉的功能锻炼,协助患者做好生活护理。

3.皮肤受累的护理

(1)嘱患者避免日光照射,指导患者避免将皮肤暴露于阳光的方法,如避免在上午 10 点至下午 3 点阳光较强的时间外出,禁止日光浴,夏日外出需穿长袖长裤,打伞、戴遮阳镜和遮阳帽等,以免引起光过敏,使皮疹加重。不烫发,不使用碱性或其他有刺激性的物品洗脸,禁用碱性强的肥皂清洁皮肤,宜用偏酸或中性的肥皂,最好用温水洗脸。勿用各类化妆品。

（2）剪指甲不要过短，防止损伤指甲周围皮肤。

（3）注意个人卫生，特别是口腔、女性会阴部的清洁。因服用大量激素及免疫抑制剂，造成全身抵抗力下降，应注意预防各种感染。预防感冒，一旦发现感染灶，如疖肿，应立即积极治疗。保证顽固腹泻患者肛周皮肤的干燥清洁。

4.狼疮脑病的护理

评估狼疮脑病的程度，观察病情变化，遵医嘱给予脱水降颅压治疗，观察用药效果，对于躁动、抽搐患者，应注意安全防护，必要时给予约束，防止自伤、伤人行为，稳定患者及家属情绪，配合治疗及护理。

5.血液系统受累的护理

（1）白细胞下降的护理。监测血常规变化，注意个人饮食卫生，保证六洁，防止感染，必要时行保护性隔离，限制探视，以减少感染来源。

（2）血小板下降的护理。评估血小板降低的程度，遵医嘱给予卧床/绝对卧床，指导患者进行口腔、牙齿护理，观察有无出血倾向，避免外伤，遵医嘱给予成分输血。血小板低的患者易发生出血，应避免外伤，刷牙时用软毛牙刷，勿用手挖鼻腔。

（3）贫血的护理。评估贫血的程度，必要时遵医嘱给予吸氧，指导患者活动，防止因头晕出现跌倒等不良情况。遵医嘱给予成分输血，同时指导患者饮食，协助患者纠正贫血。

6.肺受累的护理

倾听患者主诉，给予氧气吸入，协助患者排痰，必要时给予雾化吸入，加强翻身拍背咳痰，预防肺部感染。遵医嘱给予抗感染治疗，协助医师对有胸腔积液的患者进行胸腔穿刺，指导并协助肺栓塞/肺动脉高压患者活动，警惕猝死。注重抗凝治疗的护理及观察，观察用药疗效。

7.心脏受累的护理

评估心脏病变程度，倾听患者主诉，注意控制高血压，给予吸氧，指导患者活动与休息，控制出入量，预防心衰的发生。

8.消化系统受累的护理

饮食以高蛋白，富含维生素，营养丰富，易消化为原则，避免刺激性食物。伴发肾功能损害者，宜采用低盐饮食，适当限水；尿毒症患者应限制蛋白质的摄入；心脏明显受累者，应采用低盐饮食；吞咽困难者采用鼻饲；消化功能障碍者应选用无渣饮食。必要时给予肠内或肠外营养以满足机体需要量。

9.肾脏受累的护理

评估患者水肿程度、部位、范围，以及皮肤状况。每天测量患者体重、腹围、肢围。严格记录24小时出入量，尿量少时应及时通知医师。对于使用利尿剂的患者，护士应监测患者血清电解质浓度。有腹水、肺水肿、胸腔积液、心包积液的患者应行半坐位或半卧位，以保证呼吸通畅。对于有下肢水肿的患者，应抬高下肢，以利于静脉回流。因肾脏损害而致水肿时，应限制盐及水的摄入，对于尿毒症患者，应限制其蛋白的摄入。护士应协助卧床的水肿患者及时更换体位，防止发生压疮。

（三）心理护理

目前还没有根治的办法，但恰当的治疗可以使大多数患者实现病情的完全缓解。强调早期诊断和早期治疗，以避免或延缓组织脏器的病理损害。多与患者交流，使患者了解本病的治疗原则、告知患者此病为慢性病，可迁延多年，在治疗护理下可控制病情发展，使其趋于痊愈。通过交流,消除其焦虑心理,其配合治疗。

(四)健康教育

(1)向患者宣教,使其正确认识疾病,消除其恐惧心理。嘱患者保持心情舒畅及乐观情绪,对疾病的治疗树立信心,积极配合,避免情绪波动及各种精神刺激。

(2)学会自我认识疾病活动的征象,同时注意药物的不良反应。长期服用大量激素及免疫抑制剂可造成血压高、糖尿病、骨质疏松、骨坏死、血象下降、结核复发、消化道出血、兴奋、失眠、库欣综合征等,必要时随诊治疗。定期监测血常规、肝肾功。

(3)避免过度疲劳,应劳逸结合,坚持身体锻炼。

(4)遵医嘱服药,不可擅自停药、减量、加量,明白规律用药的意义。

(5)避免过多的紫外线暴露,外出使用防紫外线用品(防晒霜等)。

(6)定期复查,随时了解自己的疾病情况。配合治疗、遵从医嘱、定期随诊,懂得长期随访的必要性。

(7)女性患者要在医师指导下妊娠。

(谭玉欣)

第二节 类风湿关节炎

一、概述

类风湿关节炎(RA)是以对称性、慢性、进行性多关节炎关为主要临床表现的自身免疫性疾病,多见于中年女性。

二、病因与发病机制

病因不清,可能与遗传因素、激素水平、环境因素(如潮湿及寒冷等)、EB病毒感染有关,因而发病机制各不相同,骨关节的滑膜在病程中异常增生形成血管翳,对骨关节造成侵蚀性破坏,导致关节强直、畸形、功能丧失,从而导致残疾。

三、临床表现

(一)全身症状

低热,全身不适,乏力,偶有全身肌肉酸痛。体重下降和食欲减退也是常见症状。伴有贫血情况。

(二)关节表现

RA以周围关节的对称性多关节炎为主要特征,双手近端指间关节、掌指关节、腕、膝、肘、踝、肩、趾等关节受累最为多见,颞颌关节亦可受累,张口、咀嚼食物时感觉疼痛。第一、二颈椎受累时可致颈前区疼痛,影响吞咽及呼吸。手腕屈肌腱鞘炎压迫手的正中神经时可造成患者拇、食、中指的一般感觉减退,患者感到麻木刺痛,临床上称之为"腕管综合征"。关节炎表现为对称性、持续性肿胀、压痛,可伴有晨僵,20%～30%的患者有类风湿结节。最常见的关节畸形是掌指关节的半脱位,手指向尺侧偏斜和呈"天鹅颈"样及"纽扣花"样表现。重症患者关节呈纤维性或骨性强直,关节活动受限、畸形甚至完全丧失功能,生活不能自理,影响生活质量。

(三)关节外表现

除关节症状外,还可出现多脏器受累的全身症状。

1.血液学改变

小细胞低色素性贫血、缺铁性贫血、溶血性贫血等。

2.类风湿结节

浅表结节的好发部位在肘部、关节鹰嘴突、骶部,可发生一个或多个。深部结节也称为内脏结节,易发生在胸膜和心包膜的表面,以及肺或心脏的实质组织。

3.心脏

20%的患者伴发有心包炎,还可有心肌炎、心内膜炎。患者可有胸闷、心悸的症状。

4.肺脏

本病多见肺间质病变,肺功能检查发现异常,晚期胸片提示肺间质纤维化,胸膜受累出现胸腔积液。

5.肾脏

多在使用NSAIDs、金制剂后出现肾小球肾炎、肾病综合征的表现。

6.神经系统

神经系统受损可累及中枢神经、周围神经、自主神经和肌肉。神经受压迫引起神经痛,知觉异常。正中、尺、后胫骨,桡神经后骨间肌支常受累,可出现腕管综合征症状。四肢的触觉、温觉、痛觉等感觉,以及四肢各关节的活动度发生改变。

四、辅助检查

(一)实验室检查

行血尿常规、血清免疫球蛋白、正色素性正细胞性贫血检查,多数活动期患者有轻至中度正色素性正细胞性贫血。血沉增快,C反应蛋白增高,类风湿因子阳性对诊断具有一定价值,但没有特异性。类风湿因子阴性也不能说明就不是类风湿关节炎。血清免疫球蛋白IgG、IgM、IgA可升高,血清补体水平多数保持正常或轻度升高,其他如抗角质蛋白抗体(AKA)、抗核周因子(APF)和抗环瓜氨酸多肽(CCP)等自身抗体对类风湿关节炎有较高的诊断特异性,敏感性在30%~40%左右。

(二)关节液检查

目的为检查关节腔内积液的性质或用于抽液后进行关节腔内给药。RA滑液检查呈半透明或不透明的黄色或黄绿色液体。内含白细胞和中性粒细胞,细菌培养阴性。

(三)X线检查

为明确本病的诊断、病期和发展情况,在病初应摄双腕关节、手和/或双足的X线片,以及其他受累关节的X线片。RA的X线片早期表现为关节周围软组织肿胀,关节附近轻度骨质疏松,关节间隙狭窄,关节破坏,关节脱位或融合。根据X线的改变将关节破坏程度分为四期。

(四)关节镜检查

关节镜检查可直接观察到关节内部的结构,滑膜、软骨的变化,既可明确诊断,也可进行治疗。

(五)病理检查

通过活检组织病理检查进行诊断及检查。

(六)CT 检查和磁共振成像检查

以求早期诊断。

五、治疗原则

(一)药物治疗方案

1.非甾体抗炎药(NSAIDs)

缓解疼痛,减轻症状。

2.糖皮质激素

控制炎症。

3.抗风湿药(DMARDs)

改善和延缓病情。

(二)物理治疗

常用的理疗和康复治疗,如红外线治疗、热水疗、石蜡疗法、冷热敷及关节按摩等。

(三)外科治疗

1.滑膜切除术

剥离血管翳,减轻肿痛,防止软骨破坏。

2.人工关节成形术或人工关节置换

矫正畸形,改善关节功能。

(四)其他治疗

生物制剂,如肿瘤坏死因子 α(TNF-α)抑制剂的疗效肯定,可阻止骨侵蚀进展。

六、护理问题

(一)疼痛

疼痛与疾病引起的炎性反应有关。

(二)生活自理能力缺陷

生活自理能力缺陷与关节活动受限,僵直畸形有关。

(三)有废用综合征的危险

废用综合征与关节骨质破坏有关。

(四)有感染的危险

感染与肺间质病变有关。

(五)有受伤的危险

受伤与骨质疏松有关。

(六)焦虑

焦虑与疾病有关。

(七)知识缺乏

缺乏疾病及保健知识。

七、护理措施

(一)一般护理

(1)对于关节活动受限,生活不能完全自理者,护士应经常巡视,做好生活护理,增加其舒适感,满足其生理需要。急性期关节肿痛明显且全身症状较重的患者应卧床休息。不宜睡软床垫,枕头不宜过高,应避免突然的移动和负重,肢体勿突然或过度用力,防止发生骨折。

(2)RA 患者关节及其周围血管、神经受侵犯,血管收缩缓慢且不充分,使皮温升降迟缓,应注意关节的保暖,避免潮湿寒冷加重关节症状。

(3)饮食上需注意营养丰富,以纠正贫血。以富含优质蛋白质(牛奶、鸡蛋、瘦肉等)、维生素和矿物质的食物为主,多吃蔬菜、水果等富含纤维素的食物,防止便秘,避免食用辛、辣、酸、硬、刺激性强的食物,以避免诱发或加重消化道症状。饮用药酒可起到活血化瘀、祛风散寒、疏通经络的作用。

(二)专科护理

(1)对于急性期关节肿痛明显的患者,嘱其卧床休息。不宜睡软床,卧硬板床,床垫薄厚适宜,加强翻身,预防压疮的发生。枕头不宜过高,急性期患者卧床可短期内(2~3 周)使用夹板制动,保持关节功能位。手掌心向上,可用甲板或辅助物支持和固定关节,减轻疼痛,双手掌可握小卷轴,维持指关节伸展。肩关节不能处于外旋位,双肩置枕头维持肩关节外展位,维持功能位。髋关节两侧放置靠垫,预防髋关节外旋。不要长期在膝下放置枕头。防止膝关节固定于屈曲位。平躺者小腿处垫枕头,以防止足下垂。

(2)缓解期鼓励患者进行功能锻炼,加强活动,主动或被动地进行肢体活动,如伸展运动等,但已有关节强直的情况下应禁止剧烈运动。培养患者的自理意识,逐步锻炼其生活自理能力,嘱患者参加更多的日常活动。在病情许可的情况下应注意关节的活动,如手指的抓捏练习,还应注意活动关节的方法,如织毛衣、下棋、玩魔方、摸高、伸腰、踢腿等。作业疗法包括职业技能训练、工艺品制作、日常生活活动训练。

(3)为减轻疼痛的症状,可给予肿痛关节按摩、热水疗。向理疗科和康复科的医师咨询,进行针对性地选择,如红外治疗仪、频仪等。另外可以进行泉水浴、石蜡疗法。评估患者关节疼痛的时间、部位、程度。在指导患者服药的同时,可进行冷热敷,进行关节周围皮肤和肌肉的按摩,增进血液循环,防止肌肉萎缩。加强保暖,分散对疼痛的注意力等以减轻疼痛。

(4)肺部护理。预防肺部感染,房间定时通风,适时增减衣服,少去公共场所,避免感冒。适当运动,如扩胸运动,增加肺活量。扩胸运动,拍背咯痰,防止感冒。

(5)关节处皮损及溃疡护理。加强换药,预防感染。平时涂润肤霜保护皮肤。

(6)外科手术治疗时,护士应做好术前和术后的护理,滑膜切除术剥离血管翳,可减轻疼痛、肿胀、防止软骨破坏,晚期病例行关节成形术或人工关节置换术,以减少疼痛,矫正畸形,改善关节功能。但术后仍需内科正规治疗。

(7)注意药物的不良反应,如胃肠道反应、肝肾功能的异常、白细胞及血小板的减少、药物变态反应。非甾体抗炎药可缓解关节症状,要控制病情发展应尽早应用改变病情的药物。中医中药也有效果,如服用雷公藤苷片。必要时可联合应用。

(8)可用外用药控制局部症状,涂扶他林乳剂和优迈霜。

(9)个体化方案治疗:糖皮质激素及免疫扣制剂,对于长时间使用激素的患者,应注意补钙。

（10）应用生物制剂可改善关节症状,注意有无变态反应发生,如皮肤瘙痒、皮疹、寒战、发冷甚至呼吸困难等严重变态反应。

(三)心理护理

关节疼痛、害怕残废或已经面对残废、生活不能自理、经济损失、社会关系改变、社交娱乐活动的停止等诸多因素不可避免地给类风湿关节炎患者带来了精神压力,他们渴望治疗,却又担心药物不良反应或对药物实际作用效果信心不足,这又加重了患者的心理负担。抑郁是类风湿关节炎患者中最常见的精神症状,严重的抑郁有碍疾病的恢复。因此,早诊断、早治疗对疗效及转归有重要影响。在积极合理的药物治疗的同时,还应注重类风湿关节炎患者的心理护理,使患者树立信心,积极配合治疗。对于急性期关节剧烈疼痛和伴有全身症状者,应嘱其卧床休息,并注意休息时的体位,尽量避免关节受压,保持关节处于功能位,防止关节畸形。在病情允许的情况下,进行被动和主动的关节活动度训练,防止肌萎缩。对缓解期患者,在不使患者感到疲劳的前提下,多进行肢体的运动锻炼,恢复体力,培养患者自理意识,并在物理康复科医师指导下进行治疗。通过护理活动与患者建立良好的护患关系,直到患者认同进行功能锻炼具有重要意义。总之,医患的相互配合、宣教、休息及物理治疗都很重要。加强功能锻炼,预防畸形发生,提高患者的工作能力和生活质量。

(四)健康教育

类风湿关节炎是一种慢性、对称性,多发性的自身免疫性疾病。早期关节肿痛,晚期强直、畸形和功能障碍。目前此病病因不清,尚不能完全治愈,有缓解与发作的特点。现在已有一些有效的治疗方法,约50%的患者可以自我照顾及从事工作。

（1）在护士指导下了解本疾病的内容、治疗、服药的注意事项、预防保健知识等。避免关于奇迹疗法的想法,坚定信心,坚持治疗。

（2）此病病程长,反复发作,加之关节疼痛、畸形、功能障碍,会给患者身心带来极大痛苦。此时患者更要有信心,与家人、医师护士、社会配合治疗,达到最佳疗效。

（3）鼓励自强,消除自卑依赖感,在允许的体能范围内,可以继续工作。

（4）要积极预防和治疗感染。

（5）避免各种诱因,如寒冷、潮湿、过度劳累及精神刺激。要适度做到"饮食有节,起居有常"。选择衣服的标准应该是舒适、轻巧和容易穿脱,用拉链和尼龙带,冬季衣服要暖、轻,鞋要轻便、柔软、硬底、软帮,鞋带宜用松紧带代替。关节疼痛时除服药外,可行热敷,局部按摩。但在热敷时避免与皮肤直接接触而造成损伤。

（6）坚持服药,不可擅自停药、改药、加减药。同时应了解药物不良反应。

（7）定期复查。

（8）活动与休息。运动和锻炼的目的在于掌握姿势,减轻疼痛,减少畸形的发生。原则为活动后2小时体力可以恢复。要循序渐进,计划可行。在急性期,炎症比较明显的时候卧床休息,轻度、适当的关节活动可以防止关节僵硬。炎症消退后,应进行积极的锻炼,以不产生疲劳为度,可以避免关节强直和肌肉的萎缩,对大多数患者而言,游泳、散步、拳操等是比较适合的运动方式。鼓励患者生活自理,适当做家务和锻炼身体,劳逸结合。睡硬板床。对少数患者应鼓励其拄棍行走,需要轮椅时鼓励患者自己推动轮椅。若患者工作和居住的地方潮湿,应积极创造条件加以改善,夏季用电扇和空调要适度适时。在工作中,应嘱患者向领导和同事讲清疾病,以求理解,鼓励患者自立自理。

（9）饮食与食疗，以富含优质蛋白质（牛奶、鸡蛋、瘦肉等）、维生素和矿物质的食物为主，常出现便秘的患者应多吃蔬菜、水果等富含纤维素的食物。避免食用辛、辣、酸、硬等刺激性强的食物，以避免诱发或加重消化道症状。饮用药酒可起到活血化瘀、祛风散寒、疏通经络的作用。

（谭玉欣）

第三节　成人斯蒂尔病

一、概述

斯蒂尔病本是指系统性起病的幼年型慢性关节炎，但相似的疾病也可发生于成年人，称为成人斯蒂尔病（AOSD）。男女患病率相近，好发年龄为 16～35 岁，高龄发病亦可见到。

二、病因与发病机制

本病病因尚不清楚。

三、临床表现

（一）发热

发热是本病最常见、最早出现的症状。80％以上的患者呈典型的弛张热，通常于傍晚体温骤然升高，达 39 ℃以上，伴或不伴寒战，但无需经退热处理，次日清晨体温可自行降至正常。通常体温高峰每天出现 1 次，少见每天 2 次者。

（二）皮疹

皮疹是本病的另一主要表现，见于 85％以上患者，典型皮疹为橘红色斑疹或斑丘疹，有时皮疹形态多变，可呈荨麻疹样皮疹。皮疹主要分布于躯干、四肢，也可见于面部。本病皮疹的特征是常与发热伴行，常在傍晚开始发热时出现，次日晨热退后皮疹亦消失。另一皮肤异常是由于衣服、被褥皱褶、搓抓等机械刺激或热水浴，使得相应部位皮肤呈弥漫红斑并伴有轻度瘙痒，这一现象即寇勃纳氏现象（Koebner），约见于 1/3 的患者。

（三）关节及肌肉

几乎 100％患者有关节疼痛，关节炎在 90％以上。最常累及膝、腕关节，其次为踝、肩、肘关节，近端指间关节、掌指关节及远端指间关节亦可受累。发病早期受累关节少，以后可增多呈多关节炎。肌肉疼痛常见，占 80％以上。多数患者发热时出现不同程度肌肉酸痛，部分患者出现肌无力及肌酶轻度增高。

（四）咽痛

多数患者在疾病早期有咽痛，有时存在于整个病程中，发热时咽痛出现或加重，退热后缓解。可有咽部充血，咽后壁淋巴滤泡增生及扁桃体肿大，咽拭子培养阴性，抗菌药治疗无效。

（五）其他临床表现

患者可出现周围淋巴结肿大、肝脾大、腹痛（少数似急腹症）、胸膜炎、心包积液、心肌炎、肺炎。较少见的有肾、中枢神经异常、周围神经损害。少数患者可出现急性呼吸衰竭、充血性心衰、

325

心脏压塞、缩窄性心包炎、弥散性血管内凝血（DIC）、严重贫血及坏死性淋巴结病。

四、辅助检查

（一）一般检查

（1）血常规：在疾病活动期，90％以上患者中性粒细胞增高，80％左右的患者血白细胞计数大于等于 $15×10^9$/L。约 50％患者血小板计数升高，嗜酸粒细胞无改变。可合并正色素性正细胞性贫血。

（2）几乎 100％患者血沉增快，部分患者肝酶轻度增高。

（3）血液细菌培养阴性。

（二）类风湿因子与抗体检查

类风湿因子和抗核抗体阴性，仅少数人可呈低滴度阳性。血补体水平正常或偏高。

（三）血清铁蛋白（serum ferritin，SF）检查

本病 SF 水平增高，且其水平与病情活动呈正相关。因此 SF 不仅有助于本病诊断，而且对判断病情及评价治疗效果有一定意义。

（四）积液检查

滑液和浆膜腔积液白细胞增高，呈炎性改变，其中以中性粒细胞增高为主。

（五）放射检查

关节炎患者可有关节周围软组织肿胀和关节骨端骨质疏松。随病情发展，可出现关节软骨破坏，关节间隙狭窄，这种改变最易在腕关节出现。软骨下骨也可破坏，最终可致关节僵直、畸形。

五、治疗原则

（一）非甾体抗炎药

控制发热及关节症状，大部分患者可达到长期缓解。

（二）糖皮质激素

糖皮质激素适用于使用非甾体抗炎药效果不佳者。

（三）抗风湿药物（DMARDs）

适用于激素不能控制发热或激素减量即复发者或关节炎表现明显者。

（四）植物制剂

部分植物制剂，如雷公藤苷、青藤碱、白芍总苷已在多种风湿性疾病治疗中应用。本病慢性期，以关节炎为主要表现时亦可使用。

（五）生物制剂

难治性患者可考虑使用生物制剂，如抗 TNF-α 阻断剂，白细胞介素 1（IL-1）拮抗剂。

六、护理问题

（一）体温过高

体温过高与原发病有关。

（二）疼痛

疼痛与疾病引起的炎性反应有关。

（三）皮肤完整性受损

皮肤完整性受损与疾病导致的皮疹有关。

（四）部分自理能力受限

部分自理能力受限与肌肉关节疼痛有关。

七、护理措施

（一）一般护理

（1）保持病区空气流通，经常通风换气，室温保持在 18～20 ℃，湿度保持在 60%，室内床铺进行湿扫，防止尘土飞扬，室内每天用消毒剂擦拭地面、门窗、床旁桌、跨床桌、床架等设施，拖把、抹布固定专用，防止交叉感染。

（2）加强营养支持，给予高热量、高蛋白、高维生素、富有营养且易消化吸收的饮食。

（3）安慰患者，使用分散注意力的各种方式来缓解其疼痛。

（4）巡视患者，及时满足其生活需要。

（二）专科护理

（1）发热的护理。①监测高热患者体温，遵医嘱给予退热处理。对于给予物理降温、温水擦浴或使用药物降温者，应观察用药后的体温变化，注意有无大汗、虚脱发生。②宜大量饮水，以散热、利尿，并给予易消化的流质、半流质饮食。出汗多需要输液者，应做好有关护理。③持续高热并伴有全身中毒症状者，应给予口腔护理，预防口腔感染。应给予患者清洁皮肤，保持皮肤清洁干燥。

（2）疼痛的护理。①评估疼痛的部位、性质、强度、诱因、加重及缓解的因素。②减少引起疼痛的原因。③分散患者注意力。④促进患者舒适。⑤物理或药物止痛。⑥对患者进行健康教育，教会患者自我放松法。

（3）皮肤的护理。嘱患者切勿抓挠皮疹处，穿柔软棉制衣服，勤更换。

（4）用药过程中，应密切观察所用药物的不良反应，如定期观察血象、血沉、肝肾功能。

（三）心理护理

与患者多交流，向其介绍关于疾病的各种知识。此病为慢性病，可迁延多年，急性发作与缓解交替出现，此种疾病目前大部分结局良好，仅有少部分遗留关节畸形，在治疗护理下可控制病情发展，使其趋于稳定。通过交流消除患者焦虑情绪，使其积极配合治疗，树立战胜疾病的信心。

（四）健康教育

（1）保持心情舒畅及乐观情绪，对慢性疾病的治疗树立信心，积极配合，坚持各种治疗，避免情绪波动及各种精神刺激。

（2）保持规律的生活方式，患者要有充分的休息和睡眠时间，注意劳逸结合，休息时维持正常关节功能位置，以防发生关节的变形。热水浴、热敷可减轻关节疼痛。活动要以患者能承受为限度。坚持日常生活尽可能自理，经常进行关节功能锻炼，以保持关节原有的活动度及恢复体力，防止肌肉萎缩。

（3）应注意非甾体抗炎药物、激素类、免疫抑制剂类的不良反应。

（4）须强调指出的是，成人斯蒂尔病是一种排除性疾病，至今仍无特定的统一诊断标准，即使在确诊后，仍要在治疗、随访过程中随时调整药物，以改善预后。向患者讲解规律服药的重要性，遵医嘱服药，不要擅自减量、停药、加药，提高其依从性。要注意观察药物的不良反应，定期监测血常规、肝肾功。

(5)预防感冒及各种感染。

(6)本病为慢性疾病,饮食上应注意补充高蛋白、高维生素及营养丰富的食物。

(7)在确诊后,仍要在治疗、随访过程中随时调整治疗方案,并经常注意排除感染、肿瘤和其他疾病,从而修订诊断,改变治疗方案。向患者讲解出院后应定期门诊复查,随时了解病情变化情况。

(谭玉欣)

第四节　系统性硬化症

一、概述

系统性硬化症是一种原因不明的,临床上以局限性或弥漫性皮肤增厚和纤维化为特征的结缔组织病。除皮肤受累外,它也可影响内脏(心、肺和消化道等器官)。本病的严重程度和发展情况变化较大,有多种亚型,它们的临床表现和预后各不相同。一般以皮肤受累范围为主要指标,将系统性硬化分为多种亚型。本文主要讨论弥漫性硬皮病。

二、病因与发病机制

本病病因不明,女性多见,发病率大约为男性的4倍,儿童相对少见。

三、临床表现

(一)早期症状

系统性硬化症最多见的初期表现是雷诺现象与隐袭性肢端和面部肿胀,并伴有手指皮肤逐渐增厚。多关节病同样也是突出的早期症状。胃肠道功能紊乱(胃烧灼感和吞咽困难)或呼吸系统症状等,偶尔也是本病的首发表现。患者起病前可有不规则发热、胃纳减退、体重下降等。

(二)皮肤

皮肤病变可局限在手指(趾)和面部,也可呈向心性扩展,累及上臂、肩、前胸、背、腹和腿。有的可在几个月内累及全身皮肤,有的在数年内逐渐进展,有些呈间歇性进展,通常皮肤的受累范围和严重程度在三年内达高峰。临床上皮肤病变的分期及表现如下。

(三)骨和关节

多关节痛和肌肉疼痛常为早期症状,也可出现明显的关节炎。约29%可有侵蚀性关节病。

(1)由于皮肤增厚且与其下关节紧贴,致使关节挛缩和功能受限。

(2)由于腱鞘纤维化,当受累关节主动或被动运动时,特别在腕、踝、膝处,可觉察到皮革样摩擦感。

(3)长期慢性指(趾)缺血可导致指端骨溶解。

(4)X线表现关节间隙狭窄和关节面骨硬化。

(5)由于肠道吸收不良、废用及血流灌注减少,常有骨质疏松。

(四)消化系统

消化道受累为硬皮病的常见表现,仅次于皮肤受累和雷诺现象。消化道的任何部位均可受累,其中食管受累最为常见,肛门、直肠次之,小肠和结肠较少。

1.口腔

张口受限,舌系带变短,牙周间隙增宽,齿龈退缩,牙齿脱落,牙槽突骨萎缩。

2.食管

食管下部括约肌功能受损可导致胸骨后灼热,反酸。长期受损可引起糜烂性食管炎、出血、下食管狭窄等并发症。

3.小肠

本病常可引起轻度腹痛、腹泻、体重下降和营养不良。

4.大肠

10%～50%的患者有大肠受累,但临床症状往往较轻。累及后可发生便秘,下腹胀满,偶有腹泻。

5.CREST 综合征

它的名字来源于疾病的典型表现:钙质沉着(C)、雷诺现象(R)、食道动动功能障碍(E)、指端硬化(S)、毛细血管扩张(T)。患者可发生胆汁性肝硬化。

(五)肺部

在硬皮病中普遍存在肺脏受累。病初最常见的症状为运动时气短,活动耐受量减低;后期出现干咳。随病程增长,肺部受累机会增多,且一旦被累及,即呈进行性发展,对治疗反应不佳。肺间质纤维化和肺动脉血管病变常同时存在。在弥漫性硬皮病伴抗 Scl-70 阳性的患者中,肺间质纤维化常常较重,在 CREST 综合征中,肺动脉高压常较为明显。肺动脉高压常为棘手问题,它是肺间质与支气管周围长期纤维化或肺间小动脉内膜增生的结果。

(六)心脏

80%的患者有片状心肌纤维化,临床表现为气短、胸闷、心悸、水肿。

(七)肾脏

硬皮病的肾病变临床表现不一,部分患者有多年皮肤及其他内脏受累而无肾损害的临床现象,有些患者在病程中出现肾危象,即突然发生严重高血压、急进性肾衰竭,如不及时处理,常于数周内死于心力衰竭及尿毒症。虽然肾危象初期可无症状,但大部分患者感疲乏加重,出现气促、严重头痛、视力模糊、抽搐、神志不清等症状。

四、辅助检查

(一)一般化验

一般化验无特殊异常,血沉可正常或轻度增快。

(二)免疫学检测

(1)血清 ANA 阳性率达 90%以上。

(2)抗着丝点抗体(ACA):80%的 CREST 综合征患者为阳性。

(3)20%～40%系统性硬化症患者,血清抗 Scl-70 抗体阳性。

(4)约 30%病例 RF 阳性。

(5)约 50%病例有低滴度的冷球蛋白血症。

(三)病理及甲皱检查

硬变皮肤活检见表皮变薄,表皮突消失,皮肤附属器萎缩。甲褶毛细血管显微镜检查显示毛细血管襻扩张与正常血管消失。

(四)食管组织病理

食管组织病理示平滑肌萎缩,黏膜下层和固有层纤维化,黏膜呈不同程度变薄和糜烂。

(五)食管功能

食管功能可用食管测压、卧位稀钡钡餐造影、食管镜等方法检查。

(六)高分辨率 CT

高分辨率 CT 可显示肺部呈毛玻璃样改变,肺间质纤维化常以嗜酸性肺泡炎为先导。

(七)支气管肺泡灌洗

支气管肺泡灌洗可发现灌洗液中细胞增多。

(八)X 线胸片

X 线胸片示肺间质纹理增粗,严重时呈网状结节样改变,在基底部最为显著。

(九)肺功能检查

肺功能检查示限制性通气障碍,肺活量减低,肺顺应性降低,气体弥散量减低。

(十)心导管检查

心导管检查可发现肺动脉高压。

(十一)超声心动检查

超声心动检查可发现肺动脉高压,心包肥厚或积液。

(十二)肾活检

硬皮病的肾病变以叶间动脉、弓形动脉及小动脉为最著,其中最主要的是小叶间动脉。血管平滑肌细胞发生透明变性。血管外膜及周围间质均有纤维化。

五、治疗原则

本病尚无特效药物。皮肤受累范围和病变程度为诊断和评估预后的重要依据,而重要脏器被累及的广泛性和严重程度决定了本病的预后。早期治疗的目的在于阻止新的皮肤和脏器受累,而晚期治疗的目的在于改善已有的症状。

(1)糖皮质激素对病效果不显著,通常对炎性肌病、间质性肺部疾病的炎症期有一定疗效,在早期水肿期,对关节痛、肌痛亦有疗效。免疫抑制剂疗效不肯定。常用的有环孢素、环磷酰胺、硫唑嘌呤、氨甲蝶呤等,有报道免疫抑制剂对皮肤、关节和肾脏病变有一定疗效,与糖皮质激素合并应用,常可提高疗效和减少糖皮质激素用量。

(2)青霉胺能抑制新胶原成熟,并激活胶原酶,使已形成的胶原纤维降解。

(3)钙通道拮抗剂、丹参注射液、双嘧达莫(潘生丁)、小剂量阿司匹林、血管紧张素受体拮抗剂可缓解雷诺现象,治疗指端溃疡,阻止红细胞及血小板的聚集,降低血液黏滞性,改善微循环。

(4)组胺受体阻断剂(西咪替丁或雷尼替丁等)或质子泵抑制剂(奥美拉唑)等可减少胃酸,缓解反流性食管炎的症状。

(5)血管紧张素转换酶抑制剂,如卡托普利、依那普利、贝那普利等药物,可抑制血压增高,预防肾危象出现。

(6)近年来国外采用口服内皮素受体拮抗剂和抗转化生长因子 β1(TGF-β1)抗体治疗硬皮

病所致的肺动脉高压的疗法已取得了一定疗效。

六、护理问题

(一)皮肤黏膜完整性受损

皮肤黏膜完整性受损与皮肤黏膜失去弹性有关。

(二)感染

感染与长期服用激素有关。

(三)焦虑

焦虑与患慢性疾病有关。

(四)知识缺乏

不了解疾病相关知识。

七、护理措施

(一)一般护理

(1)密切监测患者生命体征,听取患者主诉,嘱其保持情绪稳定,尽量减少活动,进食高纤维、易消化的食物,保持大便通畅,必要时给予通便处理。

(2)巡视患者,及时满足其生活需要。

(3)与患者多交流,多安慰患者,使其接受现实,勇敢面对,积极配合治疗。

(4)监测体温,监测血常规。对已发生的感染,遵医嘱给予口服或静脉抗菌药治疗。

(二)专科护理

1.皮肤自我护理

(1)皮肤硬化失去弹性,应在患处涂油预防干裂。避免接触刺激性较强的洗涤剂。口唇、鼻腔干裂可涂油。注意保暖,冷天外出多加衣服,戴棉手套,穿厚袜,衣着宽松。

(2)患者皮肤调节体温的功能减退,夏季应多饮水,多吃一些利尿解暑的蔬菜水果,如西瓜、冬瓜、黄瓜、丝瓜、苦瓜等,通过尿液带走体内热量而起到降温的作用。此外应避免高温时外出,避免阳光曝晒,外出应戴遮阳帽或打伞,避免中暑。室内温度过高时,可装空调或电扇。

(3)经常摩擦肢端、关节或骨骼隆起处,避免磕碰、外伤而导致营养性溃疡。

2.饮食自我护理

饮食上注意多吃蛋白质含量丰富的食物,如蛋类、肉等。多吃新鲜的蔬菜水果以保证维生素和食物纤维的供给,并可减少便秘的发生。注意少食多餐、细嚼慢咽。避免辛辣过冷的食物,以细软易消化为好,并食用含钙多的食物,如牛奶等。若进食后有胸骨后不适等症状,应注意不能一次大量进食,少食多餐,进食后稍走动后再躺下,再取头高足低位以减少食物反流。戒烟戒酒。

3.环境及健康

避免感冒而引起继发性肺部感染,加重肺脏负担。保持居室内一定的温度和湿度,定时通风换气,保持空气新鲜。不去人多、拥挤的公共场所,在感冒流行季节减少外出。

4.做好防御

经常监测血压,发现血压升高应及时处理。当患者出现气短、胸闷、心悸、水肿等症状时,积极协助医师处理,密切观察病情变化,准备好抢救物品。

(三)心理护理

多与患者交流,告知患者此病为慢性病,主要是采取措施改善症状,控制病情使其稳定,减缓病情进展,因此要遵医嘱规律治疗。通过交流消除其焦虑心理,配合治疗。

(四)健康教育

(1)正确认识疾病,消除恐惧心理。保持乐观的精神、稳定的情绪,避免过度激动、紧张、焦虑等不良情绪。

(2)适当锻炼身体,增加机体抗病能力。劳逸结合,但要避免过度劳累,加重病情。

(3)了解皮肤保护的方法,特别是手足避冷保暖。

(4)有心脏受累应长期服药,并随身携带硝酸甘油等药物。

(5)了解药物的作用和不良反应。明白规律用药的意义,配合治疗、遵从医嘱。定期监测血常规、肝肾功。

(6)严格遵医嘱服药,不可随意加量、减量、停药和改药。禁用血管收缩剂,如新麻液、麻黄素、肾上腺素等。

(7)学会自我认识疾病活动的征象,定期复查。懂得长期随访的必要性。

(8)告知患者要少食多餐,餐后取立位或半卧位,戒烟、酒、咖啡等刺激性食物。

(谭玉欣)

第五节 干燥综合征

一、概述

干燥综合征(Sjogren's syndrome,SS)是一个主要累及外分泌腺体的慢性炎症性自身免疫病。临床除有因唾液腺和泪腺受损功能下降而出现的口干、眼干外,尚有其他外分泌腺及腺体外其他器官的受累导致的多系统损害的症状。本病分为原发性和继发性两类,前者指不具明确诊断的结缔组织病(CTD)的干燥综合征,后者是指发生于明确诊断的 CTD,如系统性红斑狼疮(SLE)、类风湿关节炎等的干燥综合征。本节主要叙述原发性干燥综合征。

二、病因与发病机制

本病的确切病因和发病机制尚不明确,一般认为与遗传、免疫、病毒感染有关。原发性干燥综合征属全球性疾病,在我国人群的患病率为 $0.3\%\sim0.7\%$,在老年人群中患病率为 $3\%\sim4\%$。本病多见于女性,男女比为 $1/9\sim1/20$。发病年龄多在 $40\sim50$ 岁,也偶见于儿童。

三、临床表现

(一)局部表现

1.口干燥症

因唾液腺病变,使唾液黏蛋白缺少而引起下述常见症状。

(1)有 $70\%\sim80\%$ 的患者诉有口干,但不一定都是首症或主诉,严重者因口腔黏膜、牙齿和舌发黏,以致在讲话时需频频饮水,进固体食物时必须伴水或流食送下,有时夜间需起床饮水等。

（2）猖獗性龋齿是本病的特征之一,表现为牙齿逐渐变黑,继而小片脱落,最终只留残根。

（3）成人腮腺炎,50％的患者表现有间歇性交替性腮腺肿痛,累及单侧或双侧。大部分在10天左右可以自行消退。

（4）舌部表现为舌痛、舌面干裂、舌乳头萎缩而光滑。

（5）口腔黏膜出现溃疡或继发感染。

2.干燥性角结膜炎

因泪腺分泌的黏蛋白减少而出现眼干涩、异物感、泪少等症状,严重者痛哭无泪。部分患者有眼睑缘反复化脓性感染、结膜炎、角膜炎等。

3.其他表现

其他浅表部位如鼻、硬腭、气管及其分支、消化道黏膜、阴道黏膜的外分泌腺体均可受累,使其分泌较少而出现相应症状。

（二）系统表现

除口眼干燥表现外,患者还可出现全身症状,如乏力、低热等。约有2/3患者出现系统损害。

1.皮肤

皮肤病变的病理基础为局部血管炎,有下列表现。

（1）过敏性紫癜样皮疹:多见于下肢,为米粒大小、边界清楚的红丘疹,压之不褪色,分批出现,每批持续时间约为10天,可自行消退而遗有褐色色素沉着。

（2）结节红斑:较为少见。

（3）雷诺现象:多不严重,不引起指端溃疡或相应组织萎缩。

2.骨骼肌肉

关节痛较为常见。仅小部分患者表现有关节肿胀但多不严重,且呈一过性。关节结构的破坏非本病的特点。约5％的患者伴有肌炎。

3.肾

主要累及远端肾小管,表现为因Ⅰ型肾小管酸中毒而引起的低血钾性肌肉麻痹,严重者出现肾钙化、肾结石及软骨病。

4.肺

大部分患者无呼吸道症状。轻度受累者出现干咳,重者出现气短。肺部的主要病理为间质性病变,部分出现弥漫性肺间质纤维化,少数人可因此出现呼吸功能衰竭而死亡。

5.消化系统

因黏膜层外分泌腺体病变,胃肠道可出现萎缩性胃炎、胃酸减少、消化不良等非特异性症状。约20％患者有肝脏损害,临床谱从黄疸至无临床症状而有肝功能损害不等。

6.神经

以周围神经受累为多见,不论是中枢还是周围神经损害均与血管炎有关。

7.血液系统

本病可出现白细胞减少和/或血小板减少,血小板低下严重者可出现出血现象。

四、辅助检查

(一)眼部检查
施墨(Schirmer)试验(＋);角膜染色(＋);泪膜破碎时间(＋)。

(二)口腔检查
唾液流率(＋);腮腺造影(＋);唾液腺核素检查(＋);唇腺活检组织学检查(＋)。

(三)尿液检查
多次尿 pH 大于 6 时有必要进一步检查肾小管酸中毒相关指标。

(四)周围血检测
周围血检测可以发现血小板低下,或偶有的溶血性贫血。

(五)血清免疫学检查
(1)抗 SSA 抗体是本病中最常见的自身抗体,见于 70％的患者。

(2)抗 SSB 抗体有称是本病的标记抗体,见于 45％的患者。

(3)高免疫球蛋白血症,均为多克隆性,见于 90％患者。

(六)肺影像学检查
肺影像学检查可以发现有相应系统损害的患者。

五、治疗原则

本病目前尚无根治方法,主要是采取措施改善症状,控制和延缓因免疫反应而引起的组织器官损害的进展,以及继发性感染。

(1)口干可适当饮水,或用人工唾液,减少对口腔的物理刺激。嘱患者保持口腔清洁,勤漱口,减少龋齿和口腔继发感染的可能。防止口腔细菌增殖,应早晚刷牙,选用软毛牙刷,继发口腔感染者可用复方硼砂溶液漱口,真菌感染者可用制霉菌素涂口腔,口干严重者可用麦冬、枸杞子、甘草等泡水喝。

(2)保护眼睛,干燥性角结膜炎可给以人工泪液滴眼以减轻眼干症状并预防角膜损伤。

(3)肌肉、关节痛者可用非甾体抗炎药,以及羟氯喹。

(4)系统损害者应以受损器官及其严重度而进行相应治疗。给予肾上腺糖皮质激素,剂量与其他结缔组织病治疗用法相同。对于病情进展迅速者可合用免疫抑制剂,如环磷酰胺、硫唑嘌呤等。出现恶性淋巴瘤者宜积极、及时地进行联合化疗。

(5)合并肾小球肾炎,纠正低钾血症的麻痹发作可采用静脉补钾(氯化钾),待病情平稳后改口服钾盐液或片,有的患者需终身服用,以防低血钾再次发生。

(6)合并肺间质性病变、呼吸道黏膜干燥明显者,可给予雾化吸入。鼻黏膜干燥者可给予复薄油滴鼻。

六、护理问题

(一)皮肤黏膜改变
皮肤黏膜改变与唾液减少有关。

(二)潜在的感染
感染与服用激素及免疫抑制剂有关。

（三）电解质紊乱

电解质紊乱与肾小管酸中毒有关。

（四）舒适度的改变

不适与口干、眼干有关。

（五）部分自理能力受限

自理能力受限与电解质紊乱有关。

（六）有出血的危险

出血与血小板含量降低有关。

七、护理措施

（一）一般护理

（1）减轻口干较为困难，嘱患者应停止吸烟、饮酒及避免服用引起口干的药物，如阿托品等。保持口腔清洁，勤漱口，减少龋齿和口腔继发感染的可能，对生活不能自理的患者给予口腔护理。干燥性角结膜炎可给予人工泪液滴眼，以减轻眼干症状并预防角膜损伤，有些眼膏也可用于保护角膜。

（2）巡视患者，及时满足其生活需要。

（3）嘱患者床旁活动，必要时需绝对卧床，避免磕碰，用软毛牙刷刷牙，定期监测血常规。

（二）专科护理

（1）减少对口腔的物理刺激，防止口腔细菌增殖，应早晚刷牙，选用软毛牙刷，饭后漱口，戒烟酒。

（2）保护眼睛，睡前涂眼膏保护角膜，避光避风，外出时戴防护镜。

（3）皮肤油性水分减少的患者应预防皮肤干裂，给予润肤剂外涂。冬季嘱患者减少洗澡次数。

（4）注意观察激素及免疫抑制剂的不良反应，定期监测血常规、肝肾功，并告知患者用药注意事项。

（5）合并有神经系统受累者，大部分为周围神经病变，肢体麻木，感觉减退，护士应注意其安全防护。

（6）在低钾血症的患者的补钾过程中，应注意观察患者尿量的变化、尿 pH，准确记录出入量及分记日夜尿量。

（7）合并肺间质性病变、呼吸道黏膜干燥明显者，应注意补充水分，预防感冒及肺部感染，加强拍背咳痰。

（8）若合并肝脏损害、胰腺外分泌功能受影响会引起消化液减少，导致营养不良，故应为此类患者提供清淡易消化的食物。

（9）合并血细胞低下的患者应注意安全防护，避免磕碰，观察患者出血倾向。

（三）心理护理

多与患者交流，使患者了解本病的治疗原则，告知患者此病为慢性病，主要是采取措施改善症状，控制和延缓因免疫反应而引起的组织器官损害的进展及继发性感染。本病预后良好，经恰当治疗后大多数可以控制病情，使症状得到缓解，因此要遵医嘱规律治疗。通过交流消除其焦虑心理，配合治疗。

（四）健康教育

（1）正确认识疾病，消除恐惧心理，保持舒畅心情及乐观情绪，对疾病治疗树立信心。

（2）注意口腔卫生，每天早晚至少刷牙两次，选用软毛牙刷，饭后漱口，并用牙签将食物的碎屑从牙缝中清除。忌烟酒，忌刺激性食物，这可预防继发口腔感染和减少龋齿，可用朵贝尔漱口液、2%碳酸氢钠（$NaHCO_3$）漱口液。有龋齿要及时修补。

（3）保护眼睛。眼泪的减少可引起角膜干涩、损伤，易引发细菌感染。日间可用人工泪液4～5次，睡前可抹眼膏。多风天气外出时可戴防风眼镜。

（4）保护皮肤、减少沐浴次数，使用中性沐浴品。沐浴后可适当用中性护肤液涂抹全身皮肤，以防止瘙痒。

（5）干燥综合征可引起肾小管损害，出现低血钾（腹胀、乏力、肠蠕动减慢、诱发肠麻痹、心动过速等症状）。故需定期监测血钾，并服用含钾高的食物，如橘子、香蕉、肉、蛋、谷类。有时药物补钾需终身服用，以防发生低血钾。饮食中注意多食含水量多、易消化、高蛋白、高维生素的食物。

（6）观察日夜尿量并记录，观察排尿时有无尿频、尿急、尿痛。应每天清洗会阴部，防止泌尿系统感染。

（7）病变累及鼻、气管、肺等，可引起咽干、慢性咳嗽、肺纤维化，可用雾化吸入，加强扩胸运动，学会正确咳痰方法，预防肺部感染。

（8）预防感冒，流行期应尽量少到公共场所，避免感冒。室内应定时开窗通风，时间15～30分钟，保证房间的湿度适宜。

（9）了解激素及免疫抑制剂的不良反应。遵医嘱服药，不可擅自停药、减量、加量，明白规律用药的意义。

（10）应定期复查，随时了解自己疾病的情况，学会自我认识疾病活动的征象，配合治疗，遵从医嘱，定期随诊，懂得长期随访的必要性。

（谭玉欣）

第六节　大　动　脉　炎

一、概述

大动脉炎（TA）是指主动脉及其主要分支的慢性进行性、非特异性闭塞性动脉炎。病变多见于主动脉弓及其分支，其次为降主动脉、腹主动脉和肾动脉。主动脉的二级分支，如肺动脉、冠状动脉也可受累。受累的血管可为全层动脉炎。由于血管内膜增厚，导致管腔狭窄或闭塞，少数患者因炎症破坏动脉壁中层，弹力纤维及平滑肌纤维坏死，而致动脉扩张、假性动脉瘤或夹层动脉瘤。导致临床表现各异。

二、病因与发病机制

病因迄今尚不明确，一般认为可能由感染引起的免疫损伤所致。本病多发于年轻女性，

30 岁以前发病者约占 90％,40 岁以后较少发病。可急性发作,也可隐匿起病。

三、临床表现

(一)全身症状

在局部症状或体征出现前数周,少数患者可有全身不适、易疲劳、发热、食欲缺乏、恶心、出汗、体重下降、肌痛、关节炎和结节红斑等症状,当局部症状或体征出现后,全身症状可逐渐减轻或消失,部分患者则无上述症状。

(二)局部症状体征

按受累血管不同,有不同器官缺血的症状与体征,如头痛、头晕、晕厥、卒中、视力减退、四肢间歇性活动疲劳,肱动脉或股动脉搏动减弱或消失,颈部、锁骨上下区、上腹部、肾区出现血管杂音,两上肢收缩压差大于 1.3 kPa(10 mmHg)。

(三)临床分型

根据病变部位可分为头臂动脉型(主动脉弓综合征)、胸腹主动脉型、广泛型和肺动脉型四种类型。

四、辅助检查

(一)实验室检查

无特异性血化验项目,主要包括以下几个方面。

1.红细胞沉降率

红细胞沉降率是反映本病病变活动的一项重要指标。疾病活动时血沉增快,病情稳定时血沉恢复正常。

2.C 反应蛋白

其临床意义与血沉相同,为本病病变活动的指标之一。

3.抗链球菌溶血素“O”抗体

抗链球菌溶血素“O”抗体的增加仅说明患者近期曾有溶血性链球菌感染,本病仅少数患者出现阳性反应。

4.抗结核菌素试验

我国现有的资料提示,约 40％的患者有活动性结核,如发现活动性结核灶应行抗结核治疗。

5.其他

少数患者在疾病活动期白细胞增高或血小板增高,慢性轻度贫血。

(二)影像学检查

1.彩色多普勒超声检查

彩色多普勒超声检查可探查主动脉及其主要分支(颈动脉、锁骨下动脉、肾动脉等)狭窄或闭塞,但对其远端分支探查较困难。

2.血管造影检查

(1)数字减影血管造影(DSA):对头颅部动脉、颈动脉、胸腹主动脉、肾动脉、四肢动脉、肺动脉及心腔等均可进行此项检查。

(2)动脉造影:可直接显示受累血管管腔变化、管径的大小、管壁是否光滑、受累血管的范围和长度。

3.计算机断层扫描(CT)与磁共振成像(MRI)

增强 CT 可显示部分受累血管的病变,特别是磁共振成像能显示出受累血管壁的水肿情况,以助判断疾病是否活动。

五、治疗原则

(一)糖皮质激素

激素仍是本病的主要治疗药物,及时用药可有效改善症状,缓解病情。

(二)免疫抑制剂

免疫抑制剂与糖皮质激素合用,能增强疗效。最常用的免疫抑制剂为环磷酰胺、硫唑嘌呤和氨甲蝶呤等。

(三)扩血管抗凝改善血循环

使用扩血管、抗凝药物治疗,能改善部分因血管狭窄较明显所致的一些临床症状,如地巴唑、妥拉唑林、阿司匹林、双嘧达莫(潘生丁)。

(四)经皮腔内血管成形术

经皮腔内血管成形术为大动脉炎的治疗开辟了一条新的途径,目前已被应用于治疗肾动脉狭窄及腹主动脉、锁骨下动脉狭窄等,获得了较好的疗效。

(五)外科手术治疗

手术目的主要是解决肾血管性高血压及脑缺血。

六、护理问题

(一)发热

发热与原发病有关。

(二)受伤的危险

受伤与脑缺血有关。

(三)高血压

高血压与血管狭窄和闭塞有关。

(四)意识障碍

意识障碍与脑缺血有关。

(五)自理能力缺陷

自理能力缺陷与脑缺血有关。

(六)猝死

猝死与动脉瘤破裂有关。

七、护理措施

(一)一般护理

保持病室内温湿度适宜,环境舒适安静,提供合理饮食,保证患者休息与睡眠,减少活动,避免直立性低血压。嘱患者保持大便通畅。监测其各项生命体征,特别是血压变化,倾听患者主诉,及时给予对症处理。注意患者的安全防护。

（二）专科护理

（1）密切监测血压，做到四定，即定时、定部位、定体位、定血压计。应积极控制高血压患者的血压。

（2）视力明显障碍者注意安全防护，嘱家属陪伴，远离危险物品，满足其基本生活需要。

（3）嘱患者注意体位突然变化，预防直立性低血压。

（4）间歇性跛行患者注意安全防护，嘱家属陪伴，远离危险物品，满足基本生活需要。

（5）密切观察生命体征变化，特别是神志变化，如晕厥、抽搐或昏迷。及时采取抢救措施。

（6）做好造影术前后护理。

（三）心理护理

本病约 20% 是自限性的，在发现时疾病已稳定，对这类患者，如无并发症可随访观察。若发病早期有上呼吸道、肺部或其他脏器感染因素存在，应有效地控制感染，告知患者对防止病情的发展可能有一定的意义。高度怀疑有结核菌感染者，应同时行抗结核治疗。在使用积极合理的药物治疗患者的同时，还应注重患者的心理护理，使患者树立信心，积极配合治疗。

（四）健康教育

（1）本病为慢性进行性血管病变，由于受累后的动脉侧支循环形成丰富，大多数患者预后好，可参加轻工作。预后主要取决于高血压的程度及脑供血情况，糖皮质激素联合免疫抑制剂积极治疗可改善预后。

（2）其并发症有脑出血、脑血栓、心力衰竭、肾衰竭、心肌梗死、主动脉瓣关闭不全、失明等。死因主要为脑出血、肾衰竭。使患者了解发生并发症的症状，及时就诊。嘱患者定期复查。

（3）了解药物的作用和不良反应，长期服用激素应注意补钙，在使用免疫抑制剂的过程中应注意复查血象及肝功能。

（谭玉欣）

感染科护理

第一节　流行性乙型脑炎

一、疾病概述

(一)概念和特点

流行性乙型脑炎简称乙脑,由乙型脑炎病毒引起,以脑实质炎症为主要病变的中枢神经系统急性传染病。其临床特征为高热、意识障碍、抽搐、呼吸衰竭。重症患者可留有后遗症。

乙脑病毒抵抗力不强,对温度、乙醚和酸均很敏感。加热 100 ℃,2 分钟;56 ℃,30 分钟可以灭活。乙脑是人畜共患的自然疫源性疾病,动物(家畜如猪、牛,家禽如鸭、鸡等)或人受感染后出现病毒血症是本病的传染源。蚊虫为其主要传播媒介,流行于夏秋季。人群普遍易感,感染后可获持久免疫力。

(二)发病机制与相关病理生理

病毒随蚊虫叮咬侵入机体,在单核-吞噬细胞内繁殖,继而进入血液循环引起病毒血症。若不侵入中枢神经系统则呈隐性或轻型感染,仅在少数情况下,例如机体免疫力低下、病毒量多、毒力强时,病毒才通过血-脑屏障进入中枢神经系统,引起脑炎。主要病理变化:神经细胞变性、肿胀与坏死,可形成大小不等、散在的软化灶。脑实质中有淋巴细胞和大单核细胞浸润。脑实质和脑膜血管扩张、充血,大量浆液性渗出,产生脑水肿。

(三)临床特点

典型乙脑临床表现分为初期、极期、恢复期和后遗症期。极期临床表现主要有持续高热、意识障碍、惊厥或抽搐和呼吸衰竭。高热、惊厥及呼吸衰竭是乙脑极期的严重症状,三者相互影响,其中,呼吸衰竭常为致死的主要原因。后遗症可表现为意识障碍、痴呆、失语及肢体瘫痪、癫痫等。癫痫后遗症可持续终生。

临床上根据发热、意识障碍、抽搐程度、病程长短、有无后遗症等病情轻重不同,把乙脑分为轻型、普通型、重型及极重型。

(四)辅助检查

1.血常规检查

血常规检查显示白细胞计数增高。

2.脑脊液检查

脑脊液检查显示为无菌性脑膜炎改变:压力增高,外观无色透明或微浊,白细胞计数轻度增加,氯化物正常,糖正常或偏高。

3.血清学检查

特异性 IgM 抗体测定和补体结合试验。

4.病原学检查

病毒分离和病毒核酸检测。

(五)治疗原则

(1)主要为对症治疗,处理高热、抽搐和呼吸衰竭等危重症状是乙脑患者抢救成功的关键。

(2)高热以物理降温为主,可用小量阿司匹林或肌内注射安乃近。

(3)持续高热伴反复抽搐者可加用亚冬眠疗法。

(4)惊厥或抽搐给予去除病因及镇静止痉。

(5)脑水肿所致者以脱水治疗为主。

(6)呼吸道痰阻者,应及时吸痰,并给予吸氧,必要时气管切开。

(7)脑实质炎症应及时予镇静止痉。

(8)呼吸衰竭应根据引起呼吸衰竭的原因给予相应的治疗。

(9)中枢性呼吸衰竭可用呼吸兴奋剂。

(10)恢复期及后遗症期应进行功能训练。

二、护理评估

(一)流行病学史评估

评估患者是否有家畜家禽,特别是猪的接触史;是否被蚊子叮咬;是否有乙脑感染史;是否发生在夏秋季节及患者的年龄。

(二)一般评估

1.生命体征

体温高达 39 ℃以上,呼吸衰竭时表现为呼吸表浅,节律不整、叹息样呼吸、潮氏呼吸以至于呼吸停止;发生循环衰竭时,血压可下降,脉搏细速,颅内高压时可出现血压升高,脉搏变慢。有无出现意识障碍,如嗜睡、昏迷。

2.患者主诉

患者常有发热、头疼症状,伴有恶心呕吐等,患儿家长诉有昏迷和抽搐等。

3.相关记录

记录生命体征、神志、瞳孔大小及对光反射、肌张力、神经反射等。

(三)身体评估

1.头颈部

观察有无急性面容;有无口唇发绀,双瞳孔直径及对光反射情况。有无局部小抽搐,婴幼儿颅内高压时可见前囟隆起;重症患者恢复期可出现神志迟钝、痴呆。

2.肺部

并发支气管肺炎听诊呼吸音粗,坠积性肺炎可闻及湿啰音。

3.其他

观察患者有无肢体阵挛性抽搐、全身抽搐或强制性痉挛等。

4.神经系统评估

(1)较大儿童及成人均有不同程度的脑膜刺激征。

(2)若锥体束受损,常出现肢体痉挛性瘫痪、肌张力增强,Babinski 征阳性。

(3)小脑及动眼神经受累时,可发生眼球震颤、瞳孔扩大或缩小,不等大,对光反射迟钝等。

(4)自主神经受损常有尿潴留、大小便失禁;浅反射减弱或消失,深反射亢进或消失。

(四)心理、社会评估

患者在疾病治疗过程中的心理反应与需求,家长的反应及支持系统,后遗症期的康复需求等。

(五)辅助检查结果评估

白细胞及中性粒细胞有无升高;氯化物、糖是否正常;脑脊液压力有无增高,脑脊液外观颜色等。

(六)常用药物治疗效果的评估

1.亚冬眠疗法的评估

(1)评估生命体征变化:观察神志、体温、瞳孔变化,四肢及皮肤颜色;呼吸节律、幅度、方式、呼吸音;评估肌张力。

(2)观察抗惊厥药对呼吸的抑制作用,有无发生误吸。

(3)评估对外界的刺激反应有无减弱,有无瞳孔缩小、对光反射迟钝、呼吸深慢、深反射减弱或消失。

2.呼吸衰竭用药评估

(1)评估呼吸型态有无改变。

(2)指尖血氧饱和度和血气分析结果。

3.脱水治疗的评估

(1)有无电解质紊乱;生化检查有无低钾、低钙。

(2)准确记录出入量。

三、护理诊断/问题

(一)体温过高

体温过高与病毒血症及脑部炎症有关。

(二)意识障碍

意识障碍与中枢神经系统、脑实质损害、抽搐、惊厥有关。

(三)气体交换受损

气体交换受损与呼吸衰竭有关。

(四)躯体移动障碍

躯体移动障碍与意识障碍、感觉运动缺失、瘫痪、长期卧床有关。

(五)有皮肤完整性受损的危险

皮肤完整性受损与昏迷、长期卧床有关。

(六)有受伤的危险

受伤与惊厥、抽搐发作有关。

四、护理措施

(一)隔离要求

按接触传播隔离,预防蚊虫叮咬,病房有防蚊和降温设备,亚冬眠治疗者室内温度应维持在30 ℃以下。

(二)休息与环境

患者应卧床休息。环境安静、光线柔和,防止声音、强光刺激患者。

(三)病情观察

注意患者的意识状态,瞳孔大小、对光反射,体温变化,血压改变,呼吸频率、节律、幅度的改变,以早期发现脑疝的临床表现。观察惊厥发作先兆,如烦躁不安、口角抽动、指(趾)抽动、两眼凝视、肌张力增高等,以及发作次数、发作持续时间、抽搐的部位和方式。准确记录出入量。

(四)意识障碍的护理

根据意识障碍不同的原因,给予相应的护理:脑水肿所致者以脱水为主。呼吸道分泌物堵塞者,应清除口咽分泌物,以保持呼吸道通畅,并吸氧。舌后坠阻塞呼吸道可用缠有纱布的舌钳拉出后坠舌体并使用简易口咽通气管,必要时行气管切开。

(五)生活护理

做好眼、鼻、口腔的清洁护理,每天用漱口液清洁口腔 2 次,口唇涂以液状石蜡,以防干裂。定时翻身、拍背,骶尾部等受压处应经常按摩,防止压疮形成。注意患者安全,防止坠床,必要时用床栏或约束带约束。有吞咽困难或昏迷者,以鼻饲或静脉补充足够水分和营养。

(六)健康教育

(1)康复期患者有肢体瘫痪者,应注意协助使其肢体保持功能位,并进行按摩和被动运动,防止肌肉挛缩和功能障碍。失语、痴呆等神经精神症状者,应鼓励患者坚持康复训练和治疗,使残疾减到最低程度。

(2)流行季节前对猪进行疫苗接种,能有效控制乙脑在人群中的流行。大力开展防蚊、灭蚊工作。对 10 岁以下儿童和初进入流行区的人员进行疫苗接种。

五、护理效果评估

(1)患者体温下降。

(2)患者意识恢复、水电碱质平衡。

(3)患者呼吸平稳。

(4)患者皮肤完整性良好。

(关文勤)

第二节　流行性腮腺炎

一、疾病概述

(一)概念和特点

流行性腮腺炎是儿童和青少年中常见的急性呼吸道传染病,由腮腺炎病毒所引起,其临床特征为发热和腮腺非化脓性肿胀、疼痛。病毒可累及各种腺组织、神经系统及心、肝、肾、关节等器官,因而易并发脑膜脑炎、睾丸炎、胰腺炎、乳腺炎、卵巢炎等。

腮腺炎病毒属副黏液病毒,是核糖核酸(RNA)型病毒,直径为 85～300 nm。病毒存在于早期患者的唾液、血液、脑脊液、尿及甲状腺中。病毒对理化因素的作用均甚敏感,来苏、乙醇、甲醛等可于 2～5 分钟内将其灭活,暴露于紫外线下迅速死亡。在 4 ℃时其活力可保持 2 个月,37 ℃时可保持 24 小时,加热至55～60 ℃,10～20 分钟即失去活力。

传染源为早期患者和隐性感染病例。实验证明隐性感染病例在流行时所占比例较大,为30%～50%,由于本身无症状,易被忽略而不予以隔离而造成疾病广为传播。自腮腺肿大前 6 天至肿大后 9 天具有高度传染性。本病通过飞沫经呼吸道感染。人群普遍易感,但由于 1 岁以内婴儿体内尚有获自母体的特异性抗体,成人中约 80% 通过显性或隐性感染而产生一定的特异性抗体,因此约 90% 的病例发生于1～15 岁的儿童。流行性腮腺炎为世界各地常见的传染病,全年均可发病,在温带地区以春、冬季最多,在热带无明显季节性差异。在儿童集体机构、部队及卫生条件不良的拥挤人群中易造成暴发流行。病后可获持久免疫力。

(二)发病机制与相关病理生理

腮腺炎病毒侵入口腔黏膜和鼻黏膜,在上皮组织中大量增殖后进入血循环(第一次病毒血症),经血流累及腮腺及一些组织,并在其中增殖,再次进入血循环(第二次病毒血症),侵犯未受累及的一些脏器,引起相应器官的炎症。各种腺组织如睾丸、卵巢、胰腺、胸腺、甲状腺等均有受侵的可能,脑、脑膜、肝及心肌也常被累及,脑膜脑炎就是病毒直接侵犯中枢神经系统的后果,故腮腺炎的临床表现变化多端。

腮腺的非化脓性炎症为本病的主要病变。由于腮腺导管的部分阻塞,使唾液的排出受到阻碍,唾液中的淀粉酶排泄受阻而循淋巴进入血流,再从尿中排出,故患者血清及尿淀粉酶升高。本病病毒易侵犯成熟的睾丸,幼年患者很少发生睾丸炎。胰腺可充血、水肿,胰岛有轻度退化及脂肪性坏死。

(三)临床特点

流行性腮腺炎潜伏期为 8～30 天,平均为 18 天。患者大多无前驱期症状,而以耳下部肿大为首发征象。少数病例可出现肌肉酸痛、食欲缺乏、倦怠、头痛、低热、结膜炎、咽炎等症状。本病大多起病较急,有发热、畏寒、头痛、咽痛、食欲不佳、恶心、呕吐、全身疼痛等,数小时至1～2 天后腮腺即显肿大。腮腺肿大最具特征性,一侧先肿胀,也有两侧同时肿胀者,一般以耳垂为中心,向前、后、下发展,状如梨形而具坚韧感,边缘不清。当腺体肿大明显时出现胀痛及感觉过敏,张口咀嚼及进酸性饮食时更甚。局部皮肤紧张发亮,表面灼热,有轻触痛。颌下腺或舌下腺也可肿大,腮腺四周的蜂窝组织亦可呈水肿。舌下腺肿大时可见舌及颈部肿胀,可出现吞咽困难。

腮腺管口(位于上颌第二磨牙旁的颊黏膜上)在早期常有红肿。唾液开始分泌增加,继之因潴留而减少。腮腺肿胀大多于 1～3 天达高峰,持续 4～5 天逐渐回复正常,整个病程 10～14 天。不典型病例可以单纯睾丸炎或脑膜脑炎的症状出现,也有仅见颌下腺或舌下腺肿胀者。

(四)辅助检查

1.常规检查

白细胞计数大多正常和稍增加,有睾丸炎者白细胞计数可以增高。有并发症时白细胞计数可增高,偶有类白血病反应。尿常规一般正常,有肾损害时可出现尿蛋白和管型。

2.血清和尿淀粉酶测定

90％患者的血清淀粉酶有轻至中度增高,尿中淀粉酶也增高,有助诊断。淀粉酶增高程度往往与腮腺肿胀程度成正比。血脂肪酶增高,有助于胰腺炎的诊断。

3.血清学检查

(1)中和抗体试验:低滴度如 1∶2 即提示现症感染。近年来应用凝胶内溶血法,与中和试验基本一致,而比中和抗体的检测简便迅速,但方法上还需进一步改进。

(2)补体结合试验:病程早期及第 2～3 周双份血清效价有 4 倍以上增高或 1 次血清效价达 1∶64 即有诊断意义。

(3)血凝抑制试验:用鸡胚受病毒感染,其羊水及尿囊液可使鸡的红细胞凝集。流行性腮腺炎患者恢复期血清有很强的抑制凝集作用,而早期血清的抑制凝集作用较弱,如 2 次测定效价相差 4 倍以上,即为阳性。

4.病原学检测

(1)特异性抗体检测:常用 ELISA 法检。血清流行性腮腺炎特异性 IgM 抗体效价增高是近期感染的诊断依据。对流行性腮腺炎病毒感染后不表现腮腺炎,但呈脑膜脑炎或脑炎的病例,可检测脑脊液中特异性 IgM 抗体来明确诊断。

(2)抗原检测:近年来有用特异性抗体或单克隆抗体来检测流行性腮腺炎病毒抗原,可作早期诊断。

(3)RNA 检测:应用 RT-PCR 和巢式 PCR 技术检测流行性腮腺炎病毒 RNA 敏感度高,可明显提高患者的诊断率。此外,TaqMan 探针的一步法实时定量 PCR 可测定从 10～108 copy/mL 的病毒载量,该法敏感度和特异度均高。

(4)病毒分离:腮腺肿大前 6 天至肿大后 9 天可从唾液中分离到病毒。并发脑膜脑炎或脑炎时脑脊液也常可分离到病毒。起病 2 天内血中可查到病毒。起病 2 周内尿液可查到病毒。

(五)治疗原则

1.一般治疗

按呼吸道传染病隔离。卧床休息,注意口腔卫生,饮食以流质、软食为主,适当增加维生素。

2.对症治疗

高热头痛和腮腺胀痛,可用解热镇痛药。并发睾丸炎者可予以睾丸冷敷,已烯雌酚 1 mg,每天 3 次,5～7 天。颅内高压患者可用 20％甘露醇 1～2 g/kg,静脉推注,每 4～6 小时 1 次。

3.抗病毒治疗

发病早期可用利巴韦林,1 g/d,儿童 15 mg/kg,静脉滴注,疗程 5～7 天。亦可应用小剂量干扰素,100 万～300 万单位皮下注射,每天 1 次,疗程 5～7 天,能使腮腺炎和睾丸炎症状较快消失。

4.肾上腺皮质激素

尚无肯定疗效,对重症或并发脑膜炎、心肌炎、睾丸炎时可考虑短期使用。地塞米松 5～10 mg,静脉滴注,3～5 天。

5.预防睾丸炎

青春期及男性成人患者,为预防睾丸炎的发生,早期可应用己烯雌酚 1 mg,每天 3 次,3～5 天。

二、护理评估

(一)流行病学史评估

注意询问当地有无腮腺炎流行史,在 2～3 周内有无与腮腺炎患儿的密切接触史。有无麻疹、腮腺炎、风疹疫苗接种史,既往有无腮腺炎病史。

(二)症状、体征评估

评估患儿有无上呼吸道感染的前驱症状,重点评估有无腮腺炎症状、体征,如有无耳痛、咀嚼困难,以耳垂为中心的局部肿胀、压痛,有无腮腺管口的红肿。其他腺体如颌下腺、舌下腺、睾丸有无肿胀,有无发热、头痛、呕吐、颈项强直、神志改变等中枢神经系统受累的表现。

(三)心理、社会评估

流行性腮腺炎是一种常见的急性传染病,可累及包括腮腺在内的多个器官,临床症状多变,且易产生生殖系统、神经系统并发症,患者易产生惊慌失措等不良心理反应。要评估患者对疾病的心理状态、产生相应的情绪反应及对疾病知识的了解情况。要评估流行区儿童群体机构对疾病的应对方式及参与防治的态度。

(四)辅助检查结果评估

白细胞计数大多正常或稍增加,淋巴细胞相对增多。90%的患者血清淀粉酶有轻至中度增高,尿中淀粉酶也增高,有助于诊断。淀粉酶增高程度往往与腮腺肿胀程度成正比。脑脊液压力稍高,细胞数及蛋白量稍增多,符合病毒性感染的表现,对非典型病例,有条件时可作病毒分离和血清中特异性抗体测定。

三、护理诊断/问题

(一)疼痛
疼痛与腮腺肿胀有关。
(二)体温过高
体温过高与病毒感染有关。
(三)知识缺乏
患者及家属缺乏家庭护理及预防知识。
(四)有传播感染的危险
传播感染与病原体播散有关。
(五)潜在并发症
睾丸炎、卵巢炎与病毒侵入生殖腺体有关;脑膜脑炎与病毒侵入脑组织有关。

四、护理措施

(一)隔离要求

按呼吸道传染病隔离,一般患者可家庭隔离,病情较重或有并发症者需住院隔离。隔离期限自发病开始至腮腺消肿和症状消失为止,一般不少于 10 天。因被传染源唾液所污染的物品,在短时间接触易感者的口腔亦能引起感染,故患者用过的食具、毛巾等应予煮沸消毒,患者使用过的被褥及玩具等,可置于日光下暴晒或以紫外线照射消毒。

(二)休息和活动

保持病房安静,发热期及有并发症者均应卧床休息,热退及轻症患者可允许在室内活动,但要适当限制活动,不可劳累。

(三)营养与饮食

患者可因张口及咀嚼食物使局部疼痛加重,宜给予富有营养且易消化的半流质或软食,如稀饭、面汤、面条等。不宜给予酸、辣、甜味及硬而干燥的食物,否则会刺激唾液腺分泌增多,可因排出通路受阻而致腺体肿痛加剧。

(四)病情观察

密切观察患者有无高热、寒战、头痛、睾丸肿痛、坠胀感等,如有异常应立即与医师联系处理。

(五)对症护理

1.发热的护理

密切监测患者体温,如体温超过 39 ℃ 以上者,可用物理降温或给予适当的退热剂口服。鼓励患者多饮水,成人每天保持饮水 1 500～2 000 mL。遵医嘱给予板蓝根冲剂、补液等治疗。保持皮肤清洁干燥,出汗后及时擦干并更换衣服,保持口腔清洁,预防继发细菌感染。指导和协助患者经常用生理盐水或复方硼砂溶液漱口,以清除口腔内食物残渣。

2.疼痛的护理

患者急性期应卧床休息。保持口腔清洁,协助患者饭后、睡前用生理盐水或复方硼砂溶液漱口。常规给予如意金黄散或青黛散调醋敷局部,每天 1～2 次。疼痛较剧者,可进行腮腺局部间歇冷敷。忌酸辣等饮食,以防加剧疼痛。

(六)心理护理

本病多发生于儿童及青少年,易产生恐惧心理,需耐心与患者交谈,介绍疾病的特点和发展趋势,使其消除不良心理反应,主动配合治疗和护理。

(七)并发症的观察与护理

1.脑膜脑炎

脑膜脑炎多见于腮腺肿胀后 1 周,可有高热、嗜睡、头痛、呕吐、脑膜刺激征阳性等表现,应密切观察生命体征及瞳孔变化,若有变化。立即告知医师,保持患儿安静,限制探视。嘱患者卧床休息,颅内压较高者注意取去枕平卧位。呕吐频繁者可暂禁饮食,给予静脉补液。有高热、头痛及烦躁不安者,可给予头部冷敷或服用退热止痛剂,重症患者可静脉滴注肾上腺皮质激素。颅内压增高者应静脉给予甘露醇或山梨醇等脱水剂。

2.睾丸炎

睾丸炎多见于 10 岁以上的男孩,发生于腮腺肿大后 1 周,表现为寒战、高热、睾丸肿痛、质硬、压痛明显,可伴阴囊水肿。护理人员应主动关心患者,密切观察病情,若出现上述症状,应立即与医师联系处理。嘱患者卧床休息,用丁字带将睾丸托起。每4小时监测体温1次,遵医嘱给予解热止痛剂,静脉滴注氢化可的松或口服泼尼松。疼痛难忍者给予局部冷敷,严重者可用2%普鲁卡因局部封闭。

3.胰腺炎

注意观察患者有无发热、腹痛、恶心、呕吐,以及血、尿淀粉酶增高等急性胰腺炎表现,有异常者按急腹症处理。暂禁食,静脉输液,腹胀严重者可行胃肠减压,腹痛缓解后从少量清淡流质开始,逐渐恢复饮食。上腹部置冰袋或肌内注射阿托品、东莨菪碱等用于解痉止痛,病情较重者可遵医嘱静脉滴注氢化可的松或地塞米松。便秘者可用开塞露通便。必要时给予抗生素。

(八)健康教育

(1)单纯性腮腺炎患者,一般不需住院治疗。护士应向家属介绍腮腺炎的症状、流行特点及可能产生的并发症,并指导家属做好隔离、用药、饮食等护理工作。一旦发现并发症,应立即到医院就诊。

(2)告知家属学龄前期或学龄期的患儿在患病期间应在家隔离,疾病愈后要增加体格锻炼。做好各种计划免疫,提高机体抗病能力。

五、护理效果评估

(1)患者体温逐渐下降至正常。

(2)腮腺肿痛消失。

(3)患者能按要求进行休息和饮食。

(4)患者及家属能积极配合医务人员进行隔离、消毒工作,掌握对疾病的正确应对方式。

(5)住院期间没有发生新的潜在并发症和新的感染病例。

(关文勤)

第三节　流行性出血热

一、疾病概述

(一)概念和特点

流行性出血热亦称肾综合征出血热,是由流行性出血热病毒(EHFV)引起的急性、地方性、经鼠传播的自然疫源性传染病。临床上以发热、休克、充血、出血和急性肾功能损害为主要表现。

EHFV不耐热和不耐酸,37℃和pH 5.0以下易灭活,56℃高温30分钟和100℃高温1分钟可灭活。对紫外线、乙醇和碘酒等消毒剂敏感。传染源在我国是鼠类,主要通过不同途径接触鼠类带有病毒的排泄物而感染。人群普遍易感。有明显高峰季节,主要与传染源的密度和带毒率改变有关。

(二)发病机制与相关病理生理

本病发病机制未完全清楚,多数研究认为是病毒直接作用与病毒感染诱发免疫损伤及细胞因子和介质共同作用的结果。以小血管和肾脏病变最明显。基本病变是全身小血管广泛受损,可见其内皮肿胀、变性和坏死,引起各脏器病变。

(三)临床特点

特征性临床表现为发热、出血和肾损害。典型病例病程中有发热期、低血压休克期、少尿期、多尿期和恢复期的五期经过。

1.发热期

除发热外主要表现有全身中毒症状,毛细血管损伤和肾损害征。毛细血管损伤,主要表现为充血、出血和渗出水肿征。患者面部、颈部及上胸部明显充血潮红(三红)。腋下、胸背部皮肤呈条索点状或搔抓样瘀点。肾损害主要表现为蛋白尿和尿镜检发现管型等。

2.低血压休克期

多数患者发热末期或热退同时出现血压下降,甚至休克,可出现烦躁、谵妄。休克持续过久,可出现 DIC、休克肺、脑水肿、急性肾衰竭等。

3.少尿期

少尿期主要临床表现为尿毒症、酸中毒和水电解质紊乱。严重患者发生高血容量综合征和肺水肿。

4.多尿期

尿量逐渐增加,若水和电解质补充不足或继发感染,可发生继发性休克,也可发生低钠、低钾症状。

5.恢复期

尿量逐渐恢复至正常,精神及食欲恢复。

(四)辅助检查

1.血常规

白细胞计数逐渐升高,出现异常淋巴细胞,血小板下降。

2.尿常规

患者可出现尿蛋白,尿中还可有红细胞、管型或膜状物。

3.血液生化检查

血尿素氮及肌酐在低血压休克期开始升高,多尿后期开始下降。血钾在发热期和休克期处于低水平,少尿期升高,多尿期又降低。

4.凝血功能检查

高凝期凝血时间缩短,消耗性低凝血期则纤维蛋白原降低,凝血酶原时间延长和凝血酶时间延长,进入纤溶亢进期则出现纤维蛋白降解物(FDP)升高。

5.免疫学检查

早期患者的血清及尿沉渣细胞均可检出 EHF 病毒抗原,有助于病原诊断。特异性抗体检查:包括血清 IgM 和 IgG 抗体。IgM(1∶20)为阳性。IgG(1∶40)为阳性,双份血清滴度 4 倍以上有确诊价值。

(五)治疗原则

(1)抓好"三早一就近"(早诊断,早休息,早治疗,就近到有医疗条件的医疗机构救治)是本病治疗的关键。

(2)治疗中要注意防治休克、肾衰竭和出血。

(3)发热期应控制感染,减轻外渗,中毒症状重者可给予地塞米松 5~10 mg 静脉滴注。预防 DIC。

(4)低血压休克期应补充血容量,纠正酸中毒,应用血管活性药物与肾上腺皮质激素。

(5)少尿期应稳定内环境,促进利尿,可用甘露醇或呋塞米,也可使用导泻疗法或透析疗法。

(6)多尿期主要是维持水与电解质平衡,防治继发感染。

(7)恢复期应补充营养,逐步恢复工作。

二、护理评估

(一)流行病学史评估
评估患者居住地是否多老鼠,有无接触死鼠或鼠类排泄物,有无被鼠类咬伤史等。

(二)一般评估
1.生命体征

患者体温以稽留热和弛张热多见,心率加快或有心律失常;呼吸急促。高血容量综合征血压升高、脉搏洪大、脉压增大和心率增快等。肺水肿时患者呼吸急促、呼吸困难、发绀等。

2.患者主诉

评估患者有无全身中毒症状,如疲乏、全身酸痛等和消化道症状。

3.相关记录

记录患者神志、皮肤、出入量等结果。

(三)身体评估
1.头颈部

观察充血、渗出及出血的表现:有无"三红"的表现,皮肤瘀斑的分布、范围及有无破溃出血,颜面部有无水肿等。

2.肺部

听诊有无呼吸音粗,有无干湿啰音。

3.腹部

触诊患者腹部有无压痛、反跳痛。肾脏有无叩击痛。

(四)心理、社会评估
评估患者对疾病知识的了解情况,患者在疾病治疗过程中的心理反应与需求,家庭及社会支持情况。

(五)辅助检查结果评估
实验室检查有无血液浓缩,异型淋巴细胞,血小板减少和蛋白尿。血液和尿沉渣细胞中是否检出特异性抗原和血清中检出特异性抗体。有无水、电解质、酸碱平衡失调。

(六)常用药物治疗效果的评估
(1)低分子右旋糖苷偶可见变态反应,如发热、胸闷、呼吸困难、荨麻疹等。

(2)碳酸氢钠溶液剂量偏大或存在肾功能不全时,可出现水肿、精神症状、肌肉疼痛或抽搐、呼吸减慢、口内异味、异常疲倦虚弱等。

三、护理诊断/问题

(一)体温过高
体温过高与病原体感染有关。

(二)组织灌注量改变

组织灌注量改变与出血、感染、少尿和多尿等有关。

(三)疼痛

疼痛与全身中毒血症有关。

(四)潜在并发症

1.出血

出血与毛细血管损伤、凝血功能异常有关。

2.电解质紊乱

电解质紊乱与利尿、脱水、补液等有关。

3.肺水肿

肺水肿与少尿血容量增多有关。

4.感染

感染与抵抗力下降有关。

5.急性肾衰竭

急性肾衰竭与肾血流不足有关。

四、护理措施

(一)病情观察

观察生命体征,神志变化。注意有无出血、尿量及尿的颜色变化,记录24小时出入量。

(二)休息和饮食

急性期需绝对卧床休息,避免随意搬动患者,至恢复期逐渐增加活动量。发热期给予高热量、高维生素、富有营养的流质或半流质饮食,少量多餐。少尿期,严格控制入量,限制钠盐及钾盐的食物。

(三)疼痛的护理

患者有头痛、腰痛、眼眶痛等症状时,给予相应的解除疼痛的护理,创造舒适、安静的环境,减少噪声对患者的刺激,给予按摩止痛或按医嘱给予止痛药。

(四)发热的护理

观察发热的程度及热型、伴随症状并记录。每4小时测体温1次,体温>38.5 ℃时,可在体表大血管处进行冷敷,不宜用乙醇擦浴、禁忌使用发汗退热药,以防大汗引起休克。遵医嘱补充液体。

(五)并发症的观察及护理

1.出血

观察出血的表现,有无咯血、呕血、便血、血尿、鼻衄,以及注射部位有无渗血等。嘱患者勿用手挖鼻孔,以免损伤黏膜,引起出血。注意口腔清洁,刷牙尽量使用软毛牙刷,勿用牙签剔牙。勿用力搔抓皮肤。注射后针眼按压时间需延长,以防止出血及皮下血肿。遵医嘱应用药物。

2.心力衰竭、肺水肿

注意观察有无呼吸困难、烦躁、心率增快、咳粉红色泡沫痰、肺底啰音等。发现左心功能不全表现后应立即停止输液或控制输液速度,并报告医师按医嘱用药,给予20%～30%乙醇湿化给氧。

(六)健康教育

(1)预防出血热的根本措施是灭鼠。搞好环境卫生和室内卫生,清除垃圾,消灭老鼠的栖息场所。严防鼠类污染食物;做好个人防护。

(2)患者出院后仍应休息1～3个月。生活要有规律,保证足够睡眠,安排力所能及的体力活动,以不感疲劳为度。

(3)预防接种:重点人群可行沙鼠肾细胞疫苗(I型汉坦病毒)和地鼠肾细胞疫苗(II型汉坦病毒)注射。

五、护理效果评估

(1)患者体温恢复正常。

(2)患者血压平稳。

(3)患者自觉疼痛减轻、疲乏好转、食欲好转。

(4)患者尿量恢复正常,渗出征减轻,皮肤黏膜出血好转。

(5)患者维持水电解质平衡。

(关文勤)

第/十/四/章

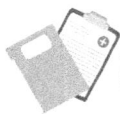

中医骨伤科护理

第一节　骨伤常用护理技术

一、中药熏洗

(一)概念

中药熏洗是将药物煎汤,趁热在患处熏蒸、淋洗或浸浴,利用药物、水温和蒸汽的理化作用,达到疏通腠理、祛风除湿、通畅气血、清热解毒、杀虫止痒的功效,以治疗疾病的一种中医技术操作。

(二)适应证

软组织损伤,骨折后关节屈伸不利,风湿性关节炎,肩周炎,颈椎、腰椎、手指、足趾等各类骨质增生疾病。

(三)操作规范

1.自动温控熏洗床

用物准备:自动温控熏洗床、棉被或被罩、枕头、治疗车、大毛巾2条、一次性中单、药液、水温计、必要时备屏风及换药用品。

(1)备齐用物,核对药液后将其倒入熏洗容器内,打开电源开关,检查机器性能是否良好,设定并测量温度50~70 ℃。

(2)向患者解释,协助患者到熏洗室,铺一次性中单,扶患者上熏洗床,取舒适卧位,暴露熏洗部位于熏洗容器正上方,盖好盖被,尽量不使热气散发。

(3)根据患者的皮肤情况及耐受程度,再次调节温度至患者感觉舒适,并随时询问、观察患者有无不适,防止烫伤。

(4)根据医嘱设定熏洗时间,一般为30分钟。

(5)熏洗完毕,关闭电源开关。

(6)用大毛巾擦干熏洗部位,协助患者穿衣,注意保暖,必要时换药。

(7)撤去用物,整理床单。

(8)护送患者回病房。

2.自动温控药浴器

用物准备:治疗车、治疗盘、治疗碗内盛持物钳 1 把、小毛巾 1 条、大毛巾或浴巾 1 条、水温计、药液、自动温控药浴器。必要时备屏风及换药用品。

(1)备齐用物,携至患者床旁,向患者解释,酌情关闭门窗,屏风遮挡。

(2)将药浴器平置于地面上,向药浴器内注入清水,水量约占箱内容积的 2/3。

(3)插上电源线,打开电源开关,仪器开始加热,取药浴袋 1 个,放入药浴器并固定,核对并加入药液。

(4)按下温度开关,选择合适的温度(一般为 38～45 ℃),按下时间开关,选择合适的治疗时间(一般为 20～30 分钟)。达到设定温度,听到滴的一声,测量药液温度,无误后开始药浴治疗,将熏洗肢体浸入药液中。

(5)用持物钳夹小毛巾擦洗患部,擦洗时活动筋骨。

(6)完成药浴时间后,药浴器会发出嘀嘀两声,将患肢移出,用毛巾擦干药液,必要时换药,协助患者穿衣。

(7)关闭电源开关,拔掉电源插头,将药液及清水弃去,清洗药浴器,晾干备用。

(四)注意事项

(1)检查自动温控熏洗床性能是否良好,使用熏洗床时药液应完全浸没电热管,以防电热管受损。

(2)设定温度时按"测量—设定—测量"程序,根据患者耐受情况随时调节。熏洗药液不宜过热,以防烫伤。药浴器不可放置在潮湿有水的地方,不可使用 50 ℃ 以上热水,禁止站立在仪器内。如治疗过程中出现异常情况,应及时关闭面板上的电源开关,拔下插座。

(3)评估患者体质及熏洗部位皮肤情况,合并高血压、心脏病及失神经溃疡患者温度宜偏低,应由专人守护,密切观察患者面色及生命体征,防止意外发生。熏洗过程中适时询问患者有无头晕、心慌等不适,如有问题,及时处理。

(4)熏洗后不可立即下床,以免造成直立性低血压,及时穿衣保暖,注意避风休息。

(5)伤口部位熏洗时,按无菌技术操作规范进行。

(6)观察局部情况,如发现熏洗部位红肿、皮疹、瘙痒等过敏表现,及时报告医师,给予处理。

二、展筋丹按摩

(一)概念

展筋丹为平乐郭氏正骨传统方剂,以人参、煅珍珠、琥珀、当归、乳香、没药、血竭、麝香、牛黄等为主要成分配成的极细粉末。具有活血化瘀、舒筋止痛、去腐生肌等功效。展筋丹按摩活筋是平乐治筋手法的重要组成部分,对慢性筋伤、关节僵硬、劳伤、骨质增生等有独特的疗效。

(二)适应证

外伤所致的气血瘀滞、肿胀疼痛、筋骨关节疼痛、功能障碍,肢体麻木不用、筋挛筋缩,慢性筋伤、筋膜炎、腱鞘炎、慢性劳损、骨质增生等。

(三)操作规范

用物准备:治疗盘、展筋丹、湿小毛巾 1 条。

(1)根据医嘱选择病患肢体的相应穴位、疼痛点或关节处。

(2)以湿润小毛巾清洁局部皮肤。

（3）用拇指指腹按住展筋丹瓶口，将瓶倒置，使药沾在指腹少许。

（4）将拇指指腹置于选好的按摩部位，余四指固定于患肢不动。

（5）以拇指指腹在局部皮肤上做旋转揉摩活动，将药徐徐揉入。

（6）揉药时，手法要轻柔，部位要固定，不能上下、左右搓动，而是依靠指腹在皮肤上的旋转揉摩，借助指与皮肤间的摩擦，使毛孔开放，药物渗入。

（7）揉药直径约2.5 cm，每次旋摩50～100圈，以药尽为度。

（8）每天1～2次，7～12次为1个疗程。

（四）注意事项

（1）展筋丹的储存应密闭、防潮、避光。

（2）揉药处的皮肤应清洁干燥，无疖肿、疮疡、疥癣、皮疹等。

（3）揉药点的选择是根据病情需要，循经取穴或伤处附近取穴，一般多用于体表的阳侧。

（4）新伤手法宜轻，可配合局部的轻推、轻按；陈旧伤或骨折后关节僵硬，常配合活筋和练功，以促进恢复。

（5）足底、手掌和瘢痕处，因局部皮肤粗厚，药物不易渗入，不宜选作揉药点。

三、展筋酊按摩

（一）概念

展筋酊是平乐郭氏正骨传统方药展筋丹的酒浸溶液，因其具有活血化瘀、舒筋止痛、去腐生肌的功效，临床常用于皮肤按摩，能促进局部血液循环，改善局部营养状况，预防压疮的发生。

（二）适应证

长期卧床不能翻身易发生压疮的患者。

（三）操作规范

用物准备：治疗盘、展筋酊、滑石粉、小毛巾2条。

（1）给患者解释操作目的，协助患者取舒适卧位。

（2）暴露按摩部位，顺序从上到下。

（3）将按摩部位用温水擦洗干净。

（4）打开药瓶，取适量药液于按摩处，根据部位用手指指腹、大小鱼际或手掌贴于按摩部位，做有规律的环形按摩，手法由轻到重，再由重到轻，待药液吸收后再重复上述操作，每处按摩2～3分钟。

（5）按摩完毕，用毛巾清洁按摩处，以免被服染色。

（6）按摩部位涂滑石粉。

（7）协助患者摆好体位，盖好被子，以免受凉。

（四）注意事项

（1）操作前洗手，修剪指甲，避免损伤患者皮肤。

（2）在臀部、骶尾部按摩时，先嘱患者排便。

（3）操作时随时遮盖不需暴露的部位，以免受凉。

（4）手法熟练，轻重快慢适宜，用力均匀，禁用暴力，每天1～2次。

（5）骨折处、皮肤破损处禁止按摩。

四、按摩排尿

(一)概念

采用石门、中极穴位按摩,配合手法按压,是解除术后或截瘫患者尿潴留的一种中医技术操作方法。

(二)适应证

截瘫患者、手术后及卧床患者不能自行排尿有尿潴留者。

(三)操作规范

用物准备:接尿容器、橡胶单、治疗巾、卫生纸。

(1)备齐用物携至患者床旁,视情况关闭门窗、遮挡患者。

(2)向患者解释,稳定情绪,以取得合作。

(3)移开床旁椅,松开床尾盖被,操作者站在患者一侧,查看膀胱充盈情况,以中度充盈为佳。

(4)患者仰卧位,脱去对侧裤腿盖在近侧腿上,对侧大腿用被盖严。

(5)铺橡胶单、治疗巾。铺卫生纸于患者臀下,置接尿器于会阴部。

(6)嘱咐患者深呼吸,尽量放松腹部,取脐下 2 寸石门穴或脐下 4 寸中极穴,以一手示指、中指、无名指 3 指并拢环形按摩 2~3 分钟,一手掌根部置于膀胱底部,另一手叠放其上,缓慢均匀用力向后向下按压膀胱底部,直至尿液排尽方可松手,若效果不佳,可停 10~30 分钟,重复以上操作。

(7)清洁外阴,整理用物及床单位。

(8)洗手,并记录。

(四)注意事项

(1)操作前洗手,修剪指甲,避免损伤患者皮肤。

(2)手法熟练,轻重快慢适宜,用力均匀,禁用暴力。

(3)下腹部损伤、内脏损伤、截瘫患者病情不稳定、骨盆骨折,以及尿道堵塞、尿道损伤、膀胱过度充盈者禁用此法。

(4)每次尽量将尿液排净,以减少残余尿量避免尿路感染。但不可超过 1 000 mL,以免虚脱。

(5)按压中间不能停止,否则排尿即中断,待尿液排空后再缓慢松手。

(6)每天清洁会阴部及尿道口,保持局部清洁干燥。

(7)鼓励患者多饮水,注意观察尿液变化,定时按摩排尿,逐步建立反射性自律性膀胱。

五、拔火罐

(一)概念

拔火罐是以罐为工具,利用燃烧热力,排出罐内空气形成负压,使罐吸附在皮肤或穴位上,产生温热刺激,造成局部充血或淤血现象,以达到温经散寒、行气活血、止痛消肿、拔毒去腐的一种中医技术操作。

(二)适应证

外感风寒之头痛,风湿痹症之腰背酸痛,咳嗽气喘,脘腹胀满、呕吐、腹泻,疮疡初期及毒蛇咬伤之急救排毒等。

（三）操作规范

用物准备：治疗盘、火罐、95％酒精棉球、打火机、小口瓶、镊子、弯盘。必要时备凡士林、无菌皮肤针或三棱针、无菌棉签、皮肤消毒液。

（1）携用物至患者床旁，核对患者，做好操作前告知解释工作，必要时嘱患者排空小便，关闭门窗，屏风遮挡。

（2）协助患者取合适体位，暴露拔罐部位。

（3）选择合适火罐，检查罐口是否光滑，有无裂痕。

（4）点火：选用下列方法之一，将火罐吸附于所选部位上。①闪火法：用镊子夹95％的酒精棉球1个，点燃后伸入罐内中段绕1周后迅速将火退出，随即将罐按扣在所选部位上。将点燃的酒精棉球火焰深入小口瓶内熄火。此法安全简便，临床上常用。②投火法：纸片卷成筒状点燃后投入罐内，随即将罐按扣在所选部位上。此法适用于侧面横拔，以免燃烧物落下烫伤皮肤。③贴棉法：用一小块酒精棉贴在罐内壁中段，点燃后将罐扣在所选部位上。此法容易造成皮肤烫伤，临床不常用。

（5）拔罐：根据病情选择适宜的方法，使局部呈现红紫现象。①坐罐法：将罐吸附在皮肤上不动，留置5～10分钟。②闪罐法：用闪火法使罐吸附后，立即拔下，再吸再拔，反复数次。③走罐法：操作前在所选部位和罐口涂一层凡士林，待火罐吸附后，一手扶住罐体，用力向上下左右慢慢来回推动数次。此法多用于面积较大的部位。④刺血拔罐：消毒局部皮肤，用皮肤针叩刺或用三棱针浅刺至出血，然后再行拔罐。留置5～10分钟，起罐后消毒局部皮肤。

（6）起罐：一手扶住罐体，一手按压罐口一侧的皮肤，使空气进入，即可起罐。

（7）操作完毕，协助患者穿衣，取舒适卧位，整理床单位及用物。

（四）注意事项

（1）拔罐时选择肌肉较厚的部位，骨骼凹凸和毛发多处不宜拔罐。

（2）根据拔罐部位选择大小合适的火罐，操作前检查罐口周围是否光滑，有无裂痕。

（3）点火时避免烧烫罐口，并防止火源落下烫伤皮肤。

（4）拔罐过程中随时检查火罐吸附情况及皮肤颜色。

（5）拔罐动作要稳、准、快，起罐时切勿强拉或旋转。

（6）高热抽搐及凝血机制障碍的患者，皮肤过敏、溃疡、水肿及大血管处，孕妇的腹部、腰骶部均不宜拔罐。

（7）拔罐后嘱患者休息片刻方可外出。

六、中药离子导入

（一）概念

中药离子导入是利用直流电将中药离子通过皮肤黏膜或穴位导入人体的一种治疗方法，具有药物与直流电物理疗法的两种综合性作用。它是根据电学上同性相斥，异性相吸的原理，使离子产生定向运动，通过皮肤的汗腺管而被导入人体，其作用是消炎止痛，调节自主神经张力，调节内分泌功能，以达到治疗的目的。

（二）适应证

软组织损伤，骨折后关节屈伸不利，风湿性关节炎，强直性脊柱炎，肩周炎，颈腰椎、手指足趾等各类骨质增生疾病。

(三)操作规范

用物准备:治疗车、直流离子导入机、38～40 ℃中药液、一次性中单、衬垫、治疗碗、镊子、沙袋、塑料薄膜、绷带、纱布块、电极板布套。

(1)检查机器运行良好,关闭机器。

(2)备齐用物,携至患者床前,做好解释,以取得合作。酌情关闭门窗,屏风遮挡。

(3)移开床旁椅,松开床尾盖被,铺一次性中单。协助患者取合适体位,暴露治疗部位。

(4)连接电源,并打开电源开关。

(5)将衬垫用药液浸湿,放置在治疗部位,布套用温水浸湿,罩住电极板,放在衬垫上,再覆盖塑料薄膜,用沙袋、绷带固定妥当。

(6)开启输出程序,手控模式进行控制,根据需要调节状态、方式、时间、强度和热度。

(7)治疗过程中,根据患者反应,及时调节电流量,治疗时间一般为 20～30 分钟。

(8)治疗结束后,将输出调节至零位关闭电源,撤去衬垫,擦净局部皮肤,整理床单位和用物。

(四)注意事项

(1)所用药垫每次用后要清洗干净,晾干备用。

(2)治疗电流的大小应因人因病而异,治疗过程中护士不能离开,随时观察患者的反应,及时调节电流量,谨防电灼伤。

(3)电极板要全部接触皮肤并压紧,不能在治疗中移动或取下电极。

(4)治疗时,若电极板接触处感觉有刺痛,可能是电极与皮肤接触不够好。应及时检查处理。

(5)如局部出现瘙痒等过敏情况,可用皮炎平等软膏外涂,严重时应停止治疗。

(6)高热、活动性出血、结核、妊娠患者、恶性血液系统疾病患者、治疗部位皮肤破损发炎、对直流电过敏、有金属异物、严重心功能不全和带有心脏起搏器的患者禁用此疗法。

(赵 静)

第二节 颈 椎 病

项痹是以头颈部疼痛,活动不利,甚至肩背疼痛,或肢体一侧或两侧麻木疼痛,或头晕目眩,或下肢无力、步态不稳,甚至肌肉萎缩等为主证的病证。本病归属中医学"痹证""痿证""项强""颈肩痛"范畴。本病相当于西医学的颈椎病,根据临床表现可分为颈型、神经根型、椎动脉型、脊髓型、交感型及混合型。

一、病因病机

本病发生与年老体衰、长期劳损、感受外邪或跌仆损伤等因素有关。本病病位在颈项部,涉及督脉、足太阳膀胱经、手太阳和手阳明经经脉及其经筋。基本病机是颈部寒湿痹阻,气滞血瘀或肝肾不足,筋骨肌肉失养。

二、辨证施护

(一)风寒痹阻

1.症状

颈、肩、上肢窜痛麻木以痛为主,头有沉重感,颈部僵硬。舌淡红,苔薄白,脉弦紧。

2.调护原则

祛风散寒,除湿止痛。

3.调护措施

(1)用药护理:中药宜热服或温服,选用九味羌活汤加减。中成药可选用颈痛灵、颈复康、根痛平冲剂等。

(2)饮食护理:宜祛风散寒温性食物,如羊肉、狗肉、花椒等。食疗方:鳝鱼汤、当归红枣煲羊肉等。忌凉性及生冷之品,多饮温热茶。

(3)生活起居护理:居室宜温暖,干燥,向阳,颈部应注意保暖,防止风寒湿邪侵入。

(4)病情观察:密切观察颈肩部疼痛、头晕、肢体麻木程度。

(5)情志护理:给予耐心安慰和劝说,消除不良刺激。使患者保持乐观情绪。

(6)适宜技术。①定向透药:将煎制好的中药敷于患处 30 分钟,通过红外线治疗仪的作用促进其吸收,每天 1~2 次。②中药封包:置于项部,每天 1~2 次,每次 30 分钟。③拔火罐:选取大椎、肺俞、肝俞、肩髃等穴,每天 1 次,留罐 10~15 分钟。

(二)气滞血瘀

1.症状

颈肩部、上肢刺痛,痛处固定,舌质暗,脉弦。

2.调护原则

补气养血。通络止痛。

3.调护措施

(1)用药护理:中药汤剂宜温服,选用血府逐瘀汤加减。急性发作,颈臂痛较重者,可内服舒筋汤。

(2)饮食护理:宜食行气、活血化瘀食品,如山楂、白萝卜、木耳等,食疗方:醋泡花生等,避煎炸、肥腻、厚味。

(3)生活起居护理:注意保暖,在寒冷环境的时间不宜过久,选择合适的卧位,避免疼痛部位剧烈活动及压迫。

(4)病情观察:密切观察患者颈肩部疼痛程度。

(5)情志护理:注意培养乐观的情绪。精神愉快,及时疏导不良情绪,配合治疗。

(6)适宜技术:针灸,主穴颈夹脊、阿是穴、天柱、后溪、申脉。配穴膈俞、合谷。毫针泻法或平补平泻法。颈夹脊针刺时强调针感传至患侧肩背、前臂。推拿,患者取坐位。医师站其身后,以拿法和一指禅推法作用于患者颈部、肩部、上背部肌肉,约 5 分钟;随后,医师一手扶患者前额部,一手拿揉颈项部,重点拿揉肌肉痉挛处,并可配合颈项部屈伸运动,反复 3~5 遍。

(三)痰湿阻络

1.症状

头晕目眩,头重如裹,舌暗红,苔厚腻,脉弦滑。

2.调护原则

补气温阳。除湿化痰。

3.调护措施

(1)用药护理:治宜涤痰化浊通络,佐以和胃降逆行,可用温胆汤,同时配用活血胶囊。

(2)饮食护理:宜进健脾除湿之品,如山药、薏苡仁、赤小豆等,食疗方:冬瓜排骨汤等,忌辛辣、燥热、肥腻等生痰助湿之品。

(3)生活起居护理:居室宜温暖,干燥,穿着注意防寒保暖。

(4)病情观察:密切观察患者头晕程度。

(5)情志护理:避免劳累,忌烦躁,保持情绪稳定。

(6)适宜技术。拔火罐:选取大椎、肺俞、肝俞、肩髃等穴,每天1次,留罐10~15分钟。穴位贴敷:将消炎散或消炎贴敷贴于阿是穴4~6小时,每天1次。

(四)肝肾不足

1.症状

眩晕头痛,耳鸣耳聋,舌红少苔,脉弦。

2.调护原则

滋补肝肾,强壮筋骨。

3.调护措施

(1)给药护理:中药宜分次温服,其中偏阳虚者用右归丸加减;偏阴虚者用左归丸加减。

(2)饮食护理:宜食滋补肝肾之品如黑豆、核桃、枸杞等,忌辛辣香燥、生冷瓜果及寒凉食物。

(3)生活起居护理:卧床休息。做好安全防护措施,病房保持安静,舒适。

(4)病情观察:密切观察患者眩晕、头痛程度。

(5)情志护理:关心患者给予心理安慰,减轻其痛苦。

(6)适宜技术:针灸,主穴颈夹脊、阿是穴、天柱、后溪、申脉。配穴肝俞、肾俞。头晕、头痛配百会、风池;耳鸣、耳聋配听宫、外关。

(五)气血亏虚

1.症状

头晕目眩,面色苍白,舌淡,苔少,脉细弱。

2.调护原则

补气养血,益气生血。

3.调护措施

(1)给药护理:应气血双补,可服八珍汤。也可服用阿胶补血颗粒。

(2)饮食护理:多食营养丰富及补气养血的食物,如动物肝脏等。

(3)生活起居护理:注意保暖,不吃冷的食物,宜吃热性,温性食物。

(4)病情观察:密切观察患者眩晕程度。

(5)情志护理:保持乐观的情绪,关心体贴患者,鼓励患者主动进行有氧运动。

(6)适宜技术。①定向透药:将煎制好的中药敷于患处30分钟,通过红外线治疗仪的作用促进其吸收,每天1~2次。②中药封包:置于项部,每天1~2次,每次30分钟。

三、健康教育

(1)保持心情平稳,少做或不做旋转动作。

(2)注意保暖,避免当风受凉。

(3)指导功能锻炼,改善颈椎病症状,方法因人而异。①注意平时颈部功能锻炼,经常锻炼可缓解疲劳。②合理调整睡枕高度,避免高枕睡眠的不良习惯。③预防颈部外伤,工作或生活中要注意防止颈部的挫伤。④长期伏案工作者,应定时改变头部体位或定时活动颈部以防劳损。⑤注意颈肩部保暖,避免风寒刺激,避免反复落枕。

(赵　静)

第三节　肩　周　炎

一、概述

肩周炎又称"五十肩""冻结肩""漏肩风",属中医肩痹、肩凝等范畴,是肩关节周围肌肉、肌腱滑液囊及关节囊的慢性损伤性炎症,以肩部疼痛、肩关节活动受限或僵硬等为临床特征。肩周炎的发生与发展大致可分为急性期、粘连期、缓解期。

(一)急性期

病程约1个月,主要表现为肩部疼痛,肩关节活动受限,但有一定的活动度。

(二)粘连期

病程2~3个月,本期患者疼痛症状已明显减轻,主要表现为肩关节活动严重受限,肩关节因肩周软组织广泛性粘连,活动范围极小,以外展及前屈运动时,肩胛骨随之摆动而出现耸肩现象。

(三)缓解期

病程2~3个月,患者疼痛减轻,肩关节粘连逐渐消除而恢复正常功能。

二、治疗原则

主要采取非手术治疗。治疗方法有推拿、中药熏洗、封闭、理疗、小针刀、针灸、药物治疗、功能锻炼。

三、护理常规

(一)心理护理

肩周炎因病程长,患者畏痛而不敢活动,首先护理人员以亲切的语言同患者交谈,介绍肩周炎的发生发展及形成机制,使患者对自己的病情有所了解,鼓励患者树立战胜疾病的信心,积极配合治疗护理。

(二)侵入性治疗的护理

环境宜保持温暖,防止局部暴露受凉,同时要严格消毒,防止感染,注意观察患者面色、神志,防止晕针。封闭、针刺后24小时以内不宜熏洗,小针刀治疗1周内局部保持干燥。熏洗时,按中药熏洗护理常规护理。

（三）功能锻炼

护士亲自示范讲解,教会患者主动行肩关节功能锻炼的方法,与患者一起制订锻炼计划和工作量。

(1)手指爬墙:双足分开与肩同宽面向墙壁或侧向墙壁站立,在墙壁画一高度标志,用患手指沿墙徐徐上爬。使上肢抬举到最大限度,然后沿墙回位,反复进行。每天 2～3 次,每次 10～15 分钟。

(2)手拉滑车:患者坐位或站立,双手拉住滑轮上绳子的把手,以健肢带动患肢,慢慢拉动绳子一高一低,两手轮换进行,逐渐加力,反复运动 5～10 分钟。

(3)弯腰划圈:两足分开与肩同宽站立,向前弯腰,上肢伸直下垂做顺逆时针方向划圈,幅度由小到大,速度由慢到快,每天 2 次,每次 5～10 分钟。

(4)梳头,摸耳,内收探肩,后伸揉背,外展指路。

（四）出院指导

(1)继续肩部功能锻炼,预防关节粘连,防止肌肉萎缩。

(2)日常生活中注意颈肩部保暖防寒,夏季防止肩部持续吹风,避免受凉,在阴凉处过久暴露。防止过猛过快,单调重复的肩部活动,提重物,承受应力时要有思想准备,防止肩损伤。

(3)加强营养,积极锻炼身体,多晒太阳,打太极拳。做好预防保健。

（赵　静）

第四节　肩 袖 损 伤

一、概述

肩袖为包绕于肩关节周围的冈上肌、冈下肌、小圆肌和肩胛下肌 4 块肌肉的总称,肩袖损伤指此 4 块肌肉损伤。肩袖的作用主要为参与肩关节外展、内收、上举等活动。肩袖损伤后,患者出现肩关节功能障碍,外展上举困难,出现疼痛弧。肩部疼痛或酸困不适,夜间疼痛尤甚,姿势不对时疼痛加重不能入睡,常放射至三角肌止点、大结节处及上臂中段外侧,肱二头肌肌间沟压痛。多发生于创伤后,并发有骨折或脱位。

二、主要治疗

（一）非手术治疗

肩袖不完全损伤可采用保守治疗;外展架或石膏固定于外展位;理疗;口服非甾体抗炎药、活血药等;1 个月后进行肩关节功能锻炼;关节镜治疗只对一些小撕裂、不全层撕裂有效。

（二）手术治疗

肩袖撕裂较重或肩袖全层断裂,或陈旧性肩袖损伤患者,采用手术切开肩袖修补术。

三、护理常规

(1)患者入院后,认真观察患者疼痛性质、部位及肢体感觉、运动情况。

（2）加强心理护理，了解心理所需，解除心理障碍。

（3）入院后即给予患肢外展架固定，床头抬高半卧位训练，每天2次，1次30～120分钟，以适应术后体位。

（4）中药熏洗：术前4～7天给予中药熏洗，将中药加水2 000 mL煮沸，煎30分钟后，取药汁放入中药熏洗机中，打开电源继续加热保持温度在70℃左右。让患者仰卧在熏洗床上并充分暴露患肩，肩部用双层治疗巾覆盖，保持药液的蒸汽能充分蒸到患者的肩部。每次熏蒸30分钟，每天2次。熏蒸30分钟后关闭电源停止加热，待药液温度在40～45℃时，给患者洗患肩，在熏洗的过程中配合关节功能锻炼，活动肩关节，主动询问患者的适应程度，熏蒸时注意保持药液温度，不可过热防止烫伤皮肤，也不可过凉影响治疗效果。

（5）饮食护理：手术前尊重患者的生活习惯，建议进食高蛋白、高维生素、高纤维等易消化饮食，每天饮鲜牛奶250～500 mL，手术当天根据麻醉方式选择进食时间，术前4～6小时禁食，术后第2天根据患者饮食习惯，宜食高维生素、清淡可口易消化食物，如新鲜蔬菜、香蕉、米粥、面条等；忌食生冷、辛辣、油腻、煎炸、腥发之食物，如辣椒、鱼、牛羊肉等。以后根据患者食欲及习惯进食高蛋白、高营养之饮食，如牛奶、鸡蛋、水果新鲜蔬菜等，中后期多食滋补肝肾之品，如动物肝脏、排骨汤、鸡汤等，注意饮食节制。

（6）体位护理：手术前3天指导患者进行抬肩练习，每天2次，每次10～15分钟，且可在患者平卧时于患肢下垫棉垫或软枕。手术后患者取半卧位，患肢置于外展60°，前屈30°，保持床铺清洁、平整，防止压伤术后第2天下床时（石膏干后），先坐起30分钟，站立2分钟，再活动，防止因手术后体质虚弱或直立性低血压而致晕倒。

（7）病情观察：手术及石膏、外展架固定后，如发现指端严重肿胀、发绀、麻木、剧痛、发凉、桡动脉搏动异常，及时报告医师处理。观察手术部位有无渗血情况，对于术后采用管型肩胸石膏固定的患者，观察石膏上血迹的范围是否扩大或渗血是否从石膏的边际流出。

（8）功能锻炼：手术当天麻醉消失后，做伸屈手指、握拳及腕关节功能锻炼。术后第2天可做易筋功，主动收缩肱二头肌及前臂肌肉，做握拳、伸指、伸掌等活动。术后第3天开始，做掌屈背伸、上翘下钩、五指增力、左右摆掌等，活动要循序渐进，每天2～3次，每次5～10分钟。6～8周石膏及外展架固定拆除后，进行肩、肘关节全方位功能锻炼，加大活动强度，如屈肘耸肩，托手屈肘，肘关节的屈伸活动，也可做弯腰划圈、后伸探肩等，逐渐做提重物等活动。活动要循序渐进，逐渐增加次数，以不疲劳为度。必要时做后伸探背，手指爬墙，肩关节的外展、内收、上举。

（9）出院指导：①嘱患者加强营养，增强机体抵抗力，多食胡桃、瘦肉、骨头汤、山芋肉、黑芝麻等补肝肾强筋骨之食品。②肩袖损伤保守治疗外展架固定最少4周，术后固定最少6周，固定期间勿随意调节松紧、高度，勿随意拆除。③继续进行手、腕、肘部功能锻炼，持之以恒，忌盲目粗暴活动。④慎起居，避风寒，保持心情愉快，生活有规律，按时用药。⑤出院1周后门诊复查，不适时来诊。⑥3个月可恢复正常活动，并逐渐恢复工作。

（赵　静）

第五节　急性腰扭伤

一、概述

急性腰扭伤是腰部肌肉、筋膜、韧带、椎间小关节及腰骶关节的急性损伤,多为突然遭受间接外力所致。俗称"闪腰""岔气",损伤可使腰部肌肉、筋膜、韧带、关节囊等组织,受到过度牵拉、扭转,甚至撕裂。急性腰扭伤临床常见于急性腰肌筋膜损伤、急性腰部韧带损伤和急性腰椎后关节紊乱等。临床表现为受伤后腰部立即出现剧烈疼痛,疼痛为持续性,休息后可减轻但不能消除,咳嗽、喷嚏、用力大便时可使疼痛加剧,腰部不能挺直,行走不便;严重者卧床不起,辗转困难,压痛明显,压痛最明显的部位即多为损伤之处。

二、主要治疗

(1)手法治疗、针灸治疗、局部注射治疗。

(2)物理治疗:磁疗、特定电磁波谱照射、中药离子导入。

(3)药物治疗:活血化瘀、理气止痛、醋治疗、消炎止痛。

(4)康复治疗:加强腰背肌功能锻炼。

三、护理常规

(1)心理护理:协助患者做好各项生活所需,介绍本病的有关知识、治疗方法及康复的过程,解除思想顾虑,增加患者战胜疾病的信心。

(2)绝对卧硬板床休息1～2周,以减轻疼痛,缓解肌肉痉挛,防止继续损伤。

(3)疼痛:观察患者疼痛的性质、部位、发作时间、发作规律,伴随症状及诱发因素评估疼痛程度,及时正确应用药物,观察用药的反应,消除患者疼痛。

(4)局部封闭时,保持针眼处干燥清洁,防止感染。

(5)健康教育:患者掌握正确的劳动姿势,如扛、抬重物时,要尽量让胸部挺直,提重物时,应取半蹲位,使物体尽量贴近身体,在做扛、抬、搬、提等体力劳动时,应佩戴腰围。

(6)加强腰背肌功能锻炼:治疗2周后指导患者做功能锻炼。①燕飞式:取俯卧位两手后伸把上身和两腿同时后伸抬起,膝部不能弯曲,尽量在一种姿势下维持一段时间约半分钟,每天2次,每次5～10分钟,不疲劳为度。②拱桥式:取仰卧位,以头、双肘、双足为着力点,用力将躯干和下肢离开床面做过伸锻炼,维持1分钟,每天2～3次,每次5～10分钟。

(7)出院指导:①掌握日常生活中扛、抬、搬、提的正确姿势,保护腰部,减少慢性腰部损伤的发生。②佩戴腰围1个月。③继续腰背肌锻炼。④加强营养,增强机体抵抗力,根据患者不同体质进行饮食调护。一般患者可食核桃、山芋肉、黑芝麻等补肾之品;阳虚者嘱其多食温补之品,如羊肉、狗肉、鳝鱼、桂圆等;肝肾阴虚者可嘱其多食滋补肝肾之品,如山药、鸭肉、牛肉、百合、枸杞等。

（赵　静）

第六节 腰 肌 劳 损

一、概述

腰肌劳损是指腰部肌肉、筋膜、韧带等软组织的慢性损伤,有人称为功能性腰痛,是由于长期下蹲,弯腰工作,腰背肌经常性的过度负重与疲劳,或工作时姿势不正确,并有腰部解剖特点缺陷等所致,可因腰部急性损伤治疗不及时或治疗不当,反复受伤后,遗留为慢性腰痛。临床表现为腰背疼痛,多为隐痛,时轻时重,反复发作休息后疼痛减轻,劳累后或阴雨天疼痛加重,喜用双手捶腰。

二、主要治疗

一般采用非手术疗法,手法治疗包括揉按,捏拿,理筋,从而达到舒筋活血,解痉止痛的目的。针灸配合艾灸、火罐、封闭疗法、穴位注射疗法、理疗、中药熏洗、药物治疗等。

三、护理常规

(1)急性腰痛患者宜卧硬板床休息,平时可佩戴腰围保护。

(2)深入病房,观察患者的疼痛性质、部位、规律、缓解或加重的原因,给予心理安慰,必要时口服活血化瘀或通络止痛的药物,观察药物作用及不良反应。

(3)推拿按摩:治疗时让患者排空大小便,稳定情绪,全身放松;在治疗过程中随时观察患者病情,如有不良反应,应停止治疗。

(4)理疗护理:①保持室内清洁、安静、空气流通,遮挡患者,保护隐私。②加强巡视,注意倾听患者的主诉,观察患者面色、呼吸等。③注意温热度,以患者舒适为宜,以防烫伤。④根据个体的耐受能力,调节电流强度。⑤使用电极者,应观察安放电极处皮肤的反应,有无接触性皮炎,治疗完毕后除去电极片,清洁皮肤。

(5)中药熏洗时,按中药熏洗护理常规护理。

(6)加强腰背部肌锻炼。如拱桥式、燕飞式,每天2~3次,每次5~10分钟,以不疲劳为度。

(7)出院指导:①继续腰背肌锻炼。②慎起居避风寒,禁止吸烟。③掌握正确搬重物的姿势,弯腰搬重物时,屈髋屈膝。④工作中避免久坐,适当活动。工作一段时间后应站起来活动变换姿势。⑤长时间站立时,避免将身体的重心放在一侧肢体上。⑥专业体育运动者,每天剧烈运动前要做充分的准备活动,活动后不宜立即行冷水浴。⑦睡眠姿势以侧卧为宜,让髋膝处于适当的屈曲位。使腰部肌肉,韧带处于松弛状态,床垫不宜过软。

(赵 静)

第七节　腰椎间盘突出症

一、概述

腰椎间盘突出症是指由于椎间盘的纤维环破裂和髓核突出,压迫和刺激神经根所引起的脊柱及其周围软组织一系列复杂变化与表现的一种综合征,是常见的腰腿痛疾病。患者常表现腰部疼痛,轻者仅腰部发酸不适,重者如刀割或针刺、抽搐、电击样疼,夜间加重,不能远距离行走,而且行走疼痛不能忍受。患者弯腰伸膝坐起、咳嗽、打喷嚏、排便用力都可使疼痛加重。腰痛及放射性下肢痛可同时出现,疼痛多在腰臀部及大腿后外侧,若病程较长,下肢放射性疼痛可合并感觉麻木。主要体征:腰部畸形,腰椎正常生理弯曲减小或消失,脊柱侧弯,运动障碍,弯腰活动受限明显,腰部压痛,肌力减退和肌萎缩,皮肤感觉减退等。

二、主要治疗

(一)非手术治疗

骨盆牵引、推拿按摩、手法复位。

(二)手术疗法

半椎板切除髓核摘除术、全椎板切除髓核摘除术、髓核摘除植骨内固定术。

三、护理常规

(1)入院时热情接待患者,详细介绍医院环境。

(2)详细询问病史,了解患者的生活习惯,认真观察患者疼痛性质、部位及肢体感觉、运动情况。

(3)加强心理护理:了解患者的心理所需,及时解除心理障碍,保持心理健康,协助患者做好各项检查。

(4)入院后指导练习床上大小便,准备手术者进行俯卧位训练,1次30分钟,循序渐进至2小时。

(5)牵引患者要注意牵引的角度、重量及患者的感觉,观察牵引是否有效,牵引带扎缚松紧是否适中,牵引过程中加强巡视,牵引完毕嘱患者继续卧床休息20分钟。

(6)饮食护理:整复或手术前,尊重患者的生活习惯,进食高蛋白、高维生素、高纤维易消化饮食,每天饮鲜牛奶250~500 mL。手术当天根据麻醉方式选择进食时间,硬膜外麻醉禁食4~6小时后进流食;术后第2天根据患者的食欲,宜食高维生素,清淡可口、易消化食物,如新鲜蔬菜、香蕉、米粥、面条等;忌生冷辛辣、油腻、煎炸食物。以后根据患者食欲及习惯进食如牛奶、鸡蛋、排骨汤、瘦肉、水果、新鲜蔬菜等,注意饮食节制。

(7)生命体征的观察:手术或复位后,严密观察体温、脉搏、呼吸、血压变化。

(8)体位的护理:牵引或复位后患者下床活动须佩戴腰围,平卧时取下,站立前戴好。整复后双腿平直,仰卧于硬板床上,腰部加一宽15~20 cm,厚5~7 cm的纸垫,以维持腰部生理曲度。

6小时内躯干及双下肢绝对制动,6小时后在维持腰部背伸位的情况下,可协助翻身,翻身时应保持躯干轴向运动,避免腰部扭曲,采取仰卧位、俯卧位交替,避免侧卧位,避免下肢抬高和屈曲。

(9)手术后患部制动,搬动时平抬平放,硬膜外麻醉4小时可滚动式翻身,每2小时1次,避免腰部扭转。

(10)病情观察:整复或手术后,严密观察患者的肢体感觉、运动情况,观察大小便情况,并与术前相比较,有异常情况报告医师及时处理。

(11)刀口及引流管护理:严密观察有无刀口渗血,引流液的量、颜色。24小时内引流量超过300 mL、色淡呈血清样,伴有头痛、恶心,可能有脑脊液漏;应报告医师关闭或拔除引流管,抬高床尾,俯卧与侧卧交替,局部加压。

(12)大小便护理:术后第1次排尿不应等待患者主诉有尿意时才放便器,而应让患者尽早调动排尿意识,以减少尿潴留的发生。若发生尿潴留,可给予腹部热敷、按摩、温水冲洗外阴,让患者听流水声,针灸三阴交、膀胱俞等。若上述方法无效则行导尿。对于合并马尾神经综合征保留尿管的患者,采用定时、定量开放尿管,配合患者正确运用腹压的方法进行膀胱功能的训练尽早拔除尿管。术后第2天根据患者排便习惯,不论有无便意均应按时给予便盆。术后第3天,若大便未解,可顺时针腹部按摩20~25分钟,在脐下2寸,旁开2寸处重手法按摩5分钟。若3天后大便仍未解,可遵医嘱使用番泻叶、开塞露、灌肠等方法处理。

(13)防止并发症的发生。①尿潴留:局部热敷,引导、穴位按压或导尿,留置尿管者,注意局部清洁,每天消毒2次,每天饮水量2 500 mL以上,防止泌尿系统感染。②坠积性肺炎:指导患者吹气球、深呼吸、主动咳嗽、排痰。③椎间隙感染:严格无菌操作,严密观察患者的体温变化。若出现剧烈的腰疼,伴臀部或下腹部抽痛,肌肉痉挛,须高度重视。④压疮:每2小时翻身1次,每天2次红花酒按摩受压部位,必要时可卧气垫床。

(14)功能锻炼:术后第1天,开始进行踝关节背伸、跖屈,膝关节及髋关节屈伸等下肢各关节的锻炼,每天3次,每次10分钟。术后第2天,开始主动加被动进行直腿抬高锻炼,每天2次,每次5~10分钟,活动度应达60°~90°。术后第4天,行主动直腿抬高锻炼,活动度数及次数同前;以后逐渐增加次数,以不疲劳为度。术后第3周,开始做"五点式""飞燕式"等腰背肌锻炼,每天2次,每次5~10分钟,逐渐增加次数,以不疲劳为度。术后第4周,患者下床行走,开始练习倒走,每天1 000步,步伐以感到腹肌受到牵拉为度,坚持1年以上。手法复位后,在患者俯卧位时,用滚法、摩法、拍打法等,轻手法放松下肢肌肉,整复后3天开始做昂胸式锻炼,每天5~10分钟,复位3~7天,开始飞燕式、拱桥式锻炼,每天2次,每次10~15分钟,循序渐进,逐渐增加次数,以不疲劳为度。

(15)出院指导:①加强营养,增强机体抵抗能力,根据不同体质进行饮食调护,如肾阳虚者多食温补之品,羊肉、猪肉、桂圆等;肝肾阴虚者多食清补之品,如山药、鸭肉、牛肉、百合、枸杞等;一般患者可食胡桃、瘦肉、骨头汤、山芋肉、黑芝麻等补肝肾强筋骨之食品。②手法复位后卧床1~2周,手术后卧床3~4周,下地练习活动,需佩戴腰围3个月,宜多卧硬板床。③继续双下肢及腰背肌锻炼,进行倒走锻炼,3个月内避免弯腰,拾取低处物品,应屈髋、屈膝、下蹲,6个月内避免挑抬重物。④慎起居,避风寒,避免久坐久站及弯腰。⑤3个月可恢复正常活动,并逐渐恢复工作。⑥保持正确的站姿、坐姿及行走姿势,常做搓腰动作。

(赵　静)

第十五章

手术室护理

第一节 手术室常用消毒灭菌方法

作为医院的重点科室,手术室如何做好各项消毒隔离措施是整个手术室工作流程的关键。手术室是进行手术治疗的场所,完善消毒隔离管理是切断外源性感染的主要手段。

一、消毒灭菌基本知识

手术室护士应掌握消毒灭菌的基本知识,并且能够根据物品的性能及分类选用适合的物理或化学方法进行消毒与灭菌。

(一)相关概念

1.清洁

清洁指清除物品上的一切污秽,如尘埃、油脂、血迹等。

2.消毒

清除或杀灭外环境中除细菌芽孢外的各种病原微生物的过程。

3.灭菌

清除或杀灭外环境中的一切微生物(包括细菌芽孢)的过程。

4.无菌操作

防止微生物进入人体或其他物品的操作方法。

(二)消毒剂分类

1.高效消毒剂

高效消毒剂指可杀灭一切细菌繁殖体(包括分枝杆菌)病毒、真菌及其孢子等,对细菌芽孢(致病性芽孢)也有一定杀灭作用,达到高水平消毒要求的制剂。

2.中效消毒剂

中效消毒剂指仅可杀灭分枝杆菌、真菌、病毒及细菌繁殖体等微生物,达到消毒要求的制剂。

3.低效消毒剂

低效消毒剂指仅可杀灭细菌繁殖体和亲脂病毒,达到消毒要求的制剂。

(三)物品的危险性分类

1.高度危险性物品

高度危险性物品是指凡接触被损坏的皮肤、黏膜和无菌组织、器官及体液的物品,如手术器械、缝针、腹腔镜、关节镜、体内导管、手术植入物等。

2.中度危险性物品

中度危险性物品是指凡接触患者完整皮肤、黏膜的物品,如气管镜、尿道镜、胃镜、肠镜等。

3.低度危险性物品

低度危险性物品指仅直接或间接地和健康无损的皮肤黏膜相接触的物品,如牙垫、喉镜等,一般可用低效消毒方法或只进行一般清洁处理即可。

二、常用的消毒灭菌方法

手术室消毒灭菌的方法主要分为物理消毒灭菌法和化学消毒灭菌法两大类,而其中压力蒸汽灭菌法、环氧乙烷气体密闭灭菌法和低温等离子灭菌法是最为普遍使用的手术室灭菌方法(表 15-1)。

表 15-1　消毒灭菌的方法

物理消毒灭菌法	热力消毒灭菌法	干热法	燃烧法
			干烤法
		湿热法	压力蒸汽灭菌法
			煮沸法
		紫外线灯消毒法	
	光照消毒法	日光暴晒法	
	低温等离子灭菌(过氧化氢)法		
	电离辐射灭菌法		
	空气生物净化法		
化学消毒灭菌法	环氧乙烷气体密闭灭菌法		
	2%戊二醛浸泡法		
	甲醛熏蒸法		
	低温湿式灭菌(过氧乙酸)等		

(一)物理消毒灭菌法

1.干热消毒灭菌法

干热消毒灭菌法适用于耐高温、不耐高湿等物品器械的消毒灭菌。

(1)燃烧法:包括烧灼和焚烧,是一种简单、迅速、彻底的灭菌方法。常用于无保留价值的污染物品,如污纸、特殊感染的敷料处理。某些金属器械和搪瓷类物品,在急用时可用此法消毒。但锐利刀剪禁用此法,以免刀锋钝化。

注意事项包括:使用燃烧法时,工作人员应远离易燃、易爆物品。在燃烧过程中不得添加乙醇,以免火焰上窜而致烧伤或火灾。

(2)干烤法:采用干热灭菌箱进行灭菌,多为机械对流型烤箱。适用于高温下不损坏、不变质、不蒸发物品的灭菌,不耐湿热器械的灭菌,以及蒸汽或气体不能穿透的物品的灭菌,如玻璃、油脂、粉剂和金属等。干烤法的灭菌条件为160 ℃,2小时;或170 ℃,1小时;或180 ℃,30分钟。

注意事项包括:①待灭菌的物品需洗净,防止造成灭菌失败或污物炭化。②玻璃器皿灭菌前需洗净并保证干燥。③灭菌时物品勿与烤箱底部及四壁接触。④灭菌后要待温度降到40 ℃以下再开箱,防止炸裂。⑤单个物品包装体积不应超过10 cm×10 cm×20 cm,总体积不超过烤箱体积的2/3,且物品间需留有充分的空间;油剂、粉剂的厚度不得超过0.635 cm;凡士林纱布条厚度不得超过1.3 cm。

2.湿热消毒灭菌法

湿热的杀菌能力比干热强,因为湿热可使菌体含水量增加而使蛋白质易于被热力所凝固,加速微生物的死亡。

(1)压力蒸汽灭菌法:压力蒸汽灭菌法是目前使用范围最广、效果最可靠的一种灭菌方法。适用于耐高温、耐高湿的医疗器械和物品的灭菌;不能用于凡士林等油类和粉剂类的灭菌。根据排放冷空气方式和程度不同,压力蒸汽灭菌法可分为下排式压力蒸汽灭菌器和预真空压力蒸汽灭菌器两大类。预真空压力蒸汽灭菌是利用机械抽真空的方法,使灭菌柜内形成负压,蒸汽得以迅速穿透到物品内部,当蒸汽压力达到205.8 kPa(2.1 kg/cm²),温度达到132 ℃或以上时灭菌开始,到达灭菌时间后,抽真空使灭菌物品迅速干燥。

预真空灭菌容器操作方法:①将待灭菌的物品放入灭菌容器内,关闭容器。蒸汽通入夹层,使压力达107.8 kPa(1.1 kg/cm²),预热4分钟。②启动真空泵,抽除容器内空气使压力达2.0~2.7 kPa。排出容器内空气98%左右。③停止抽气,向容器内输入饱和蒸汽,使容器内压力达205.8 kPa(2.1 kg/cm²),温度达132 ℃,维持灭菌时间4分钟。④停止输入蒸汽,再次抽真空使压力达8.0 kPa,使灭菌物品迅速干燥。⑤通入过滤后的洁净干燥的空气,使灭菌容器内压力回复为零。当温度降至60 ℃以下,即可开容器取出物品。整个过程需25分钟(表15-2)。

表15-2 蒸汽灭菌所需时间(分钟)

	下排气(Gravity)121℃	真空(Vacuum)132℃
硬物(未包装)	15	4
硬物(包装)	20	4
织物(包裹)	30	4

注意事项:①高压蒸汽灭菌须由持专业上岗证人员进行操作,每天合理安排所需消毒物品,备齐用物,保证手术所需。②每天晨第一锅进行B-D测试,检查是否漏气,具体要求如下。放置在排气孔上端,必须空锅做,锅应预热。用专门的B-D测试纸,颜色变化均匀视为合格。③下排式灭菌器的装载量不得超过柜室内容量的80%,预真空的装载量不超过90%。同时预真空和脉动真空的装载量又分别不得小于柜室内容量的10%和5%,以防止"小装量效应"残留空气影响灭菌效果。④物品装放时,相互间应间隔一定的距离,以利蒸汽置换空气;同时物品不能贴靠门和四壁,以防止吸入较多的冷凝水。⑤应尽量将同类物品放在一起灭菌,若必须将不同类物品装在一起,则以最难达到灭菌物品所需的温度和时间为准。⑥难于灭菌的物品放在上层,较易灭菌的小包放在下层,金属物品放下层,织物包放在上层。金属包应平放,盘、碗等应处于竖立的位置,纤维织物应使折叠的方向与水平面成垂直状态,玻璃瓶等应开口向下或侧放,以利蒸汽和空气排出。启闭式筛孔容器,应将筛孔打开。

(2)煮沸消毒法:现手术室一般较少使用此方法。适用于一般外科器械、胶管和注射器、饮水和食具的消毒。水沸后再煮15~20分钟即可达到消毒水平,但无法作灭菌处理。

注意事项:①煮沸消毒前,物品必须清洗干净并将其全部浸入水中。②物品放置不得超过消毒容器容积的3/4。③器械的轴节及容器的盖要打开,大小相同的碗、盆不能重叠,空腔导管需先在管腔内灌水,以保证物品各面与水充分接触。④根据物品性质决定放入水中的时间:玻璃器皿应从冷水或温水时放入,橡胶制品应在水沸后放入。⑤消毒时间应从水沸后算起,在消毒过程中加入物品时应重新计时。⑥消毒后应将物品及时取出,置于无菌容器中,取出时应在无菌环境下进行。

3.光照消毒法

其中最常用的是紫外线灯消毒。适用于室内、物体表面和水及其他液体的消毒。紫外线属电磁波辐射,消毒使用的为C波紫外线,波长为200~275 nm,杀菌较强的波段为250~270 nm。紫外线的灭菌机制主要是破坏微生物及细菌内的核酸、原浆蛋白和菌体糖,同时可以使空气中的氧电离产生具有极强杀菌能力的臭氧。

注意事项:①空气消毒采用30 W室内悬吊式紫外线灯,室内安装紫外线灯的数量为每立方米不少于1.5 W来计算,照射时间不少于30分钟,有效距离不超过2 m。紫外线灯安装高度应距地面1.5~2 m。②紫外线消毒的适宜温度范围为20~40 ℃,消毒环境的相对湿度应≤60%,如相对湿度>60%时应延长照射时间,因此消毒时手术间内应保持清洁干燥,减少尘埃和水雾。③紫外线辐射能量低,穿透力弱,仅能杀灭直接照射到的微生物,因此消毒时必须使消毒部位充分暴露于紫外线照射范围内。④使用过程中,应保持紫外线灯表面的清洁,每周用95%乙醇棉球擦拭一次,发现灯管表面有灰尘、油污时应随时擦拭。⑤紫外线灯照射时间为30~60分钟,使用后记录照射时间及签名,累计照射时间不超过1 000小时。⑥每3~6个月测定消毒紫外线灯辐射强度,当强度低于70 $\mu W/cm^2$ 时应及时更换。新安装的紫外线灯照射强度不低于90 $\mu W/cm^2$。

4.低温等离子灭菌法

低温等离子灭菌法是近年来出现的一项物理灭菌技术,属于新的低温灭菌技术。适用于不耐高温、湿热如电子仪器、光学仪器等诊疗器械的灭菌,也适用于直接进入人体的高分子材料,如心脏瓣膜等,同时低温等离子灭菌法可在50 ℃以下对绝大多数金属和非金属器械进行快速灭菌。等离子体是某些中性气体分子在强电磁场作用下,产生连续不断的电离而形成的,其产生的紫外线、γ射线、β粒子、自由基等都可起到杀菌作用,且作用快,效果可靠,温度低,无残留毒性。

注意事项:①灭菌前物品应充分干燥,带有水分湿气的物品容易造成灭菌失败。②灭菌物品应使用专用包装材料和容器。③灭菌物品及包装材料不应含植物性纤维材质,如纸、海绵、棉布、木质类、油类、粉剂类等。

5.电离辐射灭菌法

电离辐射灭菌法又称"冷灭菌",用放射性核素γ射线或电子加速器产生加速粒子辐射处理物品,使之达到灭菌。目前国内多以核素钴-60为辐射源进行辐射灭菌,具有广泛的杀菌作用,适用于金属、橡胶、塑料、一次性注射器、输液、输血器等,精密的医疗仪器均可用此法。

(二)化学消毒灭菌

化学消毒灭菌法是利用化学药物渗透到菌体内,使其蛋白质凝固变性,酶蛋白失去活性,引起微生物代谢障碍,或破坏细胞膜的结构,改变其通透性,使细菌破裂、溶解,从而达到消毒灭菌作用。现手术室常用的化学消毒剂有 2% 戊二醛、环氧乙烷、过氧化氢、过氧乙酸等,下面对几种化学消毒灭菌方法进行简介。

1.环氧乙烷气体密闭灭菌法

环氧乙烷气体是一种化学气体高效灭菌剂,其能有效穿透玻璃、纸、聚乙烯等材料包装,杀菌力强,杀菌谱广,可杀灭各种微生物,包括细菌芽孢,是目前主要的低温灭菌方法之一。适用于不耐高温、湿热如电子仪器、光学仪器等诊疗器械的灭菌。此外,由于环氧乙烷灭菌法有效期较长,因此适用于一些呈备用状态、不常用物品的灭菌。但是影响环氧乙烷灭菌的因素很多,例如环境温湿度、灭菌物品的清洗度等,只有严格控制相关因素,才能达到灭菌效果。

注意事项包括:①待灭菌物品需彻底清洗干净(注意不能用生理盐水清洗),灭菌物品上不能有水滴或水分太多,以免造成环氧乙烷的稀释和水解。②环氧乙烷易燃易爆且具有一定毒性,因此灭菌必须在密闭的灭菌器内进行,排出的残余环氧乙烷气体需经无害化处理。灭菌后的无菌物品存放于无菌敷料间,应先通风处理,以减少毒物残留。在整个灭菌过程中注意个人防护。③环氧乙烷灭菌的包装材料,需经过专门的验证,以保证被灭菌物品灭菌的可靠性。

2.戊二醛浸泡法

戊二醛属灭菌剂,具有广谱、高效杀菌作用,对金属腐蚀性小,受有机物影响小。常用戊二醛消毒灭菌的浓度为 2%。适用于不耐热的医疗仪器和精密仪器的消毒灭菌,如腹腔镜、膀胱镜等内镜器械。

注意事项包括:①盛装戊二醛消毒液的容器应加盖,放于通风良好处。②每天由专人监测戊二醛的浓度并记录。浓度>2.0%(指示卡为均匀黄色)即符合要求,若浓度<2.0%(指示卡全部或部分白色)即失效。失效的消毒液应及时处置,浸泡缸清洗并高压蒸汽灭菌后方可使用。③戊二醛消毒液的有效期为 7 天,浸泡缸上应标明有效起止日期。④戊二醛对皮肤黏膜有刺激,防止溅入眼内或吸入体内。⑤浸泡时,应使物品完全浸没于液面以下,打开轴节,使管腔内充满药液。⑥灭菌后的物品需用大量无菌注射用水冲洗表面及管腔,待完全冲净后方能使用。

3.低温湿式灭菌法

使用的灭菌剂为碱性强氧化灭菌剂,适用于各种精密医疗器械,如牙科器械、内镜等多种器械(软式和硬式内视镜、内视镜附属物、心导管和各种手术器械)的灭菌。该法通过以下机制起到灭菌作用:①氧化作用:灭菌剂可直接对细菌的细胞壁蛋白质进行氧化使细胞壁和细胞膜的通透性发生改变,破坏了细胞的内外物质交换的平衡,致使生物死亡。②破坏细菌的酶系统:当灭菌剂分子进入细胞体内,可直接作用于酶系统,干扰细菌的代谢,抑制细菌生长繁殖。③碱性作用:碱性(pH=8)过氧乙酸溶液,使器械的表面不会粘贴有机物质,其较强的表面张力可快速有效地作用于器械的表面及内腔。

注意事项包括:①放置物品时应先放待灭菌器械,后放灭菌剂。②所需灭菌器械应耐湿,灭菌前必须彻底清洗,除去血液、黏液等残留物质,并擦干。③灭菌后工艺监测显示"达到灭菌条件"才能使用。

三、器械的清洗、包装、消毒和灭菌

正确的清洗、包装、灭菌是保障手术成功的关键之一,手术室护士应严格按规范流程对手术器械进行相应处理。

(一)器械的清洗流程及注意事项

1.器械的清洗流程

(1)冲洗:流动水冲洗。

(2)浸泡:将器械放入多酶溶液中预浸泡10分钟,根据污染程度更换多酶溶液,每天至少更换一次。

(3)超声清洗:将浸泡后的器械放入自动超声清洗箱内清洗10分钟。

(4)冲洗:放入冲洗箱内冲洗2次,每次为3分钟。

(5)上油:在煮沸上油箱内加入器械专用油进行煮沸上油。

(6)滤干:将上好油的器械放入滤干器中滤干水分。

(7)烘干:将器械放入烘干箱,调节时间为5～6分钟,温度为150～160 ℃。

2.清洗器械自我防护措施

应严格按照消毒供应中心个人防护要求进行穿戴防护措施。

3.器械清洗注意事项

机械清洗适用于大部分常规器械的清洗。手工清洗适用于精密、复杂器械的清洗和有机物污染较重器械的初步处理,遇复杂的管道类物品应根据其管径选择合适口径的高压水枪进行冲洗。精密器械的清洗,应遵循生产厂家提供的使用说明或指导手册。使用超声波清洗之前应检查是否已去除较大的污物,并且在使用前让机器运转5～10分钟,排除溶解于内的空气。

(二)器械的包装

1.包装材料

包装材料必须符合 GB/T19633 的要求。常用的包装材料包括硬质容器、一次性医用皱纹纸、一次性无纺布、一次性纸塑袋,一次性纸袋、纺织物等。纺织物还应符合以下要求:为非漂白织物,包布除四边外不应有缝补针眼。

2.包装方法

灭菌物品包装分为闭合式与密封式包装。①闭合式包装适用于整套器械与较多敷料合包在一起,应有2层以上包装材料分2次包装。贴包外指示胶带及标签,填写相关信息,签名确认。②密封式包装如使用纸袋、纸塑袋等材料,可使用一层,适用器械单独包装。待包装物品必须清洁干燥,轴节打开,放入包内化学指示卡后封口。包外纸面上应有化学指示标签。

3.包装要求

(1)无纺布包装应根据待包装的物品大小、数量、重量,选择相应厚度与尺寸的材料,2层分2次闭合式包装,包外用2条化学指示带封包,指示胶带上标有物品名、灭菌期及有效期,并有签名。

(2)全棉布包装应有4层分2次闭合式包装。包布应清洁、干燥、无破损、大小适宜。初次使用前应高温洗涤,脱脂去浆、去色。包布使用后应做到"一用一清洗",无污迹,用前应在灯光下检查无破损并有使用次数的记录。

(3)纸塑袋封口密封宽度应≥6 mm,包内器械距包装袋封口处≥2.5 cm。密封带上应有灭菌期及有效期。

(4)用预真空和脉动真空压力蒸汽灭菌器的物品包,体积不能超过 30 cm×30 cm×50 cm,金属包的重量不超过 7 kg,敷料包的重量不超过 5 kg;下排气式压力蒸汽灭菌器的物品包,体积不能超过 30 cm×30 cm×25 cm。盆、碗等器皿类物品,尽量单个包装,包装时应将盖打开,若必须多个包装在一起时,所用器皿的开口应朝向一个方向。摆放时,器皿间应用纱布隔开,以利蒸汽渗入。

(5)能拆卸的灭菌物品必须拆卸,暴露物品的各个表面(如剪刀和血管钳必须充分撑开),以利灭菌因子接触所有物品表面;有筛孔的容器,应将盖打开,开口向下或侧放,管腔类物品如导管、针和管腔内部先用蒸馏水或去离子水湿润,然后立即灭菌。

(6)根据手术物品性能做好保护措施,如为尖锐精密性器械应用橡皮套或加垫保护。

(三)器械的灭菌

(1)高度危险性物品,必须灭菌;中度危险性物品,消毒即可;低度危险性物品,消毒或清洁。

(2)耐热、耐湿物品灭菌首选压力蒸汽灭菌。如:手术器具及敷料等。

(3)油、粉、膏等首选干热灭菌。

(4)灭菌首选物理方法,不能用物理方法灭菌的选化学方法。

(5)不耐热物品如各种导管、精密仪器、人工移植物等可选用化学灭菌法,如环氧乙烷灭菌等,内镜可选用环氧乙烷灭菌、低温等离子灭菌、低温湿式灭菌器。

四、手术室的环境管理

手术室环境管理是控制手术部位感染的重要环节,目前手术室环境可分为洁净手术室与非洁净手术室两大类。洁净手术室因采用空气层流设备与高效能空气过滤装置,达到控制一定细菌浓度和空气洁净度级别(动态),无须进行空气消毒。而非洁净手术室在手术前后,通常采用紫外线灯照射、化学药物熏蒸封闭等空气消毒方法(静态)。

(一)紫外线照射消毒法

手术室常采用 30 W 和 40 W 直管式紫外线消毒灯进行空气消毒,同时控制电压至 220 V 左右,紫外线吊装高度至 1.8～2.2 m,空气相对湿度至 40％～60％,使消毒效果发挥最佳。紫外线照射消毒方式以固定式照射法最为常见,即将紫外线消毒灯悬挂于室内天花板上,以垂直向下照射或反向照射方式进行照射消毒。照射消毒要求手术前、后及连台手术间连续照射时间均大于30 分钟,紫外线灯亮 5～7 分钟后开始计时。

(二)过氧乙酸熏蒸消毒法

一般将 15％的过氧乙酸配制成有效浓度为 0.75～1.0 g/m³ 后加热蒸发,现配现用。要求室温控制在 22～25 ℃,相对湿度控制在 60％～80％,密闭熏蒸时间为 2 小时,消毒完毕后进行通风,过氧乙酸熏蒸消毒法可杀灭包括芽孢在内的各种微生物。由于具有腐蚀和损伤作用,在进行过氧乙酸熏蒸消毒时,应做好个人防护措施。

(三)甲醛熏蒸消毒法

常温,相对湿度 70％以上,可用 25 mL/m³ 甲醛添加催化剂高锰酸钾或使用加热法释放甲醛气体,密闭手术间门窗 12 小时以上,进行空气消毒。由于甲醛可产生有毒气体,该空气消毒方法已逐渐被淘汰。

五、无菌物品的存放

(一)无菌物品存放原则

无污染、无过期、放置有序等。

(二)存放环境质量控制

保证良好的温度(<24 ℃)、相对湿度(<70%),每天紫外线灯空气消毒 2 次,每次≥30 分钟。

(三)无菌物品存放方法

将无菌器材置于标准灭菌篮筐悬挂式存放(从灭菌到临床使用都如此)。应干式储存,灭菌后物品应分类、分架存放在无菌物品存放区。一次性使用无菌物品应去除外包装后,进入无菌物品存放区。要求载物架离地 20~25 cm,离顶 50 cm,离墙远于 5~10 cm,按顺序分类放置。

(四)无菌物品的有效期

无菌物品存放的有效期受包装材料、封口严密性、灭菌条件、存放环境等诸多因素影响。当无菌物品存放区的温度<24 ℃,相对湿度<70%,换气次数达到 4~10 次/小时,使用纺织品材料包装的无菌物品有效期宜为 14 天;未达到环境标准时,有效期宜为 7 天。医用一次性纸袋包装的无菌物品,有效期宜为 1 个月;使用一次性医用皱纹纸、医用无纺布包装的无菌物品,有效期宜为 6 个月;使用一次性纸塑袋包装的无菌物品,有效期宜为 6 个月。硬质容器包装的无菌物品,有效期宜为 6 个月。

(赵 俊)

第二节 手术室应急情况处理

一、心搏骤停

心搏骤停是指各种原因(如急性心肌缺血、电击、急性中毒等)所致的心脏突然停止搏动,有效泵血功能消失造成全身循环中断、呼吸停止和意识丧失引起全身严重缺血、缺氧。一旦发生手术患者心搏骤停,手术团队成员应第一时间进行快速判断,并实施心肺复苏术。

(一)术中发生心搏骤停的原因

1.各种心脏病

各种心脏病,如心肌梗死、心肌病、心肌炎、严重心律失常、严重瓣膜疾病。

2.麻醉意外

术中麻醉过深,或大量应用肌松剂,或气管插管引起迷走神经兴奋性增高,使原来有病变的心脏突然停跳。

3.药物中毒或过敏

常见的如局麻药(普鲁卡因胺)中毒,抗生素过敏、术中血液制品过敏等。

4.心脏压塞

心脏外科手术,如术中止血未完全或术中出血未及时引流出心包,易形成血块导致心脏压塞。

5.血压骤降

血压骤降,如快速大量失血、失液,或术中过量使用扩血管药物(如硝普钠),可使手术患者血压骤降至零,心搏骤停。

(二)心肺复苏术的实施

心肺复苏术(CPR)是针对呼吸心跳停止的急症危重患者所采取的抢救关键措施,即胸外按压形成暂时的人工循环并恢复自主搏动,采用人工呼吸代替自主呼吸,快速电除颤转复心室颤动,以及尽早使用血管活性药物重新恢复自主循环的急救技术。若手术患者因心脏压塞引起心脏呼吸骤停应当马上实行手术,清除心包血块。心跳呼吸骤停急救有效的指标:触及大动脉搏动,收缩压 8.0 kPa(60 mmHg)以上;皮肤、口唇、甲床颜色由紫转红;瞳孔缩小,对光反射恢复,睫毛反射恢复;自主呼吸恢复;心电图表现室颤波由细变粗。

1.迅速评估

如果为术中已实施麻醉监护的手术患者,可以通过监护仪实时监测数据和触摸颈动脉搏动,判断脉搏和呼吸;但不可反复观察心电示波,丧失抢救时机;如果为术中未实施麻醉监护的手术患者,则手术室护士或手术医师应迅速判断其意识反应、脉搏和呼吸情况,若手术患者意识丧失,深昏迷,呼之不应,医护人员用 2 个或 3 个手指触摸患者喉结再滑向一侧,于此平面的胸锁乳突肌前缘的凹陷处,触摸颈动脉搏动,检查至少 5 秒,但不要超过 10 秒,如果 10 秒内没有明确地感受到脉搏,应启动心肺复苏应急预案。

2.启动心肺复苏应急预案

如果麻醉师在场,手术室护士应配合麻醉师和手术医师一同进行心肺复苏术;如果为局麻手术患者,手术室巡回护士应当立刻呼叫麻醉师帮助,同时协助手术医师开始心肺复苏术。

3.胸外按压及呼吸复苏

(1)胸部按压:抢救者站于手术患者的一侧,使手术患者仰卧在坚固平坦的手术床上,如果手术患者为特殊体位如俯卧位、侧卧位,手术团队应将其翻转为仰卧位,翻转时应尽量使其头部、颈部和躯干保持在一条直线上。抢救者一手的掌根放在手术患者胸部中央,另一手的掌根置于第一只手上,伸直双臂,使双肩位于双手的正上方。按压时要求用力快速按压,胸骨下陷至少 5 cm,按压频率至少 100 次/分,每次按压后让胸壁完全回弹,尽量减少按压中断。

(2)开放气道,进行呼吸支持:如果手术患者已置气管插管,则应使用呼吸机或简易人工呼吸器进行呼吸支持。如果手术患者未置气管插管,则手术室护士应协助麻醉师或手术医师用仰头提颏法和推举下颌法两种方法开放气道,同时给予简易人工呼吸面罩呼吸支持,同时应尽快实施气管内插管,连接呼吸器或麻醉机。

仰头提颏法是指抢救者一手置于手术患者的前额,用手掌推动,使其头部后仰,另一只手的手指置颏附近的下颌下方,提起下颌,使颏上抬。推举下颌法是指抢救者同时托起手术患者左右下颌,无须仰头,当手术患者存在脊柱损伤可能时,应选择推举下颌法开放气道。

(3)胸内心脏按压:在胸外心脏按压无效的情况下,可实施胸内心脏按压。应用无菌器械,局部消毒,左第 4 肋间前外侧切口进胸,膈神经前纵形剪开心包,正确地施行单手或双手心脏按压术。一般用单手按压时,拇指和大鱼际紧贴右心室的表面,其余 4 指紧贴左心室后面,均匀用力,有节奏地进行按压和放松,60~80 次/分;双手胸内心脏按压,用于心脏扩大、心室肥厚者,术者左手放在右室面,右手放在左室面,双手掌向心脏做对合按压,余同单手法。切勿用手指尖按压心脏,以防止心肌和冠状血管损伤。术后彻底止血,置胸腔引流管。

(三)电除颤

部分循环骤停的手术患者实际上是心室颤动,在心脏按压过程中,出现心室颤动者随时进行电击除颤才能恢复窦性节律。

1.胸外除颤

将除颤电极包上盐水纱布或涂上导电膏,一电极放在患者胸部右上方(锁骨正下方),另一电极放在左乳头下(心尖部),成人一般选用200～400 J,儿童选用50～200 J,第一次除颤无效时,可酌情加大能量再次除颤。

2.胸内除颤

术中或开胸抢救时使用胸内除颤电极板,电极板蘸以生理盐水,左右两侧夹紧心脏,成人用10～30 J,放电后立即观察心电监护波形,了解除颤效果。

二、外科休克

休克是一种急性的综合征,是指各种强烈致病因素作用于机体,使循环功能急剧减退,组织器官微循环灌流严重不足,导致细胞缺氧和功能障碍,以至重要生命器官功能、代谢严重障碍的全身危重病理过程。休克分为低血容量性、感染性、心源性、神经性和过敏性休克五类。其中低血容量休克是手术患者最常见的休克类型,由于体内或血管内血液、血浆或体液等大量丢失,引起有效血容量急剧减少所致的血压降低和微循环障碍,如肝脾破裂出血、宫外孕出血、四肢外伤、术中大出血等均可造成低血容量性休克。

(一)低血容量性休克的临床表现

早期患者出现精神紧张或烦躁,面色苍白,出冷汗,肢端湿冷,心跳加快,血压稍高,晚期患者出现血压下降,收缩压<10.7 kPa(80 mmHg),脉压<2.7 kPa(20 mmHg),心率增快,脉搏细速,烦躁不安或表情淡漠,严重者出现昏迷;呼吸急促,发绀;尿少,甚至无尿。

(二)低血容量性休克的急救措施

休克的预后取决于病情的轻重程度、抢救是否及时、抢救措施是否得力。所以一旦手术患者发生低血容量性休克,手术室护士应采取以下护理措施,协助手术医师、麻醉师,共同对手术患者进行急救。

1.一般护理措施

休克的手术患者送入手术室后,首先应维持手术患者呼吸道通畅,同时使其仰卧于手术床并给予吸氧;选择留置针,迅速建立静脉通路,保证补液速度;调高手术间温度,为手术患者盖棉被,同时可使用变温毯等主动升温装置,维持手术患者正常体温。

2.补充血容量

低血容量休克治疗的首要措施是迅速补充血容量,短期内快速输入生理盐水、右旋糖酐、全血或血浆、清蛋白以维持有效回心血量。同时正确地评估失液量,失液量的评估可以凭借临床症状、中心静脉压、尿量和术中出血量等进行判断。因此休克患者术前必须常规留置导尿管,以备记录尿量;术中出血量包括引流瓶内血量及血纱布血量的总和,巡回护士应正确评估、计算后告知手术医师;在快速补液时,手术室护士应密切观察手术患者的心肺功能,防止急性心力衰竭;在给手术患者输注库血前,要适当加温库血,预防术中低体温的发生。

3.积极处理原发病

(1)术前大量出血引起休克:如术前因肝脾破裂出血、宫外孕出血而引起休克的患者,进入手术室后所有手术团队成员应分秒必争,立即实施手术进行止血。

(2)四肢外伤引起休克:手术室护士事先准备止血带,并协助手术医师及时环扎止血带,并记录使用的起止时间。

（3）术中大出血：洗手护士在无菌区内做好应急配合，密切关注手术野、协助手术医师采取各种止血措施，传递器械、缝针时应确保动作迅速、准确。巡回护士应及时向洗手护士提供各类止血物品和缝针，与麻醉师共同准备并核对血液制品。

（4）剖宫产术中发生大出血：手术医师可以通过按摩子宫、使用缩宫素、缝扎等方式进行止血，巡回护士应及时准备缩宫素等增强子宫收缩的药物。如遇胎盘滞留或胎盘胎膜残留情况，洗手护士应配合手术医师尽快徒手剥离胎盘控制出血，若出血未能有效控制，在输血、抗休克的同时，行子宫次全切除术或全子宫切除术，巡回护士应及时提供洗手护士手术器械、敷料及特殊用物，并准确进行添加器械和纱布的清点记录。

4.及时执行医嘱

在抢救手术患者的紧急情况下，巡回护士可以执行手术医师的口头医嘱，执行前必须复述，得到确认后方可执行。

5.做好病情观察及记录

注意观察手术患者的生命体征，包括出入量（输血、输液量、尿量、出血量、引流量等）；记录各类抢救措施、术中用药及病情变化。

三、输血反应

输血是临床抢救患者，治疗疾病的有效措施，在外科手术领域应用较广。一般情况下输血是安全的，但仍有部分患者在输血或输入某些血液制品后出现各种反应，可能由供、受者间血细胞表面同种异型抗原型别不同所致，常见的输血反应为红细胞 ABO 血型不符导致的溶血反应。除了溶血反应还有非溶血性反应即发热反应、变态反应。

（一）溶血反应

溶血反应是最严重的输血反应，死亡率高达 70％以上。发生溶血反应的患者，临床表现与发病时间、输血量、输血速度、血型、溶血程度密切相关且差异性大。术中全麻患者最早出现的征象是手术野出血、渗血和不明原因的低血压、无尿。

（二）发热反应

发热是最常见的非溶血性输血反应，发生率可达 40％以上。通常在输血后 1.5～2.0 小时内发生，症状可持续 0.5～2.0 小时，其主要表现为输血过程中手术患者出现发热、寒战。如遇发生发热反应的手术患者，立即终止输血，用解热镇痛药或糖皮质激素处理。造成该不良反应的原因：①血液或血制品中有致热原；②受血者多次受血后产生同种白细胞和/或血小板抗体。

（三）变态反应

变态反应是输血常见的并发症之一，发生在输血过程中或输血后数分钟，临床表现为受血者出现荨麻疹、血管神经性水肿，重者为全身皮疹、喉头水肿、支气管痉挛、血压下降等。造成该不良反应的原因：①所输血液或血制品含变应原；②受血者本身为高过敏体质或因多次受血而致敏。

（四）输血反应急救措施

一旦发生输血反应，应立即停止输血，更换全部输液管路。遵医嘱进行抗过敏等治疗，紧急情况下，口头医嘱必须完整复述得到确认后方可执行。将未输完的血液制品及管道妥善保存送输血科。

四、火灾

手术室发生火灾虽然罕见,但如果手术室工作人员忽视防火安全管理,操作不规范,仍然可能发生。因此手术室人员要充分认识到火灾的危险性,提高手术室火灾防范意识,防止发生火灾,并制订火灾应急预案,一旦发生火灾将损失降至最低。

(一)手术室发生火灾的危险因素

1.火源

(1)手术室内各种仪器设备:如电刀、激光、光纤灯源、无影灯、电脑、消毒器等,当设备及线路老化、破损发生漏电、短路,接头接触不良,使用后忘记关闭电源等情况,均是手术室发生火灾的导火索。

(2)手术室相对封闭的空间:如果通风不良、湿度过低,特别是在秋冬季,物体间相互摩擦极易产生静电,遇可燃物或助燃剂即可能导致火灾。

(3)高危设备的使用不当:如高频电刀在使用时会产生很高的局部温度,输出功率越高,产生温度也越高,遇到高浓度氧和酒精时就会诱发燃烧。

2.氧气

氧气是最常见的助燃剂,患者在手术过程中一般都需持续供养,故可造成手术室中局部高氧环境,特别在患者头部。而当术中面罩吸氧时,由于密闭不严造成无菌巾下腔隙中的氧达到较高的浓度,可燃物在此环境中很容易燃烧。

3.可燃物

手术室内可燃物种类很多,如酒精、碘酊、无菌巾、纱布、棉球、胶布等,尤以酒精燃烧最常见,特别是酒精挥发和氧气浓度增大可造成一种极易燃烧的混合物,一旦有火源就能燃烧,严重者可引起爆炸。

(二)手术室火灾预防措施

1.加强手术室管理

改进手术室的通风设备,防止氧气和酒精在空气中积聚浓度过高;定期对仪器设备、线路进行维护和检修;氧气瓶口、压力表上应防油、防火,不可缠绕胶布或存放在高温处,使用完毕立即关好阀门;制订手术室防火安全制度及火灾应急预案,手术室内放置灭火器材,保证消防通道通畅。

2.加强术中管理

使用电刀时严格控制输出功率,严禁超出电刀使用的安全值范围;使用酒精或碘酊消毒时,不可过湿擦拭,待其挥发完全后再开始使用电刀;使用任何带电的仪器设备前,必须确定不处在高氧环境中,使用完毕后及时关闭电源;对需要面罩吸氧的手术患者,应尽量给予低流量吸氧。

3.加强手术室人员的消防安全意识

树立防患于未然的观念,杜绝火灾隐患,防止发生火灾。组织全体医务人员学习一些基本的防火灭火安全知识,掌握灭火器材的使用方法。灭火器材有干粉、泡沫、二氧化碳,手术室配备的灭火器主要是二氧化碳灭火器,适合扑灭易燃液体、可燃气体、带电物质引起的火灾。

(三)手术室火灾应急预案及处理

1.原则

早发现、早报警、早扑救,及时疏散人员,抢救物资,各方合作,迅速扑灭火灾。

2.现场人员应对火灾四步骤(按照国际通用的灭火程序"RACE")

(1)救援(rescue):组织患者及工作人员及时离开火灾现场;对于不能行走的患者,采用抬、背、抱等方式转移。

(2)报警(alarm):利用就近电话迅速向医院火灾应急部门及"119"报警,有条件者按响消防报警按钮,迅速向火灾监控中心报警;在向"119"报警时讲清单位、楼层/部门、起火部位、火势大小、燃烧物质和报警人姓名,并通知邻近部门关上门窗、熟悉灭火计划和随时准备接收患者;与此同时,即刻向保卫科、院办、主管副院长汇报,并派人在医院门口接应和引导消防车进入火灾现场。

(3)限制(confine):关上火灾区域的门窗、分区防火门,防止火势蔓延。

(4)灭火或疏散(extinguish or evacuate):如果火势不大,用灭火器材灭火;如果火势过猛,按疏散计划,及时组织患者和其他人员撤离现场。

3.救助人员灭火、疏散步骤

救助人员接到报警到达后,立即采取以下步骤展开灭火和疏散。

(1)报警通报:立即通知所有相关领导、部门及可能殃及的区域,要求相关人员到位,启动相应流程,做好灭火和疏散准备。

(2)灭火:①确定火场情况,做到"三查三看"。一查火场是否有人被困,二查燃烧的是什么物质,三查从哪里到火场最近;一看火烟,定风向、定火势、定性质,二看建筑,定结构,定通路,三看环境,定重点、定人力、定路线。②在扑救中,参加人员必须自觉服从现场最高负责人的指挥,沉着、机智、正确使用灭火器材,做到先控制、后扑灭。③抓住灭火有利时机,对存放精密仪器、昂贵物资的部位,应集中使用灭火器灭火,一举将火灾扑灭在初起阶段。④有些物品在燃烧过程中可产生有毒气体,扑救时应采取防毒措施,如使用氧气呼吸面罩,用湿毛巾、口罩捂住口鼻等。

(3)疏散:积极抢救受火灾威胁的人员,应根据救人任务的大小和现有的灭火力量,首先组织人员救人,同时部署一定力量扑救火灾,在力量不足的情况下,应将主要力量投入救人工作。

4.疏散的原则和方法

(1)火场疏散先从着火房间开始,再从着火层以上各层开始疏散救人;本着患者优先的原则,医院员工有责任引导患者向安全的地方疏散。即先近后远,先上后下。要做好安抚工作,不要惊慌、随处乱跑,要服从指挥;对于被火围困的人员,应通过内线电话或手机等通信工具,告知其自救办法,引导他们自救脱险。

(2)疏散通道被烟雾所阻时,应用湿毛巾或口罩捂住口鼻,身体尽量贴近地面,匍匐前进,向消防楼梯转移,离开火场;对火灾中造成的受伤人员,抢救人员应采用担架、轮椅等形式,及时将伤员撤离出危险区域。

(3)禁止使用电梯,防止突然停电造成人员被困在电梯里。疏散通道口必须设立哨位指明方向,保持通道畅通无阻;最大限度分散分流,避免大量人员涌向一个出口,因拥挤造成伤亡事故。

(4)疏散与保护物资:对受火灾威胁的各种物资,是进行疏散还是就地保护,要根据火场的具体情况决定,目标是尽量避免或减少财产的损失。在一般情况下,应先疏散和保护贵重的、有爆炸和有毒害危险的,以及处于下风方向的物资。疏散出来的物资不得堵塞通路,应放置在免受烟、火、水等威胁的安全地点,并派人保护,防止丢失和损坏。

五、停电

手术室停电通常可分为由人为原因造成的停电和意外情况引起的停电。如维修线路、错峰用电、拉闸限电或打雷时保护性的关闭电源等人为原因导致的停电,应事先告知手术室,做好停电准备,保证手术安全。若由恶劣天气、火灾、电路短路等意外情况引起的手术室停电,虽无法事先预料,但要提高警惕,完善应急工作。

(一)手术室停电预防措施

1.按手术室建筑标准做好配电规划

医院及手术室系统应建立两套供电系统,当其中一路发生故障时,自动切换至备用系统,保障手术室及其他重要部门的供电。同时,医院及手术室还应备有应急自供电源系统,当两套外供系统全部出现故障时,可紧急启动,维持短时间供电,为抢修赢得时间,为患者的安全提供保障。

2.加强手术室管理

每个手术间配备有足够的电插座,术中用电尽量使用吊塔与墙上的电源插座,少用接线板,避免地面拉线太多;电插座应加盖密封,防止进水,避免电路发生故障;每个手术间有独立的配电箱及带保险管的电源插座,以防一个手术间故障影响整个手术室运作。设备科相关人员必须定期对手术室的电器设备进行检测和维护;手术室严禁私自乱拉乱接电线;如发生断电应马上通知相关人员查明原因,防止再次发生。

3.加强手术室人员的用电安全意识

制订防止术中意外停电制度、停电应急预案,组织学习安全用电知识,术中合理使用电器设备,防止仪器短路。

(二)手术室停电应急预案及处理

1.手术间突发停电

(1)手术室人员立即报告科主任、护士长,电话报告医院相关部门。

(2)巡回护士使用应急灯照明,保证手术进行,清醒的患者做好安抚工作。

(3)断电后麻醉呼吸机、监护仪、微量输液泵等用电设备均停止工作,尽量使用手动装置替代动力装置,如呼吸机改手控呼吸,监护仪蓄电池失灵无法正常工作,应手动测量血压、脉搏和呼吸,以及时判断患者的生命体征,保证手术患者呼吸循环支持。

(4)防止手术野的出血,维持手术患者生命体征稳定,如为单间手术间停电可以先将电刀、超声刀等仪器接手术间外电源;如为整个手术室的停电应立即启动应急电源。

(5)关闭所有用电设备开关(除接房外电源的仪器),由专业人员查明断电原因,排除后恢复供电。

(6)做好停电记录包括时间及过程。

2.手术室内计划停电

(1)医院相关部门提前通知手术室停电时间,做好停电前准备。

(2)停电前相关部门再次与手术科室人员确认,以保证手术的安全。

(3)问题解除后及时恢复供电。

(徐保海)

第三节　安排手术与人员

手术室护士长应合理安排择期手术与急诊手术,并保证手术室护士的配置满足手术需要。同时手术室护士每天应对次日行手术的患者进行术前访视。

一、手术预约

(一)择期手术预约

1.手术预约

所有择期手术由手术科室医师提前向手术室预约,一般在手术前一天上午,按规定时间通过电脑预约程序完成。择期手术预约的具体内容包括:手术患者姓名、病区、床号、住院号、性别、年龄、术前诊断、拟定手术名称、手术切口类型、手术者包括主刀、第一助手、第二助手、第三助手、第四助手、参观人员、麻醉方式、手术特殊体位和用品等。

2.手术房间安排

手术室护士长根据不同类型的手术,安排不同级别的手术间。安排原则为无菌手术与污染手术分室进行;若无条件时,应先进行无菌手术,后进行污染手术。安排手术时应注意以下事项。①护士长应在手术日前一天的规定时间内完成次日择期手术安排,并电脑确认提交后向全院公布信息,相关手术科室医师可由医院内网查询。②临时增加或更改择期手术顺序,手术科室医师需与手术室护士长和麻醉医师协商后,决定手术时间,并及时更换手术通知单。③手术因故取消,手术科室医师应填写停刀通知单,及时与手术室护士长和麻醉医师沟通。

(二)急诊手术安排

急诊手术由急诊值班医师将急诊手术通知单填写完整(内容同择期手术),送至手术室,由手术室护士长或手术室值班护士根据急诊手术患者病情的轻重缓急、手术的切口分类,与麻醉科进行沟通后予以及时安排。如遇紧急抢救,急诊值班医师可先电话通知手术室,同时填写急诊手术通知单;手术室负责人员接电话后,应优先予以安排并与麻醉科沟通,5分钟内答复急诊手术患者入室时间,做好一切准备工作,以争取抢救时间。

二、手术人员安排与术前访视

(一)手术室护士的配置和调配

为保证医疗活动的正常进行,需根据各医院的实际工作量合理进行人员配置,一般综合性医院手术室护士与手术台比例为(2.5~3.5)∶1,同时需遵循以下原则,结合动态调配,将每个人的能力发挥到极致,达到人尽其用,物尽其用。

1.年龄结构配备

年龄结构合理,老、中、青三结合,根据各年龄的不同特点合理安排,建议采用1∶2∶1的比例。

2.职称配备

各级职称结构合理,形成一个不同层次的合理梯队,中、初、初初级职称的比例为

(0～1)：4：8；800 张以上床位的医院或教学医院比例可调整为 1：3：6。

3.专业能力配备

专业能力结构合理,根据从事本专业的年限和实际工作能力分高(10 年以上)、中(5～10 年)、低层次(5 年以下)。

(二)日间人员安排

手术前一天,在完成手术间安排后,麻醉科、手术室分别进行人员安排,按常规每台手术配备洗手护士和巡回护士各 1 名,特大手术如心脏手术、移植手术、特殊感染手术等,根据实际情况分别配备洗手护士和巡回护士各 2 名。根据不同的麻醉方式配备麻醉医师1～2 名。

(三)夜间及节假日人员安排

除正常值班护士外,另设有备班,由第一值班护士根据手术需要进行人员统一调度安排;遇突发紧急事件时,向护士长汇报统一调配。

(四)手术前访视

1.访视目的

通过术前访视,对手术患者进行第一次身份核对和手术核对,同时对手术患者进行术前宣教和整体评估,了解手术患者心理需要,缓解其紧张和恐惧心理。

2.访视方法及内容

手术前一天,由次日负责相关手术的巡回护士进行术前访视。手术室护士进入病房查看病史,核对术前知情同意书和手术医嘱,核对相关诊断报告和影像学资料,仔细查阅手术患者的一般生命体征、疾病史、手术史、过敏史、特殊化验指标(如乙肝、丙肝、梅毒、艾滋病等)、与输血相关的表单是否齐全等。与病房护士进行交流,了解手术患者的一般情况后与手术患者进行身份核对和术前宣教。与手术患者进行核对,包括:①开放式地询问手术患者姓名、年龄等基本信息;询问手术患者手术部位和手术方式,与病历核对。②核对身份识别腕带。③核对手术标识。为手术患者进行手术前宣教,内容包括手术室及手术流程简介;禁食、禁水情况;术日晨注意事项,包括病服反穿,不能穿内衣裤、去除饰物、义齿、隐形眼镜等,小便排空,如有体温异常、经期情况及时向手术医师说明;入手术室后须知,包括防止坠床的事宜、麻醉配合、可能遇到的护理问题及配合方法指导等;询问手术患者有无特殊需求。最后按术前访视单内容对手术患者进行评估,并正确填写。

(五)手术资料汇总

每天实施的所有手术,应以手术科室为单位按手术类别(急诊、择期、日间手术),进行分类详细登记,每月汇总完成月报表交予医务处,同时保存原始资料。

(赵　俊)

第四节　转运和交换

一、转运者及转运车要求

根据手术通知单,手术室工勤人员通过手术推车或平车的方式,前往病房接手术患者,外出接送手术患者时,必须严格按要求穿外出衣、换外出鞋,检查患者推车的完好性,并保持棉被清洁、整齐无破损。

二、交接内容

到达病房后先核对手术患者的姓名、床号、住院号准确无误后,协助手术患者移动至患者推车上。病区护士应携带病历和手术所需物品护送手术患者至手术室,并与巡回护士在手术室门口半限制区进行交接,具体内容如下:①根据病历内手术知情同意书和身份识别带核对手术患者姓名、病床号、住院号、拟手术名称、药物过敏史和血型。②检查手术标识是否准确无误。③确认禁食情况、肠道准备等术前准备均已完成,检查手术患者手术衣是否穿戴正确,是否已取下义齿、饰物等。④评估手术患者神志、皮肤情况、导管情况。⑤核对带入手术室的药物、影像学资料、腹带等特殊物品。交接核对无误后,病区护士与巡回护士一同填写《手术患者转运交接记录单》并签名。

此外,在转运途中,手术室护士应注意保证手术患者安全,推车者需站于手术患者头部,病历由参与护送的手术室护士或手术医师保管,他人不得随意翻阅,手术团队成员应保护手术患者的隐私。

三、转运注意事项

(1)由病房进入手术室的手术患者须戴好手术帽进入限制区,步行进入手术室的当天手术患者,需在指定区域内更换衣、裤、鞋。

(2)工勤人员和巡回护士共同护送手术患者至指定手术间,分别站于手术床两侧,协助手术患者从患者推车缓慢转移至手术床上,呈仰卧位,垫枕。

(3)予手术患者膝盖处适当的约束保护,防止意外坠床。

(4)注意给予手术患者保暖措施,冬天可以使用保温毯。

(5)为减轻手术患者的紧张情绪,可根据手术患者的不同需求选择适当的音乐放松心情。

(赵　俊)

第五节　核对手术患者

一、接患者前

接患者出发前第一次查对手术通知单与手术安排表一致,查对内容包括手术间号、患者姓名、性别、科室、床号、手术时间、手术台次。

二、病房接患者时

在病房第二次查对手术通知单、患者、病历一致,查对内容包括患者姓名、性别、科室、床号、手术时间、患者携带物品如 X 线片、药品等。

三、在手术患者等待区

（1）患者接至手术等待区后，由前一天值班人员第三次查对手术通知单、病历、患者（腕式识别带）、手术安排表一致，查对内容包括手术间号、患者姓名、性别、科室、床号、手术时间和手术台次。

（2）二线值班护士和麻醉医师查对患者后在手术安排表上签名，挂上手术间号码挂牌，让患者暂时在等待室等待手术；由该台手术的巡回护士与麻醉医师至等待室再次查对患者无误后将患者接入手术间。

四、患者入手术间

（1）该台手术的巡回护士核对患者科室、床号、姓名、性别、年龄、手术名称、手术部位等。

（2）麻醉医师及手术第一助手再次核对无误后，在患者及患者财产交接本相应栏签名。

（3）接台手术在同一手术间内进行时，更要注意严格查对。

五、接台手术

（1）接台手术时，巡回护士提前电话通知病房做术前准备，并在患者及患者财产交接本上填写好患者基本情况，将手术通知单夹在患者及患者财产交接本内送至机动护士或办公室护士处。

（2）若巡回护士较忙时，可电话通知机动护士去手术间取患者财产交接本并确认所接患者。

（3）患者接至等待室后，由办公室护士查对患者、为患者戴手术帽并告知办公室人员将患者手术情况动态信息录入电脑显示屏，以告慰患者家属。

（赵　俊）

第六节　摆放手术体位

手术体位的正确放置，能在充分暴露手术野的同时，保证手术患者维持正常的呼吸、循环功能，有效缩短手术时间，防止和减轻各种相关并发症的发生，是手术成功的基本保障之一，也是手术室护士必须正确掌握的最基本的操作技能之一。

一、手术体位管理原则

（1）根据手术部位的不同，放置最佳的手术体位，使手术野充分暴露，便于医师的操作。

（2）应确保呼吸、循环功能不受干扰，有利于麻醉医师术中观察及静脉给药。

（3）避免肢体的神经血管受压、肌肉拉伤、皮肤受损等，保证手术患者安全。

（4）在确认手术患者被充分固定和支撑的同时，应尽可能地保持符合手术患者生理功能的舒适体位。

（5）应注意保护患者隐私，避免身体过分暴露。体位放置时各种物品（包括各类防护垫、固定带、护臂套、护脸胶布等）应准备充分。图15-1、图15-2是几种常见的体位摆放辅助用品。

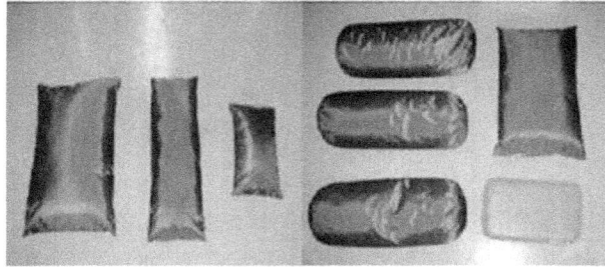

图 15-1　各类体位摆放辅助用品

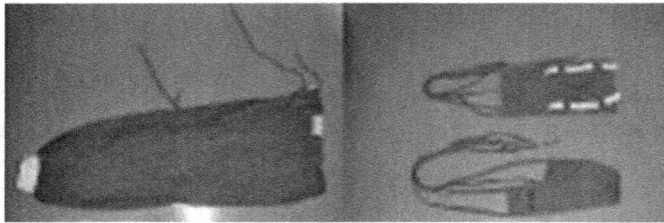

图 15-2　护臂套、绑脚带、拉肩带

二、常见手术体位的应用范围和摆放方法

根据手术部位以及手术入路的需要分为 5 种常见手术体位,分别为仰卧位、侧卧位、俯卧位、膀胱截石位和坐位。

(一)仰卧位

仰卧位适用于头、面、胸、四肢、腹部及下腹部手术,是外科手术中最常用的手术体位(图 15-3)。

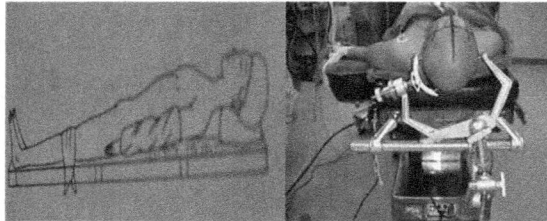

图 15-3　仰卧位

1. 摆放方法

(1)放置搁手板,将双臂放于搁手板上,外展<90°,防止臂丛神经受损,手心朝上,远端关节高于近端关节;亦可根据手术需要,使双臂自然放于身体两侧,用事先横放于手术患者背部的小单卷裹固定双手。遇神经外科额、颞、顶及颅前窝等手术,可用小单将身体包裹,并用约束带固定,松紧适宜。

(2)根据手术患者腰前凸深度,放置厚薄合适的软垫,维持腰部正常生理曲线。

(3)膝关节腘窝部垫一软垫,使双腿自然弯曲,以达到放松腹部肌肉,增加手术患者舒适度的目的。

(4)双下肢伸直,使头、颈、躯干、下肢呈一直线摆放,用约束带固定于膝关节上 2 cm 左右,松紧以平插入一掌为宜。

(5)双足跟部放置脚圈,减少局部受压。

2.注意事项

(1)注意麻醉头架和器械托盘摆放的位置,避免影响手术患者呼吸、循环功能和麻醉医师的观察。

(2)肝、脾手术,如脾切除术、肝右叶切除术等,可根据手术需要在术侧垫一软垫,抬高并暴露术野。

(3)胸部前切口手术,如乳腺癌根治术,将患侧上肢外展置于托手器械台上,外展<90°,调整托手器械台高度与手术床高度一致,并于术侧垫一软垫,充分暴露术野。

(4)前列腺及膀胱手术,可根据手术需要,在手术患者骶尾部垫一软垫,既有利于暴露术野又分散了骶尾部的压力。

(5)颅脑手术时,头部必须略高于躯体3~5 cm,有利于静脉回流,避免脑充血导致颅内压增高。

(二)侧卧位

侧卧位主要分为90°侧卧位和半侧卧位,90°侧卧位适用于胸外科(如肺、食管)、泌尿外科(肾脏、输尿管等)和脑外科(颞部肿瘤、桥小脑角区肿瘤)手术(图 15-4);半侧卧位适用于胸腹联合切口及前胸部手术。

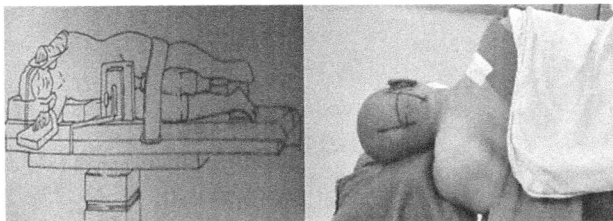

图 15-4　90°侧卧位

1.90°侧卧位摆放方法

(1)待手术患者麻醉后,将手术患者身体呈一直线从仰卧位转成90°侧位,患侧朝上。

(2)放置头圈于手术患者头下,使眼睛和耳朵处于头圈的空隙中。

(3)90°侧卧位搁手架分为上下两层,患侧上肢放置于上层,健侧上肢放置于下层,并分别予以固定,手指稍露,便于观察末梢血液循环。

(4)于健侧腋下(即胸部下方第4、5肋处)放置胸枕,其厚度以手术患者健侧臂丛神经及血管不受压为宜。

(5)下腹部和臀部分别用一个髂托固定。

(6)根据手术方式调整双腿伸直弯曲与否,并用约束带固定髋关节或膝关节。双腿间和踝部分别夹一软枕,避免骨隆突处受压。

2.半侧卧位摆放方法

半侧卧位是指使手术患者侧转成30°~40°体位。首先将手术患者健侧上肢放置于搁手板上,外展<90°。患侧上肢用护臂套保护后屈曲固定于麻醉头架上,高度适宜,避免外展及牵拉过度。患侧肩、胸、腰背部放置适当的软垫或半侧卧位专用斜坡式软垫。健侧腋下平乳头处和/或髂前上棘处用1~2个髂托固定。双下肢用约束带固定,腘窝部垫一软垫。双足跟部放置脚圈,减少局部受压。

3.注意事项

(1)将手术患者从仰卧位翻转成侧卧位的过程中,必须保持手术患者头、颈、躯干呈一直线,呈"滚筒式"翻转。

(2)上肢搁手架应可调节高度和角度,使双上肢外展均不超过90°,并呈抱球状。

(3)开颅手术放置侧卧位时,应使手术患者背侧尽量靠近床的边缘,并向前俯,必须注意身体的背部和四脚固定架之间要加衬垫,防止压伤。

(4)手术患者导尿管及深静脉穿刺管应从空隙中穿出,保证引流通畅;电极板应粘贴于患侧下肢的大腿、小腿或臀部。

(三)俯卧位

俯卧位适用于后颅窝、颈椎后路、脊柱后入路、腰背部等手术(图15-5)。

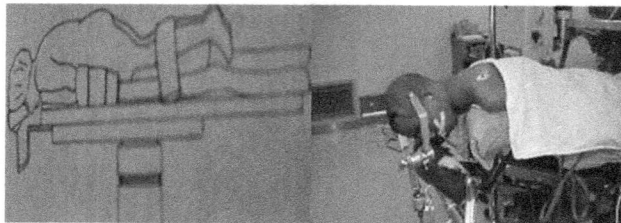

图15-5　俯卧位

1.摆放方法

(1)待手术患者麻醉后,将手术患者呈一直线从仰卧位缓慢转换为俯卧位,转换体位时使双臂紧贴于身体两侧,避免肩肘关节意外扭曲受伤。

(2)将手术患者头部移出手术床,直接放置于头托上或固定于头架上,调整头托或头架位置及高度,保证手术部位突出显露的同时呼吸通畅。

(3)双上肢平放于身体两侧,中单固定,约束带加固,或将双上肢自然弯曲置于头两侧搁手架上。

(4)胸部垫一大软垫,尽量靠上,于髂嵴两侧各垫一小方垫;或将两个中圆枕呈外八字形斜垫于两锁骨至肋下,将一中圆枕横垫于耻骨联合和髂嵴下,呈三角形,使胸腹部呈悬空状,保持呼吸运动不受限和静脉回流通畅。

(5)双侧膝盖下各垫一小软圈,两小腿胫前横置一软枕,使手术患者小腿呈自然微曲,增加舒适度。双足背下垫一小方软枕,避免足背过伸引起足背神经损伤。双腿用约束带固定。

2.注意事项

(1)头部需妥善固定于头托或头架上,使用头托者必须注意前额、眼睛、耳朵、下颚、颧骨等处的保护,可选择凝胶头托或在放置体位前在前额、颧骨等易受压处给予防压疮透明敷贴,防止压疮发生。

(2)放置俯卧位时应使用适当体位垫,使胸腹部悬空,避免受压,保持呼吸通畅和静脉回流。

(3)男性手术患者注意避免阴茎和阴囊受压,女性手术患者注意避免乳房受压。

(4)肥胖的手术患者,应注意两侧手臂的固定和保护,避免术中手臂意外滑落或由于固定约束过紧造成压伤。

(四)膀胱截石位

膀胱截石位适用于会阴部及经腹会阴直肠手术(图15-6)。

388

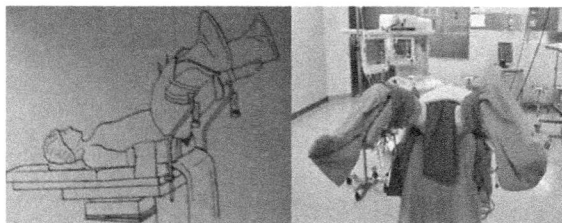

图 15-6　膀胱截石位

1.摆放方法

(1)将搁脚架分别置于手术床的两侧,根据手术患者大腿的长度及手术方式调节搁脚架的高度和方向。

(2)手术患者呈仰卧位,待麻醉后,脱去长裤,套上棉质裤套,下移手术患者身体,直至其尾骨略超过手术床背板下沿。

(3)将手术患者屈髋屈膝,大腿外展成60°～90°,分别缓慢置于搁脚架上,根据不同手术方式调节大腿间的角度及前屈角度,并用约束带固定双脚。

(4)卸下或摇下手术床尾部1/3部分,根据手术需要,可于臀部下方置一软垫,减轻局部压迫,便于操作。

(5)将一侧上肢置于身体旁,用小单包裹固定,另一侧上肢置于搁手板上,外展<90°。

2.注意事项

(1)大腿前屈的角度应根据手术需要调整,经腹会阴手术,搁脚架与手术台成70°左右,单纯会阴部手术成105°左右,腹腔镜下左半结肠癌、乙状结肠癌和直肠癌根治术,双腿不要过度分开,股髂关节、膝关节屈曲成150°～170°。

(2)两侧搁脚架必须处于同一水平高度。

(3)放置截石位必须注意保护双侧腘窝,在腘窝下应置平整的薄软垫,并且避免其外侧面受硬物挤压,防止腓总神经损伤。

(4)手术结束恢复体位时,应缓慢地将一条腿先从搁脚架上放下,避免血流动力学短时间内发生变化,引起直立性低血压。

(5)对于有骨盆、股骨颈骨折史的手术患者,可通过抬高骶尾部使盆腔尽可能得到伸展。在放置和恢复体位时,均应小心操作,尽量使髋关节和膝关节同时运动,避免髋关节旋转,尤其是外旋外展。

(6)放置截石位过程中,应注意手术患者的保暖,并且注意保护手术患者的隐私。

(7)需进行肠道灌洗的直肠手术,应在手术患者臀下铺置防水巾,防止冲洗液浸湿床单,引起压疮发生。

(五)坐位

坐位适用于后颅手术(图15-7)。

1.摆放方法

(1)双腿选择合适的防栓袜或缠弹力绷带,避免栓塞的形成,防止深静脉血栓,甚至肺栓塞的发生。

(2)双膝下垫一长圆枕,使两腿稍有弯曲,防止下肢过伸。

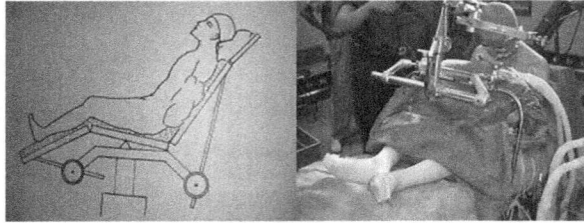

图 15-7 坐位

（3）静脉通路通常建立于手术患者的左上肢,妥善固定,同时需保持静脉通路的通畅,外接延长管,方便于术中加药。

（4）两臂套上护臂套,以防电刀灼伤。让双手指稍露,有利于在术中观察末梢循环。双手下分别放置长圆枕上并予以固定。

（5）卸下手术床头板,双手抱住手术患者头部,床背慢慢抬起,直至床背成 90°。

（6）儿童或坐高较低者,臀下垫软方枕若干,使手术切口及消毒范围高于床背。

（7）安置头架,并固定于手术床,调整手术床位置。

（8）手术患者前胸与头架之间垫大方枕予以保护,并用约束带固定于床背。

2.注意事项

（1）穿防栓袜前,评估手术患者腿的长度和小腿最粗段的周长,选择合适的防栓袜。穿防栓袜前应先抬高双下肢,然后再穿。

（2）为防止直立性低血压,床背抬高速度尽量放慢,在整个过程中,需密切监测各项指标,如有血压下降或心率减慢等,应立即停止体位变动。

（3）体位安放完毕后,再次仔细检查头架的各个关节是否拧紧,检查手术患者身体的各部位是否已妥善固定;检查导尿管和深静脉穿刺管是否通畅,集尿袋可挂于手术患者左侧床边,以便观察术中的尿量。

（4）手术结束后手术患者仍须保持坐位姿势送回病房,为保证安全,须将手术患者头部固定在床头。

（徐保海）

第七节　妇科手术的护理

一、妇科外科治疗及进展

（一）妇科良性肿瘤的外科治疗及进展

妇科良性肿瘤主要包括子宫肌瘤、卵巢囊肿、子宫内膜异位症、子宫腺肌症、乳腺良性肿瘤等,妇科良性肿瘤生长较慢,一般不破坏周围组织和器官,也不发生转移,且不危及患者生命。妇科良性肿瘤常常影响着女性的内分泌系统,不及时处理具有恶变风险,近些年其发病率有所增高,给广大女性身体健康造成越来越大的危害。目前,手术治疗是治疗妇科良性肿瘤的最常用的方法,其主要方式包括腹腔镜手术、经腹手术和阴式手术。

1.腹腔镜手术

腹腔镜是一种用于检查和治疗的内窥镜,其实质上是一种纤维光源内窥镜,包括腹腔镜、能源系统、光源系统、灌流系统和成像系统。腹腔镜手术是新发展起来的微创治疗方法,妇产科手术领域几乎所有的手术都可被腔镜取代,是手术方法发展的一个必然趋势。随着工业制造技术及材料科学的突飞猛进,加上医师越来越娴熟的操作技术,从 20 世纪 90 年代开始,几乎所有的妇科良性肿瘤都能采用这种手术,如不孕症的矫正、异位妊娠的手术、卵巢肿瘤的剥除、子宫肌瘤的剥除等。腹腔镜手术的优点是非常明显的:首先是创伤小,仅需 2~3 个小切口,瘢痕小;患者术后伤口疼痛明显减轻;住院天数较少。其缺点如下:存在皮下气肿;高碳酸血症;盆腔大血管的损伤;盆腔脏器损伤;因严重粘连需中转经腹手术等。

2.经腹手术

经腹手术作为传统的手术方式,具有术野清晰、手术空间大的优势,为临床妇科医师所熟悉,在多数国家仍占主导手术地位。但对腹腔脏器干扰较大,创伤较大,出血较多,易造成术野污染,引起围术期感染,且具有术后影响腹部美观等缺点。

3.阴式手术

妇科阴式手术因体表不留瘢痕,手术成本低,患者易于接受。随着临床医师手术经验的积累,不断改进的手术技能,妇科阴式手术已由原来的子宫脱垂手术逐渐向非脱垂子宫手术发展,从而经阴道手术操作的适应证进一步拓宽,如阴式全子宫切除术、经阴道子宫肌瘤剔除术、子宫次全切除术、附件及卵巢肿瘤手术、节育器异位手术等。其缺点是并发症发生率较高,如膀胱、输尿管、直肠的损伤;生殖道感染;下肢深静脉血栓等。

(二)妇科恶性肿瘤的外科治疗及进展

妇科恶性肿瘤与良性肿瘤有着质的区别。即便都是恶性肿瘤,或者是同一种恶性肿瘤其恶性程度也有很大的差别。妇科恶性肿瘤包括子宫颈癌、子宫内膜癌、卵巢癌、输卵管癌、外阴癌及阴道癌等。目前各疾病治疗手段的选择及预后有所不同,妇科恶性肿瘤的手术治疗是建立在早期检查、早期发现和早期诊断的基础之上的。肿瘤早期均有手术治疗机会,而晚期则为相对手术禁忌,即使不禁忌手术,术后疗效也差,预后不佳。下面就以宫颈癌的外科治疗新进展为例做介绍。

宫颈癌系指发生在宫颈阴道部或移行带的鳞状上皮细胞及宫颈管内膜的柱状上皮细胞交界处的恶性肿瘤。据世界卫生组织统计,近些年全世界每年新增的宫颈癌患者中约有 75 000 例来自中国。我国宫颈癌发病率已高居世界第二位,且发病有年轻化趋势。宫颈癌的主要治疗手段是手术、放疗和化疗。随着手术方式的改善、放疗设备和技术的改进、化疗药物的更新,以及基因技术的成熟,宫颈癌的综合治疗模式已越来越被人们重视。而手术仍是早期宫颈癌的患者最主要的治疗手段之一,手术范围应根据临床分期、患者年龄、生育要求、全身情况、设备条件等综合考虑,制定适当的个体化治疗方案。

1.ⅠA 期宫颈癌的手术治疗

对于ⅠA1 期的宫颈癌(浸润深度<3 mm、宽度≤7 mm),首选治疗方案是行宫颈锥切术。锥切既可用于诊断,也便于后续治疗。若锥切后未见明显中、高危因素(如切缘阳性或脉管内癌栓),可选择随访观察,或行全子宫切除术。ⅠA1 期宫颈癌锥切后若见脉管内癌栓或切缘癌累及,应按 IA2 期宫颈癌(浸润深度 3~5 mm、宽度≤7 mm)处理;若切缘有高级别上皮内病变累及,可再行锥切,或行全子宫切除术(但不需清扫盆腔淋巴结)。

对ⅠA2期的宫颈癌,若有保留生育功能的要求,可行锥切或根治性宫颈切除术;若不保留生育功能,则可行改良的根治性子宫切除术。以上两类手术方式都必须进行盆腔淋巴结清扫。

2.ⅠB～ⅡA期宫颈癌的手术治疗

对ⅠB～ⅡA期宫颈癌,NCCN发表的相关指南推荐的手术治疗方案为根治性子宫切除术联合盆腔淋巴结清扫术。

3.姑息性手术治疗

根据NCCN宫颈癌临床实践指南建议,对复发的宫颈癌患者,有条件接受手术治疗的患者先行手术切除复发病灶,然后再给予挽救生命治疗。对复发前未行放疗治疗的患者,首先考虑行手术治疗,然后可再行放疗、化疗。对复发前已行全量放疗治疗的患者,若为中央型复发,则考虑行盆腔除脏术以控制局部复发病灶,同时酌情给予术中放疗治疗以提高局控率。对复发病灶范围<2 cm的患者,可考虑行根治性子宫切除术或后续放疗。

(三)妇科盆底疾病的外科治疗及进展

随着卫生健康、伦理风尚的变化,以及医疗体制、管理系统等种种因素,妇科疾病治疗的外科手术观念也随之微创化、个性化和多元化。微创手术其实不仅要包括腹腔镜、宫腔镜手术,还包括了经阴道手术,经阴道手术因为在腹壁上没有瘢痕,术后也会恢复得比较快,也属于微创手术的一种。

盆底手术分类:盆腔脏器脱垂类手术;抗尿失禁类手术;抗粪失禁类手术;生殖器官畸形矫治术;会阴及阴道修补术;性功能障碍类手术。下面主要针对前面两大类手术进行介绍。

1.盆腔脏器脱垂手术

盆腔脏器脱垂(pelvicc organ prolapse,POP)是一类常见的妇科疾病,包括阴道前壁膨出、子宫脱垂、阴道后壁膨出和阴道穹隆脱垂。随着手术理念的更新,人工合成材料的发展,以及腹腔镜技术的普及,治疗POP的术式呈现多样化、微创化趋势,手术在POP的治疗中是十分重要的,也是最后的一种治疗手段。治疗POP的手术有多种,而"4R"方法是盆底重建的一个重要原则,即修复(repair)、重建(reconstruction)、替代(replacement)和再生(regeneration)。强调以微创的方式达到预期效果,尽量缩小切口、降低手术风险及术中和术后并发症的发生率。手术方式包括阴式子宫切除、曼式手术、子宫直肠窝疝修补、阴道前后壁修补术、阴道外翻手术(阴道骶骨固定术、骶棘韧带悬吊术、阴道封闭术、后穹隆成形及高位骶韧带悬吊等)。

2.抗尿失禁类手术

压力性尿失禁(stress urinary incontinence,USI)的定义为腹压的突然增加导致尿液不自主流出,不是由逼尿肌收缩压和膀胱壁对尿液的张力压引起的,其特点是在正常状态下无漏尿,而在腹压突然增高时则尿液自动流出。USI分为两型,90%以上为解剖型,由盆底组织松弛引起;不到10%为尿道内括约肌障碍型。近年来,随着对女性压力性尿失禁发病因素及发病机制新的认识,其治疗方法也发生了巨大改变。已由传统的阴道前壁修补术、MMK术、Burch术等发展为经阴道无张力尿道中段悬吊带术(TVT/TVT-O/TOT)、经闭孔阴道无张力悬吊术、第3代单切口无张力阴道悬吊系统(TVT-S术)等,既提高了疗效,减小了手术创伤,也降低了并发症的发生率。

二、腹腔镜下宫颈癌根治术的手术配合

(一)妇科盆腔淋巴结的应用解剖

腹腔镜下宫颈癌手术需要进行盆腔淋巴结清扫术(以下简称盆清)。女性内外生殖器官和盆

腔组织具有丰富的淋巴系统(图 15-8)。盆腔淋巴引流伴随盆腔动、静脉走行,围绕宫颈的淋巴管随子宫动脉走行,既由宫颈及下方的阴道上段及上方宫体之引流,经主韧带-闭孔-髂内-髂外-髂总-腹主动脉旁淋巴结,甚至向上达锁骨上淋巴结,或逆行至腹股沟深淋巴结(Cloquet 淋巴结)。淋巴结转移发生率随宫颈癌临床分期的增高而上升,因此盆清根据临床分期进行。一般而言,盆清需按顺序剔除左右各 5 组淋巴结(髂总、髂外、股深、髂内、闭孔)+腹主动脉旁淋巴结。

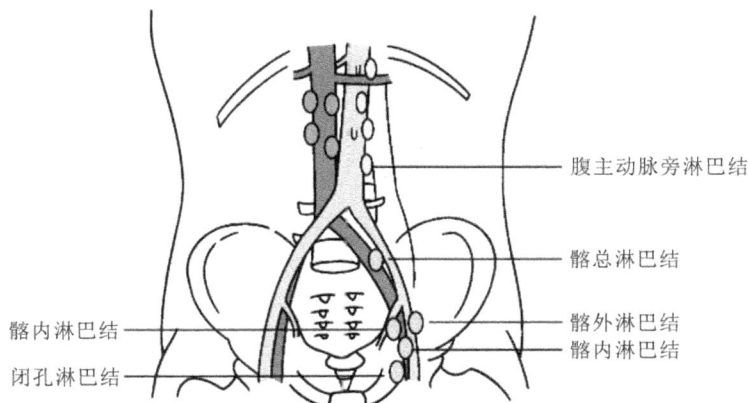

图 15-8 女性盆腔淋巴系统

(二)术前准备

1.术前访视

术前一天,巡回护士根据手术通知单到病区对患者进行访视,了解患者的病情及诊断、手术方式、各种化验单、知情同意书签署等术前相关病历资料准备情况,向患者介绍手术室环境、本次手术的麻醉方法及手术相关的注意事项,评估其术中潜在护理风险,拟定相应的护理干预措施,做好术前心理护理,取得患者及其家属的信任和理解。

2.患者准备

手术前一天做好腹部皮肤的准备,肠道准备,要求患者沐浴,禁食、禁饮、禁戴首饰等贵重物品,不得穿戴病号服和弹力袜以外的其他衣物。

3.用物准备

(1)常用仪器:腹腔镜系统、高频电刀系统、超声刀系统、吸引装置、冲洗加压设备。

(2)常用物品:布类、衣服包、取物袋、1-0 可吸收线、4-0 皮肤缝合线。

(3)常用器械:腹腔镜普通器械包、刮宫包、腔镜器械、举宫器。

(三)麻醉方式

全身麻醉。

(四)手术体位

手术开始前安置患者于改良截石位:固定两侧手臂于躯体旁,移去两侧搁手架,使用肩托、截石位腿架,保持患者仰卧,臀部移出床缘 8～10 cm,托腿架支托小腿肌肉丰厚处,并托在小腿处与小腿平行,且使膝关节以上与腹部接近于水平位,大腿间夹角呈 90～110°。关注患者的舒适度、肢体皮肤有无接触金属床缘、腿部腘窝处大血管有无受压等。

（五）手术切口

腹部四孔（脐上 10 mm 大孔，主刀侧两个 5 mm 小孔，一助侧一个 5 mm 小孔）。

（六）手术步骤及配合

（1）仪器设备准备：巡回护士提前确保手术相关仪器设备齐全，并处于备用状态。

（2）执行 time out 核对制度。

（3）整理无菌器械台、清点物品：刷手护士与巡回护士共同清点物品，检查器械完整性及处于可使用状态。

（4）消毒皮肤、协助医师铺巾：递卵圆钳夹持 PVP 棉球消毒铺巾，先消毒腹部区域，再消毒会阴部区域。

（5）协助镜子连接摄像头、光源线，并进行微调与对白，用一次性无菌塑料护套外套至摄像头和光源线对其进行无菌隔离。

（6）协助举宫：医师消毒阴道及宫颈，放置举宫器。

（7）建立气腹：取脐轮上 1～2 cm 切一 1.0 cm 小口，插入气腹针（Veress 针）进行 CO_2 气腹，递 11 号刀片、气腹针、连接进气管，气腹速度不易过高，常规为 2～3 L/min。拔出气腹针检查其完整性。放置 10 mm 曲罗卡，连接 CO_2 充气管，放入腹腔镜并确认进腹腔后连接进气管进行充气，设置腹腔内压力为 1.6～2.0 kPa（12～15 mmHg），CO_2 流速为 10～15 L/min，将患者逐渐转成头低臀高位与水平成 20～30°。

（8）选择麦氏点，反麦氏点及脐左旁开 5.0 cm 为第二、第三、第四穿刺点分别切 5 mm 皮肤切口，分别递 11 号刀片及相应曲罗卡。

（9）探查盆腹腔，离断子宫圆韧带、卵巢悬韧带：递血管钳、双极电凝钳、超声刀。

（10）打开子宫两侧腹膜，分离出输尿管及盆腔大血管，盆清：递血管钳、超声刀、双极电凝钳、输尿管钳，按顺序剔除两侧共 5 组（髂外、髂内、股深、髂内、闭孔）淋巴结。

（11）打开输尿管隧道，切断子宫血管递超声刀、血管钳。

（12）切开膀胱反折腹膜，上推膀胱，处理宫旁组织、主骶韧带，部分阴道壁至宫颈下方 3 cm 左右。递超声刀、血管钳、双极分离钳。

（13）自阴道前壁切开，环形切下子宫递单极电钩或超声刀。

（14）从阴道取出子宫标本，双附件及盆腔淋巴结递组织钳、卵圆钳。

（15）冲洗盆腔及阴道：用 PVP 稀释液进行盆腔及阴道的冲洗，此时患者应采用头高臀低位与水平成 15°～30°。

（16）缝合阴道残端：递 PVP 棉球消毒，消毒阴道及宫颈，用专用阴道纱布栓堵住阴道口，防止漏气，将手术床调整至原来的头低臀高位：递持针器、血管钳、1-0 可吸收缝线。

（17）温盐水冲洗腹腔，查看盆腔有无出血，并止血：递吸引器、双极电凝钳。

（18）放置引流管，退出曲罗卡，固定引流管，缝皮：递引流管、血管钳、持针器、皮肤缝合线。

（七）围术期巡回护士应该关注的问题

1.术中关注的问题

（1）严格执行核对制度：手术医师、麻醉医师、巡回护士在麻醉前、手术切皮前、手术结束时根据手术安全核查表的各项内容认真核对并签名。

（2）预防高二氧化碳血症和呼吸性酸中毒：术中除生命体征外，还需实时观测患者呼吸末 CO_2（$ETCO_2$）指标，如有肺部疾病患者则建议进行动脉血气分析，如 $ETCO_2$ 异常增高或血气分析提示酸中毒明显,必要时暂停手术,停止充气并将腹腔内 CO_2 排出,同时实施过度通气,并延长术后机械通气时间。

(3)预防术中低体温:由于手术时间长、麻醉药及大量液体的输入等因素,容易导致患者体温下降,因此需加强各项保暖措施。设定手术间温度在21～25 ℃,有条件的可使用保温毯,也可用小棉被及科室自制垫肩覆盖患者下肢及肩部,输入的液体及冲洗液要预先加温。

(4)预防压疮:受压部位的皮肤使用水垫和棉垫,如患者臀部垫水垫,肩托处放海绵,在不影响医师操作的情况下,每隔2小时帮患者按摩小腿和肩膀等受压部皮肤,以防术中压疮。

(5)中转开腹准备:腹腔镜手术可能存在盆腔粘连、穿刺及盆清时损伤盆腔大血管等情况,需要准备好可能随时中转开腹。

2.术后关注的问题

(1)手术结束后,巡回护士应及时调高室温,为患者盖上棉被,并为其整理衣物,妥善固定好各种管道。检查患者的输液管道衔接处是否紧密,三通盖子是否已盖好,并将引流管标识贴在相应的引流管上。如心肺功能较差的患者在放平双腿时可先放平其中一侧,过2～3分钟后再放平另一侧,以免回心血量骤升给患者带来的危害。患者移至转运床后,巡回护士需再次确认患者身上各种管道维持在正常位置,避免发生液体反流及管道脱落。

(2)术中 CO_2 较高的患者手术结束后不要急于苏醒,应适当延长术后机械通气时间,尽可能排除留在体内的 CO_2,过快苏醒的此类患者易发生烦躁、恶心、呕吐等症状。

(3)严密观察患者生命体征,持续心电监护,观察患者的尿量,尤其重视心肺功能的变化。转运途中固定推车的护栏及做好患者肢体的约束,防坠床及管道脱落,同时做好肢体保暖工作。

三、阴道无张力尿道中段悬吊带术(TVT)的手术配合

(一)概述

阴道无张力尿道中段悬吊带术,是一种治疗张力性尿失禁的金标准术式,于1996年首次由UImsten提出。TVT手术通过阴道小切口将一段吊带穿过并环绕于尿道中段下方。因阴道无张力尿道中段悬吊带术更为微创,在许多发达国家已成为一线手术治疗方法,此手术治疗一般在患者完成生育后进行。

(二)术前准备

1.术前访视

术前一天,巡回护士根据手术通知单到病区对患者进行访视,了解患者的病情及诊断,手术方式,各种化验单、知情同意书签署等术前相关病历资料准备情况,向患者介绍手术室环境、本次手术的麻醉方法及手术相关的注意事项,评估其术中潜在护理风险,拟定相应的护理干预措施,做好术前心理护理,取得患者及其家属的信任和理解。

2.患者准备

手术前一天做好会阴皮肤的准备、肠道准备,要求患者沐浴,禁食、禁饮、禁戴首饰等贵重物品,不得穿戴病号服和弹力袜以外的其他衣物。

3.用物准备

(1)常用仪器:可视膀胱镜检查设备、高清晰5 mm 25°镜、高频电刀系统、吸引装置。

(2)常用物品:盐水盆包,布类包,衣服包,输液器,0.9%氯化钠,无张力性悬吊网带一付,2/0可吸收缝线,1号丝线,4号丝线,龙胆紫,棉签,12 F、16 F 双腔乳胶尿管各一,尿袋,10 mL、

20 mL针筒各一付,6 cm×7 cm粘敷贴。

(3)常用器械:阴道器械包,推进器一套。

(三)麻醉方式

硬膜外麻醉、腰麻、骶麻。

(四)手术体位

膀胱截石位:固定两侧手臂于床旁,保持患者仰卧,臀部移出床缘8～10 cm,托腿架支托小腿肌肉丰厚处,小腿与大腿间夹角约呈<90°。关注患者的舒适度、肢体皮肤有无接触金属床缘、腿部腘窝处大血管有无受压等。

(五)手术配合

(1)仪器设备准备:巡回护士提前确保手术相关仪器设备齐全,并处于备用状态。

(2)执行 time out 核对制度。

(3)安置体位,取膀胱截石位。

(4)整理无菌器械台、清点物品:刷手护士与巡回护士共同清点物品,检查器械完整性及处于可使用状态。

(5)消毒外阴、协助医师铺巾:递卵圆钳夹持 PVP 棉球消毒铺巾。

(6)蘸取龙胆紫,于耻骨联合上方正中旁开3 cm处作记号(两点间距离6 cm)递消毒干棉签蘸龙胆紫。

(7)消毒阴道:递皮肤消毒盘,用卵圆钳夹持 PVP 棉球消毒。

(8)避开肛门,防污染 递纱布、1号丝线穿小三角针,将纱布缝于肛门口。

(9)切口阴道壁:距尿道外口下方1 cm处为顶点,向下纵形切开阴道前壁黏膜约4 cm,经尿道旁间隙注射含肾上腺素生理盐水:递金属导尿管排空膀胱,避免损伤膀胱,递刀片,递20 mL针筒,内有肾上腺素生理盐水。

(10)分离阴道壁,钝性向两侧分离阴道壁黏膜至耻骨联合降支:以18 F导尿管套推进器,石蜡油润滑后递与主刀医师。

(11)导引杆推开膀胱向左侧,TVT针经阴道前壁切口进入,推进器助力将 TVT 针从腹壁右侧推出。同法处理对侧。递导引杆、TVT针、推进助力器,协助依次于膀胱颈两侧穿刺,通过耻骨联合上方正中旁开3 cm记号处穿出。同法处理对侧。

(12)充盈膀胱:协助插尿管,将氯化钠液连接输液器并与尿管相连,加压输入300 mL。

(13)膀胱镜检查有无膀胱损伤:打开膀胱镜可视系统,准备膀胱镜,调整光源,连接摄像系统,将膀胱镜器械连接好后递给主刀医师。

(14)诱导试验,调整吊带松紧度,固定吊带:取出导杆上提悬吊带,检查有无尿液外溢。根据需要是否再次膀胱镜检查,若需要再次充盈膀胱。

(15)缝合阴道前壁:递4号丝线缝合尿道周边组织1～2针,递12 F导尿管及生理盐水针筒,留置尿管,连接尿袋。

(16)压迫止血:以两块纱布浸于5%PVP溶液中制作阴道塞条,填塞阴道。

(17)耻骨联合上伤口处理:递5%PVP小棉球,消毒切口,耻骨联合上方用6 cm×7 cm敷贴粘贴。

（18）手术结束：整理手术用物。

手术结束后，巡回护士及时调高室温，为患者盖上棉被，并为其整理衣物，妥善固定好各种管道。检查患者的输液管道衔接处是否紧密。如心肺功能较差的患者在放平双腿时可先放平其中一侧，过 2～3 分钟后再放平另一侧，以免回心血量骤升给患者带来的危害。患者移至转运床后，巡回护士需再次确认患者身上各种管道维持在正常位置，避免发生液体反流及管道脱落。

四、全子宫切除术的护理配合

子宫是女性生殖器中的一个重要器官，其产生月经和孕育胎儿。子宫位于骨盆腔中央，在膀胱与直肠之间，宫腔呈倒置三角形，深约 6 cm，上方两角为"子宫角"，通向输卵管和卵巢。全子宫切除术多用于子宫肌瘤、子宫恶性肿瘤及某些子宫出血和附件病变等。

子宫肌瘤：是女性生殖器最常见的一种良性肿瘤，多无症状，少数表现为阴道出血及发生癌变。根据肌瘤所在子宫的不同部位，分为肌壁间肌瘤、浆膜下肌瘤、黏膜下肌瘤、子宫颈肌瘤。在期待疗法、药物疗法尚不能改善患者症状时需手术治疗，宜行子宫切除术。

（一）主要手术步骤及护理配合

1.手术前准备

患者行全身麻醉，取膀胱截石位。切口周围皮肤消毒范围为：上至剑突、下至大腿上 1/3，两侧至腋中线。手术铺巾，建立无菌区。

2.主要手术步骤

（1）切口：传递 22 号大圆刀，取下腹正中切口，从脐下至耻骨联合上缘。

（2）暴露子宫：传递两把中弯血管钳夹持宫角，上提子宫（图 15-9）。

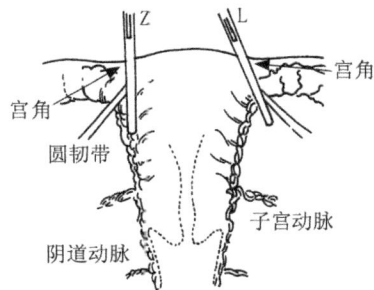

图 15-9 暴露子宫

（3）切断子宫韧带及子宫动静脉：传递中弯血管钳 2 把钳夹，组织剪剪断，常规传递 7 号慕丝线缝扎或结扎子宫阔韧带及圆韧带（图 15-10、图 15-11）。

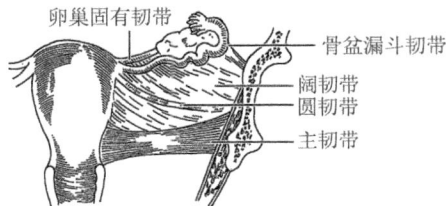

图 15-10 子宫韧带

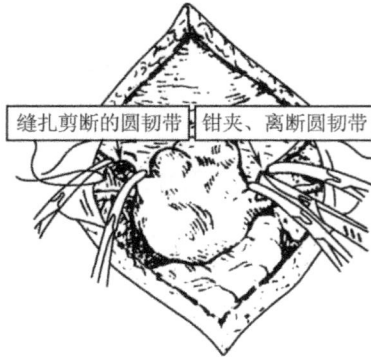

图 15-11　钳夹、剪断并缝扎圆韧带

（4）游离子宫体：传递解剖剪，剪开子宫膀胱腹膜反折，传递中弯血管钳 2 把钳夹，主韧带组织剪剪断，7 号慕丝线缝扎（图 15-12）。

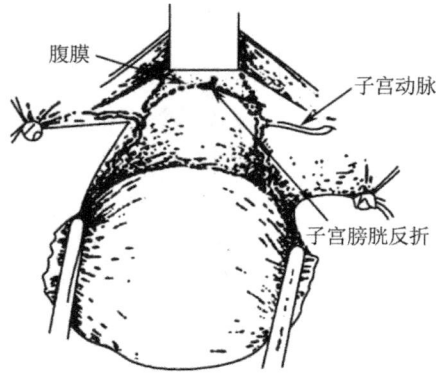

图 15-12　游离子宫

（5）环切阴道，移除子宫：传递条形纱布围绕子宫颈切口下方，传递 22 号大圆刀片切开阴道前壁（图 15-13），传递组织剪将阴道穹隆剪开，切除子宫。

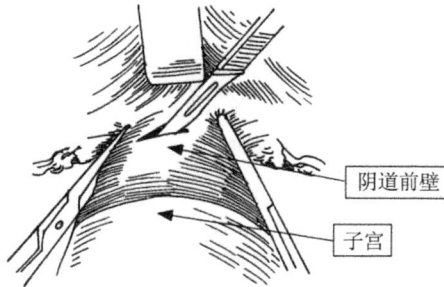

图 15-13　切开阴道前壁

（6）消毒阴道残端并缝合：递碘伏棉球消毒阴道残端，传递组织钳钳夹阴道边缘，传递可吸收缝线连续缝合阴道残端（图 15-14）。

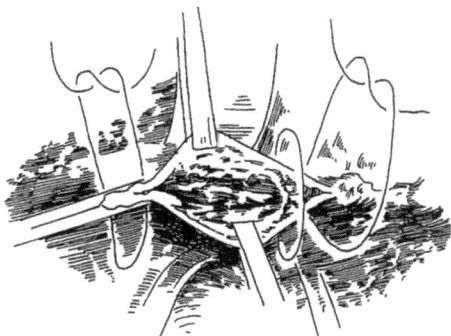

图 15-14 缝合阴道残端

（7）关腹：递生理盐水冲洗盆腔，止血，关腹。

3.术后处置

手术结束巡回护士检查手术患者皮肤，待患者情况稳定后，送入病房，进行交接；处理术后器械及物品。

（二）围术期特殊情况及处理

1.护士配合手术团队成员一同放置截石位

为了术中手术野暴露更清楚，手术医师可能会要求放置截石位，巡回护士如何配合手术团队成员一同放置截石位。

护士在术前协助医师，麻醉师摆放患者体位时，不仅需注意摆放的体位要利于手术区域的充分暴露，同时，也应注意保护患者的隐私及舒适度。具体操作步骤如下。

（1）术前手术患者准备：手术患者平卧于手术床，巡回护士协助脱去长裤，穿上腿套。向手术患者说明由于手术需要需放置截石位，为了保护皮肤及神经、关节，要脱去长裤，穿上腿套。同时护士应注意保护患者的隐私，及时为其盖好被子。

（2）放置搁脚架：在近髋关节平面放置搁脚架，支架高低角度调节关节和腿托倾斜角度调节关节要确保固定。

（3）放置体位：待手术患者麻醉后将其双手交叉放于胸前，注意不要压迫或牵拉输液皮条，麻醉医师保护好患者的头、颈部，固定好气管导管，防止移动时气管插管与氧气管脱离，手术医师站手术患者臀部位置，护士站床尾，一起将手术患者抬起并下移，使骶尾部平于背板下缘；将患者两腿曲髋、膝放在搁脚架上；要求腿托应托在小腿处，大腿与小腿纵轴应成 $90°\sim100°$，两腿外展，放置成 $60°\sim90°$。

（4）固定：约束带固定两侧膝关节，保持约束带平整，松紧适宜。

（5）铺巾：手术切口在腹部，切口铺巾的方法同腹部手术铺巾，洗手护士依次递 3 块无菌巾，折边朝向手术医师，分别铺盖切口的下方、左方、上方；第四块无菌巾折边朝向自己，铺盖切口同侧，4 把巾钳固定；患者会阴部不进行手术，铺巾时遮盖会阴；然后递中单垫臀下，双脚套无菌脚套，从脚遮盖到腹股沟；再铺整块大孔巾遮盖全身；巡回护士协助套托盘套，将托盘置于患者右膝上方。

2.洗手护士管理无菌台上的器械及物品，防止术中感染

手术患者子宫切除后，子宫残端与外界相通，必须将残端缝合，此时洗手护士如何管理好无菌台上的器械及物品，防止术中感染。

399

子宫残端与外界相通,视为污染区域。因此,洗手护士应配合手术医师做好管理工作,防止污染播散:①在切开阴道前壁前,先递条形纱布给手术医师,将其围绕子宫颈切口下方,以防止阴道分泌物污染创面;②备碘伏(含 0.02%～0.05%聚维酮碘)棉球,待子宫移除后,递给医师消毒宫颈残端;③接触宫颈残端的器械均视为污染器械,包括切开阴道前壁的 22 号大圆刀、剪开阴道穹隆组织剪、钳夹阴道边缘的组织钳及缝合残端的持针器,都必须与无菌器械分开放置、不再使用,但必须妥善放置以备清点;④宫颈残端缝合后,温生理盐水冲洗盆腔,手术医师、洗手护士更换手套,再行关腹。

(赵　俊)

第八节　产科手术的护理

一、产时会阴冲洗

分娩或阴道操作前的会阴清洁和消毒。

(一)目的

在进行阴道或宫腔无菌操作前,对外阴进行清洁和消毒,避免阴道、宫腔检查和接产时造成生殖道上行感染。产时会阴冲洗临床通常应用于接产、内诊、人工破膜、阴道手术操作、宫腔操作等技术之前的准备。

(二)物品准备

冲洗盘 1 个,内有盛 39～41 ℃温水 500 mL 的容器 2 个、无菌镊子罐 1 个、无菌镊子 4 把、无菌敷料罐 2 个(其中 1 个盛放 10%～20%肥皂水纱布,另一个盛放聚维酮碘纱布)、无菌接生巾 1 块、一次性冲洗垫一个、污水桶 1 个。

(三)操作步骤

1.摆放体位

向孕妇或产妇解释操作内容,目的是取得她们的配合。协助孕妇或产妇取仰卧位,脱去裤子和内裤,双腿屈曲分开充分暴露外阴部,操作人员站在床尾部或右侧。

2.调节产床

将产床调节成床尾稍向下倾斜的位置,并将孕妇或产妇腰下的衣服向上拉,以免冲洗时打湿衣服。

3.清洁操作

(1)用第一把镊子夹取肥皂水纱布一块,清洁顺序为阴阜→左右腹股沟→左右大腿内侧上 1/3～1/2 处→会阴体→两侧臀部,擦洗时稍用力,要将皮肤处的血迹、污物等清洁干净,然后弃掉纱布。

(2)从无菌敷料罐中取第 2 块肥皂水纱布,需使用无菌镊子传递,按下列顺序清洁擦洗:阴裂→左右小阴唇→左右大阴唇→会阴体(该处稍用力,反复擦洗)→肛门,弃掉纱布及第一把镊子,此过程需要 2 分 30 秒。

(3)用温水由外至内缓慢冲净肥皂,约需 1 分钟。

（4）第2把无菌镊子夹肥皂水纱布;再按(二)、(2)、(3)程序重复冲洗一遍。

4.消毒操作

第3把无菌镊子夹取聚维酮碘纱布一块,擦洗外阴一遍。按下列顺序:阴裂→左右小阴唇→左右大阴唇→阴阜→腹股沟→大腿内上 1/3～1/2 处→左右臀部→会阴体→肛门,消毒范围不要超出肥皂擦洗清洁范围,弃掉镊子。

5.撤下会阴垫,垫好接生巾

撤出臀下一次性会阴垫,垫好无菌接生巾。

（四）注意事项

（1）注意为孕妇或产妇保暖和遮挡。

（2）用水冲洗前,操作者应先测试水温,可将水倒在操作者的手腕部测水温,水温为 39～41 ℃以产妇感觉适合为宜。

（3）所有冲洗用物均为灭菌物品,每天更换一次,并注明开启时间和日期,操作者严格无菌操作。

（4）冲洗过程中要注意与孕妇或产妇交流和观察产程进展,发现异常,应及时告知医师,并遵医嘱给予相应处理。

二、剖宫产手术的护理配合

剖宫产是指妊娠 28 周后切开腹壁及子宫,取出胎儿及胎盘的手术。剖宫产术式有子宫下段剖宫产（横切口）、子宫体部剖宫产（纵切口）。由于某种原因,绝对不可能从阴道分娩时,如头盆不称、宫缩乏力、胎位异常、瘢痕子宫、胎儿窘迫等,应及时施行剖宫产手术以挽救母婴生命。如果施行选择性剖宫产,于宫缩尚未开始前就已施行手术,可以免去母亲遭受阵痛之苦。剖宫产是一种手术,有相应的危险性,如出血、膀胱损伤、损伤胎儿、宫腔感染、腹壁切开感染等,故施术前必须慎重考虑。

（一）主要手术步骤及护理配合

1.手术前准备

（1）手术患者接入手术室后,护士应在第一时间给予心理护理支持,缓解其紧张情绪及可能因宫缩导致的疼痛。

（2）协助手术患者转移至手术床,并固定扎脚带予以解释,防止坠床意外的发生。

（3）核对缩宫素等子宫兴奋类药物及剖宫产特殊用物,如产包、婴儿吸痰管等是否携带齐全。

（4）手术患者取侧卧位行腰麻即蛛网膜下腔麻醉或持续硬膜外腔阻滞麻醉,手术室护士站于患者身前,防止其坠床的同时,指导其正确放置麻醉体位。麻醉完毕起效后,患者改体位为仰卧位,巡回护士置导尿管并固定。

（5）手术切口周围皮肤消毒范围为:上至剑突、下至大腿上 1/3,两侧至腋中线。按照腹部正中切口手术铺巾法建立无菌区域。

2.主要手术步骤

（1）经下腹横切口开腹:传递 22# 大圆刀切开皮肤及皮下组织,传递中弯血管钳、组织剪剪开筋膜,钝性分离腹直肌,遇有血管应避开或用慕丝线做结扎。

（2）暴露子宫下段:传递解剖剪剪开腹膜,同时传递长平镊,配合剪开一小口,然后术者将左手中指或示指伸入切口,在左手的引导下剪开腹膜至适当长度;传递双头腹腔拉钩牵开,暴露子宫。

(3)切开子宫:传递新的一把 22 号大圆刀,于子宫下段切开一小口,递中弯血管钳刺破胎膜,吸引器吸净羊水,钝性撕开或传递子宫剪剪开切口 10～12 cm。

(4)娩出胎儿:移除切口周围的金属器械及电刀,防止意外损伤娩出的胎儿。手术医师一人手压宫底,一人手伸入宫腔将胎儿娩出。如胎儿过大无法娩出时,传递产钳协助娩出胎儿(图 15-15)。

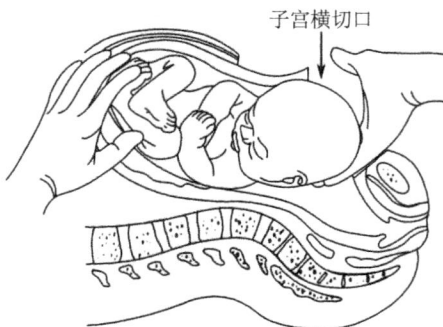

图 15-15　胎儿娩出

(5)胎儿脐带处理:传递中弯血管钳 2 把依次钳夹脐带,传递组织剪剪断,同时传递组织钳夹闭子宫壁静脉窦。

(6)胎盘娩出:传递抽配有 20 单位缩宫素的 10 mL 注射针筒,注射于子宫壁肌层;娩出胎盘,传递弯盘接取;传递纱垫清理宫腔。将置有胎盘的弯盘放于无菌桌,防止污染,以备手术医师检查胎盘的完整性。

(7)缝合子宫:子宫进行两层缝合,传递可吸收缝线,第一次全层连续缝合,第二次缝合浆膜肌层包埋缝合。

(8)缝合切口:首先缝合腹膜,间断缝合筋膜及肌肉(图 15-16),间断缝合皮下组织,最后用皮内缝线缝皮肤,缝皮肤时要将创缘内翻,否则会影响创口愈合,使疗程延长。

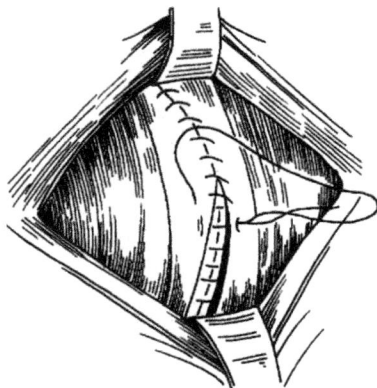

图 15-16　缝合肌肉

3.术后处置

术后注意保护患者的隐私,更换潮湿的床单位,同时做好保暖工作。待手术患者情况稳定后,送入病房,对未使用的子宫兴奋类药物进行交接。

三、接产

(一)目的

保护会阴,避免胎儿娩出时孕妇会阴严重裂伤并使胎儿安全娩出。

(二)物品准备

产包、新生儿复苏器械[复苏气囊、大小面罩、各种型号气管插管、新生儿低压吸引器、吸痰管、新生儿喉镜、至少准备 2 个叶片(早产儿的和足月儿的)、肾上腺素 1 mg/mL 1 支、10 mL 和 100 mL 生理盐水各 1 瓶、各种型号空针各 1 支、氧气备用状态]、新生儿复苏辐射台。

(三)操作步骤

(1)向孕妇解释分娩相关操作内容以取得配合。

(2)打开辐射台提前预热。

(3)指导孕妇在宫缩期间屏气向下用力,以推动胎儿下降,加速产程进展。产妇用力时可取舒适的体位。医务人员应及时给予孕妇鼓励以增强信心。

(4)接产准备:当初产妇宫口开全、经产妇宫口开大 3~4 cm 时,应做好接产的准备工作(如调整产床高度和角度,产时外阴冲洗消毒,接产人员按无菌操作常规刷手,助手协助打开产包,接产者铺产台准备接生)。

(5)接产:接产者在孕妇宫缩向下屏气时协助胎头俯屈;接产者在胎头拨露接近着冠时,右手持一接生巾内垫纱布保护会阴,左手在子宫收缩时协助胎头俯屈,注意用力要适度,使胎头以最小径线(枕下前囟径),在子宫收缩间歇期间缓慢地通过阴道口以避免会阴严重裂伤。

胎头娩出后,右手仍应保护会阴,不要急于娩出胎肩,先用左手自胎儿鼻根部向下轻轻挤压,挤出口鼻黏液和羊水,然后协助胎头外旋转,使胎儿双肩径与骨盆出口前后径相一致。

待宫缩时,左手将胎儿颈部向下轻压,使前肩自耻骨弓下先娩出,继之再托胎颈向上使后肩从会阴体前缘缓慢娩出。

双肩娩出后,右手方可松开,并将接生巾压向产妇臀下,防止污染的接生巾向外翻转污染其他用物,最后双手抱住胎儿双肩娩至胎臀处,接产者右手托胎肩左手托胎臀,协助下肢娩出,将新生儿轻柔放在产台上。

胎儿娩出后,将计血器垫于产妇臀下以收集和计量出血。接产者在距脐带根部 10~15 cm 处,用两把止血钳夹住,在两钳之间剪断做第一次断脐。

(6)新生儿处理。

呼吸道处理:置新生儿仰卧位于辐射台上,肩下垫肩垫使新生儿呈头部轻度仰伸-鼻吸气位,用洗耳球或吸痰管清除新生儿口、鼻腔的黏液和羊水,迅速擦干新生儿身上的羊水和血迹,撤掉湿巾,重新摆正体位,注意新生儿保暖。当呼吸道黏液和羊水确已吸净而仍无哭声时,可用手快速触摸新生儿背部或轻弹,或轻拍足底以诱发呼吸。新生儿大声啼哭,表示呼吸道已通畅。上述步骤又称新生儿初步处理,应在 30 秒内完成。

脐带处理:用 2%碘酊棉签消毒脐带根部周围皮肤,直径约 5 cm,以脐轮为中心向上消毒脐带约 5 cm(注意棉签不可在皮肤上来回涂抹)。然后用 75%乙醇、脱碘 2 遍,脱碘的范围不超过碘酒消毒的范围,并将碘脱净。在距脐根部 1 cm 处用止血钳夹住脐带并在止血钳上方剪断脐带,将气门芯或脐带夹套在或夹在距脐带根部 0.5 cm 处。用 2%碘酊烧灼、消毒脐带断端,注意药液不可触及新生儿皮肤以免灼伤(如药液触及新生儿皮肤,应用乙醇彻底脱干净)。脐带断端用无菌纱布包好,然后用弹性绷带或脐带纱布包扎固定。

新生儿检查:检查新生儿头部产瘤大小,眼、口、鼻、耳有无畸形,躯干部、四肢、手、足有无畸形,肛门是否正常。检查后抱给产妇辨认新生儿性别,称体重,测身长,肌内注射维生素 K_1 5 mg。然后医务人员帮助新生儿与母亲进行皮肤接触,并将皮肤接触的好处告诉产妇。将检查结果与相关内容填写在新生儿记录单上。

新生儿出生后与母亲进行皮肤接触新生儿娩出后,应尽早进行与母亲的皮肤接触,以增进母子间的感情。皮肤接触有利于新生儿的保暖,防止体温下降,促进母亲乳汁分泌和减少产妇出血。新生儿早接触、早吸吮、早开奶是促进母乳喂养成功的有益措施,应鼓励母亲多搂抱、触摸自己的孩子,皮肤接触应在分娩后 1 小时内进行,皮肤接触的时间应大于 30 分钟,最好第四产程期间母婴都在一起。注意在母婴皮肤接触时新生儿应与母亲有目光交流。

(7)第三产程的处理。

胎盘娩出:观察胎盘有无剥离征象,如胎盘已剥离,助手可轻压腹部子宫底处,协助胎盘娩出。当胎盘娩出至阴道口时,接产者用双手握住胎盘,如为胎盘母面应翻转成子面,向一方向旋转,并缓慢向外牵拉,协助胎膜完整剥离排出。如在排出过程中,发现胎膜部分断裂,可用止血钳或卵圆钳将断裂上端的胎膜全部夹住,再继续向原方向旋转,直至胎膜完全排出。胎盘胎膜娩出后,按摩子宫刺激收缩,减少出血。在按摩子宫的同时,注意观察阴道出血量。

检查胎盘胎膜:将胎盘铺平在台上,注意胎盘母体面有无缺损或毛糙,如有缺损或毛糙应测量缺损或毛糙面积。母体面检查后将胎盘提起,检查胎膜是否完整,仔细检查胎儿面边缘有无断裂血管,及时发现副胎盘,如有副胎盘、部分胎盘或大块胎膜残留时应由医师在严密无菌操作下,取出残留组织,并在分娩单上详细记录。

检查软产道:胎盘娩出后,应仔细检查会阴、小阴唇内侧、尿道口周围及阴道壁、宫颈有无裂伤(急产或产程进展过快、手术产等应检查宫颈情况)。如有裂伤,应及时按解剖结构缝合。

(四)注意事项

(1)助产人员适时安排产妇上产床,留出足够的时间做接产前准备(其中包括新生儿窒息复苏物品准备)。

(2)注意为孕妇保暖和遮盖。

(3)接产人员做好孕妇向下屏气用力指导,以控制产程进展。

(4)适时保护会阴,宫缩间歇时保护会阴的手应松开,使会阴部组织血液供应恢复,避免水肿发生。

(5)胎头大径娩出前,应提前教会孕妇哈气,缓慢娩出胎头,避免胎头快速娩出造成会阴严重撕裂。

(6)娩肩时应等待宫缩时娩出前肩和后肩,不可强行娩出,避免锁骨骨折发生。

(7)有胎盘剥离征象时,及时娩出胎盘,并仔细检查胎盘、胎膜是否完整。

(8)胎盘娩出后,应仔细检查产道有无裂伤、血肿等(产程过快或阴道助产时应检查宫颈有无裂伤),给予相应处理。

(9)注意给新生儿保暖。

(10)皮肤接触时,保证新生儿安全,避免窒息、滑落、坠床等发生。

(赵　俊)

第九节　神经外科手术的护理

神经外科作为一门独立的学科是在 19 世纪末神经病学、麻醉术、无菌术发展的基础上诞生的。神经外科是医学中最年轻、最复杂而又发展最快的一门学科。神经外科是外科学的分支,包括颅脑损伤、脑肿瘤、脑血管畸形、脊髓病变。神经外科又可分出颅底外科、脑内镜、功能神经外科等。下面以几个经典神经外科手术为例,介绍手术的护理配合。

一、颅内动脉瘤夹闭术的护理配合

颅内动脉瘤是当今人类致死、致残最常见的脑血管病。颅内动脉瘤是脑动脉上的异常膨出部分,指血管壁上浆果样的或先天性的突起,可能是血管先天性的缺陷或血管壁变性引起,通常发生在脑底动脉环的大血管分叉处。颅内动脉瘤分类:颈内动脉瘤（30%～40%）、前交通动脉瘤（30%）、大脑中动脉瘤（20%）、大脑后动脉瘤（1%）、椎基底动脉瘤（10%）。颅内动脉瘤夹闭术手术治疗的原则是将动脉瘤排除于血循环之外,使之免于再破裂,同时保持载瘤动脉的通畅,防止发生脑缺血。

(一)主要手术步骤及护理配合

1.手术前准备

手术患者行全身麻醉,手术体位为仰卧位,患侧肩下垫一小枕,头向右倾斜 30°～45°,上半身略抬高,脑外科头架固定。双眼涂金霉素眼药膏并用眼贴膜覆盖保护,双耳塞干棉球保护,以免消毒液流入眼和耳内。头部手术皮肤消毒时,应由手术区中心部向四周涂擦,包括头部及前额。消毒范围包括手术切口周围 15～20 cm 的区域。按照神经外科手术铺巾法建立无菌区域。

2.主要手术步骤

(1)铺巾:按常规皮肤消毒铺巾。

(2)切开头皮:传递 22 号大圆刀切开皮肤,传递头皮夹,夹住皮肤切口止血。

(3)皮瓣形成:以锐性分离法将皮瓣沿帽状腱膜下游离,并向后翻开皮瓣。

(4)骨瓣形成:传递骨膜剥离器剥离骨膜,暴露颅骨,选择合适的钻孔部位,安装并传递气钻或电钻进行钻孔,并用铣刀铣开骨瓣。

(5)切开硬脑膜:打开硬脑膜前传递腰穿针行脑脊液引流;传递蚊氏钳提夹,11 号尖刀切开硬脑膜一小口,传递解剖剪(又称"脑膜剪")扩大切口,圆针 0 号慕丝线悬吊。

(6)游离载瘤动脉:传递显微弹簧剪刀切开蛛网膜,神经剥离子协助轻轻剥开;传递脑压板,其下垫脑棉牵开并保护脑组织;传递小号显微吸引器、双极电凝暴露肿瘤邻近的血管及神经组织,逐步游离载瘤动脉的近端和远端、瘤颈直至整个瘤体。

(7)确认和夹闭动脉瘤:夹闭动脉瘤,根据情况选择合适长短及角度的动脉瘤夹蘸水后,与施夹钳一同传递。

(8)切口缝合:逐层关闭切口,放置引流,骨瓣覆盖原处并使用连接片和螺钉固定,传递圆针慕丝线依次缝合颞肌筋膜、帽状腱膜,缝合皮下组织,角针慕丝线缝合皮肤。

3.术后处置

为手术患者包扎伤口,戴上弹力帽,注意保护耳郭避免受压。检查受压部位皮肤,固定引流管,护送手术患者入神经外科监护室进行交接。

(二)围术期特殊情况及处理

1.急诊手术的术前准备

接到急诊手术通知单,立即选择安排特别洁净或标准洁净手术室,联系急诊室或者病房做好术前准备,安排人员转运患者(病情危重的手术患者必须由手术医师陪同送至手术室)。

(1)环境准备:手术室温度保持在 23~25 ℃,湿度保持在 40%~60%。严格根据手术间面积控制参观人员,1 台手术不得超过 3 名。

(2)特殊器械准备:显微持针器、显微弹簧剪刀、显微枪形镊、各种型号的显微吸引器、神经剥离子、各种型号动脉瘤夹及施夹钳、可调节吸引器、多普勒探头、多普勒血流测定仪。

(3)特殊物品准备:7~9"0"的血管缝线、"纤丝速即纱"止血材料和 3%罂粟碱溶液。

(4)辅助物品准备:准备带有腰穿针留置孔的手术床及两套负压吸引装置。

同时通知手术医师及麻醉医师及时到位,三方进行手术患者安全核查,保证在最短时间内开始手术。

2.腰椎穿刺术手术体位(如图 15-17)

术前腰穿留置针的操作应在全麻后进行,避免刺激患者诱发动脉瘤的破裂出血。具体配合方法如下。

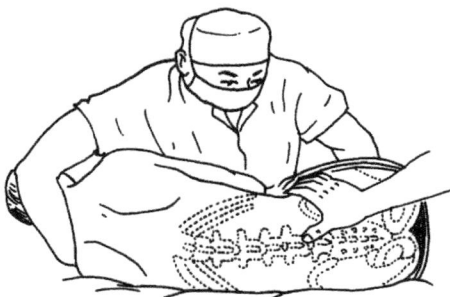

图 15-17　腰椎穿刺术

(1)调整体位:手术患者行全身麻醉后,巡回护士与手术医师、麻醉师一同缓慢地将手术患者翻转呈侧卧位,背齐床沿,头部和两膝尽量向胸部屈膝,腰背部向后弓起,使棘突间的椎间隙变宽,利于腰穿针进入鞘膜囊内,巡回护士站立于手术患者前面,帮助固定体位并保护手术患者以防坠床,配合麻醉师行腰穿。

(2)保护腰穿针头:完成腰穿留置引流后,立即用无菌小纱布保护腰穿针头,胶布固定,避免针芯脱落。

(3)确认腰穿留置针位置:手术医师、麻醉师共同将手术患者向床中央稍稍移动,其中一人用手轻扶腰穿针,巡回护士负责观察、确认腰穿留置针与手术床中央留置孔的位置相吻合后,共同将手术患者安置成仰卧位。

(4)术中监测:地面与手术床上留置孔的相应部位放置药碗(当腰穿针开放时可存取脑脊液)。加强巡视和检查,并按照要求进行相应特殊检查。

3.动脉瘤手术过程中的药物管理

对于手术台上使用的各种药物,巡回护士必须与洗手护士严格核对;无菌台上的术中用药,洗手护士必须加强管理,以防混淆或错用。

(1)药物标识规范:手术台上所有的药物及盛放药物的容器(包括注射器、药杯、药碗)必须有明确的标识,其上注明药物名称、浓度、剂量。

(2)杜绝混淆:无菌台上第一种药物未做好标识前,不可传递第二种药物至无菌台。

(3)特殊药物的配合:当需解除血管痉挛时,递显微枪形镊夹持含有3%罂粟碱溶液的小脑棉湿敷载瘤动脉5分钟。

(4)严格区分放置:注射药、静脉输液、消毒液必须严格区分放置,标识清晰。外观相似或读音相近的药物必须严格区分放置。

4.颅内动脉瘤过早破裂

颅内动脉瘤破裂是手术中的危急情况,必须及时、恰当处理,主要方法包括以下几种。

(1)指压法:巡回护士或台下医师协助压迫颈动脉,手术医师在颅内暂时阻断载瘤动脉,制止出血,同时处理颅内动脉瘤。洗手护士传递两只大号吸引器,手术医师迅速清除手术视野内的血液,找到动脉瘤破口,立即用其中一只吸引器对准出血点,迅速游离和处理动脉瘤。

(2)吸引器游离法:洗手护士传递大号显微吸引器,手术医师将动脉瘤吸住后,迅速夹闭瘤颈,该法适用于瘤颈完全游离,如使用不当可引起动脉瘤破口再次扩大。

(3)压迫止血法:洗手护士根据要求传递比破口小的锥形明胶海绵,手术医师将起头端插入动脉瘤破口处,并传递小型脑棉,在其外覆盖,同时传递小型显微吸引器轻压片刻后,迅速游离动脉瘤。

(4)双极电凝法:仅适用于颅内动脉瘤破口小且边缘整齐的情况下。洗手护士准确快速传递双极电凝镊,手术医师用其夹住出血部位,启动电凝,帮助止血。

5.脑棉的使用和清点

神经外科手术风险大、难度高、手术时间长,脑棉的清点工作是神经外科手术护理的重点和难点,应按照以下方法进行。

(1)术前清点:术前洗手护士应提前洗手,保证充分的时间进行脑棉的清点和整理。由洗手护士和巡回护士两人共同清点脑棉,并记录于手术护理记录单上。清点脑棉时应特别注意,脑棉以10块1包装,每台手术以50块为基数。清点脑棉时需细致谨慎,应及时发现是否存在两块脑棉重叠放置的现象。此外必须检查每一块脑棉的完整性,确认每一块脑棉上带有牵引线。

(2)术中管理:传递脑棉时,需将脑棉平放于示指的指背上或手背上,光面向前,牵引线向后。术中添加脑棉也必须及时清点并记录。添加脑棉时,同样以10块的倍数进行添加。术中严禁手术医师破坏脑棉的形状,如修剪脑棉或撕扯脑棉。巡回护士应及时捡起手术中掉落的脑棉并放至指定位置。

(3)关闭脑膜前清点:必须确认脑棉的数量准确无误方可关闭并记录。关闭脑膜后必须再次确认脑棉的数量准确无误并记录。

二、后颅肿瘤切除手术的护理配合

后颅肿瘤是指小脑幕下的颅后窝肿瘤,肯见有小脑、脑桥小脑角区、第四脑室、斜坡、脑干、枕大孔区肿瘤等。经临床和影像学检查证实的后颅肿瘤,除非有严重器质性病变不宜开颅者,一般均应手术治疗,根据手术部位常采用正中线直切口、钩状切口、倒钩形切口。此节以最典型和最常用的枕下正中切口后颅窝开颅术为例说明手术入路及手术配合。

(一)主要手术步骤及护理配合

1.术前准备

手术患者行全身麻醉,手术体位为俯卧位,上半身略抬高,头架固定。双眼涂金霉素眼药膏并用眼贴膜覆盖保护,双耳塞棉花球保护,以免消毒液流入眼和耳内。头部手术皮肤消毒时,应由手术区中心部向四周涂擦。消毒范围要包括手术切口周围15~20 cm的区域。按照神经外科手术铺巾法建立无菌区域。

2.手术步骤

(1)常规皮肤消毒铺巾。

(2)切开头皮:传递22号大圆刀切开皮肤,传递头皮夹,夹住皮肤切口止血。

(3)牵开肌层:传递骨膜剥离器分离两侧附着于枕骨的肌肉及肌腱,显露寰椎后结节和枢椎棘突,传递乳突拉钩或梳式拉钩用于牵开肌层。

(4)骨窗形成:传递气钻或电钻在枕骨鳞部钻一孔,并传递鼻甲咬骨钳扩大骨窗,向上至横窦,向下咬开枕骨大孔,必要时咬开寰椎后弓。

(5)切开并悬吊硬脑膜:传递蚊氏钳提夹,11号尖刀切开硬脑膜一小口,传递解剖剪扩大切口,圆针0号慕丝线悬吊。

(6)肿瘤切除并止血:传递取瘤钳分块切取肿瘤,传递止血纱布进行止血。

(7)清点脑棉,缝合硬脑膜。

(8)切口缝合:逐层关闭切口,放置引流,严密缝合枕下肌肉、筋膜,缝合皮下组织和皮肤。

3.术后处置

为手术患者包扎伤口,戴上弹力帽,注意保护耳郭,检查受压部位皮肤,固定引流管,护送患者入复苏室进行交接。处理术后器械及物品。

(二)围术期特殊情况及处理

1.小脑肿瘤切除术的术前准备

小脑手术部位深,手术复杂,对护理的配合要求高,因此,手术室护士应尽最大可能做好充分的手术准备。具体包括以下。

(1)环境准备:安排入特别洁净或标准洁净手术室,手术室温度保持在23~25 ℃,湿度保持在40%~60%。严格根据手术间面积控制参观人员,1台手术不得超过3名。

(2)特殊器械及物品准备:头架、气钻、显微镜、一次性显微镜套、超声刀、明胶海绵、骨蜡、电刀、"纤丝速即纱"、双极电凝、负压球、医用化学胶水、脑棉、显微弹簧剪、显微枪形剪、枪形息肉钳等。

(3)常规用品准备:术前了解手术患者病情、手术部位,根据手术患者的体型、手术体位等实际情况准备手术所需常规用品。

(4)抢救用品准备:充分估计术中可能发生的意外,提前准备好各种抢救用品。对出血比较多的手术如巨大脑膜瘤等,应事先准备两路吸引器。

2.患者俯卧位的摆放

摆放体位之前,巡回护士应做好充分的准备;将体位垫4~5个呈三角形放于手术床上,体位垫的大小选择根据手术患者的体型确定,体位垫上的布单应保持平整,无皱褶、无潮湿。

手术患者在患者推床上接受全身麻醉后,巡回护士脱去患者衣服,双臂放于身体两旁,用中单加以固定,防止在翻身时肩关节、肘关节扭曲受伤。然后巡回护士与手术医师、麻醉师同时将患者抬起缓慢翻转到手术床上呈俯卧位;注意其中手术医师托住患者颈肩部和腰部,巡回护士托住患者臀部和窝部,麻醉师注意避免气管插管、输液管及导尿管脱落;同时应注意保持头、颈、胸椎在同一水平上旋转。翻转成功后巡回护士根据需要调整体位垫,保证胸腹悬空不受压,四肢处于功能位,全身各个部位得到妥善固定。

3.术中观察

术中还应巡逻护士要密切观察生命体征的变化,观察四肢有无受压、静脉回流是否畅通等。注意保持静脉通路和导尿管的通畅,特别是应手术需要在手术进行中挪动患者体位或疑似患者体位有变动时必须立即检查。常规状态下每1~2小时观察一次。

4.超声刀的连接和使用

脑外科专用超声刀设备较为昂贵,使用要求高,手术室护士应正确使用,以确保其发挥最大的效能。

(1)超声刀使用流程(图 15-18)。

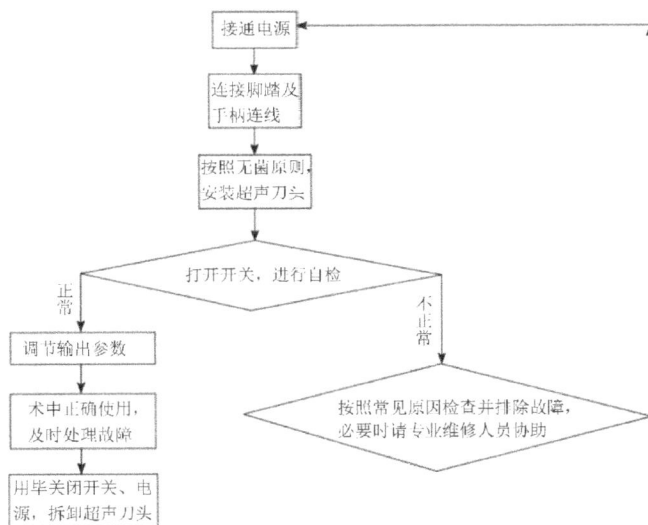

图 15-18 超声刀使用流程图

(2)脑外科专用超声刀使用前的操作要点:①先插上电源,连接踏脚和机器,打开机器开关。检查仪器是否完好。②吸引瓶内采用一次性带止逆阀吸引袋,并连接机器。③洗手护士正确无误地衔接好超声刀手柄电线、吸引管、冲洗管并将三者合一,妥善固定,将其远端传递给辅助护士。巡回护士分别将超声刀插头、吸引管、冲洗管与机器相应插口及冲洗液连接。④巡回护士根据需要调节吸引力、超声频率、冲洗液流量至最合适的范围。

(3)脑外科专用超声刀仪使用时的注意事项:①超声刀头置于安全稳妥的地方,刀头不可触及任何物品。②及时擦净超声刀头上的血迹并吸取生理盐水保持吸引头通畅。③当仪器处于工作状态时,手远离转轴。

(4)脑外科专用超声刀使用后的注意事项:①脚踩踏脚开关,用超声刀头吸生理盐水 200 mL冲洗超声刀头中的管腔,然后关闭电源开关。②超声刀头用湿纱布擦拭干净,禁止放在含酶的消毒液中,应送环氧乙烷灭菌。③收好电源电线、踏脚开关等物件,吸引袋按一次性医疗废弃物处理。④登记使用情况。

5.神经外科手术中显微镜的使用

显微镜是神经外科手术最为常用的仪器设备之一,护士应掌握正确的使用和维护保养方法,从而为患者提供安全的治疗,同时延长物品的使用寿命。

(1)使用前的注意事项:①接通电源,连接视频线至彩色监视器,打开电源开关。②根据手术部位调整好助手镜的位置,打开显微镜开关。检查显微镜的各项功能,如聚焦、调整平衡等。目镜的屈光度数,使图像清晰度与助手镜和监视器一样。③拉直显微镜臂,用无菌显微镜套将显微镜套好。

(2)使用中的注意事项:①洗手护士在手术显微镜下配合手术时,要特别注意显示屏上显示的手术操作及进展,主动与主刀医师配合。②传递器械动作幅度要小,做到轻、稳、准。做到一手递,一手接,保证医师在接后即能用。③传递脑棉时,根据需要将不同大小的脑棉传递到医师的视野内。④做各种操作时绝对不可倚靠及碰撞手术床及显微镜底座,以免影响手术区域及操作。

(3)使用后的注意事项:①关闭手术显微镜光源,打开固定器,将显微镜推离手术区。②将手术显微镜镜臂收起,缩至最短距离,注意保护镜头。③关闭总电源,收好电源线和视频线,将手术显微镜放置原位,固定底座开关。④取下手术显微镜套后,应检查手术显微镜上有无血迹,清洁擦拭干净。⑤按要求在专用登记本上记录显微镜使用状况。

(4)保养的注意事项:①手术显微镜的镜头是整个机器的心脏,非常娇贵,所以每次使用后,要用镜头专用纸清洁镜头,禁用粗糙的物品擦拭,防止出现划痕,影响镜头的清晰程度。②勿用乙醇、乙醚等有机溶剂擦拭镜身,可用软布蘸水擦拭;各个螺丝和旋钮不要拧得过紧或过松。③关闭显微镜时,要先将调节光源旋钮旋至最小,再将光源电源关闭,最后关闭显微镜电源开关,以延长灯泡的使用寿命。④随时记录手术显微镜的使用情况、性能、故障及解决方法。⑤手术显微镜应放置于干净、干燥通风的地方,注意避免碰撞。⑥显微镜通常处于平衡状态,无特殊要求,不要轻易调节。⑦专人负责检查,设专用登记本,每次使用后需登记情况并签名。⑧每3个月由专业人员做一次预防性维修和保养,每年进行1次安全性检查。

(徐保海)

第十节　心胸外科手术的护理

心胸外科专业开创于20世纪初期,起步较晚但几十年来却是发展最快的外科学分支之一。胸心外科通常可分为普通胸外科和心脏外科,普通胸外科治疗包括肺、食道、纵隔等疾病;心脏外科则是治疗心脏的先天性或后天性疾病。常见的先天性心脏病手术包括房室间隔缺损修补,肺动脉狭窄拓宽、法洛四联症矫治术和动脉导管未闭结扎术等;后天性心脏病手术包括瓣膜置换术、瓣膜成形术、冠状动脉搭桥术、带瓣管道置换术等。下面以几个经典的胸心外科手术为例,介绍手术的护理配合。

一、瓣膜病置换手术的护理配合

心脏瓣膜病是指心脏瓣膜结构(瓣叶、瓣环、腱索、乳头肌)的功能或结构异常导致瓣口狭窄和/或关闭不全。常见的致病因素包括炎症、黏液样变性、退行性改变、先天性畸形、缺血性坏死、创伤、梅毒、钙化、发育异常等。心脏瓣膜置换术是指在低体温麻醉下,通过外科手术切除病变瓣膜,使用人工心脏瓣膜替换的一种治疗方法。以下以二尖瓣置换术为例做手术配合介绍。

(一)主要手术步骤及护理配合

1.手术前准备

手术患者入室前,巡回护士应先将凝胶体位垫和变温水毯放置于手术床上,其有防止压疮和体外循环恢复后升温的作用。手术患者取仰卧位,双手平放于身体两侧并使用中单将其保护固定。手术患者行全身麻醉,巡回护士配合麻醉师进行动静脉穿刺;留置导尿管,并连接精密集尿袋。留置肛温探头进行术中核心体温的监测;巡回护士合理粘贴电极板,通常将电极板与患者轴线垂直地粘贴于臀部侧方肌肉丰富处,不宜粘贴于大腿处,以防术中进行股动脉、股静脉的紧急插管。切口周围皮肤消毒范围为:上至肩,下至髂嵴连线,两侧至腋中线。按照胸部正中切口手术铺巾法建立无菌区域。

2.主要手术步骤

(1)经胸骨正中切口开胸:传递22号大圆刀切开皮肤,电刀切开皮下组织及肌层,切开骨膜;传递电锯锯开胸骨,并传递骨蜡进行骨创面止血(如图15-19,图15-20)。

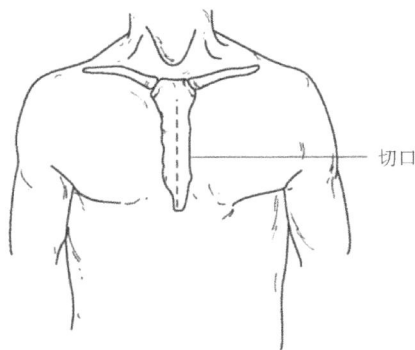

图 15-19　胸正中切口

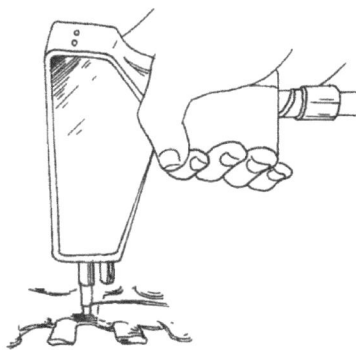

图 15-20　使用电锯将胸骨纵形锯开

(2)撑开胸骨:利用胸腔撑开器撑开胸骨显露胸腺、前纵隔及心包;传递无损伤镊夹持心包,配合解剖剪剪开,传递圆针7号慕丝线进行心包悬吊,显露心脏(如图15-21)。

(3)建立体外循环:传递25 cm解剖剪、无损伤镊、血管游离钳等游离上下腔静脉及升主动脉,配合插管荷包的制作及上下腔静脉和升主动脉插管,放置心脏冷停搏液灌注管,传递阻断钳阻断上、下腔静脉和主动脉,灌注停跳液(原理为含高浓度钾,导致心脏停搏),外膜敷冰泥保护心肌,直至心脏停止。

(4)显露二尖瓣:传递11号尖刀经房间沟切开左心房壁,心房拉钩牵开心房,显露二尖瓣(如图15-22)。

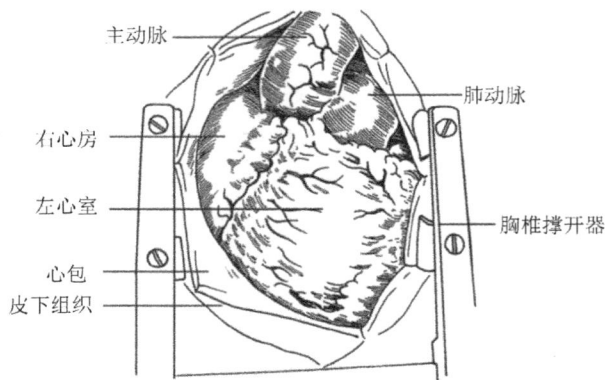

图 15-21　显露心脏

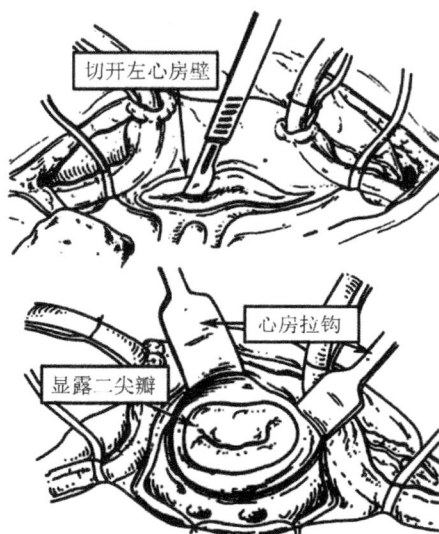

图 15-22　切开左心房,显露二尖瓣

(5)剪除二尖瓣及腱索:传递 25 cm 解剖剪沿瓣环剪除二尖瓣及腱索,无损伤镊配合操作,同时准备湿纱布,及时擦拭解剖剪及无损伤镊上残留腱索和组织。

(6)换人工瓣膜:传递测瓣器测定瓣环大小,选择大小合适的人工瓣膜,传递瓣膜缝合线缝合人工瓣膜。

(7)关闭切口,恢复正常循环:传递不可吸收缝线关闭二尖瓣切口和左房切口。传递夹管钳,配合撤离体外循环,并传递不可吸收缝线或各种止血用品配合有效止血;开启变温水毯至 38～40 ℃,调高手术间内温度,加温输注的液体或血液进行复温,待心脏跳动恢复、有力,全身灌注情况改善,放置胸腔闭式引流管,传递无损伤缝线缝合并关闭心包,传递胸骨钢丝关胸及慕丝线缝合切口。

3.术后处置

为手术患者包扎伤口,及时加盖棉被进行保温。检查手术患者骶尾部、足跟等易发生压疮的皮肤,及时发现皮肤发红、破损等异常情况。固定胸腔引流管、导尿管,保持引流通畅,并观察引流液的色、量、质,加强管道护理,防止滑脱。协助麻醉师、手术医师小心谨慎地将手术患者转移至监护床上,转运途中严密监测血压、心率、心律、氧饱和度等生命体征。保障患者安全,与心外科监护室护士做好交接班。

(二)围术期特殊情况及处理

1.调节手术患者体温

正常机体需高血流量灌注重要脏器,包括肾、心、脑、肝等,而机体代谢与体温直接有关,体温每下降7 ℃组织代谢率可下降50%,如体温降至30 ℃,则氧需要量减少50%,体温降至23 ℃时氧需要量则是正常的25%。因此,在建立体外循环过程中需要降温,以减低需氧量,预防重要脏器缺血缺氧,提高灌注的安全性。降温程度根据病情、手术目的和手术方法等各种情况而定,可分为不同的类型。

(1)常温体外循环:适用于简单心脏畸形能在短时间内完成手术者。

(2)浅低温体外循环:适用于病情中等者,心内畸形不太复杂者。

(3)深低温微流量体外循环,适用于:①心功能差,心内畸形复杂者。②侧支循环丰富,心内手术时有大量回血者。③合并动脉导管未闭者。④升主动脉瘤或假性动脉瘤手术深低温停循环者。

(4)婴幼儿深低温体外循环:适用于各种心脏复杂畸形。

(5)成人深低温体外循环:主要适用于升主动脉及弓部动脉瘤手术。

体外循环通过与低温结合应用,可使体外循环灌注流量减少,血液稀释度增加,氧合器血气比率降低。手术室的降温/保温设备有空调、制冰机、恒温箱、水床、变温毯及热空气动力装置等,通过这些设备,手术室护士可以达到调节和控制手术患者体温的目的。

2.心脏复苏困难

进行体外循环后,手术患者发生心脏复苏困难原因很多,常见于心脏扩大、心肌肥厚、心功能不全及电解质平衡紊乱等。案例中手术患者为二尖瓣狭窄患者,由于长时间的容量及压力负荷加重,且心功能基础较差,长时间的升主动脉阻断更加重了心肌的缺血缺氧损害,因此可能发生心脏复苏困难。

对于这位手术患者,首先应给予积极处理措施,如实施电击除颤等,如果效果不佳则立即再次阻断主动脉,在主动脉根部灌注单纯温氧合血5~10分钟,由于血液不但能为受损的心脏提供充足的氧,还能避免或减轻心肌的再灌注损伤。而后再次开放主动脉,一般即可自动复跳或经电击除颤后复跳。如多次除颤后仍不复跳则需再次阻断主动脉,灌注停搏液使心电机械活动完全停止,让心脏得以充分的休息,降低氧耗,为再次复跳做好准备。

3.心脏复跳后因高血钾心搏骤停

心脏复跳后发生高钾血症的可能原因包括:肾排钾减少、血液破坏、酸中毒、摄入过多等,如心脏停搏液(含钾)灌注次数和容量过多,大量的血液预充等。高钾血症可使静息电位接近阈电位水平,细胞膜处于去极化阻滞状态,钠通道失活,动作电位的形成和传导发生障碍,心肌兴奋性降低或消失,兴奋-收缩耦联减弱,心肌收缩降低,从而发生心搏骤停。

(1)胸内心脏按压:第一时间内迅速给予。胸内心脏按压方法可分为单手或双手心脏按压术,一般用单手按压时,拇指和大鱼际紧贴右心室的表面,其余4指紧贴左心室后面,均匀用力,有节奏地进行按压和放松,频率为80~100次/分。双手胸内心脏按压,用于心脏扩大、心室肥厚者,术者左手放在右室面,右手放在左室面,双手掌向心脏做对合按压,其余同单手法(图15-23)。切勿用手指尖按压心脏,以防止心肌和冠状血管损伤。

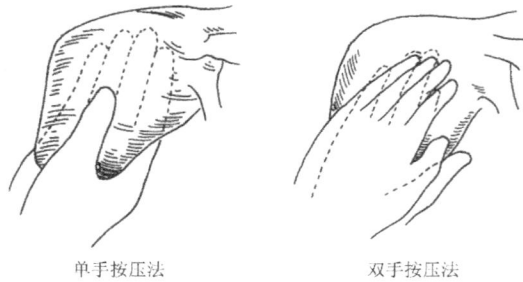

单手按压法   双手按压法

图 15-23　心内按压示意图

（2）胸内电除颤：巡回护士立即准备除颤仪及无菌除颤极板配合手术医师进行胸内除颤。首先打开除颤器电源，选择非同步除颤方式，继而选择电能进行充电；手术医师将胸内除颤电极板分别置于心脏的两侧或前后并夹紧，电击能量成人为 10～40 J，小儿为 5～20 J。

（3）复苏成功后，应配合麻醉师使用药物纠正低血压及电解质紊乱等，同时给予冰袋施行头部物理降温，同时用冰袋置于颈部、腋窝、腹股沟等大血管流经处进行体表降温，预防脑水肿等。心跳恢复后，有可能再度停搏或发生心室纤维性颤动，巡回护士应严密观察患者生命体征。

二、小切口微创心脏手术的护理配合

传统心脏外科手术，多采用胸骨正中切口，部分采用左胸后外侧切口，但往往痛苦大、手术切口长。随着近年来心血管手术安全性的不断提高，小切口心脏手术渐趋盛行。小切口心脏手术的特点是切口美观、隐蔽、创伤小、出血少、恢复快、愈合好、畸形少、费用少等。但由于切口小，术中术野显露较差，术前应明确诊断，严格掌握手术指征，同时对外科医师的手术操作技能也提出较高要求。本文以右腋下小切口微创房间隔缺损修补术为例介绍手术护理配合。

（一）主要手术步骤及护理配合

1.手术前准备

患者静脉复合麻醉伴行气管插管，体位在仰卧位的基础上右胸垫高，呈左侧 60°半侧卧位，下半身尽量平卧，显露股动脉。右上肢屈肘悬吊于手术台支架上。摆放体位后，协助医师正确粘贴体外除颤板。切口周围皮肤消毒范围为：前后过中线，上至锁骨及上臂 1/3 处，下过肋缘。按照胸部侧卧位切口手术铺巾法建立无菌区域。

2.主要手术步骤

（1）右前胸切口：即取右侧腋中线第二肋交点与腋前线第五肋间交点连线行约 5 cm 切口，于腋前线第四肋进胸。传递 22 号大圆刀切开皮肤，电刀切开皮下组织及肌层，传递侧胸撑开器暴露切口。

（2）建立体外循环：传递无损伤镊、25 cm 解剖剪剪开心包并传递圆针慕丝线固定心包。传递血管游离钳游离上、下腔静脉和主动脉并在主动脉根部作荷包缝合，插特定制作的长形带导芯的主动脉供血管。于右心耳部做荷包，并切开心耳插上腔静脉引流管；于右房壁作荷包缝线，切开后插下腔静脉引流管。体外循环开始后，阻断升主动脉并于主动脉根部注入冷停搏液。

（3）暴露房间隔缺损：传递无损伤镊及无损伤剪，切开右心房，暴露房间隔缺损。

（4）修补房间隔缺损：如缺损较小，传递不可吸收缝线予以直接缝合；如缺损较大或位置比较特殊也可使用自体心包片或涤纶补片修补缺损。在缝合心房切口的同时排除右房内气体，主动脉开放后心脏复跳。

(5)关闭切口:放置胸腔闭式引流管,传递三角针慕丝线固定,传递无损伤缝线缝合并关闭心包,传递慕丝线缝合切口。

3.术后处置

为手术患儿包扎伤口,及时加盖棉被进行保温。检查手术患儿受压侧眼睛、耳朵、各处骨突部位,以及悬吊的上肢,及时发现皮肤发红、破损等异常情况。固定胸腔引流管、导尿管,保持引流通畅,并观察引流液的色、量、质,加强管道护理,防止滑脱。协助麻醉师、手术医师小心谨慎地将手术患者转移至监护床上,转运途中严密监测血压、心率、心律、氧饱和度等生命体征。保障患者安全,与心外科监护室护士做好交接班。

(二)围术期特殊情况及护理

1.低龄手术患者如何进行术前准备

多数先天性心脏病患者需在儿时接受手术,因此必须加强以下几个方面的护理工作。

(1)做好心理护理,完善术前访视:对手术患儿关心爱护、态度和蔼,对家长解释病情和检查治疗过程,建立良好的护患关系,消除家长和手术患儿的紧张,取得理解和配合。全面了解手术患儿的基本情况,包括基础生命体征、皮肤准备情况、备血、配血和手术方案等。做好护理计划,儿童术前禁食 10 小时,婴幼儿禁食 2 小时。

(2)手术间及物品准备:手术间温度要保持恒定,对于 10 kg 以下及术中需要深低温降温的手术患儿,术前应在手术床上铺好变温毯,以便降温或复温时使用。10 kg 以下的手术患儿应用输液泵严格控制液体入量。准备好摆放体位时所需的适合患儿身高体重的体位摆放辅助用品。准备好适合小儿皮肤的消毒液,一般用碘伏进行消毒。

(3)器械准备:根据手术患儿的身高和体重,准备合适的小儿心脏外科器械,如小儿使用阻断钳等,同时由于从侧胸入路手术,术前需要准备侧胸撑开器及加长的心脏外科器械,如 25 cm 解剖剪、长柄 15 号小圆刀等,方便术中使用。

2.术中需要更换手术方式

术中病情突变、需要更换手术方式是非常紧急的情况,必须争分夺秒,以挽救手术患者的生命。手术室护士应做好以下几个方面的工作。

(1)术前准备周全:首先手术室护士应在术前将各种风险可能考虑周全,并事先准备好各种可能使用的器械物品,如股动脉插管管道、各种规格的涤纶补片等。手术医师也应考虑到手术方式改变或股动脉插管的可能,在消毒铺单时应扩大范围。

(2)及时供应器械:如需改变手术方式,紧急调用其他器械,手术室巡回护士应立即将情况向值班护士长汇报,同时积极联系其他手术房间或者专科护士寻找合适的器械或替代物品,并及时提供到手术台上供医师使用,尽量减少耗费时间,保证患儿安全。

3.手术时间意外延长

手术时间意外延长可能导致非预期事件的发生,手术室护士必须及时调整和处理,以最大限度保护手术患儿及其家属。

(1)做好护理配合:手术室护士在整个手术过程应沉着冷静、全神贯注,预见性准备好下一步骤所需物品,配合手术医师尽量减少操作时间,降低手术对其他脏器损伤,减少手术并发症。

(2)预防性使用抗生素:常用的头孢菌素血清半衰期为 1~2 小时,为了保证药物有效浓度能覆盖手术全过程,当手术延长到 3~4 小时或失血量>1 500 mL 时,应追加一个剂量,预防术后感染。

（3）无菌区域的保证：手术时间意外延长如超过 4 小时，应在无菌区域内加盖无菌巾，手术人员更换隔离衣及手套等。

（4）加强体位管理：术中每隔 30 分钟检查手术患儿体位情况，对于容易受压部位应定时进行减压，保证整个手术过程手术患儿皮肤的完整性，肢体功能不受损。

（5）联系并告知相关部门：联系病房告知患儿家属手术情况，安抚紧张情绪。告知护理排班人员，以便其做好工作安排。

（徐保海）

第十一节 普外科手术的护理

普通外科是外科领域中历史最长、发展较全面的学科。该学科内容广泛，是外科其他各专业学科的基础；其范围较大，除了各个专业学科，如颅脑外科、骨科、整形外科，泌尿外科等之外，其余未能包括在专科范围内的内容均属于普通外科的范畴。普通外科手术以腹部外科为基础，还包括了甲状腺疾病、乳腺疾病，周围血管疾病等。在实际工作中，普通外科又可分出一些学科，如胃肠外科、肛肠外科、肝胆外科、胰腺外科、周围血管外科等。下面以几个经典的普通外科手术为例，介绍手术的护理配合。

一、急性肠梗阻手术的护理配合

小肠分为十二指肠、空肠和回肠三部分，十二指肠起自胃幽门，与空肠交接处为十二指肠悬韧带（Treitz 韧带）所固定。回肠末端连接盲肠，并具回盲瓣。空肠和回肠全部位于腹腔内，仅通过小肠系膜附着于腹后壁。肠梗阻是指肠内容物不能正常运行、顺利通过肠道，是外科常见急腹症之一常为物理性或功能性阻塞，发病部位主要为小肠。小肠梗阻是指小肠肠腔发生机械性阻塞或小肠正常生理位置发生不可逆变化，如肠套叠、肠嵌闭和肠扭转等。绝大多数机械性肠梗阻需作外科手术治疗，缺血性肠梗阻和绞窄性肠梗阻更需及时急诊手术处理。

（一）主要手术步骤及护理配合

1.手术前准备

手术患者取仰卧位，行全身麻醉。切口周围皮肤消毒范围为：上至剑突、下至大腿上 1/3，两侧至腋中线。按照腹部正中切口手术铺巾法建立无菌区域。

2.主要手术步骤

（1）经腹正中切口开腹：22 毕翠凤大圆刀切开皮肤，电刀切开皮下组织、腹白线、腹膜，探查腹腔。

（2）分离：切开相应肠系膜，分离、切断肠系膜血管，传递血管钳 2 把钳夹血管，解剖剪剪断，慕丝线结扎或缝扎。

（3）分别切断肠管近远端：传递肠钳钳夹肠管，15 号小圆刀于两肠钳间切断，移除标本，传递碘伏棉球擦拭残端（图 15-24）。

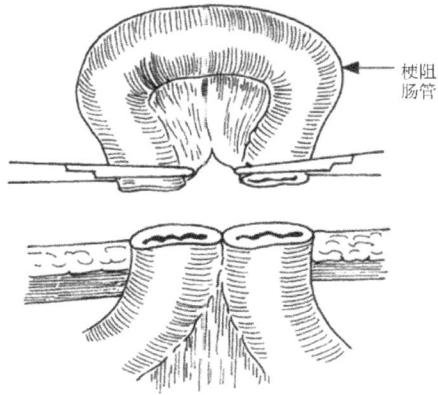

图 15-24 切断肠管

（6）关闭腹腔：传递温生理盐水冲洗腹腔；放置引流管，三角针慕丝线固定；传递可吸收缝线或圆针慕丝线关腹。

（4）行肠肠吻合：对拢肠两断端，传递圆针慕丝线连续缝合或传递管型吻合器吻合（图 15-25）。

（5）关闭肠系膜裂隙：传递圆针慕丝线或可吸收缝线间断缝合（图 15-26）。

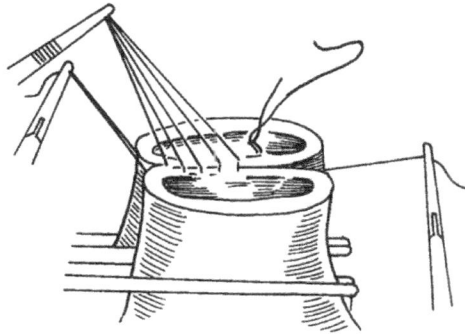

图 15-25 肠肠吻合

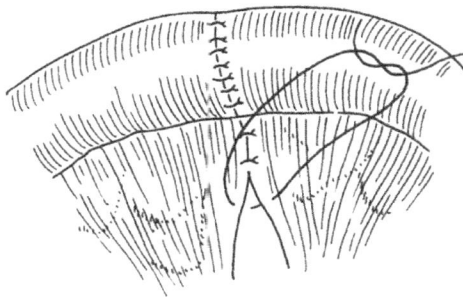

图 15-26 关闭肠系膜裂隙

（二）围术期特殊情况及处理

1.急诊手术，病情危急

手术室值班护士接到急诊手术通知单，立即安排手术间，联系相关病房做好术前准备，安排人员转运患者（病情危重的手术患者必须由手术医师陪同送至手术室）。

手术室护士按照手术要求,备齐手术器械及仪器等设备,如高频电刀、超声刀、负压吸引装置,检查仪器功能,并调试至备用状态。同时应预计可能出现的突发事件和可能需要的物品,以备不时之需。如这位患者为剖腹探查手术,除了肠道切除和吻合外,可能存在肠道破裂、腹腔污染的可能,因此必须备齐大量冲洗液体。

同时应通知手术医师及麻醉师及时到位,三方进行手术患者手术安全核查,保证在最短时间内开始手术。

2.肠道吻合的护理配合

肠道吻合器是临床常用的外科吻合装置之一,在手术使用时,主要做好以下护理配合。

(1)型号选择:应按照医师要求,根据肠腔直径和吻合位置,目测或利用测量器,选择不同型号的吻合器,目前常用的肠道吻合器型号有 25～34 号,并分直线和弯型吻合器。

(2)严格核对:手术医师要求使用 32 号直线型管型吻合器吻合肠腔,由于吻合器价格较为昂贵,为一次性高值耗材,巡回护士在打开吻合器外包装之前必须再次与手术医师认真确认吻合器的型号、规格,检查有效期及外包装完整性,均符合要求方可打开使用。

(3)配合使用:洗手护士将抵钉座组件取下交予手术医师,手术医师将抵钉座与吻合器头部分别放入将欲吻合的消化管两端,旋转吻合器手柄末端调节螺母,通过弹簧管及吻合器头部伸出的芯轴,将抵钉座连接固定于吻合器头部。医师进行击发,完成肠管钉合并切除消化管腔内多余的组织。

(4)使用后处置:吻合完成后,配合医师共同检查切下的组织切缘是否完整成环,以保证不出现吻合口瘘。吻合器使用后,按照一次性医疗废弃物标准处理,严禁任何人员将使用过的吻合器带出手术室。

二、甲状腺手术的护理配合

甲状腺是人体最大的内分泌腺体,位于甲状软骨下方,紧贴于气管两旁,由中央的峡部和左右两个侧叶构成。甲状腺由两层被膜包裹,内层被膜称甲状腺固有被膜,紧贴腺体并伸入到腺实质内;外层被膜称甲状腺外科被膜,易于剥离,两层被膜之间有甲状腺动、静脉、淋巴结、神经和甲状旁腺等,因此手术时分离甲状腺应在此两膜间进行。当单纯性甲状腺肿压迫气管、食道、喉返神经等引起临床症状,或巨大单纯甲状腺肿物影响患者生活工作,或结节性甲状腺肿有甲状腺功能亢进或恶变,或甲状腺良性肿瘤都应行甲状腺大部或部分(腺瘤小)切除,其中甲状腺腺瘤是最常见的甲状腺良性肿瘤。

(一)主要手术步骤及护理配合

1.手术前准备

手术患者取垂头仰卧位,行全身麻醉。切口周围皮肤消毒范围为:上至下唇,下至乳头连线,两侧至斜方肌前缘。

2.主要手术步骤

(1)切开皮肤、皮下组织及肌肉:传递 22 号大圆刀在胸骨切迹上两横指处切开皮下组织及颈阔肌。

(2)分离皮瓣:传递纱布,缝合在上下皮瓣处,牵引和保护皮肤;传递组织钳提起皮肤,电刀游离上、下皮瓣。

(3)暴露甲状腺:纵形打开颈白线,传递甲状腺拉钩牵开两侧颈前带状肌群,暴露甲状腺。

(4)处理甲状腺血管:传递圆针慕丝线缝扎甲状腺上动脉和上静脉、甲状腺下动脉和下静脉。

(5)处理峡部:传递血管钳或直角钳分离并钳夹峡部,传递15号小圆刀或解剖剪切除峡部。

(6)切下甲状腺组织:传递血管钳或蚊氏钳,沿预定切线依次钳夹,传递15号小圆刀切除,取下标本,切除时避免损伤喉返神经。传递慕丝线结扎残留甲状腺腺体,传递圆针慕丝线间断缝合甲状腺被膜。

(7)冲洗切口,置引流管,关切口:生理盐水冲洗,传递吸引器吸尽冲洗液并检查有无活动性出血;放置负压引流管置于甲状腺床,传递三角针慕丝线固定;传递圆针慕丝线依次缝合颈阔肌、皮下组织,三角针慕丝线缝合皮肤,或使用无损伤缝线进行皮内缝合,或使用专用皮肤吻合皮钉吻合皮肤。

(二)围术期特殊情况及处理

1.甲状腺次全切除术患者体位

甲状腺次全切除术的手术患者应放置垂头仰卧位,该体位适用于头面部及颈部手术。在手术患者全麻后,巡回护士与手术医师、麻醉师一同放置体位。放置垂头仰卧位时除了遵循体位放置一般原则外,还需注意:①在仰卧位的基础上,双肩下垫一肩垫平肩峰,抬高肩部20°,使头后仰颈部向前突出,充分暴露手术野。②颈下垫颈枕,防止颈部悬空。③头下垫头圈,头两侧置小沙袋,固定头部,避免术中移动。④双手平放于身体两侧并使用中单将其保护、固定。⑤双膝用约束带固定。

2.甲状腺手术术中发生电刀故障

术中发生高频电刀报警,电刀无法正常工作使用,巡回护士应先检查连接线各部分完整性,以及电刀连接线与电刀主机、电极板连接线与电刀主机的连接处,避免连接线折断或连接部位接触不紧密的情况发生;查看电极板与手术患者身体部位贴合是否紧密,是否放置在合适部位,当进行以上处理后问题仍未解除,应更换电刀头,如仍无法正常使用,更换高频电刀主机,及时联系厂家维修。此外,当手术医师反映电刀输出功率不够,要求加大功率时,巡回护士不可盲目加大功率,造成手术患者发生电灼伤隐患;应积极寻找原因,检查电刀各连接线连接是否紧密的同时,提醒洗手护士及时清除电刀头端的焦痂,保持良好传导性能。

3.手术并发症

手术患者在拔管后突然自觉呛咳、胸闷、心悸、呼吸困难、氧饱和度下降等情况,说明很可能由于手术止血不彻底,形成了切口内血肿。应立即通知手术医师及麻醉师进行抢救,并查看手术患者情况:若伤口敷料有渗血、颈部肿胀、负压引流内有大量新鲜血液,则可初步判断为切口内出血所致,应立即备好手术器械,准备二次手术止血。手术室护士首先应配合麻醉师再次气管插管,保持呼吸道通畅;传递线剪或拆钉器,协助手术医师打开切口,清除血肿,解除对气管的压迫,寻找并结扎出血的血管或组织,如手术患者情况仍无改善,则立即行气管切开。

三、肝移植手术的护理配合

移植术是指将一个体的细胞、组织或器官用手术或其他方法,移植到自体或另一个体的某一部位。人体移植学科的发展是20世纪医学最杰出的成就之一。从最早开展的输全血,到肾、肝、心、胰腺和胰岛、肺、甲状旁腺等器官组织的移植,一直发展到心肺、心肝、胰肾联合移植和腹内多器官联合移植,移植手术的操作技术和移植效果都取得了巨大成就。

近15年来,伴随外科技术、器官保存水平、免疫抑制剂运用等各医疗领域技术发展,作为移植手术中难度较高的肝移植也取得了飞速发展,成为治疗末期肝病的首选方法。目前,全世界肝移植中心已超过 30 个,每年平均以 8 000 例次为基数持续上升。标准的肝移植术式为原位肝移植,近年来创新多种术式,包括减体积性肝移植、活体部分肝移植、劈离式肝移植、背驮式原位肝移植(图 15-27)等,其中活体肝移植是指从健康捐肝人体上切取部分肝脏作为供肝移植给患者的手术方式,其已成为众多先天性胆道闭锁患儿治疗的唯一选择。

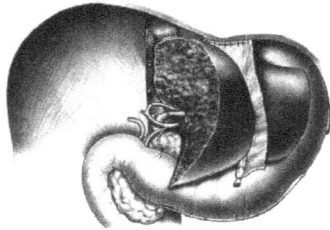

图 15-27　背驮式肝移植

(一)主要手术步骤及护理配合

1.手术前准备

(1)物品准备:准备肝移植器械、肝移植双支点自动拉钩、肝移植显微器械及常用敷料包。准备高频电刀、负压吸引装置、氩气刀、变温毯、保温箱、DSA-C 臂机、各种止血物品。

(2)患者准备:患者放置仰卧位,行全身麻醉。手术医师进行切口周围皮肤消毒,范围为上至颈,下至大腿中上 1/3,包括会阴部,两侧至腋中线。

(3)核对:手术划皮前巡回护士、手术医师和麻醉师三方进行 Time Out 核对患者身份、手术方式、术前备血情况等。

2.供体手术主要手术步骤

活体肝移植包括供体手术和受体手术两部分,供体手术通常为左半肝切除,具体操作如下。

(1)上腹部 L 形切口进腹:传递 22 号大圆刀划开皮肤;传递两把有齿镊、高频电刀配合常规进腹。

(2)安装肝移植悬吊拉钩:传递大纱布保护切口,按顺序安装悬吊拉钩。

(3)切除胆囊,进行胆道造影:传递小分离钳、无损伤镊、解剖剪游离胆囊和胆囊管,丝线结扎。传递硅胶管和抽有造影剂的 20 mL 针筒配合术中造影。

(4)解剖第一肝门:传递小分离钳、解剖剪进行游离;传递橡皮悬吊带牵引左肝动脉、门静脉左支。

(5)阻断左肝动脉、门静脉左支:传递无损伤镊、血管阻断夹进行阻断。

(6)切除肝脏实质:传递氩气刀或 CUSA 刀配合,遇到所有肝内管道结构,传递小分离钳、无损伤镊、解剖剪进行游离、钳夹、剪断,传递丝线进行结扎、缝扎或钛夹夹闭。

(7)处理左肝管:传递小分离钳进行游离;传递橡皮悬吊带牵引左肝管,穿刺造影确认左肝管位置后,传递解剖剪剪断并缝扎。

(8)游离左肝静脉:传递小分离钳、解剖剪,游离左肝静脉;传递橡皮悬吊带牵引。

(9)供肝血管离断、切除供肝:传递小分离钳、解剖剪剪断左肝动脉;传递 2 把门静脉阻断钳、解剖剪断门静脉左支;传递肝静脉阻断钳、解剖剪断左肝静脉。

(10)止血、关腹:传递无损伤缝针关闭血管及胆道残端;传递引流管;传递圆针慕丝线缝合肌肉和皮下组织,三角针慕丝线缝皮。

3.受体手术主要手术步骤

(1)上腹部 Mercede 切口(Mercede 切口又称"人字形"切口,先在肋缘下 2 横指做弧形切口,再做一纵形切口向上至剑突下)进腹:传递 22 号大圆刀划开皮肤;传递两把有齿镊、电刀配合常规进腹。

(2)肝周韧带及第一肝门、第二肝门的游离解剖:传递小分离钳、解剖剪、电刀进行游离解剖;遇血管分支准备结扎、缝扎或钛夹传递;传递橡皮悬吊带对肝动脉、门静脉、肝静脉进行牵引。

(3)切除病肝、准备供肝植入:传递阻断钳和血管阻断夹进行血管阻断。

(4)依次行供受体肝静脉、门静脉、肝动脉及胆道的吻合:传递无损伤镊、笔式持针器和无损伤缝针进行配合;在吻合肝动脉时,巡回护士须及时准备术中用显微镜;洗手护士传递显微镊、显微剪刀配合动脉吻合。

(5)止血,放置引流管,关腹:准备各类止血用物,传递引流管进行放置;传递碘伏与生理盐水1∶10 配制的冲洗溶液及大量灭菌注射用水进行腹腔及伤口冲洗;传递圆针慕丝线关腹。

4.术后处置

巡回护士协助麻醉师妥善固定气管导管;连接腹腔引流管与集尿袋,并妥善固定,观察引流液色、质、量。仔细检查手术患者皮肤状况,尤其是骶尾部、足跟、肩胛骨、手臂肘部和枕部。监测手术患者体温,控制室温,做好保暖措施,预防术后低体温发生。巡回护士与麻醉师、手术医师一同送患者入 ICU。若手术患者为肝炎病毒携带者,则术后按一般感染手术术后处理原则进行用物和环境处理。

(二)围术期特殊情况及处理

1.肝移植手术过程中变温毯操作

(1)变温毯(以"Blanketrol Ⅱ型变温毯"为例)操作步骤如下。①手术前:检查蓄水池内水量及水位→安装耦合接头,阴阳相接→确认连接管已接好→放平水毯。②手术时:插入电源插头→打开总电源,开关处于"On"→机器自检,控制面板显示"CK STEPT"→按下"TEMPSET"开关→按上下箭头调节所需水温→按下"Manual Control"启动变温毯。

(2)使用"Blanketrol Ⅱ型变温毯"的注意事项:①蓄水池内只能使用蒸馏水,禁止使用去离子水,大部分的去离子水不是 pH 等于 7 的中性水。如果去离子水是酸性,它将导致电池效应,铜质制冷机将开始腐蚀,最终导致制冷机系统泄漏。②禁止使用酒精,因为酒精会腐蚀变温毯。③蓄水池应每月更换蒸馏水,保护蓄水池不受细菌污染。④变温毯禁止在无水条件下操作,避免该情况引起对内部组件的破坏。⑤禁止蓄水池内过分充水,当变温毯里的水流回进处于关闭状态的系统当中,过分充水可能导致溢出。⑥禁止在患者和变温毯之间放置额外的加热设备,引起皮肤损伤。⑦患者和变温毯之间的区域应该保持干燥以避免患者意外受伤。⑧使用变温毯每隔20 分钟,或者在医师的指导下,巡回护士应检查患者的体温和与变温毯接触区域的皮肤状况,同时检查变温毯里的水温,对小儿患者、温度敏感者、血管疾病患者必须更为频繁地进行检查。⑨关闭变温毯电源开关时,应待水毯内的水回流到蓄水器内(让管子和变温毯连接10 分钟以上)再拔出电源线。

2.手术过程中使用氩气刀的注意事项

每次使用前,先检查钢瓶内氩气余量。操作时一定要先开氩气再开机,先关氩气再关机。术中使用时将电刀头缩回并打开氩气,将氩气喷头对准渗血部位,按下电凝开关。注意提醒手术医师氩气刀适当的工作距离,氩气刀刀头与创面最佳工作距离一般为 1.0～1.5 cm,禁止将氩气刀刀头直接接触创面工作。使用时注意观察氩气刀喷射时氩弧颜色:正常为蓝色,出现发红则说明工作距离太近。选择合适喷射角度使氩气喷头与受损组织呈 45°～60°最佳。每次使用完毕后,检查钢瓶内氩气余量,当余量不足时应充足备用。

（徐保海）

第十二节　泌尿外科手术的护理

泌尿外科是处理和研究泌尿系统、男性生殖系统及肾上腺外科疾病的学科。其中主要涉及的脏器包括肾脏、肾上腺、输尿管、膀胱及前列腺等。下面以两个经典手术为例,介绍泌尿外科手术的护理配合。

一、单纯肾切除手术的护理配合

肾脏位置相当于第 12 胸椎至第 3 腰椎水平,右肾较左肾稍低 1～2 cm,右肾上极前方有肝右叶,结肠肝曲,内侧有下腔静脉,十二指肠降部;左肾前方与胃毗邻,前方有脾脏、结肠脾曲,脾血管和胰腺于肾的前方跨过。肾内侧缘有肾门,肾脏上内方有肾上腺覆盖。肾的被膜由外向内依次为肾筋膜、脂肪囊、纤维囊。

（一）主要手术步骤及护理配合

1.手术前准备

术前备肾切除器械包和常用敷料包,准备高频电刀和负压吸引装置。待患者行全身麻醉后,医护人员共同放置患者 90°左侧卧位。手术医师进行切口周围皮肤消毒,范围为前后过腋中线,上至腋窝,下至腹股沟。手术划皮前巡回护士、手术医师和麻醉师三方进行 Time Out 核对患者身份、手术方式、手术部位等手术信息,以及手术部位标识是否正确。

2.主要手术步骤

(1)经第 12 肋下切口进后腹膜:传递 22 号大圆刀切开皮肤;电刀切开各层肌层组织及筋膜,传递无损伤镊配合;传递解剖剪分离粘连组织。

(2)显露肾周筋膜,暴露手术野:传递湿纱布和自动牵开器,撑开创缘。

(3)暴露肾门:传递 S 拉钩牵开暴露;遇小血管或索带,传递长弯开来钳夹,解剖剪剪断,缝扎或结扎。

(4)处理肾动脉、静脉:传递长直角钳游离血管,7 号慕丝线套扎两道;传递长弯开来 3 把,分别钳夹血管,长解剖剪剪断,7 号慕丝线结扎,小圆针 1 号慕丝线再次缝扎(图 15-28～图 15-30)。

(5)分离肾脏和脂肪囊:传递长弯开来、长剪刀分离。

(6)处理输尿管上段,移除标本:传递长弯开来 3 把,分别钳夹输尿管,长解剖剪剪断,7 号慕丝线结扎,小圆针 1 号慕丝线再次缝扎。

(7)放置引流管:传递负压球,角针 4 号慕丝线固定。

(8)关闭切口:圆针慕丝线依次关闭各层肌肉层及皮下组织;角针慕丝线缝合皮肤。

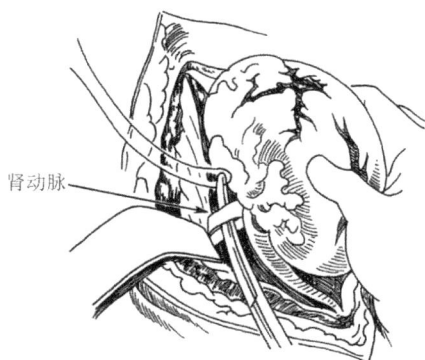

图 15-28　丝线套扎肾动脉

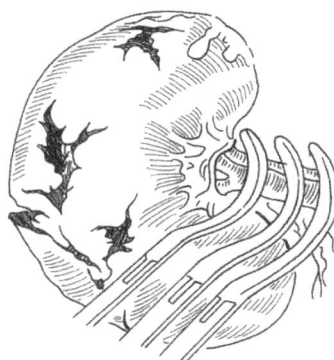

图 15-29　依次传递 3 把长开来钳夹肾血管

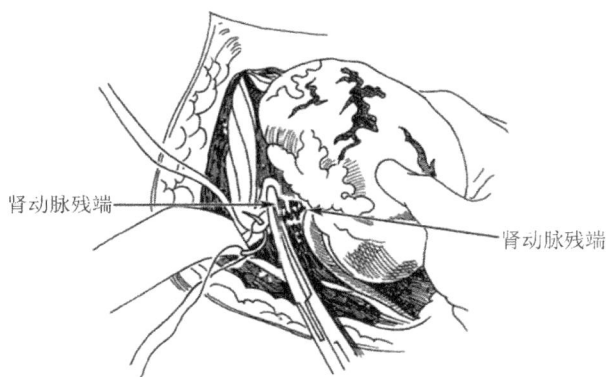

图 15-30　剪断后的肾动脉近段,用丝线缝扎

3.术后处置

(1)术后皮肤评估:放置肾脏 90°左侧卧位的手术患者,术后巡回护士应及时与手术医师和麻醉师一同将患者由侧卧位安全翻转至仰卧位,重点检查受压侧的眼部和耳郭、手臂、肩部和腋窝、髂嵴、膝盖,以及脚踝和足部的皮肤情况,该患者是女性患者,还应重点检查患者的乳房有无被压迫或损伤。

(2)导管护理:巡回护士协助麻醉师妥善固定气管导管;妥善固定负压球和导尿管,避免负压球管道受压或折叠于患者身下,同时观察负压球中引流液的色、质、量和通畅情况。

(3)术后常规工作:根据医嘱运送患者入麻醉恢复室;放置肾脏标本。

(二)手术中特殊情况及处理

1.肾脏 90°左侧卧位,肾脏 90°侧卧位与胸外科 90°侧卧位的区别

待手术患者麻醉后,手术团队将患者身体呈一直线转成 90°左侧卧位,使右侧朝上。放置凝胶头圈于手术患者头下,避免眼睛、耳朵受压。将手术患者右侧上肢放于搁手架上层,左侧上肢放于下层。同时于紧靠腋下处放置胸枕,防止臂丛神经受损。然后分别用安全带固定两侧上肢,松紧适宜,露出手指。注意保护手术患者的乳房,避免受压。将肾区(肋缘下 3 cm 左右)对准腰桥,放置凝胶腰枕于脐下。于尾骶部和耻骨联合处分别放置大小髂托固定,并用小方枕保护。手术患者上方的右下肢伸直,下方的左下肢屈曲,并于两下肢接触处放置软垫,在膝部和踝部放置软垫垫高,固定下肢。改变手术床的位置,同时放低床头和床尾,达到"折床"效果,使肾区逐渐平

坦,便于手术操作。

与胸外科 90°侧卧位相比,在放置肾脏 90°侧卧位时,下肢的摆放为"上直下屈",而放置胸外科 90°侧卧位时下肢应为"上屈下直"。此外放置肾脏 90°侧卧位时尤其强调肾区必须对准腰桥。最后,在放置肾脏 90°侧卧位后,巡回护士须改变手术床使其达到"折床"效果。

2.术中手术方式改为肾部分切除术

术前,巡回护士应完善术前访视,与手术医师取得沟通,提前准备可能因手术方式临时调整而需要的特殊器械、缝针、止血物品等手术用物。同时手术室护士应熟悉肾部分切除术的适应证和禁忌证,掌握专科知识,提高临床判断能力。

术中,洗手护士应密切关注手术进展,及时与主刀医师沟通,获知手术方式改变时,第一时间告知巡回护士,后者则迅速将特殊用物传递给手术台上使用。

"单纯肾切除手术"改变为"肾部分切除术"时,应提供下列特殊器械、缝针等物品:血管阻断夹或 Santisky 钳,用于临时阻断肾动静脉血流;钛夹钳和钛夹,用于切除肿瘤时,夹闭小血管;2/0 或 3/0 可吸收缝线,用于缝合肾实质、肾包膜;止血纱布、生物胶等,用于覆盖肾脏创面进行止血。

3.关闭切口前,发现缺少纱布

巡回护士应第一时间告知手术医师及麻醉师清点数量错误,并得到肯定回复,在手术患者情况允许下,暂停手术。洗手护士和手术医师共同在手术区域进行搜寻,包括体腔切口、无菌区及视力可及范围。巡回护士在手术区域外围进行搜寻,包括地面、纱布桶、一次性物品丢弃桶、生活垃圾桶等。

当遗失的物品找到时,巡回护士和洗手护士必须重新进行一次完整的清点,数量正确后告知手术团队,手术继续进行。

当遗失的物品未能找到时,巡回护士应汇报护士长请求支援,同时请放射科执行术中造影,并让专业放射学医师读片,确定患者体腔切口内无异物遗留,手术医师可关闭切口。

记录事件经过、所采取的所有护理措施,以及最终搜寻结果,并根据相关流程制度上报事件。

二、前列腺癌根治手术的护理配合

前列腺位于耻骨后下方,直肠前,尿道生殖膈上方,由围绕尿道周围的腺体和其外层的前列腺腺体所组成。盆腔筋膜包裹前列腺形成前列腺筋膜,而前列腺实质表面有结缔组织和平滑肌构成前列腺固有囊。在前列腺筋膜鞘和囊之间还有前列腺静脉丛。

近年来,随着我国社会老龄化现象日趋严重及食物、环境等改变,前列腺癌发病率迅速增加。前列腺癌多数无临床症状,常在直肠指检、超声检查或前列腺增生手术标本中偶然发现。前列腺增生手术时偶然发现的 I 期癌可以不进行处理,严密随诊即可。局限在前列腺内的第 II 期癌可以行根治性前列腺切除术。第 III、IV 期癌以内分泌治疗为主,可行睾丸切除术,必要时配合抗雄激素制剂。

(一)主要手术步骤及护理配合

1.手术前准备

准备前列腺切除器械和常用敷料包。准备高频电刀、负压吸引装置和等离子 PK 刀。实施全身麻醉后,巡回护士为手术患者放置仰卧位,可根据手术要求于骶尾部垫一小方枕,腘窝处垫一方枕。手术医师进行切口周围皮肤消毒,范围为上至剑突,下至大腿上 1/3,两侧至腋中线。

2.主要手术步骤

(1)留置导尿管:传递无菌手套,留置双腔导尿管,并用小纱布固定。

(2)经下腹部正中切口进腹:传递22号大圆刀切开皮肤;电刀切开皮下组织,分离腹直肌,打开筋膜,传递解剖剪和湿纱布配合(图15-31)。

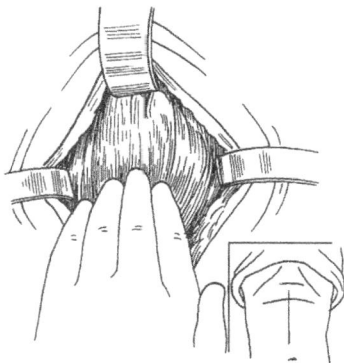

图15-31 经下腹部正中切口进腹

(3)清扫髂外血管处的淋巴结:台式拉钩暴露,传递无损伤镊和解剖剪进行清扫,遇血管传递钛夹闭合。清扫取下的淋巴结送病理检验。

(4)暴露手术野、分离筋膜:传递湿纱布垫于切口两侧,传递前列腺拉钩和大S拉钩暴露;传递无损伤镊、解剖剪分离筋膜。

(5)切断耻骨前列腺韧带,暴露耻骨后间隙:传递长弯开来、长解剖剪或等离子PK刀切断韧带;传递拉钩或自制纱布包裹卵圆钳进行暴露。

(6)暴露、切断阴茎背深静脉:长弯开来、无损伤镊和解剖剪切断血管,可吸收缝线缝扎。

(7)切开尿道前壁,缝线悬吊备吻合:传递可吸收缝线于尿道远端悬吊5针。

(8)切断尿道,处理膀胱颈部及前列腺韧带和精囊,接取标本:传递PK刀进行离断。

(9)留置三腔导尿管,膀胱尿道吻合:传递持针器,配合将之前悬吊备用的无损伤缝针吻合尿道与膀胱颈相应的位置。

(10)冲洗膀胱:传递装有生理盐水的弯盘和针筒,冲洗膀胱内血块;与巡回护士一同连接膀胱冲洗液冲洗。

(11)放置负压引流管、关闭切口:传递负压球,角针慕丝线固定;传递圆针慕丝线依次缝合各层肌肉;角针慕丝线缝合皮肤。

3.术后处置

(1)导管护理:巡回护士协助麻醉师妥善固定气管导管;妥善固定负压球观察负压球中引流液的色、质、量和通畅情况;妥善固定三腔导尿管,轻轻向外牵拉,并牵引固定于大腿内侧,压迫膀胱颈部,同时观察集尿袋中尿液颜色是否变化。

(2)术后皮肤评估:进行前列腺癌根治术的患者往往为老年患者,术后须仔细检查患者的皮肤情况,尤其是骶尾部、足跟、肩胛骨、手臂、肘部和枕部皮肤。

(3)术后常规工作:根据医嘱运送患者入麻醉恢复室,并进行特殊交接;放置髂外血管处清扫的淋巴结及前列腺标本。

(二)围术期特殊情况及处理

1.老年患者的围术期处理

(1)完善术前对老年手术患者的护理评估:术前护理评估包含三方面,分别是全身系统的基本指标(包括皮肤状况、心理状态、营养状态、日常活动能力等)、慢性疾病史(包括关节炎、白内障、老年性耳聋、尿路感染、循环系统疾病、骨质疏松、高血压、糖尿病等)和药物服用史(包括抗抑郁症药、阿司匹林、非甾体抗炎药、溴化物等)。

(2)防止老年手术患者坠床:年龄、慢性疾病、服用特殊药物、手术要求(摘除眼镜和助听器)、环境的陌生,均是引起老年手术患者围术期坠床的高危因素。因此手术室护士必须全程看护,包括麻醉准备室、手术通道、麻醉恢复室等。并且提供护栏、约束带等防坠床工具。

(3)预防围术期低体温的发生:由于减缓的新陈代谢和较低的基础体温,老年手术患者更易在围术期过程中发生低体温,因此一系列的预防低体温措施必须给予提供,包括术前预热、升高室温、被动性保温(盖被、添加袜子)、主动性升温(使用变温毯、热空气动力装置的使用)、加热补液等。

(4)预防压疮发生:老年手术患者的皮肤具有轻薄、干燥、容易起皱等特征,此外年龄、慢性疾病等都是引起老年手术患者发生围术期压疮的高位因素。因此手术室护士应对每一位老年患者进行压疮危险因素评估与皮肤检查。特殊体位使用的配件(软垫、凝胶垫)、适当按摩、维持皮肤干燥等。

(5)防止因手术体位造成损伤:由于老年手术患者多伴有骨质疏松症,在放置侧卧位或截石位的过程中,容易损伤腰椎或股骨头,引起骨折。因此手术室护士在放置侧卧位或俯卧位时,手术团队应协作使患者在体位更换过程中,始终保持整体躯干成一直线;在放置截石位时,应缓慢举起或放下双腿,同时避免髋关节过分的旋转。此外由于老年手术患者皮肤较为脆弱,手术室护士在放置体位过程中,应避免皮肤有压迫、触碰或损伤。

(6)防止深静脉血栓发生:由于减缓的循环血流、降低的心排血量、脱水及低体温等,使老年患者成为围术期发生深静脉血栓的高危人群。手术室护士应在术前进行深静脉血栓风险评估,确定高危人群;术中预防性使用防深静脉血栓袜(TEDs)或使用连续压力装置(SCDs)主动防止血栓的形成。

(7)术后麻醉恢复室的关注点:老年手术患者术后生理与心理都随着年龄的增长而改变,因此麻醉护士应加强监测和护理,确保患者在恢复室中的安全与舒适,包括呼吸道的管理、循环系统改变的监测、出入量管理、正确评估意识和有效唤醒、疼痛管理与心理调适以及皮肤的再次评估。

2.等离子PK刀的使用和保养

(1)等离子PK刀的连接及操作步骤如下:正确放置机器及踏脚→连接电源→打开总开关,机器自检→出现"Power on test 19"→打开面板开关显示"Selt Test"→显示"Connect PK cable"→连接线插入插孔→连接PK刀刀头→机器自动调节功率(开放性手术为70~80)→正确使用判断效果→拆卸PK刀刀头,拔除连接线→关闭面板开关,关闭总开关。

(2)等离子PK刀术中及术后的保养:手术过程中,洗手护士应正确将等离子PK刀头的连接线传递给巡回护士连接;术中应随时保持PK刀头干净、无焦痂,可使用无菌生理盐水纱布在每次使用后对刀头进行擦拭。手术结束后,洗手护士应完全拆卸PK刀的通道阀及可张开钳夹部,将其浸没于含酶清洗剂中10~15分钟,再用柔软的刷子在流动水下擦洗表面血迹,用高压水枪冲洗各关节和内面部位,用柔软的布料擦干,压缩空气吹干。在运输、包装、灭菌期间防止 PK刀的连接线扭曲或打折,应顺其弧度盘绕。等离子 PK 刀应由专人负责保管与登记,每次使用等离子 PK 刀结束,均应登记使用情况。如术中发生使用故障应及时联系工程师进行检验和修复。

3.携带心脏起搏器的患者电外科设备的使用

携带心脏起搏器入手术室的患者,可能由于术中电外科设备的使用干扰,引起心律失常、室颤甚至心脏停搏。

(1)术前咨询心脏起搏器生产商及心内科医师相关注意事项,并请专业人员将心脏起搏器调节为非同步模式。

(2)术前,巡回护士必须准备体外除颤仪于手术间,呈随时备用状态。

(3)术中提醒手术医师尽可能使用双极电凝;如果必须使用单极电刀,则尽可能使用最小功率,同时保证单极电刀与电极板放置的位置尽量接近,且两者在手术中使用位置尽量远离心脏起搏器,使电流回路不经过起搏器和心脏。术口严禁在接触患者之前触发单极电刀开关。术中手术团队应使电外科设备的连接线尽量远离心脏起搏器和起搏电极导线。

(4)术中巡回护士采取保暖措施,防止因环境温度低而出现寒战,使起搏器对肌电感知发生错误,导致心律失常。

(5)对于携带心脏起搏器的手术患者,巡回护士应该在单极电刀使用过程中密切监测心电图情况,包括心率、心律、心电波形等,发现异常情况立即和手术医师、麻醉师沟通。

(徐保海)

第十六章

内镜护理

第一节 患者安全的管理

消化内镜检查是最常见的侵入性检查,诊治项目复杂、工作量大、患者交接频繁、存在较多的安全隐患。操作安全核查、预防跌倒的管理和患者交接是消化内镜诊疗操作中患者安全管理的关键环节。

一、操作安全核查

医院就有创操作实施术前核查,并按相应的流程执行。核查实施应涵盖预约处核查、诊疗准备核查、诊疗操作前核查几项内容。依据安全核查表各项内容对患者进行核查评估,预约护士核对患者身份无误并初步排除内镜诊疗操作禁忌,确认检查时间。

(一)准备室检查前准备

患者进入准备室,再次按消化内镜诊疗操作核查表内容对患者逐项评估,除核对身份外,重点了解患者有无消化内镜诊疗操作禁忌,是否根据医嘱进行诊疗前准备,各项知情同意书是否签署完整等。

(二)诊疗操作间检查前

准备诊疗操作前核查是在患者进入诊疗操作间准备检查前,诊疗操作小组(至少医师、护士各1名)再次进行安全核查,医师重点了解患者病史资料,排除诊疗操作禁忌,明确诊疗目的及操作过程需要特别注意的事项,了解术前准备是否充分;护士重点了解患者体位是否正确,义齿等是否取出,是否按医嘱进行相关准备等,核查无误后方可进行诊疗操作。

实施内镜诊疗操作安全核查要从不同环节多次了解患者病史,及时给予相应的处理,避免严重并发症的发生,从而确保患者的医疗安全。

二、预防跌倒管理

IPGS.6标准:医院制定并实施相应流程,以降低住院患者因跌倒导致伤害的风险。进行内镜检查的患者具有其特殊性,患者均为空腹,尤其是肠镜检查的患者更要求提前服用泻药,以保证检查中良好的视野,避免误诊。内镜中心为患者进行跌倒风险评估,内镜中心所有患者均为高风险的患者,对于特殊的患者,如高龄、行动不便、服用药物或者出血穿孔等急危重症患者优先进行诊疗,并设立特殊等待区域。该区域位于寻诊台前方,靠近护士台,便于及时观察病情变化。预防跌倒措施:通过科内宣传栏、告示、预约单上温馨提示、预约时口头交代等形式进行预防跌倒、坠床的护理安全教育,告知患者家属陪同的重要性,指导患者来医院检查时着装简单合适,最好穿防滑鞋,合适的检查衣裤,以穿脱方便。

(一)加强预防跌倒与坠床的健康教育

在候诊时播放相关视频,指导患者正确上下检查床,正确使用轮椅、平车。教会患者如厕时,如有紧急情况,按厕所内呼叫器通知护士。

(二)环境整洁,标识清楚

保持候诊厅环境整洁,标识清楚,划分住院患者、危重患者、麻醉患者及跌倒高危人群候诊区域,有利于观察与护理;注意保持诊室、走廊、厕所地板的干燥。

(三)协助患者诊查

患者进入检查区域时协助患者家属正确使用轮椅或平车,对年老体弱患者协助搀扶入诊室,上下检查床时适当降低检查床高度,检查结束时保证有人搀扶并及时加床栏保护,操作过程中如果要变换体位应进行指导和协助,检查结束后叮嘱患者不要立即起床,应先平躺再慢慢坐起再下床。

(四)加强对麻醉胃肠镜检查患者的巡视

麻醉胃肠镜检查患者完全复苏后,护士监测患者的生命征平稳并无头晕等不适才允许患者离开检查床,下床过程中仍然注意搀扶并让其在椅子上休息30分钟后才离开医院。并指导患者家属照顾患者预防跌倒。

三、患者交接

IPGS.2.2标准:医院制定并实施交接的沟通流程。住院患者必须无缝式交接,由病房护士携带住院病历护送患者到内镜中心,当面与内镜护士进行交接,同时双方签名;患者检查后由内镜护士带回病房,再与病房护士当面交班,并签名;麻醉患者则交接给复苏室护士,再由复苏室护士交接给病房护士。

交接内容包括腕带、身份识别、意识、生命体征、知情同意书、检查资料、肠道准备情况、活动性义齿、皮肤完整性、术前术后用药情况、血管通道、切口敷料情况、留置管道、输液/输血情况、转运方式等。

(李晓霞)

第二节 患者麻醉的管理

由于内镜检查为侵入性操作,会给患者带来生理和心理上的不适感与恐惧感,越来越多的群体选择麻醉下内镜检查。根据ASC.3标准,操作时镇静的管理在全院范围内实行标准化。内镜中心主要采取中深度镇静,药品常用的为丙泊酚。执行操作者为专职的麻醉医师与麻醉护士。

一、麻醉前风险评估

做好麻醉前风险评估,如心肺功能、是否敏感体质等。设置独立的麻醉评估室,一医一患,保护患者隐私。麻醉复苏室必须是独立空间,靠近内镜诊疗间,尽量缩短转运路程。配备转运床、心电监护仪、氧气装置和负压吸引器,在此区域固定麻醉呼吸机、抢救车、除颤仪及麻醉药品拮抗剂。

二、麻醉专职人员管理

复苏区应配有麻醉师及麻醉护士,负责麻醉患者的监护。麻醉护士监护权限:经护理部资格认定的本院护士,掌握镇静过程中监护及生命支持技术,能处理简单的并发症,具有 CPR 证书,可负责镇静患者的术中和术后监护。对所有处于深度镇静的患者,应进行全程血氧饱和度和心电监护,镇静期间应常规吸氧。镇静术后患者转至观察室后,继续观察呼吸、循环等情况,根据PACU 评分标准进行评分,确认患者各项指标符合离室标准后,交由家属方可离院。

三、麻醉药品管理

麻醉药品由麻醉科集中管理,当天使用的麻醉药由麻醉师申请领取,存放于专用的密码箱,设置固定基数,工作结束后即刻归回麻醉科。严禁其他人员私自获取麻醉药品。每天患者所用的丙泊酚由专职麻醉医师开具麻醉医嘱,打印药品标签,经双人核对无误后方可使用,使用后的空安瓿应保存,连同药品标签带到药房,麻醉科指定专人与药师核对后补足药箱基数,次日备用。

(李晓霞)

第三节　危化品的管理

危化品的管理对于危化品的防护、危化品泄漏后的处理有着重要的指导作用,极大限度地保障了各类危化品使用和处置的安全性。护士对于危化品的管理要有一个全新的理念。根据FMS.5 标准,医院应建立一个完善的危化品管理机制。

一、内镜中心的危化品种类

按医院的危化品清单,内镜中心的危化品包括安尔碘皮肤消毒剂、爱尔施含氯消毒片、洁芙柔免洗手消毒凝胶、75％乙醇、95％乙醇、10％中性甲醛溶液、戊二醛溶液等。

二、危化品的管理

危险化学品的管理应专人管理、专柜、上锁存放。科室有化学品安全说明书(Material Safety Data Sheet,MSDS),员工可按照 MSDS 的说明对危险品进行管理。应急处理箱放在危化品存放柜附近,便于获取,里面的物品按本科室 MSDS 清单准备,内备一份 MSDS 清单、一份物品清单,应急处理箱内的物品使用后及时补充,未使用时 1 个月检查一次。

三、危险化学品泼洒的应急措施

内镜中心各级人员都需要进行危险化学品泼洒的应急措施培训,处置步骤:放警示牌或贴黄色警示胶带;戴口罩、手套、穿鞋套,必要时穿戴护目镜、防毒面具、防护服;用吸附棉条或吸附棉对溅洒吸附;用镊子将吸附棉片或棉条,放入医疗垃圾袋;将医疗垃圾放入垃圾箱,进行普通清洁。

（李晓霞）

第四节　无痛内镜技术及护理

无痛内镜技术是指在静脉麻醉或清醒镇静状态下实施胃镜和结肠镜检查,使整个检查在不知不觉中完成,具有良好的安全性和舒适性。目前多采用清醒镇静的方法,在镇静药物的诱导下使患者能忍受持续保护性反应而导致的不适,以减轻患者的焦虑及恐惧心理,提高痛阈,但患者仍保持语言交流能力和浅感觉,可配合医师的操作。无痛内镜克服了传统内镜操作过程中患者紧张、恶心、腹胀等缺点,消除患者紧张、恐慌的情绪,提高对检查的耐受性;胃肠蠕动减少,便于医师发现细微病变;减少了患者因痛苦躁动引起的机械性损伤的发生及因紧张、恐惧和不合作而产生的心脑血管意外。护士应严格掌握各种药物的正确使用、注意术中的监测及并发症的及时发现与处理,密切配合医师完成检查,确保患者安全。

一、适应证

(1)有内镜检查适应证但恐惧常规内镜检查者。

(2)呕吐剧烈或其他原因难以承受常规内镜检查者。

(3)必须行内镜检查但伴有其他疾病者,如伴有癫痫史、小儿、高血压、轻度冠心病、陈旧性心肌梗死、精神病等不能合作者。

(4)内镜操作时间长、操作复杂者,如内镜下取异物等。

二、禁忌证

(1)生命处于休克等危重症者。

(2)严重肺部疾病,如 COPD、睡眠呼吸暂停;严重肺心病、急性上呼吸道感染、支气管炎及哮喘病。

(3)腐蚀性食管炎、胃炎、胃潴留。

(4)中度以上的心功能障碍者、急性心肌梗死、急性脑梗死、脑出血、严重的高血压者。

(5)急剧恶化的结肠炎症(肠道及肛门急性炎症、缺血性肠炎等)、急性腹膜炎等。

(6)怀疑有胃肠穿孔者、肠瘘、腹膜炎及有广泛严重的肠粘连者。

(7)极度衰弱,不能耐受术前肠道准备及检查者。

(8)肝性脑病(包括亚临床期肝性脑病)。

(9)严重的肝、肾功能障碍者。

（10）妊娠期妇女和哺乳期妇女。

（11）重症肌无力、青光眼、前列腺增生症有尿潴留史者。

（12）严重过敏体质，对异丙酚、咪达唑仑、芬太尼、东莨菪碱、脂类局麻药物过敏及忌用者。

（13）严重鼻鼾症及过度肥胖者宜慎重。

（14）心动过缓者慎重。

三、术前准备

（一）器械准备

（1）内镜及主机。

（2）常规内镜检查所需的物品（同常规胃肠镜检查）。

（3）镇静麻醉所需设备：麻醉机、呼吸机、心电监护仪、简易呼吸球囊、中心负压吸引、中心吸氧装置等。

（4）必备急救器材：抢救车（包括气管切开包、静脉切开包等）、血压计、听诊器、专科特殊抢救设备等。

（5）急救药品：肾上腺素、去甲肾上腺素、阿托品、地塞米松等。

（6）基础治疗盘（包括镊子、碘伏、棉签等）。

（7）各种型号注射器、输液器、输血器。

（8）镇静药物：主要包括苯二氮䓬类抗焦虑药和阿片类镇痛药。在镇静内镜检查中，一般都采取某几种药物联合应用，因为联合用药可以发挥协同作用，达到更好的镇静效果，但是这也增加了呼吸抑制和低血压等不良事件的发生。因此在用药类型和剂量选择时应因人而异，在联合用药时适当减量。在镇静期间需追加药物时，应与上次给药时间有充分的间隔，以保证药物起效。

（二）患者准备

镇静剂在内镜操作中，既要减轻患者操作中的痛苦，又要保证操作安全。因此，除按常规内镜检查准备外，还要注意以下方面。

（1）仔细询问患者病史，了解重要脏器功能状况、既往镇静麻醉史、药物过敏史、目前用药、烟酒史等。体格检查包括生命体征、心肺听诊和肺通气功能评估。

（2）向患者说明检查的目的和大致过程，解除患者焦虑和恐惧心理，取得合作，签署检查和麻醉知情同意书。

（3）完善术前准备：如心电图、胸片等。

（4）除内镜检查常规术前准备外，检查当天禁食 8 小时，禁水 4 小时。

（5）建立一条静脉通道，维持到操作结束和患者不再有心肺功能不全的风险时。

（6）协助患者取左侧卧位，常规鼻导管给氧，行心电监护，监测血压、脉搏、平均动脉压、心电波形及血氧饱和度。由麻醉医师缓慢注射药物。

四、术中护理配合

（一）患者护理

（1）病情监测：观察患者意识、心率、血氧饱和度、皮肤温度和觉醒的程度等变化，在镇静操作前、中、后做好记录。①意识状态：镇静内镜检查需等患者睫毛反射消失后开始进镜。检查中，护士应常规监测患者对语言刺激的反应能力,除儿童、智力障碍者和不能合作者(这些患者应考虑予以深度镇静)。同时,注意观察患者的"肢体语言"(如发白的指关节开始放松、肩下垂、面部肌肉放松、面色安详等)也有利于判断是否达到松弛和无焦虑状态。一旦患者只对疼痛刺激发生躲闪反应时,提示镇静程度过深,有必要使用拮抗药对抗药物反应。②呼吸状况:镇静内镜的主要并发症是呼吸抑制。因此,镇静内镜检查中对呼吸状况的监测尤为重要。呼吸抑制的主要表现是低通气,护士在检查中要注意观察患者的自主呼吸运动或者呼吸音听诊,一旦发现患者呼吸异常或血氧饱和度下降,可指导患者深呼吸,并吸氧,同时通知术者并配合处理。③循环变化:镇静内镜过程中循环系统的并发症包括高血压、低血压、心律失常等。护士应严密观察患者的血压及心电图情况,如有异常应及时通知术者并配合处理。检查中早期发生心率、血压的改变有利于及早发现和干预阻止心血管的不良事件。血氧饱和度的监测有利于及时发现低氧血症,避免由此带来的心肌缺血和严重心律失常,降低了心搏骤停的危险性。

(2)对有恶心呕吐反应的患者,给予异丙嗪注射液 25 mg 静脉滴注。

(3)由于患者在检查中处于无意识状态,因此护士应特别注意防止患者坠床。

(4)将患者的头部向左侧固定,下颌向前托起,以保持呼吸道通畅。

(5)妥善固定牙垫以免滑脱而咬坏仪器。

(二)治疗过程中的配合

镇静内镜的医护配合同常规内镜检查的配合。

1.无痛胃镜

患者咽喉部均喷洒 2% 利多卡因 2~3 次,行咽部麻醉或给予利多卡因凝胶口服。静脉缓慢注射阿托品 0.25~0.50 mg,芬太尼 0.03~0.05 mg,继而静脉注射异丙酚 1~2 mg/kg(速度为 20~30 mg/10 s),待其肌肉松弛,睫毛反射消失后停止用药,开始插镜检查。根据检查时间的长短及患者反应,酌情加用异丙酚和阿托品。

2.无痛肠镜

先小剂量静脉注射芬太尼 0.5 μg/kg,后将丙泊酚以低于 40 mg/10 s 的速度缓慢静脉注射,患者睫毛反射消失,进入睡眠状态,全身肌肉松弛后,术者开始操作,术中根据检查时间的长短及患者反应(如出现肢体不自主运动),酌情加用丙泊酚,最小剂量为 50 mg,最大剂量为 280 mg,退镜时一般不需要加剂量。

五、术后护理

(一)患者护理

(1)每 10 分钟监测一次意识状态、生命体征及血氧饱和度,直到基本恢复正常。

(2)因使用了镇静剂及麻醉剂,检查结束后不应急于起身,应该保持侧卧位休息,直到完全清醒,如有呛咳可用吸引器吸除口、鼻腔分泌物。

(3)胃镜检查后宜进食清淡、温凉、半流质饮食 1 天,勿食过热食物,24 小时内禁食辛辣食物,12 小时内不得饮酒。肠镜检查后当天不要进食产气食物,如牛奶、豆浆等。

(4)注意观察有无出现并发症如出血、穿孔、腹部不适等。

(5)门诊的患者需在内镜室观察 1 小时,神志清楚、生命体征恢复至术前或接近术前水平、能正确应答、无腹痛、恶心呕吐等不适可回家,需有家属陪同。个别有特殊病情的患者需留院观察。

(二)器械及附件处理

内镜的处理按内镜清洗消毒规范进行处理。

六、并发症及防治

(一)低氧血症

其原因除与丙泊酚和咪达唑仑本身药物作用外,可能与舌根后坠、咽部肌肉松弛阻塞呼吸道及检查过程中注气过多,引起肠肌上抬和肺压迫,导致肺通气不足有关。处理:立即托起下颌,增加氧流量至5~6 L/min及面罩吸氧。

预防:严格掌握适应证,遇高龄、肥胖、短颈、肺功能较差的患者时,要尽量托起下颌,使其头部略向后仰 10°~20°,以保持呼吸道通畅,防止舌根后坠等阻塞呼吸道。同时,要加大给氧流量,避免操作过程中注气过多。

(二)低血压

其原因除与药物本身作用外,也与用药量偏大且推注速度较快有关。处理:①血压下降>30%以上者,予以麻黄碱 10 mg 静脉推注。②心率明显减慢,低于 60 次/分者,予以阿托品 0.5 mg静脉推注。

预防:严格掌握给药速度和给药剂量,若以手控给药时,最好将药用生理盐水稀释后缓慢匀速静脉推注,可有效预防注射过快和用药量偏大引起的循环抑制并发症;有条件时,建议靶控输注给药,能更准确地调控血药浓度,从而降低不良反应。

(三)误吸

误吸的主要原因为麻醉深度不够,以及液体或咽部分泌物误入气管。处理:增加丙泊酚首剂用药量;口腔及咽喉部有分泌物时快速去除。

预防:增加首剂用药量,待药物作用充分后再进镜;及时抽吸口腔和咽部分泌物;有胃潴留和检查前6 小时内有进食、饮水者列为禁忌。

(四)心律失常

心率减慢在无痛内镜检查中较为常见,可能与迷走神经反射有关。处理:一般只要暂停操作即可恢复。如心率减慢<60 次/分者,静脉注射阿托品 0.5~1.0 mg 后心率恢复正常。发生心动过速一般为麻醉剂量不足所致,如心率>100 次/分时,可追加异丙酚剂量。出现频发性室性期前收缩用利多卡因静脉注射。

(五)眩晕、头痛、嗜睡

麻醉苏醒后部分患者出现头晕、头痛、嗜睡及步态不稳。主要与药物在人体代谢的个体差异有关,也与异丙酚引起血压下降脑供血不足有关。多见于高血压、平素不胜酒力的患者和女性患者,绝大多数经卧床或端坐休息后缓解。

(六)注射部位疼痛

异丙酚为脂肪乳剂,浓度高,刺激性强,静脉推注时有胀痛、刺痛、酸痛等不适。处理:注射部位疼痛一般持续时间短且能忍受,麻醉后疼痛会消失,无需特别处理。如在穿刺时将穿刺针放于血管中央,避免针头贴住血管壁,或选择较大静脉注药可减轻疼痛。

七、注意事项

(1)检查前全面评估,严格掌握适应证与禁忌证,充分与患者沟通,解除其顾虑。

（2）术后2小时需有人陪护,24小时内不得驾驶机动车辆、进行机械操作和从事高空作业,以防意外。

（3）选择镇静麻醉药物时,注意药物类型和剂量应因人而异,在联合用药时适当减量。在镇静期间需追加药物时,应与上次给药时间有充分的间隔,以保证药物起效。

（4）给药时应通过缓慢增加药物剂量来达到理想的镇静/镇痛程度,比单纯一次给药效果更理想。根据患者的体表面积、年龄、体重和伴随病,从小剂量开始给药。

（5）应用异丙酚镇静时,该药物使诱导全身麻醉和呼吸暂停的风险增加,必须由受过专业训练的麻醉医师来应用。

（6）门诊患者严格把握离院指征,注意患者安全。

（7）其他同常规胃肠镜检查。

（李晓霞）

第五节　染色内镜技术及护理

染色内镜检查包括染色剂染色和电子染色两种,作为消化道肿瘤的辅助检查方法,染色后对小病灶的检出率可比常规方法提高2～3倍。染色内镜检查通常要比普通内镜检查过程增加5～10分钟。

一、染色剂染色内镜

染色剂染色内镜是指应用特殊的染料对食管、胃、肠道黏膜染色,从而使黏膜的结构更加清晰,病变部位与周围的对比加强,轮廓更加清晰,从而提高病变的检出率。染色内镜最早于1966年由津田报道,此后报道日渐增多,应用的染料也逐渐增多,应用范围也从最初的胃黏膜染色扩展至食管、胃、小肠和大肠。

（一）适应证

（1）常规内镜无法诊断的病变。

（2）常规内镜检查所发现的食管、胃、大肠黏膜病变,包括黏膜粗糙、糜烂、溃疡等均可进行染色内镜检查。

（3）对Barrett食管及早期食管癌、胃黏膜肠上皮化生及早期胃癌、大肠黏膜病变及早期癌变的诊断。

（4）对幽门螺杆菌感染的诊断。

（二）禁忌证

（1）所有常规内镜检查的禁忌证均为染色内镜检查的禁忌证。

（2）对部分染色剂过敏的病症,如甲状腺功能亢进症是碘染色的相对禁忌证。

（三）术前准备

1.器械准备

（1）电子内镜:最好是电子放大内镜。

（2）主机和光源:根据内镜型号选用相匹配的类型及配置。

（3）注水瓶。

（4）吸引装置。

（5）各种型号的注射器。

（6）喷洒导管。

（7）蒸馏水。

（8）染色剂：根据病变需要选择染料，种类有以下三种。①活体染色剂（如卢戈碘液、亚甲蓝、甲苯胺蓝）能通过扩散主动吸收进入上皮细胞内。②局部对比染色剂（靛胭脂）仅积聚于黏膜表面的凹陷区，从而显示黏膜的表面轮廓。③反应性染色剂（如刚果红）可与上皮细胞表面的特定成分或与特定 pH 水平的酸性分泌物反应。

2.患者准备

（1）询问病史，评估患者情况，掌握适应证。

（2）向患者说明检查的目的和大致过程及可能出现的情况，并交代检查过程中的注意事项，解除患者焦虑和恐惧心理，以取得合作。

（3）检查前应取得患者的知情同意，签署知情同意书。

（4）由于部分染色剂（主要是碘）有引起过敏的可能性，需事先向患者及家属说明，必要时做碘过敏试验。

（四）术中护理配合

1.患者护理

（1）同常规胃镜或肠镜检查。

（2）检查过程中严密监测病情，注意观察患者神志、面色、生命体征的变化，如有异常，应立即停止，行对症处理。

（3）老年人、使用镇静剂和止痛剂者应加强监护，注意观察患者对止痛剂、镇静剂的反应。

（4）术中患者常出现恶心呕吐、腹痛、腹胀等反应，应轻声安慰患者，必要时对患者行肢体接触，按摩腹部，提醒术者抽气减压，使检查顺利进行。

（5）心理护理要贯穿检查全过程，由于染色内镜的观察一般比普通胃肠镜检查的时间稍长，患者对该检查缺乏了解，常担心染色剂的不良反应及不能承受检查等，易产生紧张、恐惧心理。检查过程中应注意缓解患者的心理压力。

2.治疗过程中的配合

常规配合同胃镜或肠镜检查，黏膜染色的配合如下。

（1）复方碘溶液染色法：一般用于食管，将内镜头端退至可疑病变近端，黏膜表面冲洗干净后，由钳道管口插入一条喷洒导管（最好用专用的喷洒型导管，这样着色均匀，用少量复方碘溶液即可达到目的），将复方碘溶液 3～5 mL 喷洒在病灶及周围黏膜上，1 分钟后观察黏膜染色情况，也可用浸泡法或涂布法，染色时间也只需 1 分钟。复方碘溶液黏膜染色不均匀时，可采用两次重复染色法，两次间隔时间不少于 2 分钟，染色总时间不少于 5 分钟。护士需协助扶镜，以防镜子滑出或移位。给病变部位前后染色时注意推注染料要缓慢，以免黏膜表面产生泡沫而影响观察。正常的食管鳞状上皮内含有丰富的糖原，与碘液接触后可呈现棕褐色，食管癌细胞内糖原含量减少甚至消失，遇碘不变色，这有助于病灶的定位活检；食管炎症、溃疡或肿瘤时上皮糖原含量减少，故染色较浅或不着色。观察完毕用生理盐水冲洗，喷洒、冲洗染剂要彻底，以免将未冲洗干净的染剂误认为是着色病灶，干扰诊断。抽吸干净染料胃液，减少患者不适。护士还要协助术者观察可疑病变,发现染色区或不染色区,应提醒术者于该处取病理活检,以提高早期食管癌或Barrett 食管的检出率。

(2)亚甲蓝染色法:正常胃黏膜不吸收亚甲蓝而不着色,胃黏膜肠上皮化生、不典型增生可吸收亚甲蓝而染成蓝色。胃癌灶也可被染色,伹所需时间较长,可能与染料直接弥散作用有关。也可用于肠道黏膜染色。因胃黏膜表面的黏液易被染色而影响黏膜本身染色的观察,故清除胃黏膜表面黏液尤其重要。先肌内注射解痉剂,5 分钟后口服蛋白分解酶链蛋白酶 2 万单位、碳酸氢钠 1～2 g 及稀释 10 倍去泡剂 20～80 mL,转动体位 10～15 分钟,使胃壁各部分与药液充分接触。接着行胃镜检查,在镜下用喷洒导管对病变部位喷洒 0.5%～0.7%亚甲蓝溶液 10～20 mL,2～3 分钟后用水冲洗,观察黏膜染色情况。另一种方法为口服法:禁食 12 小时,清除黏液方法同上,口服 100～150 mg 亚甲蓝胶囊,让患者反复转动体位 30 分钟及活动 1～1.5 小时,然后进镜观察。正常胃黏膜不着色,肠化生及不典型增生灶染成淡蓝色。胃癌病变染色需时较长,为30～60 分钟,呈深蓝色或黑色,故胃癌的染色主要采用口服法。

(3)靛胭脂染色法:靛胭脂为对比染色剂,不使胃黏膜着色,而是沉积于胃窝内或其他异常凹陷病灶内与橘红色的胃黏膜形成明显的对比,易于显示胃黏膜表面的微细变化。也可用于肠道黏膜染色。先按前述方法清除胃内黏液,在镜下由钳道管口直接注入或用喷洒导管将 0.2%～0.4%靛胭脂溶液 30～50 mL 均匀地喷洒胃壁各部分。也可采用口服法将黏液清除剂与 1.2%靛胭脂溶液 20 mL 口服,15 分钟后进镜观察。正常胃黏膜区清晰可见,易发现常规胃镜难以发现的早期胃癌,有助于良、恶性溃疡的鉴别。靛胭脂必须用蒸馏水而非生理盐水配制,因为靛胭脂难以溶解于生理盐水,用生理盐水稀释后再进行黏膜染色时可发现较多的试剂颗粒,同时染色较淡,不能清晰显示细微病变。靛胭脂染色时,应着重观察病变部位的腺管开口类型,以及病变的大小、形态、色泽、边界等,以期发现早期病变。

(4)刚果红染色法:刚果红在 pH 为 5.2 时呈红色,在 pH<3.0 时变为蓝黑色,利用该原理可测定胃黏膜酸分泌情况。胃镜下喷洒 0.3%刚果红及 0.2 mol/L 碳酸氢钠混合液至全胃,肌内注射五肽胃泌素 6 μg/kg,15～30 分钟后观察胃黏膜着色情况。正常胃黏膜呈蓝黑色,说明有胃酸分泌,不变色则说明缺乏胃酸分泌,有助于确定萎缩性胃炎的程度及范围。

(5)亚甲蓝-刚果红染色法:术前 30 分钟服黏液清除剂,10 分钟后肌内注射丁溴东莨菪碱 20 mg,20 分钟后行胃镜检查,吸尽剩余胃内液体,插入喷洒导管,对可疑病变处或全胃黏膜均匀地喷洒 0.5%亚甲蓝溶液;待亚甲蓝消失后,再喷洒 0.3%刚果红及 0.2 mol/L 碳酸氢钠混合液及肌内注射五肽胃泌素 6 μg/kg,5～15 分钟后观察。黏膜染色情况同前,可以清楚观察到局部褪色区的轻微改变,指示活检部位以提高早期胃癌的诊断率。

(五)术后护理

1.患者护理

(1)复方碘溶液在食管染色后应告知患者短时间内咽部或胸骨后有烧灼感,一般不特别处理可自行缓解,特别不适者可口服凉开水或牛奶。若出现胸骨后疼痛、腹痛、恶心、呕吐等症状,可于染色后注入 10%硫代硫酸钠以中和碘对食管黏膜的刺激,能明显减轻患者的不适感。

(2)应用靛胭脂、亚甲蓝等染色剂,特别是在肠道内染色,术后应告知患者两天内大便会有蓝色,是正常反应,不用慌张。

(3)术后 2 小时患者可以进半流质饮食或软食,避免生硬、粗糙、辛辣刺激性食物,忌含气饮料及烟酒。

（4）严密观察神志及生命体征的变化，如有腹痛、呕血及时报告医师等。

（5）如术前使用镇静剂者，必须在苏醒区留观 1 小时后离开，防止意外发生。

（6）其他同常规胃镜或肠镜检查后护理。

2.器械及附件处理

检查结束后，护士首先对染色内镜进行床侧初步清洁，接着将染色内镜及其附件按消毒规范进行处理。

（六）注意事项

（1）由于染色内镜的观察时间较长，心理护理要贯穿检查全过程，在术前、术中及术后均应进行。

（2）要重视对食管、胃、大肠黏膜的清洁，进行染色前应充分清洗抽吸，有利于色素与黏膜更好地接触。

（3）正确配制染色剂，护士必须熟悉各种染色剂的配制方法，要求当天配制当天使用，防止污染。根据不同部位，选择配制适当浓度的染料，如 0.4％靛胭脂和 0.5％～0.7％亚甲蓝溶液黏膜着色效果较好。

（4）黏膜染色要充分。染色剂与黏膜接触时间应充分、量要足够，可根据病变大小及要求选择用量，一般 5～10 mL 即可。

（5）导管应选择喷洒型，且内镜应匀速移行，保证染色剂喷洒均匀。

（6）染色后注意冲洗染色部位的染色剂。

（7）检查中要严密观察病情变化，加强监护。

二、电子染色内镜

电子染色内镜是指应用人工智能电子染色对食管、胃、肠道黏膜进行染色，以更好地观察组织表层结构和毛细血管走向，如实反映黏膜微凹凸变化，从而提高病变的检出率。电子染色内镜无需喷洒化学色素即可对病灶进行电子染色，更有利于细微病变和早期胃癌的发现。该胃镜操作与普通胃镜一样，电子染色仅进行模式转换即可，简单、方便，故目前临床应用非常广泛。

（一）适应证

同染色剂染色内镜。

（二）禁忌证

所有常规内镜检查的禁忌证均为电子染色内镜检查的禁忌证。

（三）术前准备

1.器械准备

（1）具有电子染色功能的电子内镜。

（2）各种型号注射器。

（3）蒸馏水。

（4）其他同常规胃镜或肠镜检查准备。

2.患者准备

（1）评估患者的身体状况及适应证和禁忌证。

（2）检查治疗前向患者讲解检查全过程并及时签署知情同意书，取得患者及家属的同意和配合。

(3)做好心理护理,消除恐惧心理。

(4)其他同常规胃镜或肠镜检查准备。

(四)术中护理配合

1.患者护理

(1)检查过程中,注意观察患者神志、面色、生命体征的变化,如有异常,应立即停止,行对症处理。

(2)心理护理要贯穿检查全过程,由于电子染色内镜一般比普通胃肠镜检查的时间稍长,易产生紧张、恐惧心理。检查过程中应注意缓解患者的心理压力。

(3)检查中要严密监测病情,尤其对老年人、使用镇静剂和止痛剂者更应加强监护。

(4)其他同常规胃镜或肠镜检查。

2.治疗过程中的配合

(1)同胃镜或肠镜检查。

(2)医护配合:当术者发现病变后,护士先用蒸馏水将黏膜表面冲干净,然后术者根据需要选择合适的挡位(电子染色分为 10 挡),必要时加放大内镜进行观察。

(五)术后护理

1.患者护理

同染色剂染色内镜检查。

2.器械及附件处理

同染色剂染色内镜检查。

(六)注意事项

(1)加强心理护理,缓解患者心理压力。

(2)术中及术后要严密监测病情。尤其对老年人、使用镇静剂和止痛剂者应加强监护。

(3)其他:同染色剂染色内镜。

(商春燕)

第六节　放大内镜技术及护理

为了使消化道黏膜的结构显示更加清晰,以发现微小病变,产生了放大内镜。经 30 多年的改进,现在新型的放大内镜都为可变焦内镜,可放大 60～150 倍,接近实体显微镜的放大倍数。放大内镜由于放大倍数的增加、清晰度的提高和可操作性的增强,已逐步进入临床。其放大倍数介于肉眼和显微镜之间,与实体显微镜所见相当,放大内镜检查对操作者的内镜操作和镜下黏膜形态学诊断的要求较高,一般为单人操作。对于配合护士,应着重于患者病灶黏膜的准备。

一、适应证

放大内镜检查通常在染色内镜配合的情况下使用,故其适应证与染色内镜相同。

二、禁忌证

所有常规内镜检查的禁忌证均为放大内镜检查的禁忌证。

三、术前准备

(一)器械准备

(1)内镜:放大胃镜或放大肠镜。目前所用的放大内镜是日本 Olympus、Fujinon 公司的放大内镜,其放大倍数由数倍增至最高 400 倍,足以满足区别微细结构的变化。

(2)内镜喷洒导管。

(3)水杯。

(4)内镜透明帽。

(5)常规染色放大内镜检查的药物。①黏膜去泡剂:有同类产品较好,如果没有,可以新鲜配制:糜蛋白酶 2 万单位+碳酸氢钠 1 g+二甲硅油 4 mL+蒸馏水 100 mL。②黏膜染色剂:复方碘溶液、0.2%～0.4%靛胭脂或亚甲蓝等,根据病灶部位和术者要求选择。

(6)需要连接放大器的放大内镜,必须小心将连接导线与内镜连接好,打开电源,将脚踏控制器放置于术者易于操作的位置。

(7)配制好的黏膜去泡剂及染色剂,用 20 mL,注射器抽好备用。

(8)其他:同染色剂染色内镜检查准备。

(二)患者准备

(1)如为上消化道放大内镜检查,检查前 10～20 分钟口服配制好的去泡剂,去除胃肠道黏膜表面的泡沫,使镜下视野清晰,可避免遗漏微小病变。服后嘱患者勿咽口水,有痰或口腔分泌物要吐出,以免重新造成胃内泡沫。检查前再常规口服咽麻剂。

(2)如为肠镜检查,应着重于良好的肠道准备。

(3)检查前遵医嘱适量应用镇静剂及解痉剂,如地西泮注射液 5～10 mg,东莨菪碱 20 mg 或盐酸山莨菪碱(654-2)5～10 mg,以减轻患者的不适及减轻胃肠的蠕动。采用静脉麻醉者,则由麻醉医师进行。

(4)由于放大内镜的观察一般比普通胃肠镜检查的时间稍长,应向患者说明,鼓励患者放松,耐心接受检查。

四、术中护理配合

(一)患者护理

(1)同常规胃肠镜检查。

(2)术者进镜检查时,护士应使用鼓励安慰性语言,使患者尽可能地放松并注意观察患者的神情和肢体语言,给予心理、精神安慰,最大程度争取患者的配合。

(3)检查过程中,严密监测患者心率、呼吸、血压、血氧饱和度的变化,同时指导患者深呼吸。

(二)治疗过程中的配合

(1)检查前先将透明帽置于内镜先端部。透明帽的主要作用是固定视野,使术者更易于观察病变。术者在用放大内镜进行实际观察时,需先用常规检查方法对消化道腔内各部位的黏膜面进行大范围的观察。在确定异常所见时,将内镜前端对准病变,同时将操作按钮切换成放大观察,将内镜前端的透明帽贴紧黏膜面,进行放大观察。

(2)当用放大内镜观察黏膜形态不清或为突显病灶范围时,常需结合黏膜染色剂进行色素放大内镜观察的方法。护士将病灶黏膜表面冲洗干净后,按病灶需要,将准备好的染色剂连接喷洒导管递给术者,对准病灶进行染色。

(3)在检查中如遇黏膜表面黏液多、泡沫多、有血迹、有食物残留等影响视野清晰度时,可用50 mL注射器吸水经活检孔道注水冲洗,使用黏膜去泡剂溶液冲洗效果更好。

(4)在取活检或做染色治疗时,需护士协助扶镜,以防镜子滑出或移位。

五、术后处理

(一)患者护理

(1)如术中结合色素放大内镜观察后,应告知患者可能出现的状况。如食管复方碘溶液染色后一般会出现烧灼感、0.2%～0.4%靛胭脂溶液或亚甲蓝染色后短时间内大便会出现蓝色,均属正常的反应,勿慌张。

(2)其他:同染色内镜检查后护理。

(二)器械及附件处理

同染色内镜检查后护理。

(商春燕)

第七节　超声内镜技术及护理

一、发展史

1980年,Dimagno与Green纤维胃镜前端组合上线形超声探头,进行动物实验获得成功,以后几经改进。目前用于临床的如下:①与内镜镜轴相平行的线形扫描超声内镜;②与内镜镜轴相垂直的扇形扫描超声内镜。后者利用直流电机驱动旋转位于内镜头端的超声换能器或声学反射镜,从而获得与镜轴相垂直的360°超声扫描图像,是目前应用最广泛的超声内镜。

近年来,又研制成功微型超声探头,旋转扫描型及线阵扫描型两种,其直径仅1.7～3.2 mm,可通过内镜钳道管送到靶病变处直接探查。由于探头频率可高达30 MHz,故分辨率甚高,有助于早期癌的诊断,但扫描深度较浅,是其缺点。为了提高诊断率和科学研究而开发了多普勒超声内镜和三维超声内镜,其对临床应用价值尚待进一步研究证实。一度受冷落的线形扫描超声内镜,虽然扫描范围较小(90°～120°),但可以进行腔内及邻近器官病变超声内镜引导下细针穿刺吸引活检术,是扇形超声内镜所不能及的。

超声内镜的种类繁多,应用越来越广泛。按应用范围分,可分为超声食管镜、超声胃镜、超声十二指肠镜、超声肠镜、超声腹腔镜、超声膀胱镜、超声阴道镜、超声子宫镜。

按扫描方式分,分为线阵式超声内镜和扇形扫描超声内镜。按探头运动方式分,分为电子触发式和机械旋转式。按机械结构分,分为专用超声内镜、经内镜的微型超声探头、电子超声内镜、多普勒超声内镜、彩色多普勒超声内镜和三维超声内镜等。线阵超声胃镜操作费时,探头需对准特定方位才能显示病灶,不能同时观察消化管四壁。优点是超声仪也能用于体表超声,一机多用,适合中国国情。

二、基本结构及原理

(一)超声内镜的基本结构

一套完整的超声内镜装置包括超声仪、内镜(电子内镜或纤维内镜)和附属的器械。

1.超声仪

不同型号的超声内镜其超声仪的设计及组成不尽相同。通常纤维超声内镜的超声仪结构与普通的B超相似,但有着体积大、功能少、操作键分散、需专人操作等缺点。而近年来应用于临床的电子超声内镜,其超声仪的体积则大为缩小,与普通家用录像机大小相近,且增加了许多超声功能,并使功能键相应集中,部分功能键被设置到内镜操作部上,由此为单人操作超声内镜创造了条件。

2.内镜

超声内镜中的内镜部分,有纤维内镜与电子内镜之分。前面已有详细叙述,在此不再赘述。现就超声内镜中有别于常规内镜的部件作一介绍。

(1)探头:探头是超声内镜的关键部件,类型不同的超声内镜其探头大小、外形及工作频率均不同。超声内镜的探头位于内镜顶端的特制外套内,并由单晶片组成,内镜直径通常为9~13 mm,工作时其外装有特制的水囊。

(2)内镜操作部:纤维超声内镜的内镜操作部与常规内镜基本相同。电子超声内镜的内镜操作部在原来电子内镜操作部的基础上增加了水囊注水/吸引、遥控频率切换、图像定格/释放和遥控照相等功能。

3.超声内镜附属设备

超声内镜附属设备包括超声周边器械与内镜附件,此处主要叙述超声内镜的专用超声周边器械,内镜的附件将另做介绍。

(1)超声内镜自动注水装置:在超声内镜工作状态下为避免气体对超声波的干扰,常需通过超声内镜的活检管道向消化道内灌注无气水,注入的水量依据被检器官及病灶而定。因此,超声内镜必须配备自动注水装置,以保证在短时间内注入足量无气水。

(2)超声内镜专用水囊:水囊在超声内镜使用前,先安装于内镜前端的超声探头外周,当超声内镜插至被检部位时自动注水装置将水囊充盈。水囊的类型有两种:一种是水囊前端部小,后端部大,多用于超声胃镜和超声十二指肠镜;另一种是水囊前端部和后端部等大,主要用于超声肠镜。

(3)超声内镜专用穿刺针:目前某些类型的超声内镜可行超声内镜引导下的穿刺活检术,其专用穿刺针多为22 G,长度165 cm。

(二)微型超声探头原理

广义的微型超声探头应包括超声内镜的探头和微型导管式超声探头,狭义的微型超声探头则专指微型导管式超声探头。探头的基本原理大致相同,现就其广义上叙述。

微型超声探头是超声内镜得以应用的主要部件,也是腔内超声和体表超声的最大区别之处。目前微型的探头大致有线阵形扫描型、旋转扇形扫描型及三维成像探头。

线阵形扫描型超声内镜,如町田和东芝生产的超声内镜,超声探头较小,约为 0.5 cm×

3.5 cm,发出平行的直线超声波,扫描范围比较小。操作时需检查者转动内镜方向对准特定方位才能显示病灶,不能同时观察消化道的四壁。对腔小的器官,这种探查比较方便,但对于腔大的器官,寻找病灶有时则比较困难,对范围较大的病灶探查也比较麻烦。这种探头也有优点,即结构简单,重量轻,而且可以和体表探头共用一台超声仪器,一机多用,可以节省不少费用。

旋转扇形扫描型超声内镜,如 Olympus 第五代产品 GF-UM3 超声内镜,超声探头直径为 7 mm,安装在内镜的顶端,微型直流电机的转速为 10 r/min,超声发射频率为 7.5 MHz,焦点为 30 mm,最大探查深度为 100 mm。探头在微型直流电机的控制下,不断旋转 360°成圆周扫描,可以将管壁的周围断面显示在仪器屏幕上。这种仪器由于扫描范围较广,易于发现病变和对病变进行定位,在临床上已得到较大的应用。但缺点是结构比较复杂,重量较大,微型直流电机容易出现故障,而且超声仪器为内镜所专用,不能接体表探头。

三维成像探头超声内镜,如奥地利 Kretz 公司生产的超声内镜,它是一种机械式的双焦距(有两种焦距不同的晶片)多平面扫描式的探头。这种探头可以提供横切面、矢状面和冠状面 3 个方向的超声图像,从而配合计算机进行三维超声图像的重建。

超声内镜经常可以用于检查胃部及其周围脏器(如肝、胆、胰),检查食管及其周围脏器(如心房、主动脉),检查十二指肠及其周围脏器(如肝、胆、腹主动脉),由于超声探头和光学镜联合使用,可以取长补短,使疾病的诊断更加准确。

三、适应证及禁忌证

(一)适应证

1.食管

(1)食管癌手术前分期。

(2)纵隔淋巴结细针穿刺活检。

(3)判断黏膜下肿瘤的起源层次及超声特点。

2.胃

(1)胃癌手术前分期。

(2)胃淋巴瘤分期。

(3)判断黏膜下肿瘤的起源层次及超声特点。

(4)胃巨大皱襞的厚度及层次特征。

(5)胃癌手术后的监控。

3.十二指肠

(1)十二指肠溃疡深度判断。

(2)黏膜下肿瘤的诊断与鉴别诊断,并与外压性病变相鉴别。

(3)神经内分泌肿瘤的诊断。

(4)非黏膜下肿瘤的诊断和鉴别诊断。

(二)禁忌证

1.绝对禁忌证

(1)严重心肺疾病不能耐受内镜检查者。

(2)处于休克等危重状态者。

(3)疑有胃穿孔者。

（4）不合作的精神病患者或严重智力障碍者。

（5）患有口腔、咽喉、食管及胃部的急性炎症，特别是腐蚀性炎症。

（6）其他，如患有明显的胸主动脉瘤、脑出血等。

2.相对禁忌证

（1）巨大食管憩室、明显的食管静脉曲张或高位食管癌、高度脊柱弯曲畸形者。

（2）有心脏等重要脏器功能不全者。

（3）高血压病未获控制者。

四、操作流程

（一）操作前准备

1.评估患者并解释

（1）评估患者：年龄、性别、病情、意识、治疗及是否装有心脏起搏器等情况，活动能力及合作程度。

（2）向患者解释超声内镜检查的目的、方法、注意事项及配合要点。

2.患者准备

（1）了解超声内镜检查的目的、方法、注意事项及配合要点。

（2）检查前禁食禁饮 6 小时以上，保证空腹状态。如有幽门梗阻等疾病，应禁食 2～3 小时。

（3）愿意合作，取左侧卧位，头微曲，两腿半曲，左手自然放平，右手拿住弯盘。

（4）解开衣领或领带，宽松裤带。

（5）如患者装有活动义齿，应将其取出置于冷水中浸泡。

3.护士自身准备

衣帽整洁，修剪指甲，洗手，戴口罩，系围裙，戴手套及袖套，必要时戴防护目镜。

4.用物准备

完整的超声内镜系统，包括纤维或电子超声内镜、探头、超声内镜自动注水装置、超声内镜专用水囊、超声内镜专用穿刺针、吸引器、内镜台车；弯盘、牙垫、治疗巾、活检钳、清洗刷、滤纸条、玻片、标本固定瓶和/或缸、乳胶手套、生理盐水、去泡剂、麻醉霜或 2%利多卡因、各种规格的注射器、干净纱布块、纸巾等。备有氧气、急救物品车，车内包括吸氧面罩、吸氧管、简易球囊呼吸器、复苏药物及局部止血药物等。

5.环境准备

调节室温，关闭门窗及照明灯，拉上遮光窗帘。

6.设备检查及调试

（1）电子超声内镜、纤维超声内镜预检、调试和连接同胃镜。

（2）使用前检查活检钳开启是否顺利；确认活检钳与清洗刷通过活检管道通畅；注水器接通电源，贮水瓶中装入无气水（即新鲜配制蒸馏水）800 mL。水温保持在 37 ℃左右，拧紧贮水瓶，在体外试验性注水，使水能顺利从注水器中流出。

（3）安装与调试水囊：①安装水囊之前，仔细检查水囊有无破损、膨胀及变色橡胶老化现象；②将水囊置于专用推送器中，使其大孔径一端橡皮圈翻折覆盖于推送器边缘，卡在其凹槽内；③将水囊推送器套在超声内镜前端，使翻折橡皮圈卡在超声内镜前端的大凹槽内；④拔出推送器，将水囊小孔径一端橡皮圈卡到超声内镜前端的小凹槽内；⑤安装完毕，按压注水阀门，向囊内注无气水,水囊直径 3 cm 为限度,如发现水囊边缘渗水可调整水囊位置。如发现漏水应重新更换。水囊注水后发现明显偏心状态,用手指轻轻按压校正。注意水囊内有无气泡存在,若有气泡存在将超声内镜头端部朝下,反复吸引注水将囊内气泡吸尽。

(4)开启超声发生器及超声监视器电源,确认超声画面清晰度。

(5)输入患者一般资料,如姓名、年龄及检查号待用;准备图像记录仪、录像带、开启打印机。

(6)使用微探头须用活检管道 2.8 mm 以上胃镜,在活检管道中安装微探头专用注水接口及阀门。

(7)连接超声驱动装置,将微探头末端连接部上标志性固定栓向上,平直地插入超声驱动装置。

(8)将微探头置于无气水中,启动超声装置,观察发生超声波形是否正常。

(二)操作步骤

1.核对

(1)核对患者姓名、性别、年龄、送检部位是否与申请单一致。

(1)要点与说明:确认患者。

2.摆体位

(1)协助患者取左侧卧位躺于诊查床上,在患者头下放一治疗巾,弯盘置于治疗巾上,嘱患者张开口咬住牙垫。

(2)要点与说明:①防止口水污染诊床及患者衣物。②注意枕头与肩同高,以利于顺利插镜。③防止咬坏超声内镜镜身。

3.插镜配合

(1)扶住患者头部,当术者插镜至咽喉部时,将患者下颌轻轻往上抬,使咽部与食管呈一直线,便于插入。

(2)要点与说明:以单人插镜法为例。超声内镜前端部硬性部长,外径粗,易发生插入困难,为使一次插入成功。

4.水囊法检查配合

(1)术者发现病变后,用 10 mL 注射器抽吸无气水,连接水囊注水管,向囊内注水 5 mL 左右,在胃镜屏幕上可见囊状隆起,超声屏幕上可见囊状注射液性暗区,鼓起程度随注水量而异。

(2)要点与说明:以 Olympus GF-UM3 型操作为例。用此法检查隆起性病变时,水囊内注水不宜过多,以免影响观察。若无气水中混有气泡,在超声图像上可见囊状液性暗区中有众多强光点,此时要抽吸囊内水,再注无气水至强光点消失。

5.浸泡法检查配合

(1)术者发现病灶后,脚踩注水器脚踏开关,打开注水管三通开关,向胃腔内注水 300～500 mL,在超声屏幕上可出现清晰胃壁5层结构;为使病变完全浸泡于水中,帮助患者转换体位,获取满意图像;检查完毕,提醒术者尽量将水吸尽。

(2)要点与说明:①检查过程中若超声图像再次出现模糊阴影,提示探头已露出水面,可再注无气水。②向胃腔内注水无气水不一次超过 500 mL,以免注水过多,患者误吸。③注水过程中随时观察患者有无不适、呛咳。④转换体位时应暂时停止注水。⑤以防术后因过多注水引起患者腹痛、腹胀。

6.胆胰疾病检查配合

(1)协助将超声内镜探头插入至十二指肠球部乃至降段,此时嘱患者深呼吸,按压其合谷穴,及时处理呕吐物,注意观察牙垫有无脱落。

(2)要点与说明：①因该区肠腔狭小弯曲多变,患者反应大,呕吐物多,以减轻症状。②保持整洁。③防止咬损镜身。

7.超声微探头检查配合

(1)术者发现病灶后,将注水器的注水管连接在你家活检管道上,开启注水开关；左手用75％乙醇溶液纱布拿住微探头前面部分,右手扶住探头后面部分,通过活检管道阀门轻轻插入；微探头接触病灶后继续注无气水。

(2)要点与说明：①使病变浸泡于水中,获得清晰图像。②插入钳道管时,禁止用力过猛,防止折断超声微探头。③直至超声屏幕上出现清晰图像后可停止注水。

8.观察

(1)观察病情与患者反应。

(2)要点与说明：观察有无恶心、呕吐,观察呼吸、心率、血压、血氧饱和度的变化,观察有无发绀、呼吸困难等。

9.用物处理

要点与说明：备用。

10.洗手记录

要点与说明：记录检查结果、消毒时间、患者反应。

五、设备管理与维护

以下重点介绍超声微探头的清洗消毒方法。

(1)使用完毕后,将超声微探头从超声驱动装置中拔出,盖上防水帽。

(2)在流动水中,用柔软的海绵轻轻擦尽微探头上黏液。

(3)放入消毒液中浸泡,浸泡前确认防水盖密封性能良好。在保证消毒效果的前提下,尽量用最小消毒液浓度和最短的消毒时间。

(4)在选择消毒剂时,尽可能使用微探头生产厂家推荐的品牌和型号。

(5)在流动水中洗尽残留消毒液,用消毒纱布擦干待用。

六、使用期限

该设备在正常使用情况下,使用期限为10年。具体使用期限,见设备使用说明书。

（商春燕）

第八节　食管镜技术及护理

一、发展概况

1868年Kussmual受演艺者吞剑表演的启发,用直的金属管放入演艺者的胃内,用Desormenx设计的灯照明,制成了第1台食管内镜。1879年Edison发明了电灯以后,改用电灯作光源,使内镜的性能有了较大的改进。

20世纪20年代直管金属制的食管镜开始在临床应用。但硬式内镜有痛苦大、操作困难、观察病变效果差等缺点,被检查者往往难以接受,所以使用上受到很大限制。

1930年德国Lamm设想用玻璃纤维束制作柔软内镜,曾与Schindler合作试制,但因纤维间的绝缘问题没有解决而未获成功。此后荷兰Heel及美国Brien在纤维上加上一层被覆层,圆满地解决了纤维间的光绝缘问题。同时,英国Hopkins及Kapany研究了纤维的精密排列,有效地解决了纤维束的图像传递,为纤维光学的使用奠定了基础。

1957年Witz首创了纤维内镜,从而推动了纤维内镜的迅速发展。

1983年,美国Welch Allyn公司首先研制出电子内镜并应用于临床。而后,日本Olympus、Toshiba-Mzchida以及德国Richad Wolf公司相继推出自己的产品。电子内镜的图像可以通过视频处理系统进行储存和再生,真正使内镜的发展跨入了电脑高智能化、高科技的医学科学行列。

二、器械简介

(一)金属硬管食管镜

目前常用的金属硬管食管镜有两种类型:一种是Jackson型食管镜,管腔为圆形,其外观与硬管型支气管镜大致相似,但管壁上无小孔,管腔也比支气管镜稍大。此型食管镜的标准管径为8~9 mm,优点是镜体在食管内操作时可以根据需要自由转动。另一种为Negus型,管腔为扁圆形,成人型左右径为17~19 mm,前后径为11~13 mm,长450~530 mm,操作方便,容易通过食管入口,视野也大,病变暴露更清楚,用以摘取食管内异物较为理想。此型为大多数医院所采用。

此外,还需备有吸引管、活检组织及各种不同形式的食管异物钳等。

(二)纤维食管镜

随着内镜的不断完善,常用纤维胃镜代替纤维食管镜检查食管及贲门,并进行各种食管内治疗。

(三)电子食管镜

电子食管镜和纤维食管镜一样,常由电子胃镜所替代。电子食管镜具有管径细、柔软、清晰度高、功能齐全、操作方便、患者痛苦少等优点。

三、适应证与禁忌证

(一)适应证

食管镜检查的适应证相当广泛,适用于各类食管疾病患者。

(1)临床怀疑食管炎、食管溃疡者。

(2)细胞学检查阳性,钡餐阴性或可疑,需定位诊断和组织学定性诊断者。

(3)钡餐病变位置肯定,但良、恶性鉴别困难者。

(4)具有吞咽困难等食管癌症状者。

(5)局限于黏膜的早期癌需做镜下切除、电凝或激光治疗者。

(6)对中晚期食管癌患者可了解癌外侵程度、肉眼分型、组织学分类和肿瘤分期,以利于制订术前治疗计划。

(7)内镜下对癌性狭窄的姑息治疗,如置入合金支架、冷冻、激光等疗法的应用。

(8)食管静脉曲张。

(9)食管异物。

(10)食管息肉。

(11)食管憩室。

(12)其他食管疾病需内镜明确诊断者。

(二)禁忌证

食管镜检查禁忌证多数是相对的,对有些精神极度紧张者,在检查前充分解释检查的必要性及检查时的情况,使患者情绪稳定下来而顺利完成检查或采用无痛内镜方法进行食管镜检查。内镜检查可出现窦性心动过速、期前收缩等心律失常。对已有心律失常又必须行内镜检查者,则术前应用药物控制。术时最好进行心电监护,以防心脏意外发生。

(1)全身状况极度虚弱。

(2)严重心、肺部器质性疾病患者。

(3)急性呼吸道感染。

(4)严重出血性疾病。

(5)深在溃疡伴有穿孔先兆征象者。

(6)严重脊柱畸形。

(7)高血压患者未能有效控制者。

(8)腐蚀性食管炎的急性期。

(9)精神病患者或不能配合者。

四、术前准备与术中护理配合

(一)术前准备

1.器械准备

(1)把消毒后的食管镜连接好冷光源、吸引瓶、注水瓶内应装有 1/2～2/3 的无菌蒸馏水。

(2)打开冷光源、显示器及主机。如有电脑工作站同时打开工作站。

(3)检查食管镜角度控制旋钮、注气、注水、吸引等功能及光源工作是否正常,将内镜角度旋钮置于自由位。

(4)治疗车上备好存放活检组织小瓶、灭菌活检钳、50 mL 注射器、生理盐水、去甲肾上腺素溶液,以备检查中注水冲洗或止血冲洗。

(5)如进行食管内治疗,根据治疗目的,准备附件。如高频发生器、圈套器、内镜注射针、扩张导管、导丝、食管曲张静脉套扎装置、支架等。

(6)备好各种抢救器械及抢救药品。抢救器械如氧气、简易呼吸器、监护仪、血压计、除颤仪、三腔管等,抢救药品如肾上腺素、去甲肾上腺素、阿托品、利多卡因、止血剂等由专人负责,定期检查抢救器械性能及药品有效期,以保证突发事件时应用。

2.患者准备

(1)患者检查当天禁食 6 小时以上,确保空腹状态,急诊患者禁食要求可适当放宽,向患者做必要的解释和安慰,消除紧张情绪,树立信心,主动配合医师。

(2)如装有活动性义齿(假牙)于检查前取出,以免检查中脱落而误咽。

(3)询问有无青光眼、高血压、心肺疾病,是否装有起搏器等,如有以上情况,应及时与检查医师联系。

（4）患者取左侧卧位躺于诊查床上，在患者头下放一次性卫生垫，防止唾液及胃内容物流出污染诊查床及衣物；患者头微屈向下，有利于检查时唾液流出口腔；下肢屈曲，解开衣领，放松皮带或裤襻，因检查中需向食管及胃内注气，以减少患者腹胀等不适感。嘱患者张口咬住口圈。

3.术前用药

（1）镇静剂和解痉剂：目前在做常规检查时一般不用镇静剂，但对于精神过度紧张者、有心脑血管疾病者或进行内镜治疗者才适当应用镇静剂及解痉剂，如地西泮或异丙酚、丁溴东莨菪碱或阿托品，有利于患者镇静，减少恶心不适感，减少痛苦回忆，配合检查。

（2）咽部麻醉及去泡剂：临床上已有含去泡剂的麻醉口服液供应，于检查前10分钟进行，良好的咽部麻醉可减少咽部受刺激而引起的恶心、呕吐，便于插镜。

要询问患者的药物过敏史，如对麻醉药过敏或对多种药物过敏，为安全起见，可不予麻醉。

（二）术中护理配合

（1）操作中护士和医师要密切配合，思想高度集中，同时要注意遵守医疗保护性制度，以免加重患者的思想负担。

（2）操作时，护士位于患者头侧或医师旁，注意保持患者头部位置不动，插镜有恶心反应时要避免口圈脱出，剧烈者护士帮助护住口圈。嘱患者缓慢深呼吸，有助于减轻恶心等不适反应。嘱患者不要吞咽唾液以免呛咳，让唾液自然流出或用吸痰管吸出。

（3）检查中，护士要严密观察患者的病情变化。注意患者有无屏气或喉头痉挛情况，如有口唇发绀、长时间屏气、心率明显减慢或出冷汗等要及时向医师汇报，甚至暂缓进镜。对于年老体弱或有基础性疾病的患者检查中要进行吸氧、心电监护、血氧饱和度监测。

五、术后护理与监护

（1）食管镜检查后待30～60分钟等咽喉部麻醉药作用过后先饮温开水，无呛咳再进易消化无刺激性食物。

（2）食管治疗后禁食根据实际情况，如食管支架植入术后，可进少量温开水，有利于支架扩张。食管息肉摘除后2周内要进无渣饮食，食管曲张静脉治疗后要无渣、少渣饮食，以免食物粗糙引起食管静脉再出血。

（3）注意对病情监护，有无胸痛、呕血、黑便、发热，监测体温、脉搏、呼吸、血压的变化。

六、并发症与防治

（一）咽喉部擦伤

下颌关节脱臼及腮腺肿大。原因为操作者动作粗暴、患者下颌关节较松弛，以及过分紧张引起腮腺管开口痉挛所致。因此，操作者进镜时动作要轻巧，不要盲目进镜，让患者在放松的状态下顺势进镜。下颌关节脱臼可请口腔科医师进行复位。腮腺肿大一般不需处理，但应向患者说明情况，解除顾虑。

（二）出血

随着操作者技术的熟练，由操作不当引起者较少，大多是由疾病本身引起，如食管曲张，静脉、食管肿瘤等。术中要注意有无出血情况，若活检后或治疗后有出血立即进行处理，如喷洒去甲肾上腺素液、注射硬化剂止血。术后应用巴曲酶及制酸剂。

（三）食管穿孔

这是严重并发症,原因为病变本身穿透食管壁或切割息肉太深引起,操作者要有敏锐的观察力,食管内超过 2 cm 息肉不适合内镜下摘除,食管狭窄扩张时压力不要过大,特别是食管癌放疗后再进行扩张要注意预防穿孔和出血。

（四）呼吸、循环系统并发症

食管第二生理狭窄处即有主动脉弓压迹,因此食管镜检查时要注意有无呼吸、循环系统并发症发生。唾液自动流出或吸出,防误吸。做好心电图、血氧饱和度监测,吸氧。如发生变化,立即汇报医师暂缓操作,甚至终止操作,准备抢救。 **（李晓霞）**

第九节　电子胃镜技术及护理

一、发展史

正当纤维内镜不断改进并向治疗内镜迅速发展过程中,1983 年美国 Welch Allyn 公司又发明了电子内镜并用于临床。电子内镜系在纤维内镜的前端将光纤导像束换上微型摄像电荷耦合器件(charge coupled divice,CCD),经过光电信号转换,于监视器屏幕上显示彩色图像。由于 CCD 的像素超过 30 000,配套高分辨率的监视器(电视机),图像非常清晰,色泽逼真,且可供多人共同观察、会诊,又可同步照相和录像,深受内镜工作者的欢迎。但由于该公司早期生产的电子内镜其镜身的硬度和机件性能逊色于纤维内镜,加之售后服务未能跟上,1986 年当 Olympus 电子内镜及继后的 Pentax 双画面电子内镜输入中国,以其优异的性能优势,迫使 Welch Allyn 公司退出中国市场。目前国内引进较多的有 Olympus、Pentax 电子内镜,近年来,日本 Fujinon 宽屏幕、高分辨电子内镜亦进入中国。

由于电子内镜价格昂贵,国内基层医院难以推广应用。近年来,Fujinon 和 Olympus 都开发了简易电子内镜,价格低廉而图像却优于纤维内镜的电视摄像系统。再加之随着电子元件性能的提高,生产成本的下降,电子内镜的售价日趋低廉,以其超越纤维内镜的多种提高诊断的功能,记录、分析、存储功能等优势,预测电子内镜将逐步取代纤维内镜。

二、基本结构及原理

（一）电子胃镜的基本结构

一套完整的电子胃镜设备包括电子内镜、图像处理中心、冷光源和电视监视器。电子内镜由操作部、插入部、万能导索及连接部组成;图像处理中心将电子内镜传入的光电信号转变成图像信号,并将其在电视监视器上显示出来。

1.操作部

操作部的结构及功能与纤维内镜相似,包括活检阀、吸引钮、注气注水钮、弯角钮及弯角固定钮。操作部无目镜而有 4 个遥控开关与图像处理中心联系,每个控制开关的功能在图像处理中心选择。

2.先端部

先端部包括 CCD、钳道管开口、送气送水喷嘴及导光纤维终端。如 EVIS-200 有两条导光束,EVIS-100 只有一条导光束。

3.插入部

插入部包括两束导光纤维、两束视频信号线的 CCD 电缆、送气管、注水管、弯角钮钢丝和活检管道。这些管道和导索的外面包以金属网样外衣,金属外衣的外层再包以聚酯外衣。

4.弯曲部

转动角度钮,弯曲部可向上、下、左、右方向弯曲,最大角度可达:上 180°~210°,下 180°,左 160°,右 160°。

5.电子处理部

电子处理部包括导光纤维束和视频信号线,视频信号线与电子内镜先端部的 CCD 相连,与导光纤维束一起经插入部及操作部,由电子内镜电缆与光源及图像处理中心耦合。此外,送气、注水管也包在其中。

6.连接部

电子内镜连接部除有光源插头、送气接头、吸引管接头、注水瓶接口外,还有视频线接头。

7.送气送水系统及吸引活检系统

电子内镜的送气送水及吸引活检孔道设计与纤维镜相同,电子内镜光源内亦装有电磁气泵与送气送水管道相通,内镜与光源接头处有吸引嘴与负压吸引器相接。

(二)电子胃镜的传光传像原理

与纤维内镜相似,其照明仍用玻璃纤维导光束,但其传像则以电子内镜前端所装的电荷耦合器件或电感耦合器件即 CCD 所代替。CCD 是 20 世纪 70 年代开发的一种器件,属于固体摄像管器件,相当于电子摄像管的真空管,但其具有把图像光信号变成电信号在监视器上表达的功能,因此,CCD 代替了纤维内镜的导像束,称为电子内镜。

CCD 的结构由光敏部分、转换部分和输出电路 3 个部分组成,受光部分由能把光信号变成电信号的二极管组成,这些二极管之间是绝缘的,一个独立的二极管叫一个像素,二极管有传像传色的功能,有多少二极管就有多少像素,二极管愈多,则像素愈多,图像愈清晰。

电子内镜对彩色图像接收的处理,有顺次方式及同时方式两种。顺次方式是于光源装置的灯光前加 20~30 r/s 旋转的红、绿、蓝(RGB)三原色滤光片,使用黑白 CCD 束捕捉 RGB 的依次信号,通过记忆装置变换成同时信号,在内镜的前端部形成高品质的图像。同时方式则在 CCD 的成像镜前镶嵌彩色的管状滤光片,使用彩色管状滤光 CCD。顺次方式分辨率高,颜色再现性好,可制成细径内镜。缺点是被照物体移动度大时,可以引起套色不准,出现彩条现象。同时方式最大的特点是可以使用纤维内镜光源,可以使用 1/205 秒的高速快门,故对运动较快的部位不会出现套色不准。缺点是颜色再现能力差,可出现伪色,分辨率低。目前 EVIS-200 系列消化内镜,其摄像方式均用顺次方式。

三、操作流程

(一)操作前准备

1.评估患者并解释

(1)评估患者:年龄、性别、病情、意识、治疗及是否装有心脏起搏器等情况,活动能力及合作程度。

(2)向患者解释胃镜检查的目的、方法、注意事项及配合要点。

2.患者准备

(1)了解胃镜检查的目的、方法、注意事项及配合要点。

(2)愿意合作,取左侧卧位,头微曲,下肢屈曲。

(3)解开衣领或领带,宽松裤带。

(4)如患者装有活动义齿,应将其取出置于冷水中浸泡。

(5)常规口服咽部麻醉祛泡药。

3.护士自身准备

衣帽整洁,修剪指甲,洗手,戴口罩,系围裙,戴手套及袖套,必要时戴防护目镜。

4.用物准备

完整的电子胃镜标准套,包括主机、操作键盘、电子胃镜、监视器、冷光源、吸引器、内镜台车;有条件者配备图像记录和打印系统。弯盘、牙垫、治疗巾、活检钳、滤纸条、玻片、细胞刷、标本固定瓶和/或缸、乳胶手套、生理盐水、去泡剂、麻醉霜或2%利多卡因、各种规格的注射器、干净纱布块、纸巾等。备有氧气、急救物品车,车内包括吸氧面罩、吸氧管、简易球囊呼吸器、复苏药物及局部止血药物等。

5.环境准备

调节室温,关闭门窗及照明灯,拉上遮光窗帘。

6.设备检查及调试

(1)在使用前,把胃镜与冷光源、吸引器、注水瓶连接好,注水瓶内装有1/2~2/3的蒸馏水或冷开水。

(2)连接:①连接主机和监视器,将RGB连接线的一端接到主机后面板的RGB接口的"OUT"接口上,另一端接到监视器后面的RGB接口的"IN"接口上;②连接键盘和主机,将键盘的连接线插头插入主机后面板上的"?"插口上;③连接主机和冷光源;④连接主机和图像记录及打印系统,将Y/C连接线的一头接到主机后面板的Y/C接口的"OUT"接口上,另一端接到打印机后面Y/C接口的"IN"接口上;⑤连接主机和图像记录手控装置,此线接好后,可完成通过内镜操纵部的手控按钮控制图像摄影工作。

(3)一切连接好后,将冷光源的电源插头插入电源插座中,开启冷光源的电源开关,可见光从胃镜先端射出,并听到气泵转动的声音,证明光源工作正常。注意:在胃镜各部没接好之前,不能打开光源的开关,防止损伤胃镜或造成操作者的身体伤害。

(4)做白平衡调节。打开光源,见到光从胃镜头端传出后,将胃镜头端对准内镜台车上附带的白色塑料帽2~3分钟,电子内镜会自动进行白色平衡。白色是所有色彩的基本色,只有白色是纯白了,其他色彩才有可比的基础,因而电子内镜都设有白平衡系统。

(5)用一大口杯装1/2杯水,将胃镜先端置入水中,用示指轻轻塞住送气送水按钮,检查送气送水功能。

(6)将胃镜先端置入盛水杯中,按下吸引按钮,踩下吸引器脚踏开关,观察吸引功能是否正常。

(二)操作步骤

此处介绍取活检时的配合操作步骤。

1.核对

核对患者姓名、性别、年龄、送检科室是否与申请单一致。

要点与说明:确认患者。

2.检查活检钳

右手持活检钳把手,来回推拉把手滑杆,左手握住活检钳的先端,观察活检钳瓣是否开闭灵活,关闭时钳瓣是否能完全闭拢。

要点与说明:活检钳必须是经过消毒处理过的干净钳。一切正常,方可使用。如果发现有不正常出,应该立即更换一把。

3.送入活检钳配合

右手握住活检钳把手,左手用一块乙醇溶液纱布包住活检钳末端10 cm处,在活检钳处于关闭状态下将活检钳递与术者。术者接住活检钳末端,将其插入胃镜活检通道。

要点与说明:将金属套管绕成一个大圈握在手中,以便于操作,防止套管拖到地上污染套管。送钳过程中,始终保持活检钳金属套管垂直于钳道管口,避免套管成锐角打折而损坏活检钳套管。

4.取活检配合

活检钳送出内镜先端后,根据意思指令张开或关闭活检钳钳取组织。

要点与说明:活检钳未送出内镜先端时,不能做张开的动作,以免损坏内镜钳管。钳取标本时,不能突然过度用力,防止损坏钳子里面的牵引钢丝或拉脱钳瓣开口的焊接点。如果遇到某些癌肿组织较硬,钳取时关闭速度要慢才能取到大块组织。

5.退活检钳配合

在钳取组织后,右手往外拔出钳子,左手用乙醇溶液纱布贴住活检孔,既擦去钳子身上的黏液血迹,又可初步消毒。

要点与说明:活检钳前端有一个焊接点连接前后两部分,该焊点易折弯、折断,操作时注意保护该处,防止受损。防止胃液溅至术者。

6.留取活检组织

活检钳取出后张开钳瓣在滤纸上轻轻一夹,钳取的组织便附在滤纸上,将多块组织一起放入盛有10%溶液的小瓶中,写上姓名、取样部位,并填写病理检查申请单送检。

要点与说明:不同部位钳取的活检组织应分别放入不同的小瓶中。小瓶要给予编号。申请单上要注明不同编号组织的活检部位。

7.观察

病情与患者反映。

要点与说明:观察有无恶心、呕吐,观察呼吸、心率、血压、血氧饱和度的变化,观察有无发绀、呼吸困难等。

8.用物处理

备用。

9.洗手记录

记录检查结果、患者反映等。

四、常见故障及排除方法

内镜常见故障的排除一般来说由内镜厂家的技术人员来完成,然而,许多有经验的内镜工作者都知道,掌握这些知识对于内镜诊疗技术的开展是非常重要的,通过对内镜的结构原理的认识,一方面,可以尽量减少内镜故障的发生,在故障出现时也可以尽快进行处理,减少维修服务的环节和时间,从而提高使用效率;另一方面,在真正出现故障时可以理解维修的内容及服务的概念,缩短维修周期。设备的故障如人类的疾病一样,有病因,也有它的处理方法。下面以最常见的日本 Olympus 电子内镜为例,介绍使用和维护过程中常见的故障及排除方法。

(一)喷嘴堵塞

1.故障原因

(1)在使用、运送或清洗的过程中内镜的先端部不小心与硬物相碰撞,外力则可能会作用于喷嘴,从而导致喷嘴变形、内腔狭窄甚至堵塞。

(2)内镜使用后没有立即进行床侧清洗、反复送水及送气等有效的维护措施,使检查过程中进入到喷嘴的黏液、组织碎片、血液等滞留在喷嘴腔内没有得到及时的清理,干结淤积,长期如此最终导致喷嘴堵塞。

(3)使用内有杂质、污物的冲洗管等附件对内镜管道进行加压冲洗,将杂质、污物冲入内镜管道内,最终淤积在最狭窄的喷嘴内部导致堵塞。

(4)在戊二醛浸泡前没有用酶液将附着在内镜管道内的体液和血液彻底分解、洗净,当使用戊二醛浸泡时,残留在内镜管道内的体液或血液中的蛋白质在喷嘴内部结晶,导致堵塞。

(5)使用纱布来回擦拭内镜镜面,当逆着喷嘴开口方向进行擦拭的时候容易将棉纱塞入喷嘴,导致堵塞。

(6)喷嘴堵塞后用针挑喷嘴或自行拆卸喷嘴,使喷嘴内部腔道变形或损坏,导致堵塞,这是非常危险的行为。

2.故障排除方法

(1)在操作、运送、清洗和保存内镜的时候注意保护好内镜的先端部,避免与内镜台车、检查床、清洁台或其他任何硬物相碰撞。注意拿内镜的时候运用标准的持镜手法,保护好内镜的先端部,避免镜身下垂的时候晃动碰到硬物。悬挂保持内镜时注意避免挂镜柜门挤压内镜。

(2)在出血量较大的情况下,血液容易倒流入喷嘴内形成堵塞,因此在操作过程中不时地少量送水送气,一则随时检查喷嘴的通畅程度,二则避免血液倒流入喷嘴内凝固。

(3)勿使用污染的内镜清洗附件,如刷毛脱落的清洗刷,内有杂质的冲洗管等,在清洗前检查清洗附件。

(4)使用标准的内镜清洗程序,使用符合标准的酶液进行标准冲洗可将体液和血液中的蛋白质很好地分解,避免在戊二醛浸泡程序中蛋白质形成无法去除的结晶堵塞喷嘴。

(5)顺着喷嘴的方向擦拭镜面,切勿逆着喷嘴的方向进行擦拭。

(6)通常在喷嘴有少许堵塞时,通过检测进行判断。将内镜先端部放入带有刻度的量杯中,持续送水 1 分钟,如果出水量超过 30 mL,则喷嘴的堵塞情况尚不严重,而低于此数值就可以认为已经堵塞并需要进行处理。

(7)喷嘴堵塞后的处理:将水气管道注满浓度较高的酶液,其浓度为正常浓度的 2～3 倍,将内镜浸泡在 40 ℃左右的酶液中 2~3 小时,然后进行全管道灌流加压冲洗。如果喷嘴通畅了,就可以继续使用。如果堵塞是突然形成的,则不宜强行进行加压冲洗内管道,否则容易造成管道内部接头爆裂。如上述方法仍无法解决喷嘴堵塞的问题,则需通知厂家的工程技术人员进行处理。

(二)附件插入困难

1.故障原因

(1)内镜在体内处于大角度弯曲的状态下时是很难插入附件的,如胃镜反转观察胃角的时候。

(2)当内镜的插入部遭受不正常的外力挤压或弯折角度过大的时候,可能会使内部的活检管道受折。活检管道是用特殊的硬塑料制成,一旦受折则无法恢复原来的形状。

(3)没有经过酶洗的管道内部蛋白质结晶阻碍了附件的顺利通过。

(4)附件的插入部受折或其他原因导致的损坏,都可导致插入困难。

2.故障排除方法

(1)在操作、运送、清洗和保存内镜的时候注意保护好内镜,避免过度弯曲内镜,以防内镜的活检管道受折。

(2)内镜必须正确地清洗消毒,避免杂质淤积,酶洗可避免活检管道内蛋白质结晶,保证通畅的附件通道。如因未经酶洗造成的内镜活检管道堵塞,可将活检管道内注满浓度较高的酶液,其浓度为正常浓度的 2~3 倍,将内镜浸泡在 40 ℃左右的酶液中 2~3 小时,然后进行全管道灌流加压冲洗,使活检管道通畅。

(3)如果附件已经损坏,切忌勉强插入,以免对内镜造成损害,一旦发现,立即更换正常的附件。

(4)插入附件时要细心,动作轻柔,当内镜处于大角度弯曲状态时,须将镜身取直后,再插入附件进行操作。

(三)内镜漏水

内镜漏水是常见的故障,也是最为危险的故障。漏水可导致电子内镜短路,烧毁严重者导致医疗事故。因此,要针对引起漏水的原因,采取有效的处理方法。

1.故障原因

(1)弯曲部橡皮套漏水:①术中没有使用口垫或口垫脱落,或因口垫的质量问题;②保养不良,如内镜长期放置于内镜的包装箱内,使弯曲橡皮老化;如使用非厂家指定消毒剂导致弯曲橡皮被腐蚀等;③内镜与尖锐的硬物放置在一起被扎伤;④若挂内镜的台车或贮存柜是金属铁板喷漆制成,当表层的漆部分掉落,会产生尖锐的毛刺损伤内镜;⑤内镜先端部受到敲击导致脆弱的弯曲橡皮套破裂漏水;⑥在消毒及放置内镜入有盖的容器时,不小心会夹住内镜造成损坏。

(2)活检管道漏水:①使用破旧的清洗刷,损坏管道;②使用不配套的附件,如使用较大的附件鲁莽插入活检管道导致管道破裂;③不正确使用附件,如在管道内张开活检钳,将注射针头露出管鞘或其他不规范的操作导致管道破损;④使用设计不当或损坏的带针活检钳;⑤使用设计不良的注射针;⑥使用激光、微波、热探头时,探针的温度尚未降低就撤回,造成钳子管道烧坏。

(3)其他部位漏水:①先端部受外力碰撞导致镜头破裂漏水;②插入管被挤压;③浸泡时忘了盖防水盖;④老化的插入外管长期操作或受不规则力弯折时可能导致皱褶。

2.故障排除方法

(1)进行胃镜检查前,必须先使用口垫,术中注意保护,防止口垫脱落,建议使用有固定带的口垫。

(2)内镜保存在干燥的环境,勿使用带臭氧消毒的镜柜;严格遵循清洗消毒规程,每次操作结束后清洗之前进行测漏。

(3)在清洗之前必须盖上防水盖。

(4)轻拿轻放,保护内镜的先端部,使用正确的持镜手法。

(5)使用质量好与内镜匹配性好的内镜附件,在挑选附件前把好质量关。

(6)正确维护治疗附件,使用前检查是否已经损坏,一旦发现有损坏,立即更换新附件。

(7)如因浸泡清洗时忘了盖上防水盖引起的漏水,则要根据浸泡清洗时间的长短来处理,如内镜刚浸泡清洗就发现未盖防水盖,马上捞出内镜,立即用内镜吹干机将所有管道吹干,再测漏,如无漏水,则可继续使用;如浸泡清洗时间过长,仍要马上捞出内镜,立即用内镜吹干机将所有管道吹干,必须通知专门维修部门修理。如弯曲部橡皮套、活检管道、外力造成先端部漏水,则需送至专门维修部门修理或通知厂家的工程技术人员进行处理。

五、设备管理与维护

由于内镜是精密设备,维护与维修的难度大,对零部件的材料要求高,导致维护成本与维修成本较大多数设备要昂贵,故日常维护和使用方法关系着消化内镜科室的设备使用效率和维护成本的高低。

(一)安全使用

(1)非专业人员不许拆开设备检查。在使用该设备时,注意勿用有腐蚀性液体涂抹内镜,否则可能导致内镜外皮损坏。

(2)使用胃镜前,从镜柜取出内镜时,要一手握住胃镜的操作部和导索接头部,一手握住胃镜的先端部,两手之间距离略宽过双肩的距离。握操作部和接头部的手注意一要握住该部的硬性部分,不能握其软性部分,否则因软性部分承受不住操作部和接头部的重负发生弯曲,造成玻璃纤维的折断;要注意用一手指隔开操作部和接头部,避免两部的凸起部分互相碰撞,伤及胃镜外皮导致胃镜漏水。

(3)检查胃镜弯曲功能时,旋转各角度钮不要用力过猛,以免损坏角度钮。

(4)连接冷光源时,要一手握住胃镜的接头部,一手固定冷光源,将胃镜接头部对准冷光源的内镜插座插入,避免未对准插口强行插入,引起胃镜接头部的损坏。待 O 形圈全部插入后,胃镜才能与冷光源紧密连接。

(5)在插入注水管接头时,要一手扶住胃镜接头部,一手插入注水管接头,单手插入容易因用力不均损伤胃镜接头部。

(6)在胃镜各部没接好之前,不要打开光源的开关,防止损伤胃镜或造成操作者的身体伤害。

(7)在进行胃镜检查前,必须让患者咬住牙垫。在胃镜检查过程中,如为单人插镜法,护士位于患者头侧或医师旁固定牙垫,防止在插镜患者有恶心、呕吐反应时牙垫脱出,咬坏镜身。对于意识不清、烦躁不安、小儿、不合作者,可在镇静或全身麻醉下进行胃镜检查。

(8)如需给患者取活检,在活检钳尚未送出胃镜先端时,钳瓣始终保持关闭状态,不能做张开的动作,否则会损伤内镜钳道管。

(二)清洁消毒

电子胃镜在临床应用非常广泛,故其消毒就显得非常重要。本节重点介绍全自动内镜洗消机法。

全自动的概念,就是要按照卫健委所规定的全浸泡五步法。将做完检查后胃镜放在水槽中并盖防水帽,让蒸馏水冲洗内镜外部,同时用软纱布擦洗掉内镜上的黏液及组织,然后测漏。

(1)把内镜按消毒机的槽子结构自然弯曲摆放好,将消毒机 3 条接管和测漏头接在内镜上(如需测漏时)。消毒 Olympus 的内镜时,3 个接头分别接在送气管,吸引连接器和钳子口,同时把全管路冲洗器接在内镜上,盖上机盖,打开电源,按"启动"开关,消毒开始。清洗消毒的全过程需要 18 分钟。

(2)如需在机上测漏,则可打开正面的小门。开启测漏电源,观察是否有气泡,连续 30 秒到 1 分钟,如有气泡立即按主板上的"启动/暂停"键,然后按一下排气开关,等 30 秒到 1 分钟后,把内镜取出,拧开测漏开关,取出内镜待修。如没有气泡,按一下排气开关,继续消毒。待设定的时间到后,机器有声音报警,液晶屏连续闪烁,提示消毒完毕。戴上干净的手套把内镜取出,用高压气枪吹干。

(3)如果是当天最后一次消毒,可按正面板上"乙醇消毒"键,再按"确认"键,此时机器会对胃镜管腔进行乙醇消毒 2 分钟。如果需要吹干,再按一下正面板上的"吹干"键,再按"确认",此时机器会对管腔吹干 6 分钟。

(4)消毒 Fujinon 胃镜时,消毒机的两条管接在专用的接头上,再把此接头接在内镜的吸引管口和送水送气管口。消毒机另一条管接在内镜的活检孔道口上,同时把光电连接头连接好防水帽后放在槽内的中间突出部位,避免全浸泡在水中,其他操作与上面一致。

(5)消毒机的全过程需要 18 分钟,除消毒时间 10 分钟外,其他的时间各为 2 分钟,如需要进行调整,可在正面的面板设置。

(三)日常维护

(1)某些情况下内镜需要灭菌,只能采用低温灭菌的方式,而有些环氧乙烷设备要求 55 ℃ 的灭菌温度时,内镜仍然可能耐受该温度,但不能长期在该温度下灭菌,尤其是弯曲橡皮会老化,建议使用频率为低于每周 3 次。

(2)送气/送水按钮、吸引按钮要根据按钮的类型对其进行保养:通常按钮可分为无硅油型和硅油型两种。无硅油型按钮千万不能使用硅油,否则会导致按钮橡胶圈过于润滑,在内镜操作中很容易弹出,长时间上硅油还会导致按钮橡胶老化;硅油型的按钮应该经常用硅油给予润滑,但是一定要注意两点:首先在上硅油时保持按钮的清洁和干燥,上硅油时用棉签将硅油均匀地涂抹在橡胶和金属上,通常硅油瓶上应有涂抹部位的指示,涂抹的量不要太多,通常送气/送水和吸引两个按钮以一滴为宜,一般使用 20～30 例可以重新再上一次硅油。其次,在涂抹硅油后,可以立即将按钮安装在内镜中使用,但是,在不使用时,必须将按钮拆下,不能长时间放在内镜中,因为硅油可以使按钮上的密封橡胶圈膨胀,如果长时间没有空间给予伸展,则密封圈容易变形而导致内镜操作困难。因此,日常存放时,应该把按钮拿出放在小的器皿中,拥有两种不同按钮时也应该将它们分开放置。

(四)保管要求

(1)内镜保管时的环境温度要求在 10～40 ℃,温度过低时,内镜插入管会变硬,低于零下 10 ℃ 时会造成部分零件损坏。因此,应安装空调以保证内镜的使用。

(2)内镜对气压的要求是 70.0～106.0 kPa(525～795 mmHg),平原地区无须做任何处理,而高原地区就需要进行放气操作,但也只需安装时操作,将内外气压导通达到平衡即可。

六、使用期限

该设备在正常使用情况下,使用期限为 10 年。具体使用期限,见设备使用说明书。

(李晓霞)

第十节　十二指肠镜技术及护理

一、发展史

1968 年,Mc Cune 首先报道经内镜逆行胰胆管插管造影成功,为胰腺、胆系疾病的诊断开辟了一条十分有效的新途径。20 世纪 70 年代初,我国引进纤维十二指肠镜后不久,首先在北京协和医院开展,现已普及于三级甲等医院,甚至二级医院。1986 年 Olympus 电子内镜及继后的 Pentax 双画面电子内镜输入中国。目前国内引进较多的有 Olympus、Pentax、Fujinon 电子十二指肠镜亦进入中国。十二指肠镜分为纤维十二指肠镜与电子十二指肠镜,由于其功能相同,故不再分开叙述。十二指肠镜主要用于进行逆行胰胆管造影(endoscopic retrograde cholangiopancreatography,ERCP)、乳头括约肌切开(endoscopic sphincterotomy,EST)取石、胆管内支架置入等,本节以 ERCP 例进行介绍。

二、基本结构及原理

(一)十二指肠镜的基本结构

十二指肠镜的基本结构与胃镜基本相同,主要区别十二指肠镜多为侧视式,而胃镜为前视式。近年来,Olympus 增加后方斜视5°~15°,扩大了视野范围。视角从早期的 75°,增加到100°~110°,这对在迂回曲折的肠道内寻找肠腔和判断肠腔走向是非常有利的,亦减少或消除球面差的影响。由于十二指肠镜主要用于观察乳头开口和在适当的距离内插入导管,探索出以5~60 mm 为最佳视距,因为此范围内对乳头开口和导管观察最清晰。插入部的外径亦随着治疗技术的改进,多为 11~12 mm,便于放置内支架。

(二)十二指肠镜的传光传像原理

十二指肠镜的传光传像原理与胃镜相同。

三、适应证及禁忌证

(一)适应证

(1)怀疑有胆结石而常规胆管检查不能确诊者。

(2)梗阻性黄疸鉴别于肝内、外梗阻困难者,或需要确定梗阻具体部位者。

(3)慢性胰腺炎或复发性胰腺炎的缓解期。

(4)临床怀疑胰腺癌者。

(5)肝胆管肿瘤或囊肿。

(6)胆管或胆囊手术后症状反复而常规检查不能确诊者。

（7）上腹部肿块疑为胆胰疾病者。

（8）胰腺囊肿。

(二)禁忌证

（1）碘过敏者。

（2）重度食管静脉曲张、食管或十二指肠球部狭窄无法通过内镜者。

（3）急性胰腺炎或慢性胰腺炎急性发作期。

（4）严重心、肺、肾或脑等重要脏器功能障碍者。

（5）有出血倾向者。

（6）上消化道内镜检查禁忌者。

四、操作流程

(一)操作前准备

1.评估患者并解释

（1）评估患者：年龄、性别、病情、意识、适应证、禁忌证、治疗及是否装有心脏起搏器等情况，活动能力及合作程度。

（2）向患者解释 ERCP 的目的、方法、注意事项、配合要点及术中或术后可能发生的并发症。

2.患者准备

（1）了解 ERCP 的目的、方法、注意事项及配合要点，取得患者及家属同意后方可做检查或治疗。

（2）如造影剂使用 76% 泛影葡胺，术前 1 天做碘过敏试验，阴性者才能使用。

（3）检查前禁食禁饮 6～8 小时，保证空腹状态。

（4）愿意合作，取俯卧位或左侧卧位，俯卧位时将头偏向一侧。

（5）穿着要适合摄片的要求，不能穿得太厚，解开衣领或领带，宽松裤带。

（6）如患者装有活动义齿，应将其取出置于冷水中浸泡。除去金属物品及影响造影的物品。

（7）于患者下腹部盖上 X 线防护设备，头上戴铅帽。

3.护士自身准备

衣帽整洁，修剪指甲，洗手，戴口罩，戴手套及袖套，穿戴防护铅衣及其他防护设施，如铅面罩、甲状腺护罩等。

4.用物准备

用物包括侧视式十二指肠镜、冷光源、注水瓶、吸引器、造影导管、导丝、内镜台车；X 线检查床；专用 X 线机；弯盘、牙垫、治疗巾、活检钳、胆道细胞刷、鼻胆引流管、气囊导管、取石篮、碎石篮、胆胰管内引流支架、静脉曲张硬化剂注射针、喷洒导管、电凝探头和/或缸、乳胶手套、生理盐水、葡萄糖注射液、去泡剂、麻醉霜或 2% 利多卡因、造影剂、镇静药、抑制肠蠕动药、各种规格的注射器、钝针头、干净纱布块、纸巾、30% 乙醇溶液等。备有氧气、急救物品车，车内包括吸氧面罩、吸氧管、简易球囊呼吸器、复苏药物及局部止血药物等。估计造影困难时可备用三腔括约肌切开器、内镜聪明刀，必要时备内镜超滑导丝、针式电刀。

5.环境准备

调节室温，关闭门窗及照明灯，拉上遮光窗帘。

6.设备检查及调试

(1)在使用前,把十二指肠镜与冷光源、吸引器、注水瓶连接好,注水瓶内装有1/2~2/3的蒸馏水或冷开水。

(2)检查十二指肠镜插入管表面有无破损、凹陷,检查内镜导光是否良好,成像是否清晰。检查内镜弯曲功能:①旋转各角度钮,看弯曲部是否能圆滑地弯曲;②查看角度钮是否能使角度钮的转动停下来;③检查弯曲部的外皮是否有细微孔洞、破损及其他不正常。

(3)检查十二指肠镜的钳子抬举器上下活动是否正常,内镜送气是否通畅,吸引器工作是否正常。

(4)检查X线机透视及拍片功能是否正常,检查床的移动是否正常。

(5)凡有导管的附件,都要在注射器接头处接一注射器注水,检查导管是否通畅,有无从不该出水的地方出水;检查接头部是否牢固,把手是否好用;凡需接高频电的器械都要按说明书上要求进行通电试验;将高频电器接好后,在电极板上放一小块肥皂,将器械先端通电部分与肥皂接触,通电后可见电火花表示该器械功能良好。

(二)操作步骤

ERCP的配合操作步骤见表16-1。

表 16-1　ERCP 的配合操作步骤

	步骤	要点与说明
核对	核对患者姓名、性别、年龄、送检科室是否与申请单一致	确认患者
摆体位	协助患者取俯卧位或左侧卧位躺于X线检查床上,在患者头下放一治疗巾,弯盘置于治疗巾上,嘱患者张口咬住牙垫	防止口水污染检查床及患者衣物 注意枕头与肩同高,以利于顺利插镜 防止咬坏十二指肠镜镜身
插镜配合	左手扶住患者头部,右手握住镜身前端,将十二指肠镜弯曲部轻度弯曲成适应人口咽部的弯曲形状,再将内镜头端送入人口咽部,顺着咽后壁轻轻地送至喉部食管入口处	以双人插镜法为例 操作时动作要轻柔,速度不要过快
送镜配合	嘱患者做吞咽动作,食管入口开启,顺势将镜头送入食管、胃、十二指肠降部,找到十二指肠乳头	送镜速度不要过快,以减轻咽喉部的刺激送镜时,持镜的手要靠近口垫
插管配合	将ERCP导管递与术者,待导管送出内镜先端后,用少量生理盐水或稀释好的造影剂将导管充满;术者将导管插入胰胆管后,在X线监视下缓缓推注造影剂	注意勿使导管打折 以排除气泡对造影结果产生的干扰 注意推注力量不宜太大,速度不宜过快
退镜配合	紧握住镜身,与操作者保持一定抵抗力,使镜身呈一直线,慢慢退镜,至咽喉部(约15cm处)则快速将镜退出	以防内镜移动或滑出 速度不宜过快,以免擦伤黏膜 防止分泌物进入气管
观察	病情与患者反应	观察有无恶心、呕吐,观察呼吸、心率、血压、血氧饱和度的变化,观察有无发绀、呼吸困难等
用物处理		备用
洗手,记录		记录检查结果、用药情况、患者反应、消毒时间

五、常见并发症及处理

近30年来,随着器械及插管技术的不断进步,ERCP的成功率逐年提高,目前已达90%以上。但ERCP为一侵入性操作,因患者自身因素、操作者因素及设备等原因均可造成一些并发症。常见并发症有导丝插入困难、乳头损伤和出血、急性药物性胰腺炎等。碘变态反应、败血症、急性胆管炎、化脓性胆管炎、十二指肠穿孔、休克等较少见。下面对于常见的并发症作详细介绍。

(一)导丝插入困难

1.发生原因

(1)导丝与导管不匹配。

(2)导丝原本有折痕。

(3)导丝太干燥,送入时太涩。

(4)内镜弯角太锐,或抬钳器升到最高位,导致导丝插入困难。

2.临床表现

送入导丝时,遇有阻力或导丝插入困难。

3.预防及处理

(1)根据导管的型号选择相匹配的导丝,通常使用0.46 mm的导丝。

(2)使用导丝前,认真仔细检查导丝是否光滑,有无折痕,如导丝有折痕,则需更换导丝。

(3)送入导丝前,先在导管内灌注2~5 mL生理盐水,使导丝通过时顺畅。送入导丝时,助手一手拿一块蘸有30%乙醇溶液的纱布,另一手将备好的导丝由导丝套中抽出,放在乙醇溶液纱布中间,使导丝持续湿润。

(4)送入时太干燥、太涩时,更换乙醇溶液纱布。

(5)当内镜弯角太锐,或抬钳器升到最高位时,提醒操作者将内镜角度钮完全松开,将抬钳器放至最低位,以便导丝顺利送入。

(二)乳头损伤和出血

1.发生原因

(1)操作者对十二指肠解剖欠熟悉,操作技术欠熟练,多次插管不成功,损伤乳头。

(2)由于患者过度紧张,剧烈恶心、呕吐,导致十二指肠乳头括约肌痉挛,插管困难。

(3)行EST时,切开时伤及血管,止血不及时或暂时性止血,术后迟发性出血。

2.临床表现

术中见乳头肿胀、糜烂,有活动性出血;术后患者有留置鼻胆引流管者,引流管中可见血性液体引出,严重者出现呕血、黑便、面色苍白、头晕、脉搏细速、血压下降、出冷汗、乏力等临床表现。听诊肠鸣音亢进。化验大便潜血阳性。

3.预防及处理

(1)培训医护人员熟练掌握专业知识及专科操作技能。

(2)做好心理疏导,尽可能消除患者过度紧张的情绪,积极配合检查,必要时适当加用镇静药。

(3)插镜动作要轻柔、快捷。

(4)术中、术后严密监测生命体征,观察有无呕血、黑便,观察引流管引出液的颜色、性质及量,及时报告医师处理。

461

（5）出血后可采取 1∶10 000 肾上腺素溶液局部注射止血、止血钛夹或电凝止血等内镜下止血措施。

（6）术后应用止血药物。

（7）内科治疗无效者，行外科手术治疗。

（三）急性药物性胰腺炎

1.发生原因

（1）术中造影时造影剂注入速度过快，压力过大，剂量过多。

（2）胰管反复显影。

（3）乳头切开后炎症、水肿，或胰管有梗阻造影后导致造影剂、胆汁和胰液排出受阻。

（4）为胰腺囊肿患者造影时，造影剂充满囊腔。

2.临床表现

术后患者出现腹痛、恶心、呕吐、发热、黄疸，甚至休克等急性胰腺炎临床表现。血、尿淀粉酶测定升高。

3.预防及处理

（1）造影剂注入速度不要过快，压力不要过大，剂量不要过多，匀速推注，胰管造影时，一般以 0.2～0.6 mL/s 为宜。造影剂的量应视造影目的而定。一般胰管 2～4 mL，胆管 5～15 mL，有时因外漏无法精确计算，应以透视下观察部位显影满意患者又无痛苦为准。特别是胰腺，更应注意掌握剂量。

（2）避免胰管反复显影。在 X 线监视下见主胰管和 1～2 级胰管显影即可，不宜使胰腺泡显影。

（3）发现乳头切开后的炎症、水肿，或胰管有梗阻者，造影后留置鼻胆引流管或内引流管引流胆汁、胰液。

（4）对估计可能发生胰腺炎的患者造影后预防性禁食、补液及给予抑制胰液分泌的药物，按急性胰腺炎护理。

（5）对已经发生胰腺炎的患者，对因处理后，再按急性胰腺炎处理。

六、常见故障及排除方法

由于内镜是精密设备，维护与维修的难度大，故维护成本与维修成本较大多数设备要昂贵。除主机、光源以外，内镜本身更是使用了大量软性部件，如内镜的插入外管、先端弯曲部的弯曲橡皮、内部的活检管道等均为易损部件，而这些部件的损坏更可能导致电子元件的二次损坏，如果不及时运用正确的方法处理这些故障则可能导致更严重的损害，使日常工作受到影响，而且维修成本是可能以数倍乃至数十倍地增加。

十二指肠镜常见故障有喷嘴堵塞、送水/送气不畅、附件插入困难、内镜漏水、吸引困难、光亮度调节故障、内镜与附件的损坏、按钮故障等。本节主要介绍内镜与附件的损坏、按钮故障的原因及排除方法。

（一）内镜与附件的损坏

1.故障原因

（1）由于未经彻底酶洗的内镜上残留的蛋白质遇到戊二醛后凝固变性，导致内镜变黄，内镜表面粗糙，橡皮老化。

（2）使用未经验证的清洗消毒机或化学剂对内镜的材料造成不同程度的损伤，严重者破坏内外部材料,从而导致内部重要结构老化和损坏。

(3)在内镜操作过程中使用含有矿物质的润滑油,润滑油与内镜外管的橡胶产生化学反应,导致外管性状改变,最常见为外管韧性改变,产生皱褶。

(4)使用某些不规范消毒机进行清洗消毒有时会因送水送气压力过大而导致内镜破裂。

(5)使用酸化水浸泡消毒有时会造成内镜外管被腐蚀、内镜金属部分生锈。

(6)非专业维修导致内镜损坏。

2.故障排除方法

(1)内镜与附件消毒前必须彻底洗净。

(2)对附件进行超声清洗。

(3)避免使用非指定的自动清洗消毒机和清洗消毒方法。

(4)由于目前专业的内镜生产厂家不会对外出售他们的内镜维修零件,因此不要到非指定的代理店进行购买与维修。

(5)出现内镜与附件损坏,需送至专门维修部门修理或通知厂家的工程技术人员进行处理。

(二)按钮故障

1.故障原因

(1)按钮上有针孔,仍进行清洗消毒,进水后造成内部零件故障。

(2)按钮外皮破裂,造成漏水,导致开关失灵。

(3)搬运时按钮和其他设备、水槽等碰撞,或被锐利部分刮伤。

2.故障排除方法

(1)由于按钮上的针孔很难发现,因此清洗消毒前必须进行测漏试验。

(2)发生按钮外皮破裂后,内镜不能再使用,立即送修。

(3)在操作、运送、清洗和保存内镜的时候注意保护好内镜的操作部与先端部,避免与内镜台车、检查床、清洁台或其他任何硬物相碰撞。注意拿内镜的时候运用标准的持镜手法,保护好按钮,避免碰到硬物或被锐器刮伤。

七、设备管理与维护

十二指肠镜的管理与维护与胃镜相同。

八、使用期限

该设备在正常使用情况下,使用期限为10年。具体使用期限,见设备使用说明书。

(李晓霞)

第十一节　结肠镜技术及护理

一、发展史

1795年,德国学者Bozzini用金属导管制成直肠镜,采用烛光照明,以后改用燃油灯反射光照明。1895 年,Kelly 改用电灯额镜反射光源;镜管延长至 35 cm(乙状结肠镜)。1899 年,Pennington研制了可使肠腔充气扩张的乙状结肠镜,更清晰地观察肠腔。1908 年,Strauss 改进电光源(腔内、腔外投照)直肠镜、乙状结肠镜并有取活组织的配套,迄今仍在应用。即使在纤维结肠镜、电子肠镜的今天,硬式直肠乙状结肠镜对直肠病变的诊断与治疗仍是很有价值,尤其在基层医院和诊所。

1957 年,松永藤雄在胃内照相机的启发下,研制了结肠内照相机,但由于盲目插镜很难通过乙状结肠,盲目照相机又很难发现病变而终止。1957 年,美国学者 Hirshowitz 发明了纤维胃镜,1958 年公之于世,开启了内镜发展及应用的新纪元。由于用数万根导光玻璃纤维集束传导图像,内镜镜身在各种弯曲状态下都能清晰地高分辨观察。1970 年,日本的 Tajima 和 Niwa 以及 Watanabe 研制的第二代纤维结肠镜,加装了一种控制左右方向的旋钮,使得进镜更便利,很快被用于治疗。为了提高寻找管腔的功能,利于进镜和发现病变,缩小或消除盲区,结肠镜前端弯角装置逐渐改为向下为 180°,左右弯角为 160°。为了便于单人操作肠镜,上下角度钮轮盘由 4 个角改为 6 个角。所以,纤维内镜的发明可誉为划时代的进步。

1983 年美国 Welch Allyn 公司又发明了电子内镜并用于临床。电子内镜的外形及功能结构、光学系统除无目镜和导像纤维束被 CCD 置换外基本相同,由于适应于电子内镜的发展,操作部的按钮有所增加,计算机键盘有所改进,而在功能上有重要的改进。最初的电子内镜各厂家都采用顺次方式黑白 CCD。这种 CCD 体积小,分辨率高,但因灯光通过 RGB 三原色旋转滤光片后亮度减弱,需用强光源;如目标物体移动大时,可引起套色不准。后来,Olympus EVIS100 型改为同时方式 CCD,可使用纤维内镜的光源,且无套色不准的缺点。最后 EVIS200/240 开始改用顺次方式 CCD,可以使前端外径更细,管道孔径更大,可提高插入性能,减轻痛苦和有利于治疗内镜的开展。最初电子内镜是通过录像将动态图像记录下来,但拍摄照片则需将照相机对准监视器静止画面拍摄。以后改进为在主机上设计一台小型监视器,装上照相机,按操作部按钮拍照,十分方便。如今又在内存的电子计算机系统上开发了图像存储、打印系统,可以随时调出图像进行研究、会诊、教学,而且连接打印机可以打印出彩色图片,以便于病案资料保存和复查时对照。电子内镜在临床的应用越来越广泛。结肠镜分为纤维结肠镜与电子结肠镜,由于其功能相同,故不再分开叙述。

二、基本结构及原理

(一)结肠镜的基本结构
结肠镜的基本结构与胃镜基本相同,主要区别是管径较胃镜粗,长度较胃镜长。

(二)结肠镜的传光传像原理
结肠镜的传光传像原理与胃镜相同,见本章胃镜的传光传像原理。

三、适应证及禁忌证

(一)适应证
结肠镜检查的适应范围广泛,凡是大肠病变及回肠末端的病变均是结肠镜检查的适应证。
(1)不明原因的下消化道出血。
(2)不明原因的慢性腹泻。
(3)不明原因的低位肠梗阻。

（4）疑大肠或回肠末端的肿瘤。

（5）大肠息肉、肿瘤、出血等病变需做肠镜下治疗。

（6）结肠术后及结肠镜治疗术后需定期复查肠镜者。

（7）大肠癌普查者。

(二)禁忌证

绝对禁忌证较少,多属于相对禁忌证。

（1）妊娠。

（2）急性腹膜炎。

（3）疑有急性肠穿孔者。

（4）大肠炎症急性活动期。

（5）急性憩室炎。

（6）近期心肌梗死或心力衰竭者。

（7）肠道大出血血压不稳者。

（8）高热、身体极度衰竭者。

四、操作流程

(一)操作前准备

1.评估患者并解释

（1）评估患者:年龄、性别、病情、意识、治疗及是否装有心脏起搏器等情况,活动能力及合作程度。

（2）解释结肠镜检查的目的、方法、注意事项及配合要点。

2.患者准备

（1）了解结肠镜检查的目的、方法、注意事项及配合要点。

（2）根据所选择的泻药,采取检查前一天晚或检查当天服泻药清洁肠道。

（3）检查前服泻药后禁食。

（4）穿检查裤(后裆开洞长裤),宽松裤带。

（5）愿意合作,取左侧卧位,下肢屈曲。

3.护士自身准备

衣帽整洁,修剪指甲,洗手,戴口罩,系围裙,戴手套及袖套,必要时戴防护目镜。

4.用物准备

完整的结肠镜标准套,包括纤维/电子结肠镜、冷光源、注水瓶、吸引器、内镜台车;弯盘、治疗巾、2%利多卡因棉球、润滑剂、活检钳、滤纸条、玻片、细胞刷、标本固定瓶和/或缸、乳胶手套、生理盐水、各种规格的注射器、干净纱布块、纸巾等。备有氧气、急救物品车,车内包括吸氧面罩、吸氧管、简易球囊呼吸器、复苏药物及局部止血药物等。

5.环境准备

调节室温,关闭门窗及照明灯,拉上遮光窗帘。

6.设备检查及调试

（1）在使用前,把结肠镜与光源、吸引器、注水瓶连接好,注水瓶内装有1/2～2/3的蒸馏水或冷开水。

（2）检查结肠镜插入管表面有无凹陷及凸出的地方,检查内部是否松弛,有无异常

检查内镜弯曲功能:①旋转各角度钮,看弯曲部是否能圆滑地弯曲;②查看角度钮是否能使角度钮的转动停下来;③检查弯曲部的外皮是否有细微孔洞、破损及其他不正常。检查光学系统:①用蘸了70%乙醇溶液的干净纱布,擦拭电气接点和镜头的所有表面;②把导光端插入光源插座;③调整调焦环,使结肠镜能清晰对焦,直到能清晰地看到约15 mm的物体。检查管道系统,确认钳道管通过钳子通畅。

（3）一切连接好后,将冷光源的电源插头插入电源插座中,开启冷光源的电源开关,可见光从结肠镜先端射出,并听到气泵转动的声音,证明光源工作正常。

（4）用一大口杯装1/2杯水,将结肠镜先端置入水中,用示指轻轻塞住送气送水按钮,检查送气送水功能。

（5）将结肠镜先端置入盛水之杯中,按下吸引按钮,踩下吸引器脚踏开关,观察吸引功能是否正常。

（二）操作步骤

1.核对

（1）核对患者姓名、性别、年龄、送检科室是否与申请单一致。

（2）要点与说明:确认患者。

2.摆体位

（1）协助患者取左侧卧位,躺于床上,在患者腰部以下放一治疗巾,弯盘置于治疗巾上。

（2）要点与说明:防止粪水污染检查床及患者衣物。每例检查完后均应更换干净治疗巾。

3.插镜配合

（1）取出2%利多卡因棉球,先在肛门口涂些润滑剂,然后用左手拇指与示指、中指分开肛周皮肤,暴露肛门,右手持镜,握持在弯脚部距镜头数厘米处,将镜头侧放在肛门口,用示指将镜头压入肛门,然后稍向腹侧方向插入。

（2）要点与说明:以双人插镜法为例。操作时动作要轻柔,速度不要过快。

4.送镜配合

（1）插入后注意观察电视监视器上的图像,根据术者的指令进镜或退镜。

（2）要点与说明:握持部不能距离镜头太远。插入方向不能垂直。当结肠镜通过乙状结肠、脾曲、肝曲困难时或进境时内镜打弯结襻时需请助手做手法帮助进境。

5.退镜配合

（1）紧握住镜身,与操作者保持一定抵抗力,使镜身呈一条直线,慢慢退镜,至肛门处则快速将镜退出。

（2）要点与说明:以防镜子移动或滑出。速度不宜过快,以防遗漏病灶。防止粪水污染检查床。

6.观察

（1）病情与患者反映。

（2）要点与说明:观察患者的面部表情,观察有无腹痛、腹胀,观察呼吸、心率、血压、血氧饱和度的变化,观察镜身有无新鲜血液等。

7.用物处理

备用。

8.洗手记录

记录检查结果、消毒时间、患者反映。

(三)注意事项

(1)如为单人插镜法,则由医师独立完成。操作时,护士主要负责观察患者的反应,随时向医师报告。

(2)结肠镜检查过程中,要嘱患者腹胀时不要憋气,做深呼吸,肌肉放松。

(3)当内镜打弯结襻时,需要用手法帮助进镜。主要手法是在患者腹壁加压,顶住镜身使其不致打弯结襻,顺利通过弯曲部。

(4)对于特别紧张、普通插镜法屡屡失败的患者,术前可适当给予解痉止痛药物,必要时行无痛肠镜检查。

(5)术中发现病变组织需钳取活组织送病理检查时,护士要熟练配合活检术及标本处理。

(6)如因不明原因下消化道出血需进行急诊结肠镜检查时,不需服用泻药,因用泻药可能加重出血。可采用高位清洁灌肠,如用温开水 800~1 000 mL 灌肠,直到排出清水为止。

五、常见并发症及处理

结肠镜检查为一侵入性操作,因患者自身因素、操作者因素及设备等原因均可造成一些并发症。近年来,由于内镜医师操作技术的普遍提高、结肠镜性能的改善及无痛肠镜的应用,结肠镜检查所致的并发症已不多见,特别是严重并发症,如心脏意外、消化道穿孔、严重感染等已非常少见。但一般的并发症,如插镜困难、肠道黏膜损伤、下消化道出血等较常见,因此要予以重视,做到早发现,早处理。

(一)插镜困难

1.发生原因

(1)操作者对下消化道解剖与生理欠熟悉,操作技术欠熟练,当结肠镜在通过乙状结肠、脾曲、肝曲困难时或进镜时内镜打弯结襻时,不会解襻。

(2)由于患者过度紧张,或肠管内有阻塞性病变者,使结肠镜插入困难。

(3)患者烦躁不安,不能配合。

(4)患有结核性腹膜炎、腹部外科手术后等引起的肠粘连,导致插镜困难。

2.临床表现

结肠镜在肠管内打弯结襻,插入受阻,结肠镜检查不成功。

3.预防及处理

(1)对于清醒患者,插镜前向其解释病情,耐心讲解结肠镜检查的意义,以得到其合作。对于烦躁不合作的患者,可适当使用镇静药。必要时行无痛肠镜检查。

(2)培训医护人员熟练掌握专业知识及专科操作技能。

(3)插镜动作要轻柔,插镜过程中注意观察电视监视器上的图像,根据术者的指令进镜或退镜。

(4)如镜子通过乙状结肠、脾曲、肝曲困难时或进镜时内镜打弯结襻时,切不可盲目用力送镜,以免损伤结肠黏膜,甚至穿孔。此时应将结肠镜往后退,拉直镜子,看清腔道后再插入结肠镜。如仍插入困难,再让助手在患者腹壁加压,顶住镜身,使其不致打弯结襻,顺利通过弯曲部。

(5)对于肠扭转和肠套叠复位者行结肠镜检查,最好在 X 线监视下进行。

(二)肠道黏膜损伤

1.发生原因

(1)由于患者紧张、恐惧、不合作或操作者技术欠熟练加上结肠镜质地较大较硬,导致插入困难。强行插入造成结肠黏膜损伤。

(2)操作者动作粗暴或反复插镜造成结肠黏膜损伤。

(3)结肠镜插入前未充分润滑,引起了肠道的摩擦,造成结肠黏膜损伤。

(4)患者因不能耐受插结肠镜所带来的不适或患者不合作,强行拔镜而致结肠黏膜损伤。

2.临床表现

肛门疼痛,排便时加剧,伴局部压痛;损伤严重时,患者主诉腹部疼痛,可见肛门外出血或粪便带血丝,甚至排便困难。

3.预防及处理

(1)插镜前,向患者详细解释检查的目的、意义及检查方法,使之接受并配合操作。对于烦躁不合作的患者,可适当使用镇静药。必要时行无痛肠镜检查。

(2)插镜前常规用润滑油充分润滑结肠镜,以减少插镜时的摩擦力;操作时顺应肠道解剖结构,手法轻柔,进入要缓慢,忌强行插入,不要反复插镜。

(3)改进结肠镜进镜方法,采用辅助手法帮助进镜。

(4)对于肛门疼痛和已发生肠出血者,遵医嘱予以止痛、保护肠黏膜、止血等对症治疗。

(三)下消化道出血

1.发生原因

(1)插镜创伤。

(2)患者有痔疮、肛门或直肠畸形、凝血机制障碍等异常,插镜时增加了肛门的机械损伤。

(3)造成肠黏膜损伤原因,如损伤严重者,导致下消化道出血。

2.临床表现

肛门滴血或排便带有血丝、凝血块,严重者脉搏细弱、四肢冰凉、血压下降、黑便等。

3.预防及处理

(1)全面评估患者全身心状况,有无禁忌证。

(2)插镜动作要轻柔,忌暴力。患者出现腹痛、腹胀时,暂停插镜,让患者休息片刻,嘱其张口深呼吸,适当退镜、拉镜,待患者上述症状缓解后再缓缓将镜头送入,切勿强行插镜。

(3)做好心理疏导,尽可能消除患者过度紧张的情绪,积极配合检查,必要时适当加用镇静药。

(4)如发现吸出液混有血液应暂停继续结肠镜检查,退镜检查出血原因及部位,经结肠镜活检孔注入止血药,如冰生理盐水加去甲肾上腺素 8 mg 冲洗肠腔以促进止血,亦可根据引起出血的原因,采取不同的结肠镜下介入治疗方法,如钛夹止血;生物蛋白胶喷洒止血;注射止血合剂止血等。静脉滴注制酸药及止血药。

(5)大量出血时应及时输血,以补充血容量。

(6)如上述措施无效,出血不止者可考虑选择性血管造影,采用吸收性明胶海绵栓塞出血血管;内科治疗无效者,行外科手术治疗。

六、常见故障及排除方法

结肠镜在长期使用的过程中,难免会出现一些故障。由于出现的故障与胃镜基本相同,在此不再赘述。

七、设备管理与维护

为了延长结肠镜和附件的使用寿命,必须注意结肠镜和附件的保养和保管,设置专人管理,建立贵重仪器使用与保养记录本。由于结肠镜的管理与维护与胃镜基本相同。

八、使用期限

该设备在正常使用情况下,使用期限为10年。具体使用期限,见设备使用说明书。

(商春燕)

第十二节 经口胆道镜技术及护理

一、器械简介

经口胆道镜又名母子镜,是20世纪70年代以来在ERCP基础上发展起来的新技术。它是在十二指肠镜(母镜)活检钳道内插入胆道镜(子镜),经十二指肠乳头插入胆胰管系统,从而可观察胆道、胆囊及胰管的病变,故又称经口胆道镜(peroral cholangioscope,PCS)或经口胆胰镜(peroral cholangio-pancreatoscope,PCPS)。

(一)器械设备

母子镜由2条内镜同时操作,故应用两套冷光源,附加内镜显像系统。国内医院配备的子镜多为Olympus的产品。TJF-240即母镜,外径13 mm,操作管道4.2 mm;子镜BP-30,外径4.0 mm,镜身长1 840 mm,有向上160°,向下100°弯角机构。子镜在胆管内位置主要依靠其在母镜通道内的插入和回拉、有限的子镜头部弯曲和母镜的旋转。子镜的操作孔道1.7 mm,可通过特制的活检钳、细胞刷、取石篮及液电碎石探头等。该型子镜外径略粗,插乳头前需行乳头切开。子镜的单一孔道无法实现注水吸引循环,常需先另置鼻胆管吸引,以保证视野清晰,操作过程必须有两名ERCP熟练操作的医师完成。

随着医疗技术的发展,近年来出现了更纤细、耐受性更好的新型经口胆道镜,如德国生产的新型Poly Diagnost子镜,具有高分辨率(6 000像素)光学系统和有可弯曲调节镜身的转向装置。子镜外径8 Fr,内置2个工作通道,直径分别为1.2 mm和0.6 mm;主通道用于治疗(活检、取石、激光碎石等治疗时附件通过)。副通道通过"Y"管实现注水/吸引功能,有效水循环可使视野更加清晰。子镜头端到操作部的总工作长度为1 800 mm,滑行控制器使镜头端在一平面上可弯曲90°。操作部上还有图像转换器和光源装置,光源系统视角为70°。附件周径均为3 Fr,均可通过主通道,使腔内直视下治疗较易开展;无须乳头切开,不需要特殊配套母镜,操作孔道直径>3.2 mm的普通十二指肠镜均可顺利完成操作。插入管道成功率高,可插入肝内胆管及胰管尾部进行检查、治疗。母子镜只需一名操作医师与一名护士即可完成操作。

(二)特点

可在直视下观察胆胰管、胆囊病变,以及其他影像手段不易发现的早期病变;对 ERCP 无法解释的影像学改变,如气泡、血凝块、絮状物等在子镜下可一目了然,同时能直视下行病变组织活检、细胞刷、液电或激光碎石取石及取异物等。

二、适应证与禁忌证

(一)适应证

凡高度怀疑有胆胰管疾病,X 线、超声、MRI 或 ERCP 检查等不能明确诊断者,均可考虑做母子镜检查。

(1)不明原因的胆胰管扩张。

(2)胆胰管狭窄或充盈缺损性病变,需鉴别良、恶性质。

(3)胆胰管腔内微小病变的诊断,利用细胞刷及活检钳取得病理诊断。

(4)各种原因引起的阻塞性黄疸,需明确原因者。

(5)ERCP 机械碎石失败的巨大结石、嵌顿结石、肝内胆管结石、胰管难治性结石等进行直视下液电或激光碎石术及术后效果判断。

(6)原发灶不明的转移性腺癌,怀疑来自胰腺者。

(7)Mirizzi 综合征的鉴别诊断。

(二)禁忌证

(1)有 ERCP 检查禁忌证者。

(2)有凝血功能明显障碍、有出血倾向者;全身情况衰竭或心、肺、肾等重要器官功能失代偿者。

(3)急性胰腺炎或慢性胰腺炎急性发作者。

(4)年老体弱不能耐受本检查者。

(5)急性化脓性胆管炎。

三、术前准备与术中护理配合

(一)术前准备

患者术前准备除 ERCP 术前准备外,另需备以下设备。

(1)子镜系统。

(2)与子镜相匹配消毒灭菌的附件,如活检钳、细胞刷、取石篮等。

(3)激光或液电碎石设备。

(二)术中配合

(1)常规进行 ERCP 检查后,留置导丝在胆(胰)管中,然后顺导丝经母镜活检孔道插入子镜。如乳头开口较紧,需先进行胆管括约肌切开术(EST)或柱状气囊扩张术(EPBD),必要时进行胰管括约肌切开术(EPST)。以子镜容易插入胆管或胰管为原则。

(2)子镜插入母镜钳道时应完全放松角度钮。当子镜远端插入母镜抬钳器时应将抬钳器完全放松,再插入子镜。

(3)缓慢移动子镜的转向装置或调整母镜,使子镜视野始终在管腔中央,便于观察病变。

(4)持续注水及吸引,保持视野清晰。子镜到位后,结合 ERCP 及透视定位,循序观察,发现病变,根据需要插入活检钳、细胞刷,液电探头或激光光纤进行子镜下治疗。

(5)需要治疗时应先退出子镜,将活检钳、细胞刷先插入子镜,并与子镜前端部操作出口平行,固定部位。插入母镜,进入胆管后在病变部位,再将活检钳或细胞刷推出 2～3 cm,此时可夹取病变部位组织或进行刷检。由于子镜附件较细,操作中应力避粗暴,以免活检钳、细胞刷打折,而致活检钳在胆管内无法打开,细胞刷无法推出。

(6)子镜下碎石使用激光光纤时应特别注意,因光纤极易打折而失去功能;同时光钎前端透明,不易辨认,故必须先退出子镜。光纤插出子镜 1 cm 左右做标记,并将激光移位器在子镜固定。通过移位器后退光纤与子镜前端部出口平行,插入母镜,子镜到位后,在碎石部位通过移位器推出光纤至标记固定处。此时可进行安全激光碎石,注意避免光纤没出子镜而造成子镜损伤。

(7)不管进行液电或激光碎石,都应注意持续注水,在液体中才能确保碎石效果。并注意边注气注水,边吸引,有效的水循环可避免因过度注水使胆管内压力上升引起的腹痛、呕吐和血压下降等。

四、术后护理与监护

胆道母子镜检查、治疗时间较长,所用附件和子镜反复的抽插,增加患者痛苦。术中应不断安抚患者,严格无菌操作。术后应密切观察,精心护理。

(1)患者应卧床休息,根据血淀粉酶检测情况而定何时进食,原则上术后次晨血淀粉酶检测正常即可进食。

(2)术后应检测血常规、肝功能。术后 3 小时及次日早晨抽血测淀粉酶,单纯血淀粉酶升高而无症状者,一般不需特殊处理。继续观察,如血淀粉酶升高同时伴有发热、腹痛、白细胞升高等现象,则应按急性胰腺炎处理。

(3)定时监测体温、脉搏、血压。

(4)密切观察有无皮下气肿情况,大、小便颜色,观察皮肤、巩膜情况。有鼻胆管或鼻胰管引流者,应观察引流物的量、颜色、性状,以及引流管是否通畅,必要时引流液可进行生化检查。

五、并发症与防治

胆道母子镜检查治疗虽然安全、有效,但毕竟是一侵入性微创技术,可发生相关并发症。并发症与 ERCP 及 EST 相似。

(一)发热

发热可能与母子镜检查、治疗引起胆道感染或一过性菌血症有关。术前对所用内镜附件进行灭菌处理;术中应严格无菌操作,确保各种附件的无菌传递;治疗结束尽量抽出胆道内的胆汁和造影剂;术后常规应用抗生素,对胆管扩张、发热不退者可进行内镜下鼻胆管引流,可有效控制感染。

(二)出血

出血多为胆管损伤、肿瘤、进行乳头切口出血等引起。对于凝血功能较差、脾功能亢进等患者慎做乳头切开,胆管内出血可做气囊压迫、注入止血剂常能收敛。如乳头切口出血,可局部给予 1∶10 000 去甲肾上腺素表面喷洒,或局部加黏膜下注射,必要时可应用金属夹将活动性出血部位夹闭。

(三)胆道穿孔

胆道穿孔多因插导丝过于粗暴、子镜操作不慎、液电或激光碎石时误伤胆管等引起。操作时应特别当心,确保液电电极和激光光纤在胆管中央,正对结石进行碎石。在注水情况下保持视野清晰,缓冲碎石过程对胆管壁的损伤,禁在胆管壁和结石交界处碎石。一旦发生穿孔,出现胆漏应进行鼻胆管减压引流,必要时外科手术治疗。

(四)急性胰腺炎

常见为一过性血淀粉酶升高的高淀粉酶血症,无须特殊处理。若诊断为急性胰腺炎,需按胰腺炎正规治疗。多数为轻型,保守治疗可愈。需同时做胆管和胰管检查者,应先进行胰管检查,再做胆管检查。内镜操作时尽量动作轻柔,遇阻力不可盲目强行插管,注水时应避免压力过大。必要时可在检查后留置鼻胰管引流,以减轻胰管压力,预防胰腺炎的发生。术后观察数天,无特殊即可拔除。

(李晓霞)

第十三节　消化道异物取出术的护理

消化道异物是指故意吞人或误吞入消化道的各种物体。根据异物的不同形状分为长条形异物、锐利异物、圆钝异物及不规则异物。大多数光滑的、柔软的异物不需处理,异物可经消化道自行排出;少数尖锐的、体积大不易自行排出、有腐蚀性或有毒的异物需取出;胆道蛔虫可引起机体严重反应,亦需取出。护士应熟练掌握如何选择钳取异物的附件,术中与术者密切配合,术后注意观察有无并发症。

一、上消化道异物取出术

上消化道异物是指故意吞入或误吞入上消化道的各种物体;某些既不能被消化,又不能通过幽门的食物或药物,在胃内形成团块;上消化道手术后不慎遗留在消化道的各种引流管和器械;手术残留的缝线、吻合钉等。

(一)适应证

消化道异物,凡自然排出有困难者均可试行内镜下取出。尤其是有毒性异物应积极试取。

(1)各种经口误入的真性异物,如硬币、纽扣、戒指、别针等。

(2)各种食物相关性异物,如鱼刺、果核、骨头、食团等。

(3)各种内生性的结石,如胃结石等。

(二)禁忌证

(1)异物一端部分或全部穿透消化道者或在消化道内形成严重的嵌顿者。

(2)某些胃内巨大异物,无法通过贲门及食管取出者。

(3)内镜检查禁忌证者。

(4)合并气管有异物者。

(三)术前准备

1.器械准备

(1)内镜:最好选择大活检孔道胃镜,安装及检查方法同常规内镜。

(2)附件:主要取决于异物的种类及异物的停留部位。常用的器械有活检钳、圈套器、三爪钳、鼠齿钳、鳄鱼钳、V字钳、扁嘴钳、取石网篮、网兜形取物器、内镜专用手术剪、拆线器、吻合钉取出器、磁棒、机械取石器、橡皮保护套、外套管。

(3)液电碎石器或超声碎石机:注意检查仪器性能是否良好。

(4)生理盐水、去甲肾上腺素等。

(5)急救药品及器材。

(6)其他同常规内镜检查。

2.患者准备

(1)了解病史,详细询问吞入的异物种类、发生时间、有无胸痛、腹痛等症状。

(2)根据需要行X线片检查,确定异物所在部位、性质、形状、大小,有无在消化道内嵌顿及穿透管壁的征象。钡餐检查后常会影响视野清晰度,不利于异物的取出,因此一般不做钡餐检查。

(3)必要时检查血型、凝血功能等。

(4)向患者家属讲明取异物的必要性和风险,耐心回答患者提出的问题,消除其顾虑,取得患者的信任和配合,签署手术同意书。

(5)成人及能较好配合的大龄儿童可按常规内镜检查做准备。术前禁食8小时以上,术前给予镇静剂及解痉剂,如地西泮5~10 mg及丁溴东莨菪碱20 mg肌内注射或静脉注射。

(6)有消化道出血和危重患者应先建立静脉输液通道,以保证安全。

(7)婴幼儿、精神失常、操作不合作者、异物较大或估计取出有困难者,可行全麻下取异物。

(四)术中护理配合

1.患者护理

(1)术中注意观察患者全身状况,监测生命体征,必要时心电监护。特别是小儿全麻时,及时清除口腔内分泌物,防止窒息。

(2)对剧烈恶心者嘱其做深呼吸,以减轻症状。

(3)如操作过程中,患者突然出现腹痛剧烈、腹肌紧张者,立即报告术者,停止操作,并做好抢救准备工作。

2.治疗过程中的配合

(1)选择取异物的附件不同形状、性质的异物,钳取时所用的附件亦不相同。护士应正确选择取异物的附件。

长形棒状异物:如体温表、牙刷、竹筷、钢笔、汤勺,对此类异物较短的、较细的可选择各式异物钳、鳄口钳、鼠齿钳、三爪钳、圈套器等;较长的,预计通过咽部困难,需备内镜外套管,用于保护咽部。

尖锐异物:如张开的安全别针、缝针、刀片、鱼刺等,应设法使异物较钝的一端靠近内镜头端,除备各种异物钳外还需在内镜前端加保护套,将异物抓住后收到保护套中,避免损伤消化道。较小的异物可在内镜前端装透明帽,较大的应装橡皮保护套。

圆形和团块异物:水果核、玻璃球、纽扣电池等,可选择网篮、各式异物钳、鳄口钳、鼠齿钳、三

473

爪钳等。应设法将食管内的食物团块捣碎,或使其进入胃内,或者用网篮取出。胃内巨大结石可用碎石器将其击碎成小块,让其自然排出体外。

胆道蛔虫:可选择圈套器。

其他:吻合口缝线、胆管内引流管、吻合口支撑管等。吻合口缝线可采用内镜专用剪刀或拆线器将缝线逐一拆除。胆管内引流管可用圈套器或专用器械顺利取出;吻合口支撑管取出有困难,应酌情考虑。

(2)取异物的配合技巧。

长形棒状异物:用异物钳抓取棒状异物的一端,将异物调整成纵轴与消化道平行,小心拖出体外;如异物较长、较大,护士可先协助术者下一内镜外套管,将套管先送入口咽部和食管上段,抓住异物后,将异物先拖到套管内,再连套管同内镜、外套管一起退出。注意抓取到的异物应尽量靠近内镜前端,防止异物与内镜"脱位"。异物如果坚硬,各种抓钳不易抓牢,极易滑脱,护士应与术者小心配合。当异物拖到口咽部时,应使患者头稍后仰,以利于异物顺利通过。

尖锐异物:此类异物如果处理不好在取物过程中易对消化道造成损伤,故可根据异物的大小和形态在内镜前端装保护套,将异物抓到保护套内,拖出体外。

圆形和团块异物:硬性圆形异物可用网篮套取。软性团块异物可用鳄口钳、鼠齿钳等咬碎,或取出或推入胃内,使其自然排出;胃内巨大结石,可用液电碎石器进行碎石后再取出。

胆道蛔虫:通常蛔虫的一部分钻入十二指肠乳头,还有一部分留在十二指肠内,用器械取出可立即缓解症状。可选用前视式胃镜和圈套器。发现蛔虫后,先送入圈套器,张开圈套器后,将圈套器由蛔虫尾部套住,护士慢慢收紧圈套,待手下感到已套住后,不要再收,过度用力可把虫体勒断,术者将圈套器向肛侧推,将蛔虫拉出十二指肠乳头,最后连同内镜一起退出,整个过程护士应保持圈套器松紧适度,不能过紧也不能过松。

(五)术后护理

1.患者护理

(1)全麻下取异物时,应待患者完全苏醒后再让其离院。通常患者需留院观察 24 小时,一般情况好才可离开;有并发症者应收入院。

(2)根据异物对消化道损伤程度指导患者进食,损伤小或无损伤者可正常进食;轻、中度损伤者进半流质饮食或全流质饮食;重度损伤者或有并发消化道出血者应禁食。术后 2~5 天勿进硬食、热食,应食冷半流质饮食或冷流质饮食,以免食管伤口继续擦伤或损伤的黏膜血管扩张引起食管出血。

(3)术中如有黏膜损伤,出血者,术后患者留观 24 小时,禁食,并给予止血剂和黏膜保护剂。必要时可应用广谱抗生素 2 天。

(4)吞入含有毒物的异物者,处理后,密切观察有无中毒表现。

(5)术后注意有无腹痛、呕血、黑便等消化道出血症状及皮下气肿、腹部压痛等消化道穿孔表现。一旦发生,应立即行外科处理。

2.器械及附件处理

(1)胃镜处理:执行胃镜检查护理常规。

(2)附件处理:根据内镜附件清洗消毒规范进行清洗消毒。

(六)并发症及防治

1.消化道黏膜损伤

较大的锐利物在取出过程中可能会损伤消化道黏膜,尤其是在咽喉部、食管、贲门、幽门、十二指肠等狭窄或管径较小部位,轻者可造成黏膜撕裂和出血,重者可造成穿孔。操作过程中应小心、轻柔,切忌粗暴,以防损伤。已造成黏膜损伤或有轻度渗血者可禁食、补液,使用抑制胃酸分泌的药物和黏膜保护剂;出血不止者,可在内镜下止血;有穿孔者,应尽早行手术修补,并予以抗生素治疗。

2.感染

在损伤的消化道黏膜上可继发细菌感染而发生红肿,甚至化脓。治疗上应予以禁食,使用广谱抗生素,已形成脓肿者应手术治疗。

3.呼吸道并发症

呼吸道并发症常为窒息或吸入性肺炎,多发生在吞入较大异物及全麻下取异物的婴幼儿。因吸入胃内容物或异物堵塞呼吸道引起。一旦发生应紧急处理抢救。

(七)注意事项

(1)严格掌握内镜取异物的适应证与禁忌证。当取异物危险性较大时,不可强行试取,以免引起并发症。证实已有消化道穿孔或尖锐异物已穿透管壁,不可用内镜取异物者,应采取外科手术处理。

(2)根据异物性质和形状选择合适的取异物器械。

(3)取异物时,抓取必须牢靠,钳取的位置多为特定的支撑点,如金属扁平异物边缘、义齿之钢丝、长条异物的一端,并设法让尖锐端向下。

(4)食管上段异物、咽喉部及咽肌水平段异物,应与耳鼻咽喉科医师合作,采用硬式喉镜取异物。

(5)操作过程中注意保护呼吸道通畅,防止误吸及异物掉入气管内。

(6)退出时,异物尽量靠近胃镜头端,不留间隙,通过咽喉部时,患者头部后仰,使咽部与口咽部成直线,容易顺利退出。

(7)怀疑有消化道损伤时,应留院观察或收住院治疗。

(8)手术结束,及时清理设备及用物,定期检查设备性能,如有故障及时报告、维修。

二、大肠异物取出术

大肠异物多为误服,部分为故意吞服或肠道内瘘排出进入大肠。一般情况下,大肠异物可自行排出体外,无需特殊处理。只有当异物在大肠停留时间过长,排出有困难,或出现穿孔、溃疡、结肠功能紊乱时,才需要行结肠镜取出。

大肠异物取出术是一种安全、可靠的方法,可使患者免受外科手术之苦。患者术前准备同结肠镜检查,器械准备除常规结肠镜检查所需用物外,还应根据所取异物的性质、形状,准备相应的异物取出器械,如活检钳、圈套器、三爪钳、鼠齿钳、扁嘴钳、取石网篮、网兜形取物器、内镜专用手术剪、拆线器、吻合钉取出器等。下面介绍几种常见的大肠异物取出方法。

(一)长条形异物取出

长条形异物多为遗留在大肠内的各种引流管及吞人的各种长条形的异物。这类异物可用圈套器套住异物一端,随内镜一起退出体外。

(二)圆球形异物取出

圆球形异物以粪石和胆石最为多见。这类异物如体积较小,可用三爪钳、取石网篮取出;如体积较大,可用碎石器将其击碎成小块取出或让其自然排出体外。

(三)扁平形异物取出

这类异物可选用鼠齿钳取出。

(四)吻合口残留缝线拆除

手术后吻合口缝线内翻于肠黏膜是最常见的大肠异物,可引起腹泻、腹痛、吻合口黏膜糜烂、溃疡甚至出血。如缝线已浮于黏膜表面者,可用活检钳咬夹拔出。对于缝线结牢固地结扎于黏膜深面者,可用内镜专用手术剪刀剪断缝线,再用活检钳拆除。

大肠内小而规则的异物取出一般较容易、安全,且无并发症。对于一些形状不规则、锐利、带钩的异物取出时,操作应轻柔,退出时异物的位置应与肠腔纵轴平行,并且尽量靠近肠镜端面,与肠镜一起退出体外。避免动作粗暴及用力外拉,防止出现肠黏膜损伤、出血,甚至穿孔等并发症。操作过程中,护士应密切配合术者完成手术,随时观察患者病情变化,出现异常及时处理。

(商春燕)

第十四节　内镜下十二指肠乳头括约肌切开术的护理

内镜下乳头括约肌切开术(EST)是通过十二指肠镜到达十二指肠开口,用切开刀通过高频电发生器将乳头括约肌切开,使开口扩大后进行各种内镜下治疗。

一、适应证

(1)清除肝外胆管内异物:胆总管结石、胆道蛔虫、胆管内坏死性癌栓、胆道内(黏液性肿瘤)通过扩大十二指肠开口,便于下部异物通过乳头开口取出胆道。

(2)解除胆总管末端的梗阻:胆总管下段良性狭窄、胆总管下端胰头部壶腹部肿瘤、由于开口狭窄而排泄不畅的胰腺炎、Oddi括约肌功能障碍者。

(3)胆囊结石合并胆总管结石,可先行EST取石后,再择期行腹腔镜胆囊摘除术。

(4)急性化脓性胆管炎。

(5)急性梗阻性胆源性胰腺炎。

(6)胆漏。

(7)其他:内镜治疗前的必要步骤,如置入大口径的胆管支架、同期多根支架引流、胆道子母镜检查等。

二、禁忌证

(1)凝血机制严重障碍不能纠正者,有出血疾病的患者。

(2)胆总管下端狭窄范围超过肠壁断端,狭窄段不能完全切开的患者为相对禁忌证,可采用切开加水囊扩张方法。

(3)严重肝硬化、门静脉高压的患者易发生严重并发症,为相对禁忌证,应谨慎。

三、术前准备

(一)器械准备

高频电发生器、不同类型的绝缘导丝、不同类型的切开刀,乳头切开常用通导丝的拉式切开刀,预切开及开窗术常用针状刀,均需严格无菌处理。

(二)患者准备

术前详细了解患者的病史、用药史,女性询问月经史、出凝血时间、血小板计数等。术前1周内应停用阿司匹林和类固醇类药物,有出血倾向者应补充维生素心和新鲜血浆等以纠正凝血功能。做好患者的心理疏导工作,认真详细介绍乳头切开治疗的意义、可能发生的并发症征得患者和家属的同意,并签署同意书,使患者和家属积极配合治疗。术前可适量应用抗生素和凝血药物。

将高频电发生器的电切和电凝预先设置在说明书推荐值的下限,将电极紧密贴覆于患者的右小腿后方(腓肠肌处)处于备用状态。

四、术中护理配合

(一)患者护理

(1)患者一般护理同内镜逆行胰胆管造影术。

(2)术中动态观察患者的一般体征,若出现突然的腹痛,有可能发生肠穿孔。必要时立即行X线透视检查,当不能排除穿孔时,协助术者放置鼻胆管引流管。

(3)根据术者的要求,协助患者取舒适的体位,注意保暖。

(4)密切监测患者的神志、面色、生命体征、血氧饱和度的变化,注意有无出血-紧急情况下,密切配合术者止血、迅速建立静脉通道。

(二)治疗过程中的配合

(1)按内镜逆行胰胆管造影术的方法进行胆管插管。

(2)送入电刀:插管后根据术者吩咐选择合适的高频电刀,在送入电刀时应保持切割钢丝的中立位,避免过紧或推出钢丝,以免影响电刀的通过,还有可能造成对电刀及钳道管的损坏。在电刀先端插入至乳头开口后,协助术者将高频电导线与电刀接好,检查完好后可开启高频电发生器,选择合适的参数保证高频电发生器正常工作。

(3)当切开刀导管插入至乳头开口后,将切开刀控制把手的连接接头与高频电发生器的对应电极接头连接,连接好各种设备后,将切开刀退出胆总管外。根据具体情况,在术者的指示下将切开刀钢丝拉紧成弓状,再将钢丝的前1/3推入乳头内,通过调节钢丝的松紧度,利用内镜的器械抬举器及左旋内镜镜身等综合调节,使切开刀钢丝沿乳头开口 11~12 点钟方向,以脉冲方式逐步切开乳头顶部,并切开乳头括约肌至所需要的及可能达到的切口大小,常为 1.0~1.5 cm。当电刀钢丝上附着组织较多时,应取出电刀,用蘸有无菌生理盐水的纱布将电刀钢丝处理干净,再次送入电刀进行电切,直至完成整个操作。

(4)操作中可选用带导丝的电刀、若在进行内镜逆行胰胆管造影术时,已经插入了导丝,则可在 X 线监视下将造影导管退出,在导丝引导下插入电刀、在送入切开刀插入部时应注意调整导丝位置,边送导管边抽导丝,防止导丝进入太深。当在内镜视野中看到了切开刀便可进行乳头切开。若在进行内镜逆行胰胆管造影术时没有插入导丝、则可先插入电刀至内镜先端,再将导丝经切开刀接头部插入电刀先端,术者将电刀插入乳头开口后,在X线监视下,助手将导丝插入胆管中,X线下见导丝向上走,证实导丝进入胆管。导丝进入胆管后,术者可将电刀送入乳头进行切开,切口方向都保持在11~13点钟的位置。

(5)切开过程中发生切口出血时,若为局部渗血,可先不予处理;若影响下一步操作,可用盐水局部冲洗后,继续下一步治疗,待切开及取石或支架置入术完成后再处理。有时小量出血会自行停止,若出现涌血,应立即行局部冲洗、球囊压迫(压迫3~5分钟)或电凝止血,出血停止后可继续治疗。若出血仍不能控制,用1:10 000肾上腺素生理盐水局部注射,注意避开胰管开口处注射,内镜乳头括约肌切开术后胰管开口多位于4、5点钟的位置。注射时可选取8点钟、10点钟、12点钟、1点钟的位置,每点位置注射0.5~1.5 mL;或用血管夹直接钳夹出血处。喷血时可能是小动脉出血,应立即行血管夹或局部注射治疗止血、若无效,应紧急行开腹手术止血。

五、术后护理

(1)安静卧床休息1~2天,3天后可室内活动,1周内禁止频繁较剧烈的活动。

(2)查术后3小时和翌晨血淀粉酶、血常规,直至正常为止。

(3)密切观察生命体征变化:监测 血压、体温、脉搏等,注意意识变化,密切观察有无恶心、呕血、腹痛、黑便等症状。

(4)禁食2~3天:根据临床症状、血淀粉酶、血常规结果决定是否开放饮食,先流质、软食1周后逐渐恢复正常饮食。

(5)术后常见并发症观察。

1)出血观察护理:术后出血发生率在2%~3%,常见于凝血功能障碍或正在服用阿司匹林、类固醇类药物患者。切口过大或切口过小、结石较大取出过程造成乳头撕裂出血、乳头血管变异等患者多在24小时内发生出血。部分老年患者可有迟发出血,注意观察粪便颜色及有无黑便,必要时查隐血试验,注意血色素变化发现异常及时内镜下检查和止血处理。

2)胰腺炎观察护理:术后胰腺炎发生率为1%~6%。常见原因:反复多次插管;切割时电凝过度造成胰管开口充血水肿;误切胰管开口;反复多次胰管注入造影剂等。多为轻症胰腺炎,可在术后预防性应用抗生素和抑制胰液分泌的药物,注意观察有无腹痛、恶心、呕吐、发热等情况、及时检测血淀粉酶,仅有血淀粉酶升高者,经禁食等一般处理后2~3天可完全恢复,发生胰腺炎者、积极按急性胰腺炎处理。

3)胆管炎观察护理:术后胆管炎发生率为1%~3%,多在2~3天内出现,常见于原有胆道感染合并术后引流不畅(如取石不完全造成嵌顿、切口充血水肿等)、胆管末端狭窄未能完全切开等患者。术后应密切观察患者有无寒战、高热,监测血压等生命体征,及时检查白细胞计数,术后常规应用广谱抗生素。结石一次未取净者,应给予鼻胆管或内支架引流、必要时可经鼻胆管进行胆道冲洗。

4)肠穿孔的观察护理:发生率为0.5%~1.0%,常因切口过大超过乳头隆起部所致,多见于小乳头大切开、扁平乳头、失控切开等情况。术后应密切观察患者腹部症状及体征、精神状况。如疑有穿孔应立即行X线透视检查明确有无膈下游离气体,确定有无穿孔,如出现穿孔首先可保守治疗,予禁食、禁水,持续胃肠减压,静脉补液,使广谱抗生素治疗和鼻胆管引流、多数患者可在1周内愈合,若症状加重应及时行外科手术修补治疗。

六、注意事项

(1)术前尽可能向患者介绍内镜逆行胰胆管造影术和内镜乳头括约肌切开术的操作过程及配合要点,使内镜逆行胰胆管造影术和内镜乳头括约肌切开术能顺利完成,并减轻患者的痛苦。

(2)括约肌切开的长度取决于胆总管远端和乳头的构形,一般为 1.0～1.5 cm,不应超过十二指肠壁上胆总管压迹,以免发生十二指肠穿孔。

(3)切开时应掌握好电流大小和作用时间,以缓慢逐渐切开为宜,不可过深,必要时需完善止血。

(4)若有发热或黄疸加重,应及时行十二指肠镜下鼻胆管引流术。

(李晓霞)

第十五节　内镜下息肉切除术的护理

内镜下息肉切除术是用高频电通过内镜摘除消化道息肉的一种介入技术。

一、目的

摘除消化道息肉。

二、适应证

(1)各种大小的有蒂息肉及腺瘤。
(2)直径小于 2 cm 的无蒂息肉及腺瘤。
(3)消化道散在性、多发性息肉。

三、禁忌证

(1)有胃镜检查禁忌证者。
(2)直径大于 2 cm 的无蒂息肉及腺瘤为相对禁忌证。
(3)息肉形态或经病理检查证实有恶变者。
(4)多发性息肉病密集分布于某一区域者。

四、评估

(1)评估患者病情、意识、心理、对疾病的认知程度。
(2)评估内镜治疗室环境,包括光线、温度、通风等。

五、操作准备

(一)物品准备

物品包括胃镜、高频电发生器、圈套器、热活检钳及电凝器、息肉回收器、内镜注射器、生理盐水等。

（二）环境准备

内镜治疗室安静、整洁、温度适宜。

（三）护士准备

护理人员着装整洁，洗净双手，戴口罩、手套。

（四）患者准备

指导患者主动配合。禁食禁水 12 小时以上，测定出凝血功能。肠道息肉摘除者应行肠道准备，禁用甘露醇灌肠。

六、操作程序

（1）常规准备同胃肠镜检查。根据息肉大小及位置选择合适的内镜及圈套器。

（2）协助术者进行胃肠镜检查，吸尽胃液或肠液，充分暴露息肉。

（3）较扁平的息肉先行黏膜下生理盐水注射以抬高息肉，便于圈套。检查注射针，确保伸缩自如，并将注射针管腔内充满药液，将收针状态的注射针递给医师，送入钳道，当注射针对准息肉基底部后遵医嘱出针，针头刺入黏膜下后注射，结束后收针退出钳道。

（4）圈套息肉：将圈套器插入活检孔，当息肉清晰暴露于视野中时，将圈套器钢丝伸出套入息肉至基底部，稍向上使圈套襻正好套在基底部稍上方，收紧圈套，轻柔提拉，使息肉形成天幕状即可通电，忌收过紧，以免息肉钝性分离造成出血。特大型息肉可用密切接触法切除，使息肉充分与胃及肠黏膜接触，使单位面积中通过的电流量减少，避免灼伤接触的胃肠黏膜引起穿孔。

（5）息肉切除：圈套完毕后即可通电，选择适宜模式，先电凝，可见息肉基底部或蒂部黏膜发白，同时冒出白色烟雾，后电切或混合电流切除，每次通电时间 2～3 秒，通电时护士慢慢收紧圈套，反复进行直至息肉切除。

（6）息肉切除后，立即检查残蒂情况，如有出血，可用金属夹夹闭创面，也可以用电凝、电灼等进行止血。

（7）息肉回收：较大的息肉用抓钳或用网篮网住随内镜退出，小息肉则在内镜与吸引器之间正确接入息肉回收器，直接对准息肉吸引。

（8）将息肉回收后用固定液保存，送病理切片检查。

（9）整理用物，清洁内镜及圈套器、注射针等器械用物。

（10）洗手、记录操作过程及术后患者有无不适。

（11）嘱患者卧床休息，进行健康指导。食管息肉术后禁食1天，流质 3 天，胃息肉进少渣饮食。避免重体力活动1～2 周。

（李晓霞）

第十六节　内镜下黏膜肿块切除术的护理

内镜下黏膜肿块切除术（endoscopic mucosal resection，EMR）是食管黏膜早期癌及早期胃癌患者可供选择的治疗方法。

一、目的

微创切除食管及胃早期肿瘤。

二、适应证

早期胃癌、早期食管癌、Barrett 食管。

三、禁忌证

(1)已侵犯深部的胃癌。

(2)多发的早期胃癌。

(3)有淋巴结转移的可能。

(4)有远处转移。

四、评估

(1)评估患者病情、意识、心理、对疾病的认知程度,凝血功能检查及备血。

(2)内镜治疗室环境,如光线、温度、通风等。

五、操作准备

(一)物品准备

胃镜、放大内镜、双腔内镜、透明帽、电极板、冲水管、热活检钳、刀、电凝抓钳、注射针、钛夹、泡沫板、大头针、染色剂(10 mL 0.4% 靛胭脂、10 mL 注射用生理盐水、1 mL 1:10 000 肾上腺素、透明质酸钠 25 mg 等)、电灼器、备血。

(二)环境准备

内镜治疗室安静、整洁、温度适宜。

(三)护士准备

着装整齐,洗净双手,戴口罩、手套。

(四)患者准备

禁食禁水 12 小时以上,测定凝血功能。术前安抚患者,取得患者同意配合。

六、操作程序

(1)常规准备同胃检查。麻醉师评估是否可以全麻。

(2)协助术者进行胃镜检查,吸尽胃液,充分暴露病灶。

(3)在病灶黏膜下注射染色剂使病灶染色,显示界限。

(4)在病灶黏膜下注射生理盐水使病灶隆起。

(5)切除在胃镜下将病变黏膜吸成乳头状,将圈套器递给医师插入活检孔,套住吸起的乳头状黏膜,接通高频电切除。如有出血,可以及时在胃镜下止血治疗。

(6)切除黏膜回收:用抓钳或用网篮网住随内镜退出。

(7)保存切除黏膜、送检:将切除黏膜回收后用固定液保存,送病理切片检查。

(8)整理用物,清洁内镜及圈套器、注射针等器械用物。

(9)洗手、记录操作过程及术后患者有无不适。

(10)将患者收入病房观察,直至从全麻中复苏。

七、知识拓展

(一)胃镜下宽基底切除术避免穿孔的技巧

(1)足够剂量的黏膜下注射。

(2)切除时保持视野清晰。

(3)避免在胃体小弯中上部进行切除。

(二)注意事项

(1)术中密切观察患者反应和生命体征。如出现头晕、恶心、面色苍白、出冷汗或腹部剧痛等低血糖或胃肠牵拉反射反应,需立即停止治疗,予吸氧、静脉输液等处理。

(2)护士应熟悉操作的每个过程,在操作过程中协调快速,尽量缩短操作时间。

(3)术中保持呼吸道通畅,及时吸出口腔内分泌物,防止误吸或窒息。

(4)术后绝对卧床休息 24 小时,严密观察 T、P、R、BP 及神志,注意患者有无腹痛、腹胀及便血等症状,观察有无出血、穿孔征象,如有异常,立即通知医师,酌情处理,并做好手术准备。

(5)遵医嘱给予制酸、保护胃黏膜、止血、补液等处理。

(6)术后禁食禁水 24 小时,如无异常,第 2 天进清淡流质饮食,连续 3 天后可进软食。有动脉硬化、高血压者应给适当的降压药,以防术后出血。控制饮食量,防止便秘增加腹压,使焦痂过早脱落而出血。必要时使用缓泻剂。

(7)避免重体力活动 1～2 周,术后 6 个月密切随访。

(李晓霞)

参 考 文 献

［1］叶丹.临床护理常用技术与规范［M］.上海：上海交通大学出版社，2020.

［2］张薇薇.基础护理技术与各科护理实践［M］.开封：河南大学出版社，2021.

［3］姜雪.基础护理技术操作［M］.西安：西北大学出版社，2021.

［4］刘楠楠.内科护理［M］.北京：人民卫生出版社，2021.

［5］高正春.护理综合技术［M］.武汉：华中科学技术大学出版社，2021.

［6］张俊英.精编临床常见疾病护理［M］.青岛：中国海洋大学出版社，2021.

［7］王锡唯.外科护理查房［M］.杭州：浙江大学出版社，2020.

［8］张翠华，张婷，王静，等.现代常见疾病护理精要［M］.青岛：中国海洋大学出版社，2021.

［9］雷颖.基础护理技术与专科护理实践［M］.开封：河南大学出版社，2020.

［10］奖争艳.外科护理技术［M］.上海：同济大学出版社，2021.

［11］吴旭友，王奋红，武烈.临床护理实践指引［M］.济南：山东科学技术出版社，2021.

［12］关再凤，孙永梅.常见疾病护理技术［M］.合肥：中国科学技术大学出版社，2021.

［13］张晓霞，于丽丽.外科护理［M］.济南：山东人民出版社，2021.

［14］周红梅.实用临床综合护理［M］.汕头：汕头大学出版社，2021.

［15］陈素清.现代实用护理技术［M］.青岛：中国海洋大学出版社，2021.

［16］周晓丹.现代临床护理与护理管理［M］.北京：科学技术文献出版社，2021.

［17］刘爱杰，张芙蓉，景莉，等.实用常见疾病护理［M］.青岛：中国海洋大学出版社，2021.

［18］丁明星，彭兰，姚水洪.基础医学与护理［M］.北京：高等教育出版社，2021.

［19］陈荣珠，朱荣荣.妇产科手术护理常规［M］.合肥：中国科学技术大学出版社，2020.

［20］高淑平.专科护理技术操作规范［M］.北京：中国纺织出版社，2021.

［21］洪梅.临床护理操作与护理管理［M］.哈尔滨：黑龙江科学技术出版社，2021.

［22］白彦红.实用临床护理规范［M］.长春：吉林科学技术出版社，2019.

［23］吴雯婷.实用临床护理技术与护理管理［M］.北京：中国纺织出版社，2021.

［24］李勇，郑思琳.外科护理［M］.北京：人民卫生出版社，2019.

［25］王岩.护理基础与临床实践［M］.北京：化学工业出版社，2021.10.

［26］徐明明.现代护理管理与临床护理实践［M］.北京：科学技术文献出版社，2021.

［27］张红，黄伦芳.外科护理查房［M］.北京：化学工业出版社，2021.

［28］陈凌，杨满青，林丽霞.心血管疾病临床护理［M］.广州：广东科学技术出版社，2021.

［29］王婷,王美灵,董红岩,等.实用临床护理技术与护理管理［M］.北京:科学技术文献出版社,2020.

［30］万霞.现代专科护理及护理实践［M］.开封:河南大学出版社,2020.

［31］王庆秀.内科临床诊疗及护理技术［M］.天津:天津科学技术出版社,2020.

［32］李素霞.心内科临床护理与护理技术［M］.沈阳:辽宁科学技术出版社,2020.

［33］王林霞.临床常见病的防治与护理［M］.北京:中国纺织出版社,2020.

［34］窦超.临床护理规范与护理管理［M］.北京:科学技术文献出版社,2020.

［35］孙爱针.现代内科护理与检验［M］.汕头:汕头大学出版社,2021.

［36］黄晓姗.舒适护理在新生儿肺炎治疗中的应用效果研究［J］.基层医学论坛,2022,26(09):117-119.

［37］徐佳佳,张玲玲,周丹丹.基于目标导向的临床护理路径在急性胆囊炎患者中的应用效果［J］.中国医药导报,2022,19(10):177-180.

［38］郜萍.优质护理对脑出血术后患者的应用效果［J］.中国当代医药,2022,29(12):189-192.

［39］李焕.循证护理在上消化道出血护理中的应用［J］.当代临床医刊,2022,35(03):92-93.

［40］曹玉娇.综合护理干预对病毒性心肌炎的护理效果研究［J］.中国医药指南,2022,20(05):45-48.